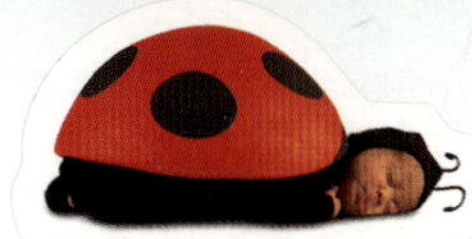

Chirurgie maxillo-faciale et stomatologie

Chez le même éditeur

Dans la même collection

Anatomie pathologique, par le Collège français des pathologistes (CoPath). 2013, 416 pages.

Cardiologie, par le Collège national des enseignants de cardiologie – Société française de cardiologie (CNEC-SFC), 2e édition, à paraître.

Dermatologie, par le Collège des enseignants en dermatologie de France (CEDEF). 6e édition, à paraître.

Gynécologie – Obstétrique, par le CNGOF (Collège national des gynécologues et obstétriciens français). 3e édition, à paraître.

Handicap – Incapacité – Dépendance – Module 4, par le Collège français des enseignants universitaires de médecine physique et de réadaptation. 2012, 4e édition, 188 pages.

Hématologie, par la Société française d'hématologie. 2e édition, à paraître.

Hépato-gastro-entérologie, par la Collégiale des universitaires en hépato-gastro-entérologie (CDU-HGE). 2012, 496 pages.

Neurologie, par le Collège français des enseignants en neurologie (CEN). 2012, 3e édition, 464 pages.

Ophtalmologie, par le Collège des ophtalmologistes universitaires de France (COUF). 2e édition. 2013, 304 pages.

ORL, par le Collège français d'ORL et de chirurgie cervico-faciale. 3e édition, à paraître.

Parasitoses et mycoses des régions tempérées et tropicales, par l'Association française des enseignants de parasitologie et mycologie (ANOFEL). 2013, 3e édition, 504 pages.

Pédiatrie, par A. Bourrillon, G. Benoist et le Collège national des professeurs de pédiatrie. 6e édition, à paraître.

Réanimation et urgences, par le Collège national des enseignants de réanimation (Cner). 2012, 4e édition, 676 pages.

Imagerie médicale – Radiologie et médecine nucléaire, par le CERF (Collège des enseignants de radiologie de France) et le Collège National des Enseignants de Biophysique et de Médecine Nucléaire (CNEBMN). 2e édition, à paraître.

Rhumatologie, par le COFER (Collège français des enseignants en rhumatologie). 5e édition, à paraître.

Santé publique, par le Collège universitaire des enseignants de santé publique (CUESP). 2013, 336 pages.

Urologie, par le Collège universitaire de France (CFU). 2013, 408 pages.

Gériatrie, par le Collège national des enseignants de gériatrie (CNEG), 3e édition, à paraître.

Dans la collection Abrégés Connaissances et pratique

Endocrinologie, diabétologie et maladies métaboliques, par le CEEDMM (Collège des enseignants d'endocrinologie, diabète et maladies métaboliques). 2011, 2e édition, 544 pages.

Nutrition, par le Collège des enseignants de nutrition. 2011, 304 pages.

Chirurgie maxillo-faciale et stomatologie

Collège hospitalo-universitaire français
de chirurgie maxillo-faciale et stomatologie

Coordonné par :

Isabelle Barthélémy et Jacques Lebeau

3e édition

ELSEVIER
MASSON

Illustrations : Cyrille Martinet

ISBN : 978-2-294-73463-2

Elsevier Masson SAS, 62, rue Camille-Desmoulins, 92442 Issy-les-Moulineaux CEDEX
www.elsevier-masson.fr

Les auteurs

Coordination de l'ouvrage

Isabelle Barthélémy, service de chirurgie maxillo-faciale et stomatologie, CHU Estaing, Clermont-Ferrand.
Jacques Lebeau, service de chirurgie maxillo-faciale et stomatologie, unité de stomatologie, CHU de Grenoble.

Auteurs

Hervé Bénateau, service de chirurgie maxillo-faciale et stomatologie, hôpital Côte-de-Nacre, CHU de Caen.
Chloé Bertolus, service de chirurgie maxillo-faciale et stomatologie, groupe hospitalier Pitié-Salpêtrière, Paris.
Georges Bettega, service de chirurgie maxillo-faciale et stomatologie, CHU de Grenoble.
Jean-Luc Beziat, service de chirurgie maxillo-faciale et stomatologie, Groupe hospitalier nord (GHN), Hospices Civils de Lyon, Lyon.
Jean-Louis Blanc, service de chirurgie maxillo-faciale et stomatologie, hôpital de la Timone, Marseille.
Pierre Bouletreau, service de chirurgie maxillo-faciale et stomatologie, centre hospitalier Lyon-Sud, Lyon.
Franck Boutault, service de chirurgie maxillo-faciale et stomatologie, CHU Purpan, Toulouse.
Pierre Breton, service de chirurgie maxillo-faciale et stomatologie, centre hospitalier Lyon Sud, Pierre-Bénite, Lyon.
Muriel Brix, service de chirurgie maxillo-faciale et stomatologie, CHR hôpital central, Nancy.
Jean-François Chassagne, service de chirurgie maxillo-faciale et stomatologie, CHR hôpital central, Nancy.
Cyrille Chossegros, service de chirurgie maxillo-faciale et stomatologie, hôpital de la Timone, Marseille.
Jean-François Compère, service de chirurgie maxillo-faciale et stomatologie, hôpital Côte-de-Nacre, CHU de Caen.
Pierre Corre, service de chirurgie maxillo-faciale et stomatologie, Hôtel-Dieu, Nantes.
Bernard Devauchelle, service de chirurgie maxillo-faciale et stomatologie, CHU d'Amiens.
Joël Ferri, service de chirurgie maxillo-faciale et stomatologie, CHRU de Lille.
Arnaud Gleizal, service de chirurgie maxillo-faciale et stomatologie, Groupe hospitalier nord (GHN), Hospices Civils de Lyon, Lyon.
Dominique Goga, service de chirurgie maxillo-faciale et stomatologie, CHU Trousseau, Tours.
Patrick Goudot, service de chirurgie maxillo-faciale et stomatologie, groupe hospitalier Pitié-Salpêtrière, Paris.
Laurent Guyot, service de chirurgie maxillo-faciale et stomatologie, hôpital Nord, Marseille.
Florian Jalbert, service de chirurgie maxillo-faciale et stomatologie, CHU Purpan, Toulouse.
Natacha Kadlub, service de chirurgie maxillo-faciale et stomatologie, Hôpital Necker-Enfants malades, Paris.
Boris Laure, service de chirurgie maxillo-faciale et stomatologie, CHU Trousseau, Tours.
Frédéric Lauwers, service de chirurgie maxillo-faciale et stomatologie, CHU Purpan, Toulouse.
Raphaël Lopez, service de chirurgie maxillo-faciale et stomatologie, hôpital Purpan, Toulouse.
Jean-Christophe Lutz, service de chirurgie maxillo-faciale et stomatologie, CHRU de Strasbourg.
Claire Majoufre-Lefebvre, service de chirurgie maxillo-faciale et stomatologie, groupe hospitalier Pellegrin-Tripode, Bordeaux.
Jean-Paul Méningaud, service de chirurgie maxillo-faciale et stomatologie, groupe hospitalier Henri Mondor-Albert Chenevier, Créteil.

Jacques-Marie Mercier, service de chirurgie maxillo-faciale et stomatologie, Hôtel-Dieu, Nantes.
Christophe Meyer, service de chirurgie maxillo-faciale et stomatologie, CHU Jean Minjoz, Besançon.
Jean-Michel Mondie, service de chirurgie maxillo-faciale et stomatologie, CHU Estaing, Clermont-Ferrand.
Jean-Marc Peron, service de stomatologie et chirurgie maxillo-faciale, hôpital Charles-Nicolle, Rouen.
Nathalie Pham Dang, service de chirurgie maxillo-faciale et stomatologie, CHU Estaing, Clermont-Ferrand.
Arnaud Picard, service de chirurgie maxillo-faciale et stomatologie, Hôpital Necker-Enfants malades, Paris.
Gwenael Raoul, service de chirurgie maxillo-faciale et stomatologie, hôpital Roger-Salengro, CHRU de Lille.
Anne-Sophie Ricard, service de chirurgie maxillo-faciale et stomatologie, groupe hospitalier Pellegrin-Tripode, Bordeaux.
Blandine Ruhin, service de chirurgie maxillo-faciale et stomatologie, groupe hospitalier Pitié-Salpétrière, Paris.
Pierre Seguin, service de chirurgie maxillo-faciale et stomatologie, hôpital Nord-CHU Saint-Étienne, Saint-Priest-en-Jarez.
François Siberchicot, service de chirurgie maxillo-faciale et stomatologie, groupe hospitalier Pellegrin-Tripode, Bordeaux.
Sylvie Testelin, service de chirurgie maxillo-faciale et stomatologie, CHU d'Amiens.
Oliver Trost, service de chirurgie maxillo-faciale et stomatologie, hôpital Charles-Nicolle, Rouen.
Christian Vacher, service de chirurgie maxillo-faciale et stomatologie, hôpital Beaujon, Clichy-sur-Seine.
Marie-Paule Vazquez, service de chirurgie maxillo-faciale et stomatologie, hôpital Trousseau, Paris.
Astrid Wilk, service de chirurgie maxillo-faciale et stomatologie, CHRU de Strasbourg.
Jacques Yachouh, service de chirurgie maxillo-faciale et stomatologie, hôpital Lapeyronie, Montpellier.
Narcisse Zwetyenga, service de chirurgie maxillo-faciale et stomatologie, CHU hôpital général, Dijon.

Collaborateurs

Vanessa Bellot-Sanson, service de chirurgie maxillo-faciale et stomatologie, clinique Juge, Marseille.
Lofti Ben Slama, service de chirurgie maxillo-faciale et stomatologie, groupe hospitalier Pitié-Salpêtrière, Paris.
Pierre Bourgeat, service de radiologie A, CHU, hôpital civil, Strasbourg.
Odile Enjolras, service de chirurgie maxillo-faciale et stomatologie, hôpital d'enfants Armand-Trousseau, Paris.
Daniel Labbé, service de chirurgie maxillo-faciale et stomatologie, hôpital Côte-de-Nacre, CHU de Caen.
Jean-Loup Setti, département d'anesthésie-réanimation, hôpital de la Timone, Marseille.

Préface à la troisième édition

La troisième édition de l'ouvrage collectif destiné aux étudiants de deuxième cycle des études médicales est, comme les deux précédentes, le résultat du travail de l'ensemble des enseignants de la discipline.

Cet ouvrage rassemble des connaissances actualisées et pratiques, apportant les éléments permettant de comprendre les pathologies de la sphère maxillo-faciale, leurs causes et leurs manifestations. Il permet aux étudiants de retrouver tous les signes cliniques et paracliniques utiles à l'établissement des diagnostics, ainsi que les bases des principes thérapeutiques. Il répond ainsi aux objectifs du comité pédagogique national tels qu'ils ont été rédigés pour le deuxième cycle des études médicales. Il est calqué sur les items proposés pour les ECNi.

Le Collège des enseignants de chirurgie maxillo-faciale et stomatologie offre ainsi aux étudiants de deuxième cycle un ouvrage de référence pour ce niveau d'étude, concis, illustré et didactique. Chaque enseignant a revu le ou les chapitres dont il était responsable. De nouveaux chapitres font leur apparition.

L'ouvrage s'est aussi enrichi de cas cliniques et QCM, afin d'évaluer les acquisitions faites et de préparer efficacement les étudiants aux épreuves de l'ECNi.

Le Collège des enseignants de chirurgie maxillo-faciale et stomatologie nous a fait l'honneur de nous confier la coordination de ce document. Merci à tous nos collègues de nous avoir accordé leur confiance pour ce faire.

Pr Isabelle Barthélémy,
Pr Jacques Lebeau

Remerciements

Toute notre gratitude, et probablement celle des étudiants, à l'égard d'Isabelle Barthélémy à la suite de Jacques Lebeau, et à tous les enseignants du Collège et leurs collaborateurs, pour cette 3e édition. Qu'ils en soient remerciés et félicités.

Pr Cyrille Chossegros

Président du Collège hospitalo-universitaire français
de chirurgie maxillo-faciale et stomatologie.

Note au lecteur

Dans cet ouvrage, l'éditeur et les auteurs ont tenu compte de la réforme des études de médecine : afin que le lecteur puisse se situer dans les deux versions du programme, une table récapitulative permet d'établir, pour les items traités dans cet ouvrage, une correspondance détaillée entre les items du nouveau programme (DFASM, BO du 16 mai 2013) et ceux de l'ancien programme (DCEM2-DCEM4, BO du 7 juin 2013) avec pour chacun, son intitulé et ses objectifs.

Au sein de chaque chapitre, la numérotation des items du nouveau programme a été en revanche retenue.

Table des matières

Table des compléments en ligne

Des compléments numériques sont associés à cet ouvrage. Ils proposent des vidéos. Pour voir ces compléments, connectez-vous sur http://www.em-consulte/e-complement/473463 et suivez les instructions.

Vidéo 1
Inspection de la face chez un enfant de 13 ans, après un traumatisme facial.

Vidéo 2
Examen de la motricité faciale chez l'enfant.

Vidéo 3
Examen de la motricité faciale chez l'adulte.

Vidéo 4
Examen oculomoteur (chez un enfant) : étude de la motricité oculaire extrinsèque.

Vidéo 5
Examen de la sensibilité faciale chez l'enfant : vérification de l'intégrité des branches du nerf trijumeau et de la zone de Ramsay-Hunt.

Vidéo 6
Examen de la fonction manducatrice chez l'adulte.

Vidéo 7
Examen de la fonction manducatrice chez l'enfant.

Vidéo 8
Palpation du massif facial osseux chez l'enfant.

Vidéo 9
Palpation du massif facial osseux chez l'adulte.

Vidéo 10
Palpation de l'articulation temporomandibulaire.

Vidéo 11
Examen de la sensibilité faciale à la recherche d'un déficit du nerf trijumeau. L'examen de la sensibilité du massif facial explorera les territoires sensitifs du nerf trijumeau (V) : le rameau ophtalmique (V1) donnant la sensibilité frontale, le rameau maxillaire ou infraorbitaire (V2) la sensibilité de l'étage moyen du visage (pommettes, nez, sillon nasogénien, lèvre et gencive supérieures), et le rameau mandibulaire (V3) la sensibilité de la portion inférieure du visage. Les régions angulomandibulaire et cervicale sont innervées par le plexus cervical superficiel.

Vidéo 12
Examen complémentaire de la sensibilité faciale à la recherche d'un déficit de la branche VII*bis* du nerf facial (intermédiaire de Wrisberg) et du plexus cervical superficiel.

Vidéo 13
La palpation de la région parotidienne et le massage de la glande de l'oreille vers la joue permettent de déceler un écoulement salivaire à l'ostium du conduit parotidien (orifice du canal de Sténon) situé à la face endojugale en regard de la deuxième prémolaire. Purulent, cet écoulement signe l'infection de la glande parotide (parotidite aiguë suppurée).

Vidéo 14
Palpation des aires de projection des glandes salivaires : loge parotidienne et loge submandibulaire.

Vidéo 15
Palpation bidigitale de la glande submandibulaire dans sa loge.

Vidéo 16
Palpation systématique de toutes les aires ganglionnaires cervicales.

Vidéo 17

Inspection du plancher buccal : visualisation de l'ostium du conduit excréteur de la glande submandibulaire (canal de Wharton) : la pression et le massage de la glande, permettent d'apprécier la qualité et la quantité de salive qui s'écoule de ces ostiums.

Vidéo 18

La réalisation d'un test au froid permet d'apprécier la réaction de la dent au froid et donc sa vitalité (coton réfrigéré par un aérosol : Cryotest ou Dentatest).

Correspondance des numéros d'items traités dans cet ouvrage

Note : Les encadrés tramés correspondent aux items de l'ancien programme.

Ancien programme (AP) → Nouveau programme (NP)

N° item AP	35	67	84	87	145	149	154	201
N° item NP	46	133	164	152	295	299	304	329 330

N° item AP	207	223	237	256*	262	270	305*	343*
N° item NP	344	111	360	344	97	88	97	152 164

* Les anciens items 256, 305 et 343 ne sont plus traités en tant qu'items indépendants dans le nouveau programme des ECN. Le lecteur en retrouvera le contenu réparti dans les nouveaux items 97, 110, 152, 164 et 344.

Nouveau programme (NP) → Ancien programme (AP)

ITEM n° 46 – UE 2 / INTITULÉ : Développement buccodentaire et anomalies / OBJECTIFS : Dépister les anomalies du développement maxillofacial. Prévenir les maladies buccodentaires fréquentes de l'enfant.

ITEM n° 35 / INTITULÉ : Développement buccodentaire et anomalies / OBJECTIFS : Dépister les anomalies du développement maxillofacial. Prévenir les maladies buccodentaires fréquentes de l'enfant.

ITEM n° 88 – UE 4 / INTITULÉ : Pathologie des glandes salivaires / OBJECTIFS : Diagnostiquer une pathologie infectieuse, lithiasique, tumorale et immunologique des glandes salivaires.

ITEM n° 270 / INTITULÉ : Pathologie des glandes salivaires / OBJECTIFS : Diagnostiquer une pathologie infectieuse, lithiasique, tumorale et immunologique des glandes salivaires.

ITEM n° 97 – UE 4 / INTITULÉ : Migraine, névralgie du trijumeau et algies de la face / OBJECTIFS : Diagnostiquer une migraine, une névralgie du trijumeau et une algie de la face. Argumenter l'attitude thérapeutique et planifier le suivi du patient.

ITEM n° 262 / INTITULÉ : Migraine et algies de la face / OBJECTIFS : Diagnostiquer une migraine et une algie de la face. Argumenter l'attitude thérapeutique et planifier le suivi du patient.

ITEM n° 305 / INTITULÉ : Douleurs buccales / OBJECTIFS : Connaître les principales hypothèses diagnostiques et argumenter les examens complémentaires pertinents.

ITEM n° 111 – UE 4 / INTITULÉ : Hémangiomes et malformations vasculaires cutanées / OBJECTIFS : Diagnostiquer les différents types d'hémangiomes et de malformations vasculaires cutanées.

ITEM n° 223 / INTITULÉ : Angiomes cutanés / OBJECTIFS : Diagnostiquer les différents types d'angiomes cutanés.

ITEM n° 133 – UE 5 / INTITULÉ : Anesthésie locale, locorégionale et générale / OBJECTIFS : Argumenter les indications, les modalités, les contre-indications et les risques d'une anesthésie locale, locorégionale ou générale. Connaître l'analgésie obstétricale. Préciser les obligations réglementaires à respecter avant une anesthésie.

ITEM n° 67 / INTITULÉ : Anesthésie locale, locorégionale et générale / OBJECTIFS : Argumenter les indications, les contre-indications et les risques d'une anesthésie locale, locorégionale ou générale. Préciser les obligations réglementaires à respecter avant une anesthésie.

ITEM n° 152 – UE 6 / INTITULÉ : Infections cutanéomuqueuses et des phanères, bactériennes et mycosiques de l'adulte et de l'enfant / OBJECTIFS : Diagnostiquer un impétigo, une folliculite, un furoncle, une dermohypodermite bactérienne et ses signes de gravité. Connaître les principes du traitement de l'impétigo, de la folliculite, du furoncle, de la dermohypodermite bactérienne. Diagnostiquer et connaître les principes du traitement des infections cutanéomuqueuses à *Candida*, cutanée à *Malassezzia* et des phanères (teignes, onychomycose). Diagnostiquer et connaître les principes du traitement des infections à dermatophytes de la peau glabre, des plis et des phanères.

ITEM n° 87 / INTITULÉ : Infections cutanéomuqueuse bactériennes et mycosiques / OBJECTIFS : Diagnostiquer et traiter un impétigo, une folliculite, un furoncle, un érysipèle. Diagnostiquer et traiter une infection cutanéomuqueuse à *Candida albicans*. Diagnostiquer et traiter une infection à dermatophytes de la peau glabre, des plis et des phanères.

ITEM n° 343 / INTITULÉ : Ulcérations ou érosion des muqueuses orales et/ou génitales / OBJECTIFS : Devant des ulcérations ou érosions des muqueuses orales et/ou génitales, argumenter les principales hypothèses diagnostiques et justifier les examens complémentaires pertinents.

ITEM n° 164 – UE 6 / INTITULÉ : / OBJECTIFS :

ITEM n° 84 / INTITULÉ : Infections à herpès virus du sujet immunocompétent / OBJECTIFS : Diagnostiquer un herpès cutané et muqueux, une varicelle, un zona chez le sujet immunocompétent. Connaître la conduite à tenir devant un herpès cutané et muqueux, une varicelle, un zona et leurs complications les plus fréquentes. Connaître les risques en cas d'infection chez la femme enceinte, le nouveau-né, le sujet atopique.

ITEM n° 343 / INTITULÉ : Ulcérations ou érosion des muqueuses orales et/ou génitales / OBJECTIFS : Devant des ulcérations ou érosions des muqueuses orales et/ou génitales, argumenter les principales hypothèses diagnostiques et justifier les examens complémentaires pertinents.

ITEM n° 295 – UE 9 / INTITULÉ : Tumeurs de la cavité buccale, naso-sinusiennes et du cavum, et des voies aérodigestives supérieures / OBJECTIFS : Diagnostiquer une tumeur de la cavité buccale, naso-sinusienne ou du cavum, ou des voies aérodigestives supérieures.

ITEM n° 145 / INTITULÉ : Tumeurs de la cavité buccale et des voies aérodigestives supérieures / OBJECTIFS : Diagnostiquer une tumeur de la cavité buccale et une tumeur des voies aérodigestives supérieures.

ITEM n° 299 – UE 9 / INTITULÉ : Tumeurs cutanées, épithéliales et mélaniques / OBJECTIFS : Diagnostiquer une tumeur cutanée, épithéliale ou mélanique. Planifier le suivi du patient.

ITEM n° 149 / INTITULÉ : Tumeurs cutanées, épithéliales et mélaniques / OBJECTIFS : Diagnostiquer une tumeur cutanée, épithéliale ou mélanique. Argumenter l'attitude thérapeutique et planifier le suivi du patient.

ITEM n° 304 – UE 9 / INTITULÉ : Tumeurs des os primitives et secondaires / OBJECTIFS : Diagnostiquer une tumeur des os primitive et secondaire.

ITEM n° 154 / INTITULÉ : Tumeurs des os primitives et secondaires / OBJECTIFS : Diagnostiquer une tumeur des os primitive et secondaire.

ITEM n° 329 – UE 11 / INTITULÉ : Prise en charge immédiate pré-hospitalière et à l'arrivée à l'hôpital, évaluation des complications chez : (…) un patient ayant une plaie des parties molles.

ITEM n° 201 / INTITULÉ : Évaluation de la gravité et recherche des complications précoces (…) chez un traumatisé cranio-facial (…). / OBJECTIFS : Identifier les situations d'urgence et planifier leur prise en charge.

ITEM n° 330 – UE 11 / INTITULÉ : Orientation diagnostique et conduite à tenir devant un traumatisme cranio-facial / OBJECTIFS : Identifier les situations d'urgence et planifier leur prise en charge.
ITEM n° 201 / INTITULÉ : Évaluation de la gravité et recherche des complications précoces (…) chez un traumatisé cranio-facial (…). / OBJECTIFS : Identifier les situations d'urgence et planifier leur prise en charge.

ITEM n° 344 – UE 11 / INTITULÉ : Infection aiguë des parties molles (abcès, panaris, phlegmon des gaines) / OBJECTIFS : Diagnostiquer une infection aiguë des parties molles (abcès, panaris, phlegmon des gaines). Identifier les situations d'urgence et planifier leur prise en charge.
ITEM n° 207 / INTITULÉ : Infection aiguë des parties molles (abcès, panaris, phlegmon des gaines) / OBJECTIFS : Diagnostiquer une infection aiguë des parties molles (abcès, panaris, phlegmon des gaines). Identifier les situations d'urgence et planifier leur prise en charge.
ITEM n° 256 / INTITULÉ : Lésions dentaires et gingivales / OBJECTIFS : Diagnostiquer les principales lésions dentaires et gingivales.

ITEM n° 360 – UE 11 / INTITULÉ : Fractures chez l'enfant : particularités épidémiologiques, diagnostiques et thérapeutiques / OBJECTIFS : Connaître le diagnostic les complications et les principes du traitement des fractures de l'enfant.
ITEM n° 237 / INTITULÉ : Fractures chez l'enfant : particularités épidémiologiques, diagnostiques et thérapeutiques / OBJECTIFS : Expliquer les particularités épidémiologiques, diagnostiques et thérapeutiques des fractures de l'enfant, en insistant sur celles qui sont liées à la croissance.

Abréviations

ATC	Allotransplantation de tissu composite
ATM	Articulation temporomandibulaire
CBC	Carcinome basocellulaire
CBCT	*Cone Beam Computed Tomography*
CEC	Carcinome épidermoïde cutané
CIVD	Coagulation intravasculaire disséminée
CIVL	Coagulation intravasculaire localisée
CMV	Cytomégalovirus
CNEMFO	Complexe naso-ethmoïdo-maxillo-fronto-orbitaire
CRP	*C-Reactive Protein*
DONEF	Dislocation orbito-naso-ethmoïdo-frontale
EVA	Échelle visuelle analogique
FAV	Fistule artérioveineuse
HBPM	Héparines de bas poids moléculaire
HSV	*Herpes simplex virus*
IgG, IgM…	Immunoglobulines G, M…
IRM	Imagerie par résonance magnétique
MAV	Malformation artérioveineuse
NICH	*Non Involuting Congenital Hemangioma*
OIM	Occlusion en intercuspidation maximale
ORC	Occlusion en relation centrée
PCR	*Polymerase Chain Reaction*
RCP	Réunion de concertation pluridisciplinaire
RICH	*Rapid Involuting Congenital Hemangioma*
SADAM	Syndrome algique et dysfonctionnel de l'appareil manducateur
SSM	*Superficial Spreading Melanoma*
SSPI	Salle de surveillance post-interventionnelle
TA	Tension artérielle
TDM	Tomodensitométrie
TEP	Tomographie par émission de positons
TNM	*Tumor-Node-Metatasis*
UCNT	*Undifferentiated Carcinoma of Nasopharyngeal Type*
VADS	Voies aérodigestives supérieures
VIH	Virus de l'immunodéficience humaine
VZV	Virus de la varicelle et du zona

I

Connaissances

CHAPITRE

1

Anatomie craniofaciale

Objectifs pédagogiques

- Le but de ce premier chapitre est de faire un rappel des éléments anatomiques constituant le prérequis nécessaire à la compréhension des situations pathologiques traitées au long de l'ouvrage.

I. Rappels d'anatomie générale

La face est anatomiquement décrite entre la ligne capillaire en haut et la tangente à la pointe du menton en bas. Elle se divise en trois étages (figure 1.1) :

- supérieur;
- moyen;
- inférieur.

A. La face au sein de l'extrémité céphalique

Crâne et face sont intimement liés :

- la base du crâne est posée sur le pivot vertébral au niveau du foramen magnum (trou occipital);
- la face est donc déjetée en avant, suspendue sous l'étage antérieur de cette base;
- la mandibule, seul os mobile craniofacial, est suspendue sous l'os temporal, pivotant autour de ses deux condyles.

L'ensemble crâne-face est ainsi en équilibre parfait (figure 1.2) pour répondre aux contraintes de la pesanteur et des forces masticatoires.

B. Squelette facial

Le squelette facial est composé d'une mosaïque osseuse dont la mandibule, mobile, constitue à elle seule le *massif facial inférieur*. Elle est répartie en deux entités :

- une portion dentée horizontale;
- un ramus, ou partie ascendante, se terminant en avant par le processus coronoïde (ou coroné) donnant insertion au muscle temporal et, en arrière, le condyle articulaire qui s'articule avec le condyle de l'os temporal.

Le *massif facial moyen* est formé par les deux maxillaires réunis autour de l'orifice piriforme. Latéralement, l'os zygomatique (ou os malaire) forme le relief osseux de la pommette et rejoint le processus zygomatique du temporal pour fermer la fosse temporale, coulisse du muscle du même nom. L'os nasal forme avec son homologue le faîte du toit nasal.

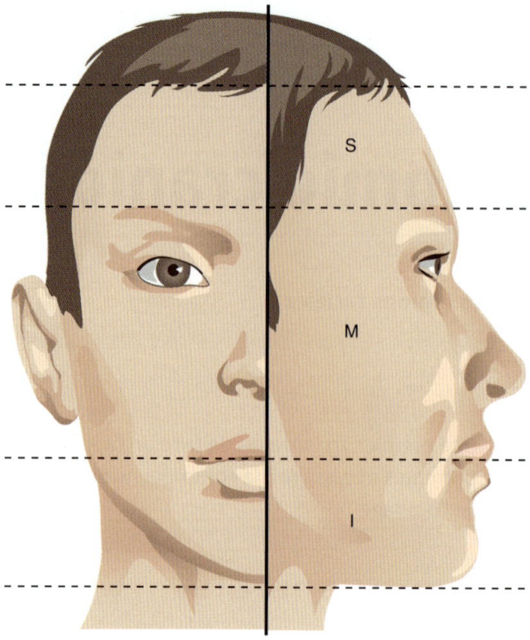

Fig. 1.1. **Les trois étages de la face : supérieur, moyen, inférieur.**

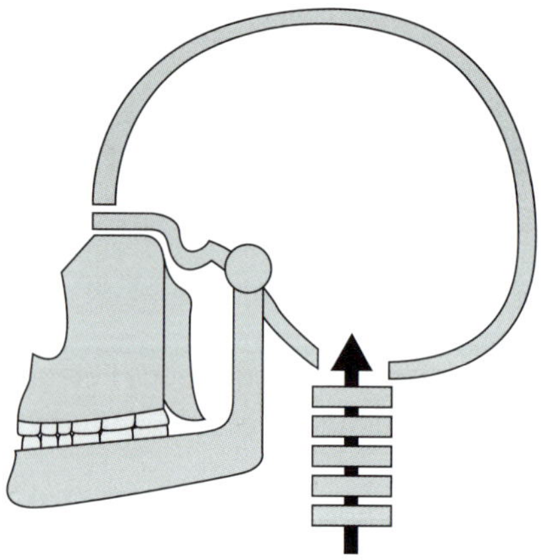

Fig. 1.2. **Équilibre cranio-facio-vertébral.**

Le *massif facial supérieur* est craniofacial :

- ethmoïdofrontal médialement ;
- frontosphénoïdal au niveau du cône et du toit orbitaire ;
- frontozygomatique latéralement (figure 1.3).

Le tiers médian facial et les orbites sont donc directement en relation avec l'étage antérieur de la base du crâne, ce qui explique la fréquence des lésions mixtes craniofaciales. La mandibule est également en relation avec le crâne par l'intermédiaire de l'articulation temporomandibulaire, articulation bicondylaire à ménisque interposé, située juste en avant du méat acoustique externe (ou conduit auditif externe).

Maxillaires et mandibule — portant la denture supérieure et inférieure — sont en relation par l'intermédiaire de l'articulé dentaire, système de référence unique et précieux lors des réductions fracturaires (figure 1.4).

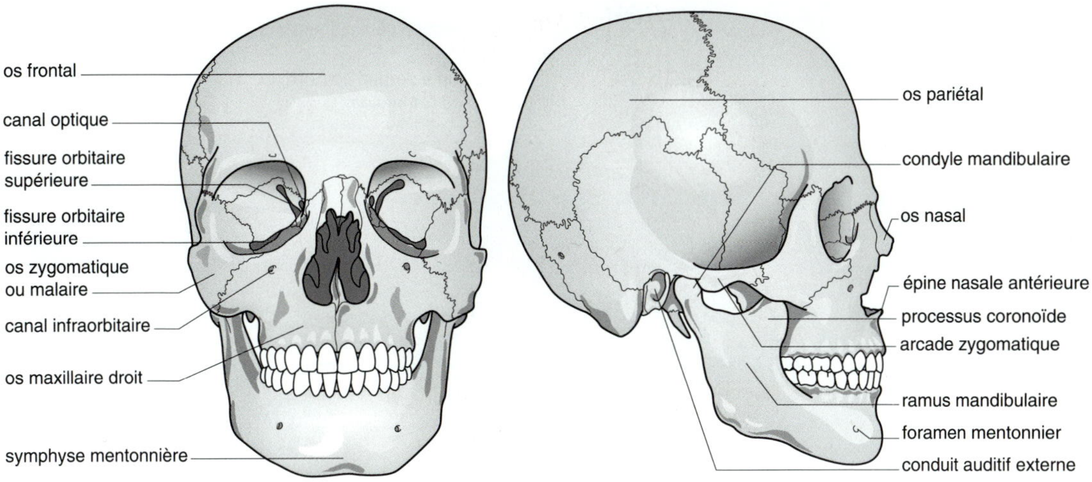

Fig. 1.3. Éléments osseux constitutifs du massif facial.

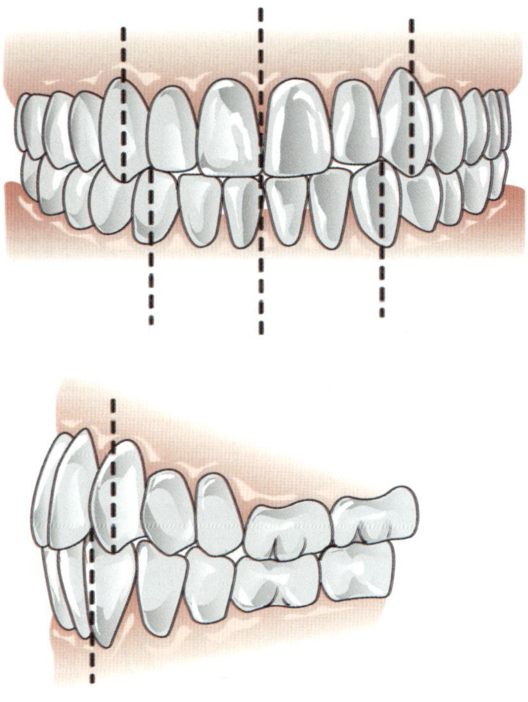

Fig. 1.4. Articulé dentaire.

La *poutre médiane* (figure 1.5) est ostéocartilagineuse et est constituée d'arrière en avant par :

- la lame perpendiculaire de l'ethmoïde ;
- le septum cartilagineux, reposant sur le rail du vomer, lui-même allant, tel un soc de charrue, du sphénoïde aux maxillaires.

La *mandibule* (figure 1.6a) s'articule :

- avec les maxillaires par l'intermédiaire de l'articulé dentaire ;
- avec le temporal au niveau de l'articulation temporomandibulaire (ATM).

Après une simple rotation en début d'ouverture buccale, le condyle mandibulaire se translate physiologiquement en avant pour obtenir une ouverture buccale complète (figure 1.6b).

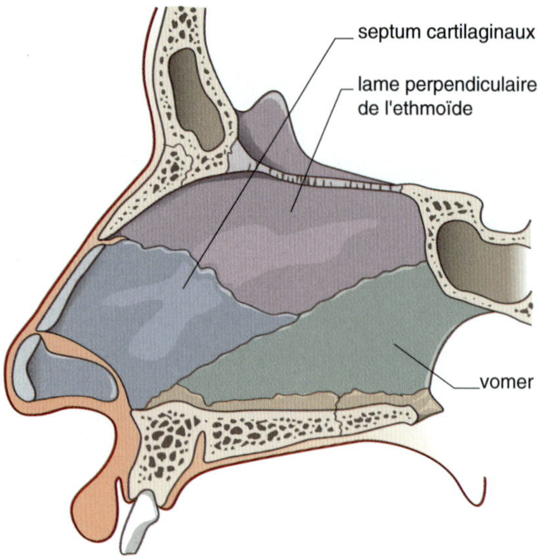

Fig. 1.5. Poutre médiane septovomérienne.

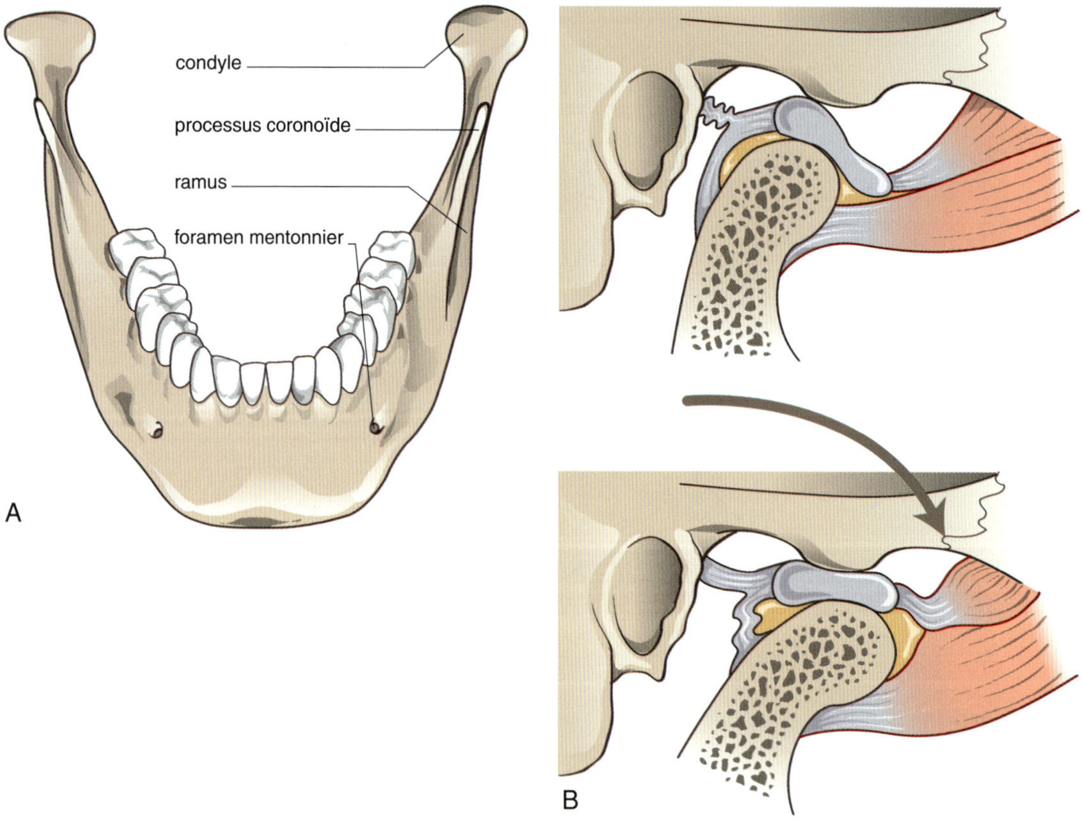

Fig. 1.6. Mandibule et articulation temporomandibulaire (ATM).
a. Mandibule, vue de face. **b.** ATM, vue latérale. Les deux temps de l'ouverture buccale : rotation puis translation.

C. Biomécanique faciale

Structure pneumatisée, la face présente une architecture à poutres verticales destinées à encaisser les chocs masticatoires, donc verticaux (figure 1.7). Cette disposition de la trame osseuse explique la fragilité des structures lors de chocs frontaux et la fréquence des fractures secondaires à des traumatismes parfois minimes.

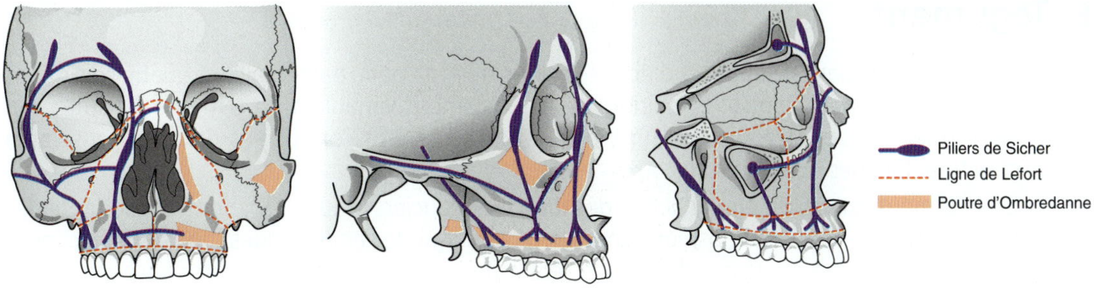

Fig. 1.7. Piliers et poutres de l'architecture faciale.

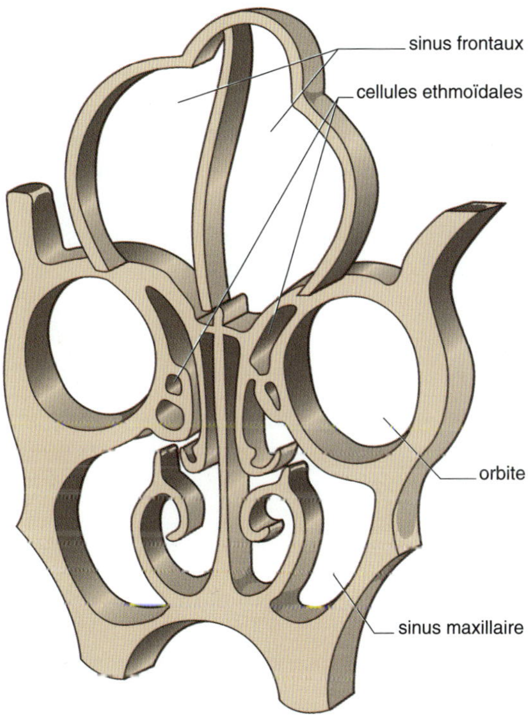

Fig. 1.8. Structure pneumatisée de la face.

Cette structure cavitaire est constituée de cavités pleines (cavité buccale, orbites) et de cavités vides (cellules ethmoïdales, sinus frontaux, sinus maxillaires) (figure 1.8).

D. Denture, dentition

Les dents font partie du système alvéolodentaire, comprenant :

- le parodonte : ligament alvéolodentaire, os alvéolaire, gencive (l'os alvéolaire naît et meurt avec la dent) ;
- la dent.

Les dents évoluent en trois stades (cf. figure 2.28 au chapitre 2) :

- denture déciduale, complète à trente mois ;
- denture mixte, débutant à six ans ;
- denture définitive, en place à partir de douze ans.

E. Tégument

Le tégument facial est souple et d'épaisseur inégale — la peau palpébrale est quatre fois moins épaisse que la peau jugale. La coloration est également variable d'un territoire à l'autre. On peut isoler des zones esthétiques qui devront toujours être considérées dans leur ensemble structural lors des actes chirurgicaux.

Ce tégument est mobilisé par l'action des muscles peauciers (figure 1.9), dont la résultante des forces marque, avec le temps, les lignes de tension qui deviennent rides (figure 1.10) : toute cicatrice parallèle à ces lignes de tension sera *a priori* discrète ; toute cicatrice perpendiculaire à ces lignes de tension risque de s'élargir.

F. Vascularisation

Presque toute la face est vascularisée par les branches collatérales ou terminales du système carotidien externe.

Les anastomoses sont nombreuses, ce qui explique l'abondance des saignements en traumatologie faciale, mais aussi l'excellente vascularisation du tégument.

Le carrefour entre système carotide interne et système carotide externe se situe médialement dans la région orbitonasale. Ces anastomoses doivent toujours être présentes à l'esprit, notamment pour la prise en charge des épistaxis (figure 1.11).

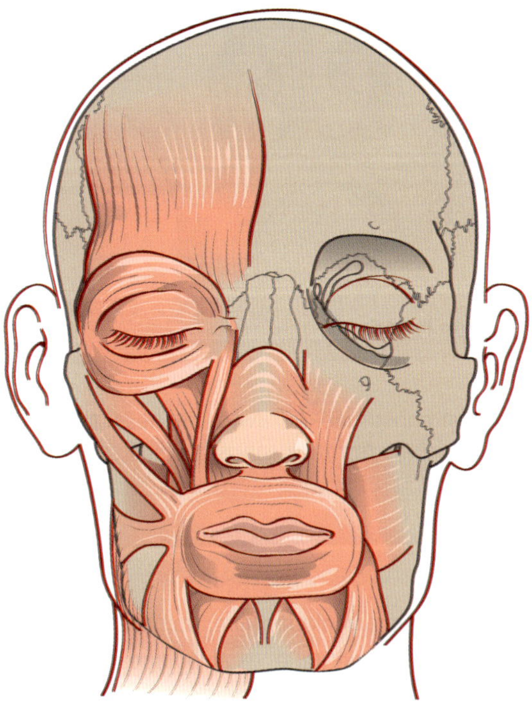

Fig. 1.9. **Muscles peauciers.**

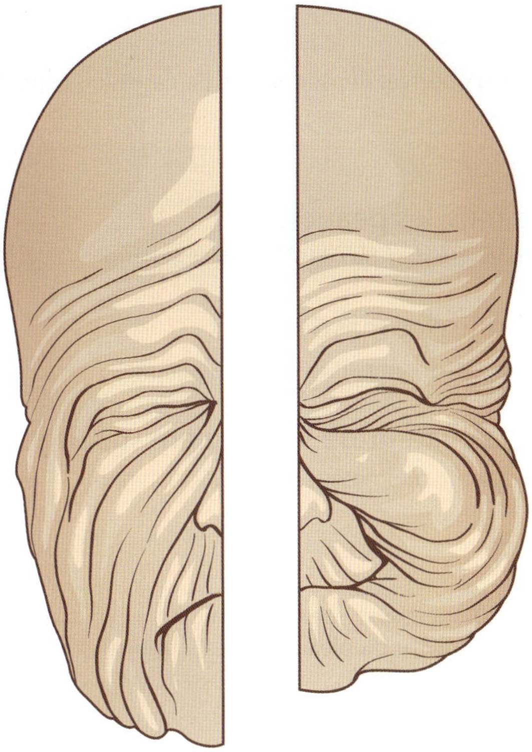

Fig. 1.10. Lignes de tension.

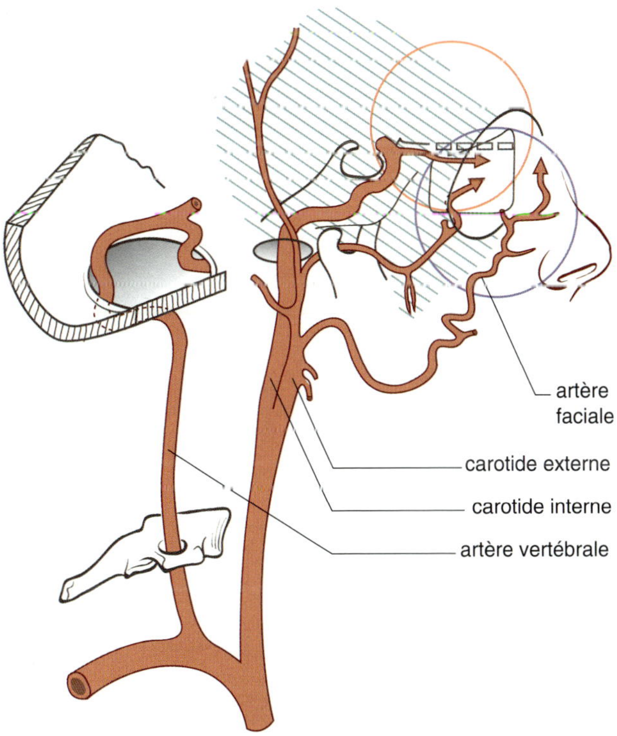

Fig. 1.11. Carrefour vasculaire entre les systèmes carotide interne et carotide externe.

G. Innervation

La figure 1.12 permet d'observer l'ensemble de l'innervation craniofaciale.

1. Innervation motrice

Innervation des muscles peauciers

Ils sont sous l'obédience du nerf facial (VIIe paire crânienne).

Innervation des muscles masticateurs

Ils sont innervés par le nerf trijumeau (V^{e} paire crânienne).

Innervation de l'élévateur de la paupière supérieure

Elle est assurée par le nerf oculomoteur (IIIe paire crânienne).

2. Innervation sensitive

Elle est presque entièrement assurée par le trijumeau (V1, V2, V3) ; seuls l'auricule et la région angulomandibulaire dépendent du plexus cervical (figure 1.13).

H. Muscles masticateurs

Les muscles masticateurs sont représentés dans la figure 1.14.

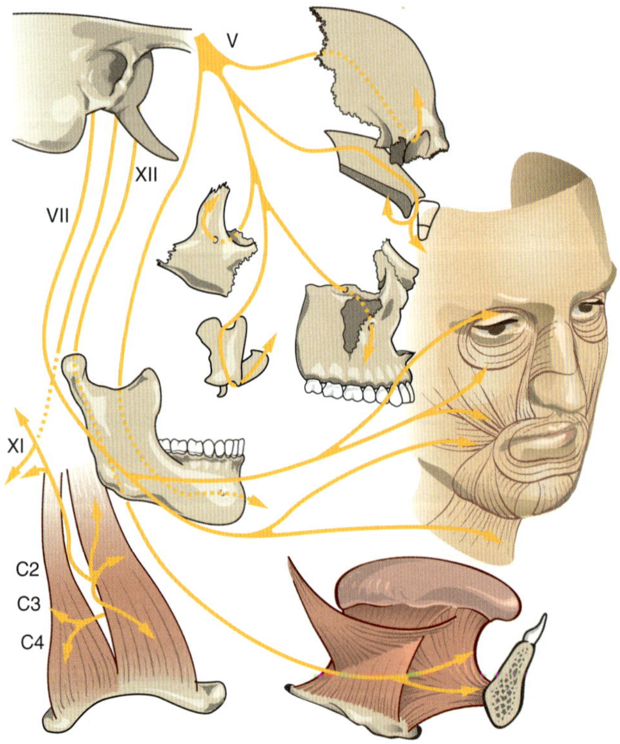

Fig. 1.12. Innervation faciale.

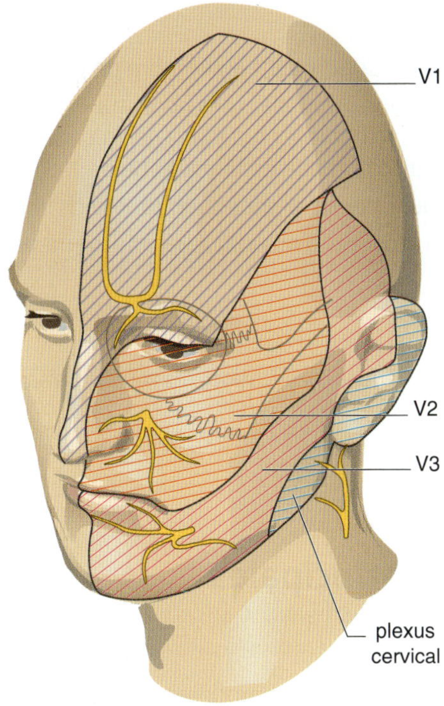

Fig. 1.13. **Territoires d'innervation sensitive.**

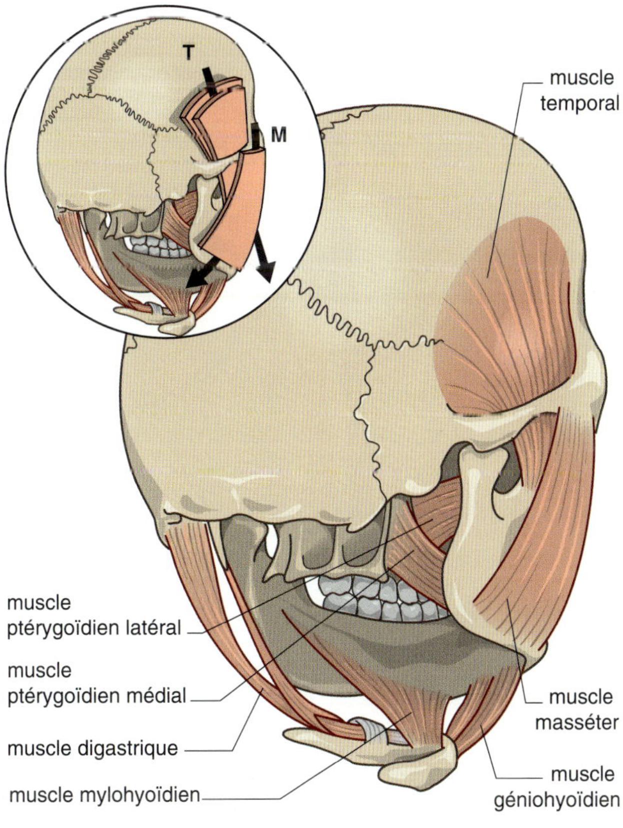

Fig. 1.14. **Muscles masticateurs.**

1. Élévateurs

Les muscles masticateurs élévateurs sont au nombre de quatre :

- le temporal est le plus puissant ; étalant ses fibres sur la partie squameuse du temporal, puis glissant dans la coulisse temporale en dedans de l'arcade zygomatique, il s'insère sur toute la hauteur du processus coronoïde de la mandibule ;
- masséter et ptérygoïdien médial prennent en sandwich le ramus mandibulaire ;
- le ptérygoïdien latéral mobilise la mandibule en mouvements de propulsion et de diduction.

2. Abaisseurs

Jouant un rôle secondaire dans la mastication, les muscles abaisseurs sont au nombre de trois :

- mylohyoïdien ;
- géniohyoïdien ;
- digastrique.

I. Glandes salivaires principales

1. Glande parotide

Paire et symétrique, située dans la loge parotidienne, la glande parotide abrite l'arborisation du nerf facial qui émerge du crâne au foramen stylomastoïdien (figure 1.15). Son canal excréteur est le conduit parotidien (canal de Sténon), dont l'ostium s'ouvre à la face interne de la joue, en regard de la deuxième molaire supérieure. (17e et 27e dent)

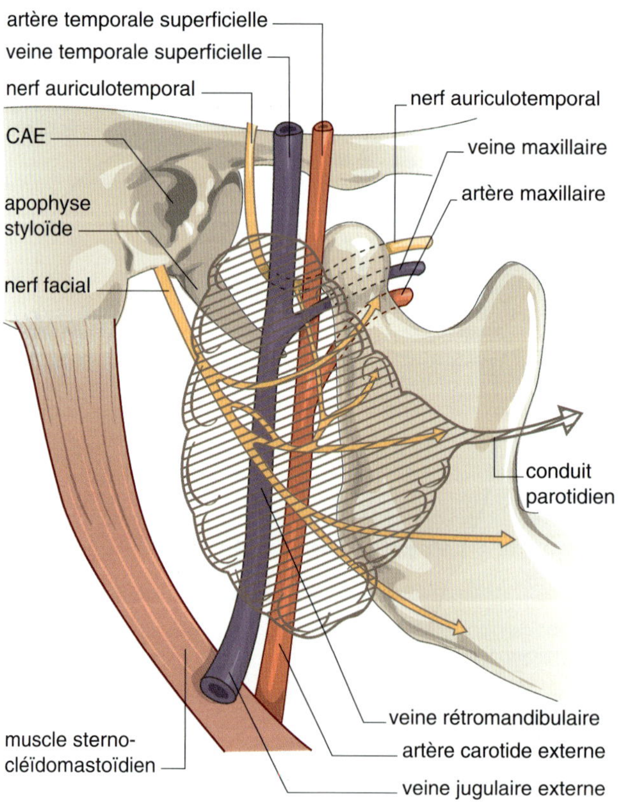

Fig. 1.15. **Loge parotidienne.**

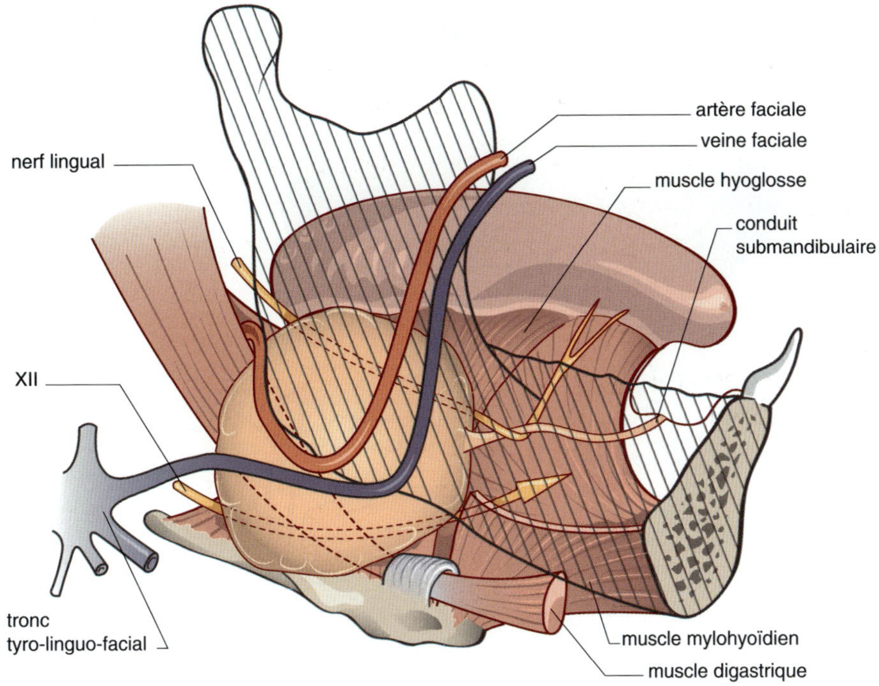

Fig. 1.16. Rapports de la glande submandibulaire.

2. Glande submandibulaire (sous-maxillaire)

Paire et symétrique, la glande submandibulaire est située dans la loge submandibulaire, en dedans de la branche horizontale mandibulaire, sous le plancher buccal (figure 1.16). Son canal excréteur est le conduit submandibulaire (ou canal de Wharton), dont l'ostium s'ouvre sur le plancher buccal antérieur juste en dehors du frein lingual.

Dans sa loge, la glande submandibulaire contracte des rapports étroits avec :

- la branche cervicofaciale du VII ;
- le XII ;
- le nerf lingual ;
- les vaisseaux faciaux.

3. Glande sublinguale

Paire et symétrique, située sous le plancher buccal, la glande sublinguale est la plus petite des glandes salivaires principales. Elle déverse ses sécrétions dans la cavité buccale par une multitude de canaux excréteurs s'ouvrant dans le plancher buccal antérieur.

II. Synthèse topographique : les régions faciales

L'interdépendance des différentes régions de la face peut être schématisée en cinq sous-ensembles organisés autour d'un pivot central, le sphénoïde (figure 1.17) :

- l'arrière-crâne : occipitovertébral (*a*) ;
- l'avant-crâne : frontofacial (*b*) ;

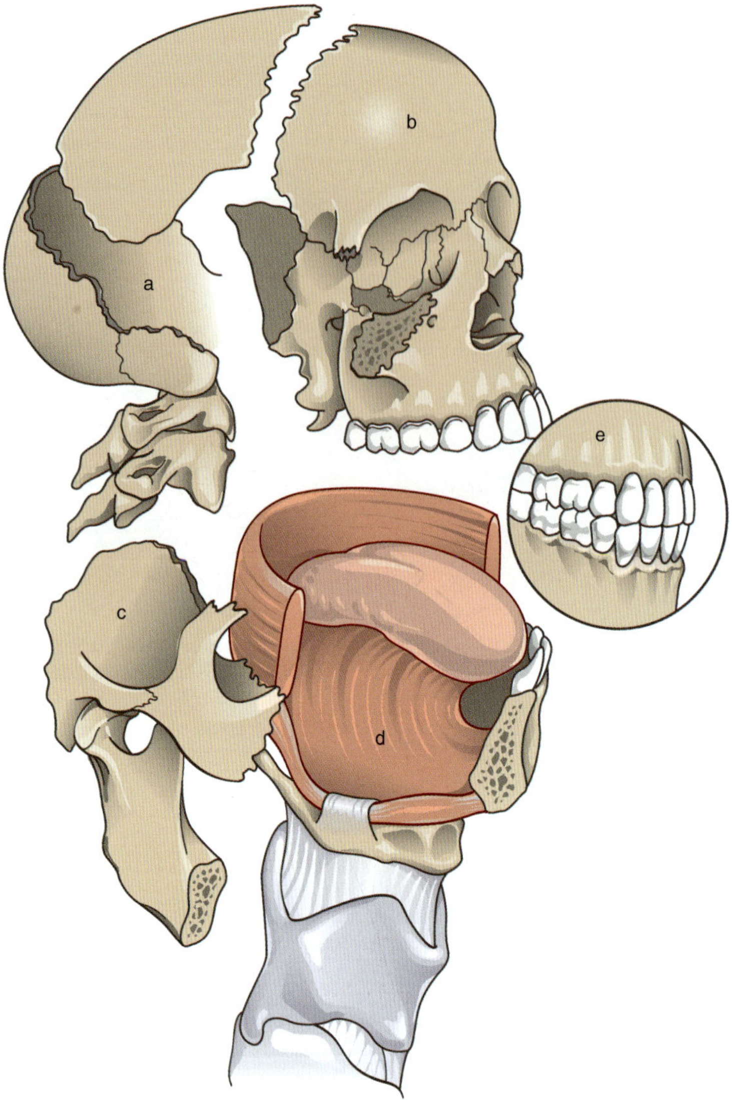

Fig. 1.17. **Régions craniofaciales.**
Régions occipitovertébrale (*a*), frontofaciale (*b*), craniomandibulaire (*c*), hyo-linguo-mandibulaire (*d*), alvéolodentaire (*e*).

- secteur latéral : craniomandibulaire (*c*) ;
- secteur viscéral : hyo-linguo-mandibulaire (*d*) ;
- secteur de relation maxillomandibulaire : alvéolodentaire (*e*).

A. Région centrofaciale

En avant, c'est la proéminence de la pyramide nasale ostéocartilagineuse.

Le nez osseux est constitué essentiellement par les processus frontaux des maxillaires (apophyses montantes). Les os du nez (os propres) ne forment que le faîte du toit nasal.

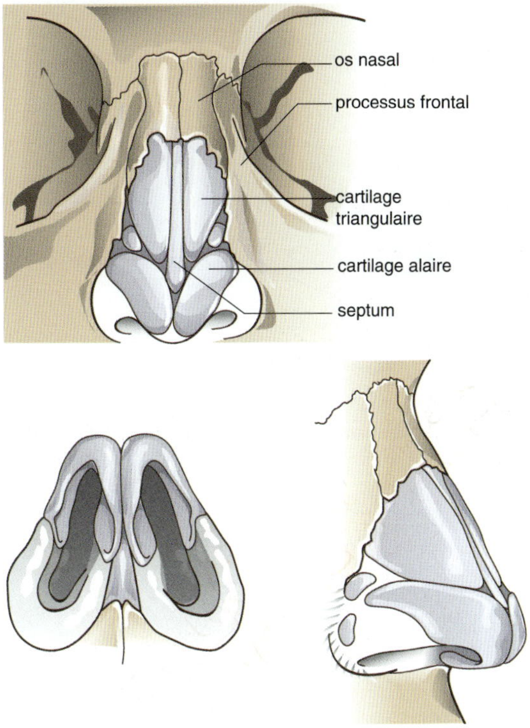

Fig. 1.18. **Architecture cartilagineuse du nez.**

Le nez cartilagineux comprend une cloison médiane (ou septum) et deux auvents cartilagineux constitués par les cartilages triangulaires. La pointe du nez est dessinée par les cartilages alaires (figure 1.18).

La richesse vasculaire du nez est sous l'obédience du carrefour carotide interne-carotide externe par l'intermédiaire des vaisseaux ethmoïdaux antérieurs et sphénopalatins (figure 1.19).

En arrière, la charnière craniofaciale est constituée par l'ethmoïde avec les deux labyrinthes (masses latérales) pneumatisés dont la face externe construit la plus grande partie de la paroi interne des orbites.

La lame criblée est traversée par les filets olfactifs et met ainsi directement en relation le nez et l'étage antérieur de la base du crâne.

Enfin, la lame perpendiculaire médiane, sur laquelle s'appuie le septum cartilagineux, forme la cloison postérieure du nez (figure 1.20).

B. Région orbitopalpébrale

1. Globe oculaire

Le globe oculaire n'occupe qu'une place très antérieure dans l'orbite osseuse (figure 1.21).

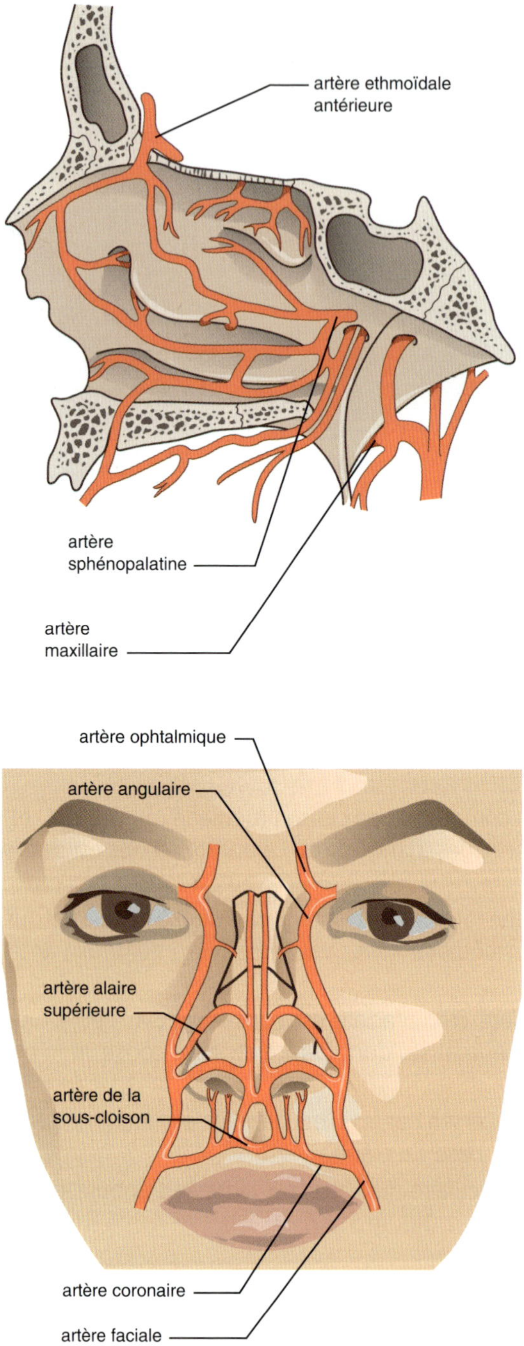

Fig. 1.19. Vascularisation de la pyramide nasale.

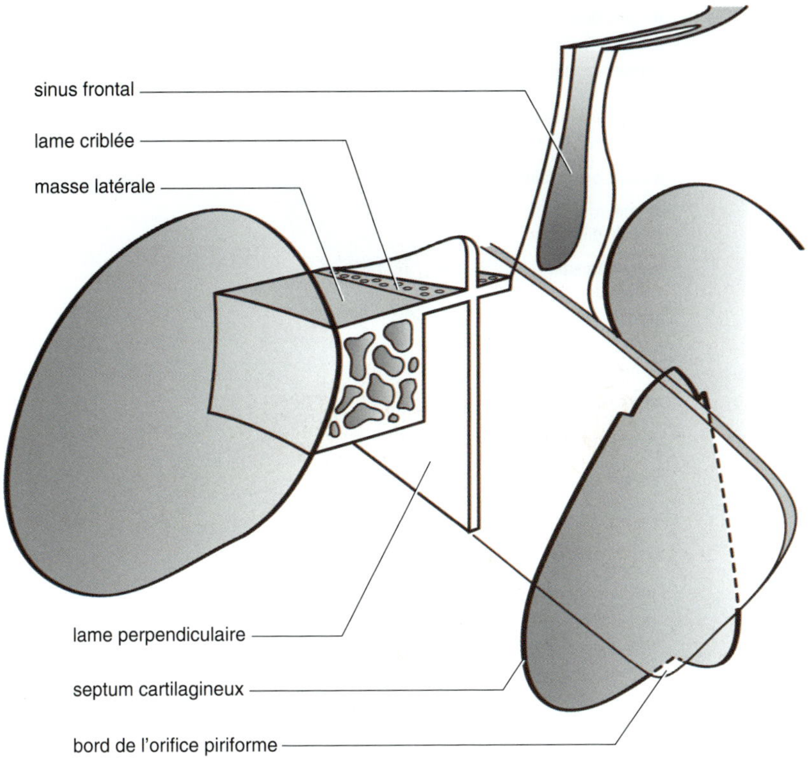

Fig. 1.20. **Charnière craniofaciale médiane.**

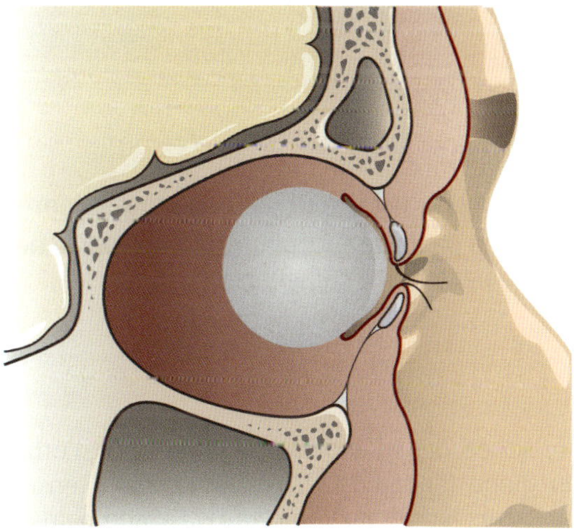

Fig. 1.21. **Le globe oculaire dans l'orbite.**

2. *Système palpébral*

Il permet la protection du globe. Dans ce rôle, la paupière supérieure est prééminente. La rigidité palpébrale est assurée par le tarse et la mobilité dépend de deux muscles essentiels (figure 1.22) :

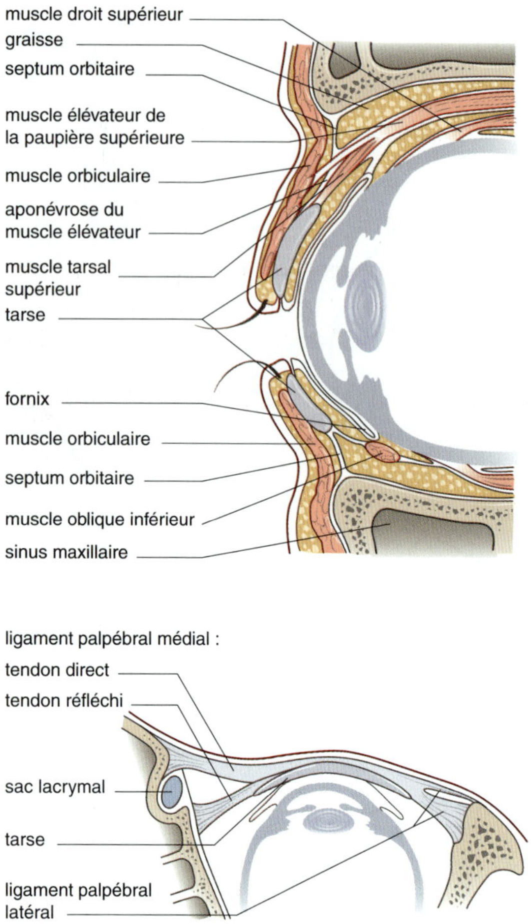

Fig. 1.22. Système palpébral.

- le muscle orbiculaire, innervé par le nerf facial, permet la fermeture des deux paupières;
- le muscle élévateur de la paupière supérieure, innervé par le nerf oculomoteur (III), permet l'ouverture palpébrale par traction sur le tarse.

3. Système lacrymal

La glande lacrymale, située dans l'angle supérolatéral de l'orbite, assure une humidification permanente du globe (figure 1.23). Les larmes sont ensuite aspirées au niveau des points lacrymaux (ou méats lacrymaux) grâce au balayage palpébral du clignement. Suivant les canalicules, puis le sac lacrymal, ces larmes sont évacuées dans le nez par le conduit lacrymonasal.

C. Auricule (oreille externe)

Cornet acoustique d'architecture complexe, le pavillon est aussi un élément de l'identité individuelle (figure 1.24).

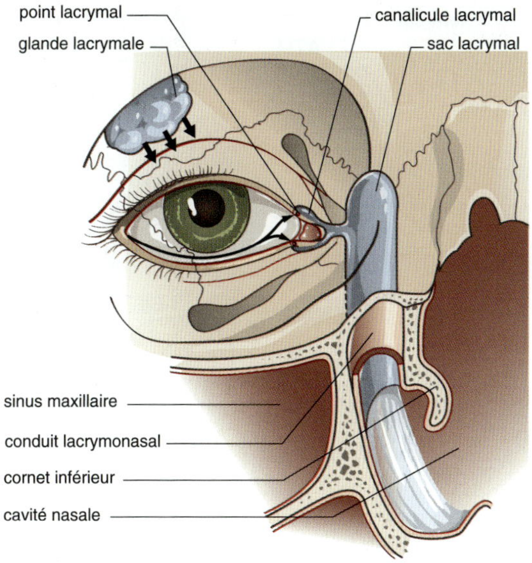

Fig. 1.23. **Système lacrymal.**

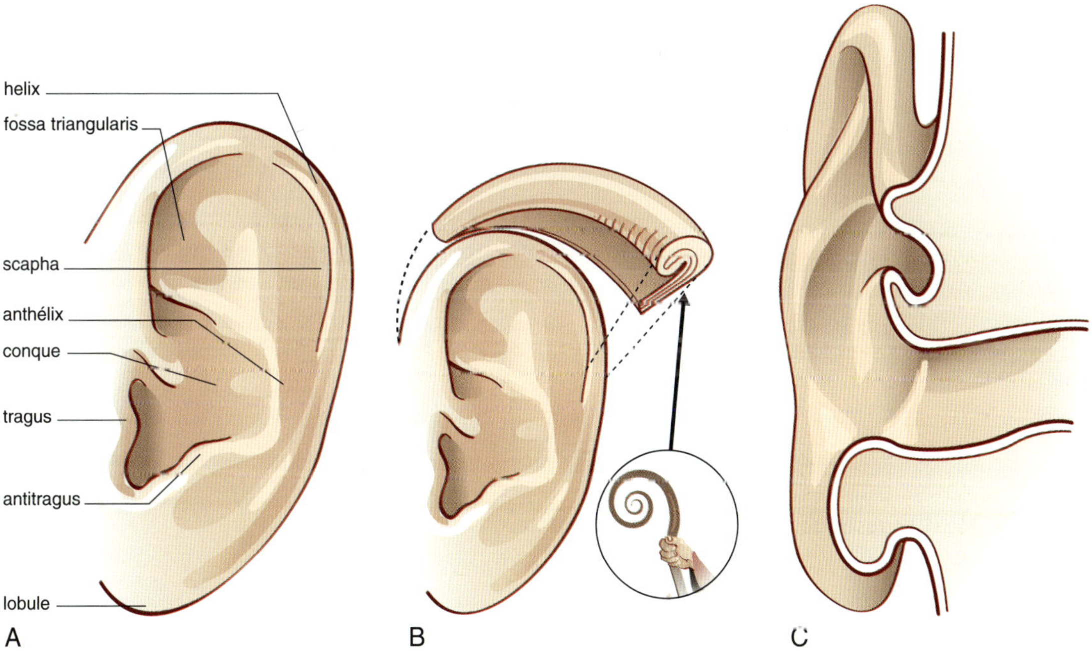

Fig. 1.24. **Architecture de l'auricule.**

Sur un plan horizontal, le méat (ou conduit) acoustique externe a une direction de dehors en dedans et un peu d'arrière en avant (figure 1.25). Sur une coupe verticale frontale, on peut diviser le méat acoustique externe en une partie latérale cartilagineuse et une partie médiale osseuse (figure 1.26).

C'est le plus souvent au niveau de cette jonction que le conduit se déchire lors des fractures du condyle mandibulaire, ce qui explique l'otorragie fréquente dans ces traumatismes.

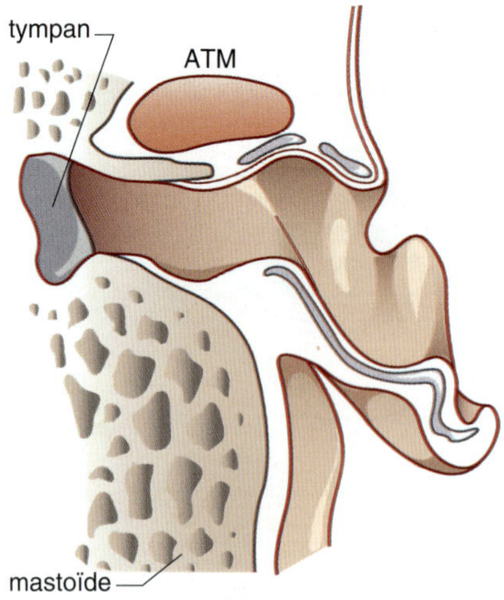

Fig. 1.25. **Orientation du méat acoustique externe dans le plan horizontal.**

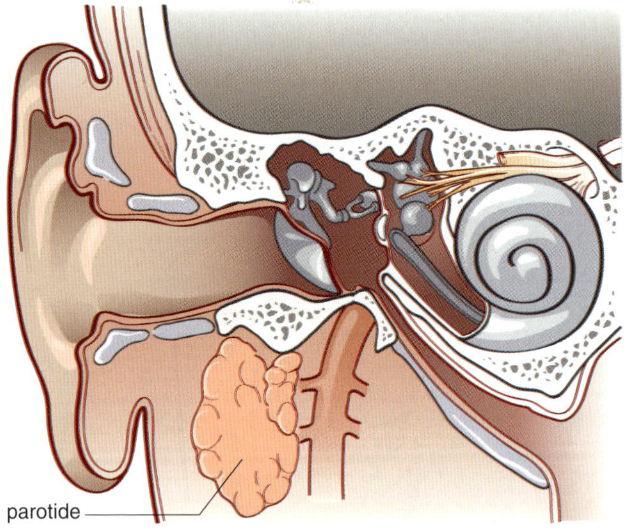

Fig. 1.26. **Méat acoustique externe en coupe frontale.**

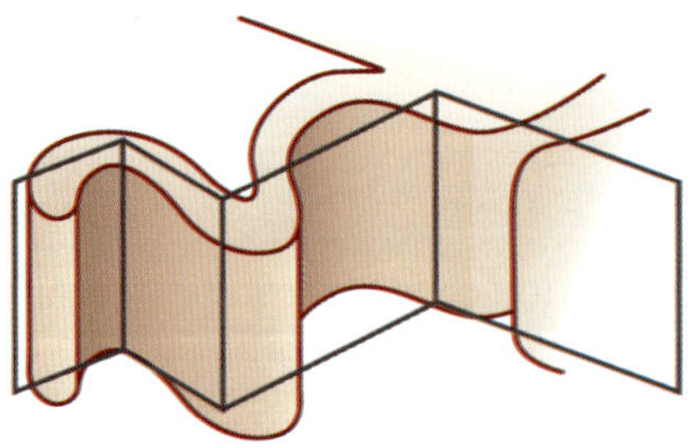

Fig. 1.27. **Articulation à 90° des différents plans de l'auricule.**

Les différents plans du pavillon s'articulent entre eux à environ 90° les uns des autres (figure 1.27).

Le grand axe du pavillon est à peu près parallèle à la ligne du profil du nez et sa hauteur est comprise entre une horizontale passant par la queue du sourcil et une seconde passant par la

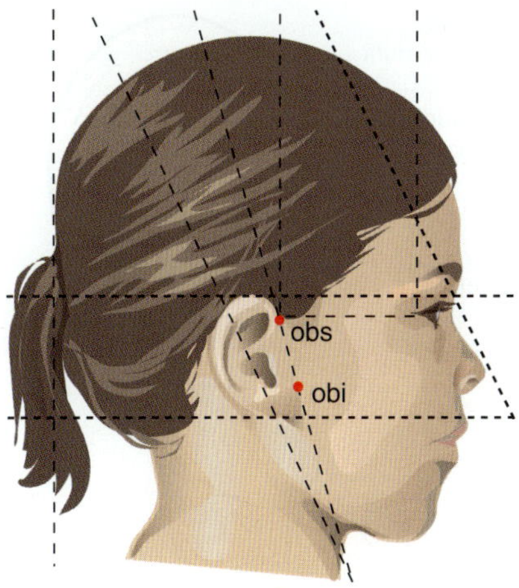

Fig. 1.28. Place et orientation du pavillon auriculaire.
obi, *otobasion inferius*, insertion basse de l'oreille ; obs, *otobasion superius*, insertion haute de l'oreille.

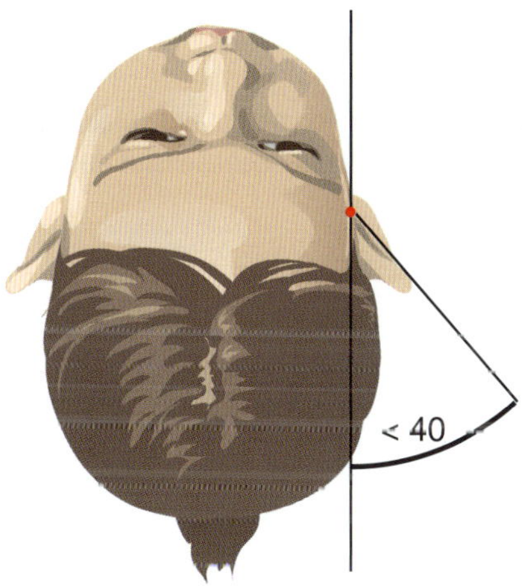

Fig. 1.29. Angulation du pavillon auriculaire.

lèvre supérieure (figure 1.28). Enfin, l'ensemble du pavillon se dégage du plan du crâne selon un angle d'environ 40° (figure 1.29).

L'innervation sensitive est assurée pour les trois quarts par le rameau auriculaire du plexus cervical superficiel. Seule la conque est innervée par le nerf facial (zone de Ramsay-Hunt) et le tragus par le nerf auriculotemporal, branche du V (figure 1.30).

D. Cavité buccale

Limitée en avant par le sphincter labial, la cavité buccale (figures 1.31 et 1.32) s'ouvre en arrière sur l'axe aérodigestif du pharynx.

En haut, le palais dur sépare la cavité buccale des fosses nasales dont le plancher est donc parallèle au palais. Plus postérieur, le voile, structure musculaire complexe, est l'élément indispensable à la modulation des sons, l'incompétence vélopharyngée se traduisant par une voix nasonnée.

La langue occupe l'espace de cette cavité buccale dans la concavité de l'arche mandibulaire, dont elle est séparée par le plancher buccal, puis la gencive.

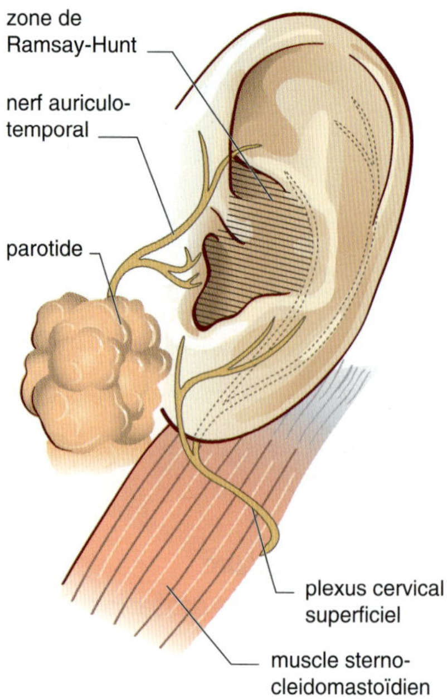

Fig. 1.30. Innervation sensitive de l'auricule.

Le nerf auriculotemporal est une branche sensitive du nerf mandibulaire (V3). La zone de Ramsay-Hunt est innervée par le nerf intermédiaire de Wrisberg (VII*bis*, contingent sensitif du nerf facial VII).

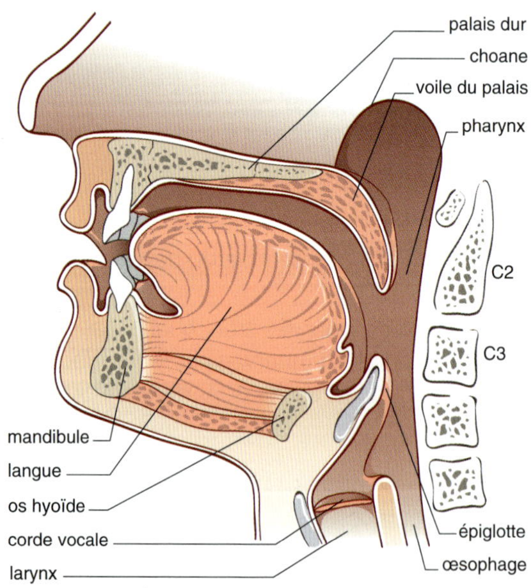

Fig. 1.31. Coupe sagittale de la cavité buccale.

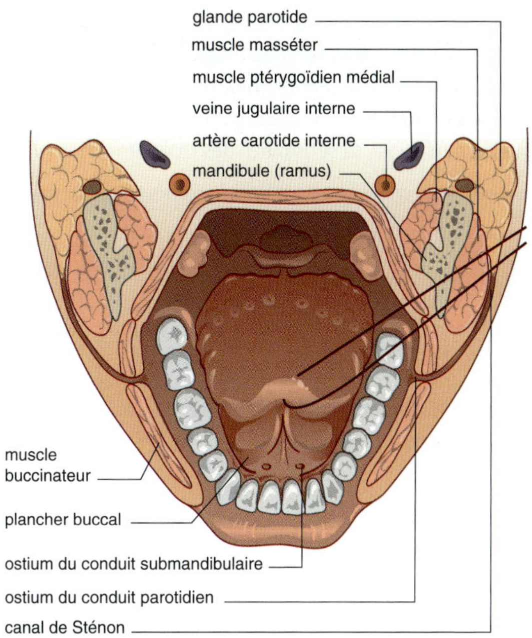

Fig. 1.32. Coupe horizontale de la cavité buccale.

Les deux points d'appui osseux des muscles de la langue sont la mandibule en avant et l'os hyoïde plus en arrière.

Les joues constituent les parois latérales. Le muscle buccinateur (allié précieux des trompettistes) est traversé par le conduit parotidien, qui suit ainsi un trajet en baïonnette pour s'ouvrir en regard du collet de la deuxième molaire supérieure.

E. Régions profondes de la face

Les régions profondes de la face se situent en arrière du massif maxillozygomatique, en dedans du ramus mandibulaire et en dehors du pharynx. Elles sont représentées par :

- la fosse infratemporale ;
- les espaces latéropharyngés.

La fosse infratemporale comporte elle-même trois parties :

- l'espace rétrozygomatomaxillaire, occupé par le corps adipeux de la bouche et le processus coronoïde de la mandibule sur lequel se fixe le tendon du muscle temporal ;
- la fosse ptérygopalatine, entre la tubérosité maxillaire en avant et le processus ptérygoïde en arrière, lieu de passage du nerf et de l'artère maxillaires, où se place l'important ganglion ptérygopalatin ;
- l'espace ptérygoïdien avec le processus ptérygoïde et, étendus de celui-ci au ramus, les muscles ptérygoïdiens latéral (quasi horizontal) et médial (quasi vertical). Y cheminent l'artère maxillaire et ses nombreuses branches de division, le plexus veineux ptérygoïdien, et les branches du nerf mandibulaire. Les interstices entre les muscles et les éléments vasculonerveux sont comblés par du tissu adipeux.

Les espaces latéropharyngés sont divisés de chaque côté en espaces préstylien et rétrostylien. L'espace préstylien, en avant du diaphragme stylien, contient la partie profonde de la glande parotide, du tissu cellulaire et, surtout, le corps adipeux parapharyngé. L'espace rétrostylien est une zone de passage vertical entre la base du crâne et le cou ; y cheminent l'artère carotide interne, la veine jugulaire interne et les quatre derniers nerfs crâniens : IX, X, XI, XII.

Points clés

- Il y a intimité anatomique entre tiers médian facial et étage antérieur de la base du crâne : attention aux risques d'atteinte méningée lors des traumatismes, infections, tumeurs de cette région.
- Une référence incontournable de l'architecture osseuse faciale est l'articulé dentaire.
- La mimique faciale dépend du nerf facial, sa sensibilité des trois branches (V1, V2, V3) du nerf trijumeau.

Pour en savoir plus

Bonfils, P., Chevallier, J.-M., 1998. Anatomie, vol. 3. Flammarion Médecine-Sciences, Paris.

Chevrel, J.-P., Fontaine, C., 1996. Tête et cou. In : Anatomie clinique, vol. 3. Springer-Verlag, Paris.

Kamina, P., 1990. Précis d'anatomie clinique, vol. 2. Maloine, Paris.

Pernkopf, E., 1980. Atlas of topographical and applied human anatomy. Urban & Schwarzenberg, Baltimore-Munich.

Rohen, J.W., Yokochi, C., 1991. Atlas photographique d'anatomie systématique et topographique. Vigot, Paris.

CHAPITRE

2

Examen de la face et de la cavité buccale

Objectifs pédagogiques

- Savoir examiner un patient présentant une affection oro-maxillo-faciale : débuter par l'interrogatoire, l'examen clinique (inspection, palpation, percussion, auscultation, transillumination), puis envisager des examens paracliniques orientés (radiologiques, sanguins, bactériologiques, anatomopathologiques, etc.).

I. Anatomie pratique de la face et zones d'intérêt chirurgical

Le squelette facial présente des caractéristiques propres expliquant la dynamique des chocs et les conséquences traumatiques :

- la proéminence de certains reliefs (pavillons auriculaires, nez, os zygomatiques, incisives supérieures…) explique leur atteinte privilégiée en cas de traumatisme facial (fracture des os propres du nez, fracture-enfoncement de l'os de la pommette, fracture alvéolodentaire des incisives centrales supérieures…) ;
- les cavités du massif facial (orbitaires, sinusiennes frontales, sinusiennes ethmoïdales, sinusiennes maxillaires, fosses nasales, cavité buccale) doivent être explorées lors de l'examen clinique du patient ;
- la mandibule est le seul os mobile du massif facial : lors du traumatisme, l'arche mandibulaire absorbe le choc en se déplaçant, se luxant (traumatisme des ATM, contusion méniscale, luxation…) ou se fracturant (choc mentonnier, plaie mentonnière, fracture des condyles mandibulaires et otorragie par fracture de l'os tympanal et plaie des conduits auditifs externes ; fracture mandibulaire bi- ou trifocale).

Les éléments nobles des parties molles du visage peuvent être lésés par une plaie et/ou un fragment osseux fracturé venant léser l'élément anatomique voisin — plaie du globe oculaire, contusion ou incarcération d'un muscle oculomoteur, plaie du nerf facial, plaie d'un rameau du nerf trijumeau, contusion ou section du nerf infraorbitaire, plaie du conduit parotidien (canal de Sténon) ou du conduit submandibulaire (canal de Wharton), plaie d'une artère ou d'une veine faciale.

La stomatologie est une spécialité médicochirurgicale s'attachant à l'étude des affections de la cavité buccale, des dents et de ses annexes (glandes salivaires notamment).

Plus récemment, la chirurgie orale s'attache à la prise en charge des affections dentaires, parodontales (dont l'os alvéolaire) et muqueuses buccales.

La chirurgie maxillofaciale est plus complète, capable d'appréhender les pathologies de la face en tant que squelette osseux et enveloppe cutanéomusculaire. Elle peut ainsi être chirurgie cancérologique, réparatrice, traumatologique, orthognathique, plastique et esthétique des mâchoires et de l'extrémité céphalique.

La séméiologie des affections oro-maxillo-faciales procède des mêmes méthodes d'investigation que celles des autres parties de l'organisme. La méthodologie est fondée sur l'interrogatoire, l'examen clinique (inspection, palpation, percussion, auscultation, transillumination) puis, seulement alors, des examens paracliniques (radiologiques, sanguins, bactériologiques, anatomopathologiques, etc.).

L'examen clinique buccofacial rigoureux et systématique est une étape indispensable de la démarche diagnostique devant une pathologie de la sphère orofaciale. Le caractère parfois impressionnant des traumatismes maxillofaciaux ainsi que l'œdème important qui s'y associe peuvent parfois rendre cet examen clinique difficile.

II. Interrogatoire

L'interrogatoire doit précéder l'examen du patient. Le sexe, l'âge, les habitudes de vie du patient (profession, tabagisme, alcoolisme, situation familiale), les antécédents personnels et familiaux du patient, ses éventuelles allergies, ses traitements habituels et récents sont consignés dans une observation datée comportant l'identification du praticien. Il rapporte les signes généraux (asthénie, perte de poids, fièvre) et fonctionnels (douleurs, en l'évaluant sur une échelle de 1 à 10) et fait préciser les circonstances et l'heure de l'incident en cas de pathologie aiguë (traumatologique, par exemple), l'évolutivité de la pathologie dans un cadre chronique (matinale, nocturne, postprandiale…) et la motivation principale de sa consultation. Cette première étape de l'examen, par sa « rigueur empathique », institue les bases d'une relation de confiance entre le patient et son médecin.

III. Examen clinique

Bilatéral et comparatif, il commence classiquement par l'examen cervicofacial (exobuccal) et se poursuit par l'examen de la cavité buccale et des structures endobuccales. Les données de ces examens guideront la prescription d'examens complémentaires. Enfin, les éventuelles implications médico-légales de cet examen buccofacial doivent être gardées à l'esprit, avec un souci de qualité rédactionnelle de l'observation médicale (date, heure, auteur) résumant les données de cet examen et précisant l'intégrité ou nom des éléments nobles du pôle céphalique.

A. Examen cervicofacial

1. Inspection cervicofaciale

La face s'étend de la racine des cheveux jusqu'à un plan théorique horizontal passant par le bord basilaire du corps de la mandibule et se subdivise en plusieurs régions mentionnées sur la figure 2.1.

Inspection statique

L'analyse esthétique globale de la face examinera (vidéo 1) :

- la forme générale du visage ;
- la symétrie des éléments marquants du relief du visage (nez, oreilles, lèvres, pommettes, menton) ;

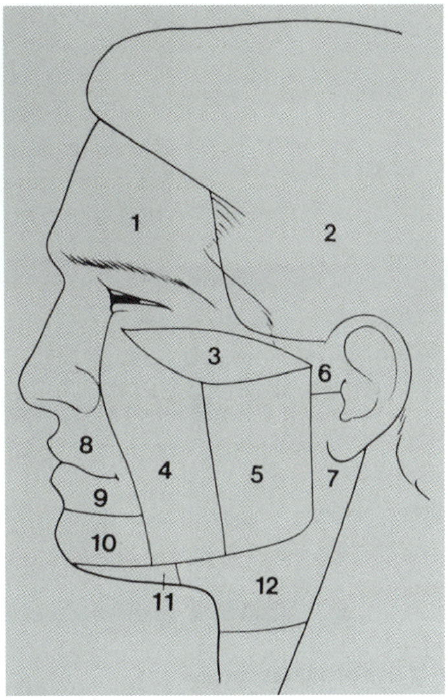

Fig. 2.1. Subdivision de la face et du cou en différentes régions.
1. Frontale. 2. Temporale. 3. Zygomatique. 4. Massétérine (génienne haute et basse). 5. Parotidienne. 6. Prétragienne. 7. Rétromandibulaire. 8. Labiale supérieure. 9. Labiale inférieure. 10. Mentonnière. 11. Sous-mentonnière. 12. Pharyngomandibulaire.

- l'équilibre et la projection relative des différents étages du massif facial (tiers supérieur, moyen et inférieur) dans les plans frontal et sagittal ;
- le parallélisme des lignes bi-pupillaire et bi-commissurale dans les plans frontal et sagittal ;
- une anomalie de projection des globes oculaires (exophtalmie ou énophtalmie) : à quantifier en millimètres grâce à un ophtalmomètre (de Hertel, par exemple) ;
- une anomalie de posture de la région cervicocéphalique (torticolis par contracture uni- ou bilatérale des muscles sternocléidomastoïdiens, par exemple).

L'inspection statique recherchera plus précisément les lésions ou anomalies suivantes :

- aspect de la chevelure et des phanères faciaux (cils, sourcils, moustache, etc.) et leur ligne d'implantation (figure 2.2) ;
- grain et texture du revêtement cutané, anomalie de texture cutanée (érythème, cyanose, angiodysplasie, angiome) (figure 2.3) ;
- présence d'un œdème ou d'une tuméfaction (localisation, importance) (figure 2.4) ;
- présence d'une ecchymose (superficielle) ou hématome (profond) (taille, localisation) (figure 2.5) ;
- présence d'une ou plusieurs plaies : en noter la localisation, la taille, la profondeur et l'orientation sur un schéma récapitulatif précis et daté (figure 2.6) ;
- existence d'un écoulement par les orifices naturels du massif facial : noter son caractère muqueux, séreux (otorrhée, rhinorrhée, hypersialie) ou sanglant (otorragie, épistaxis, hématémèse) et son abondance (figure 2.7).

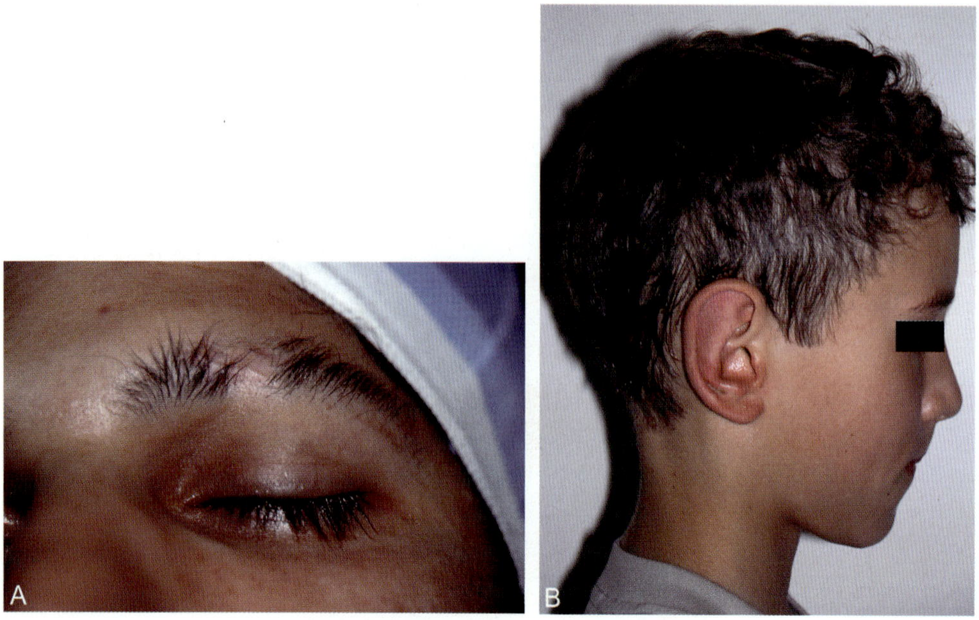

Fig. 2.2. Aspect de la chevelure et des phanères faciaux.

a. Amputation traumatique de la portion médiane du sourcil gauche. **b.** Niveau de la ligne d'implantation frontale et occipitale des cheveux.

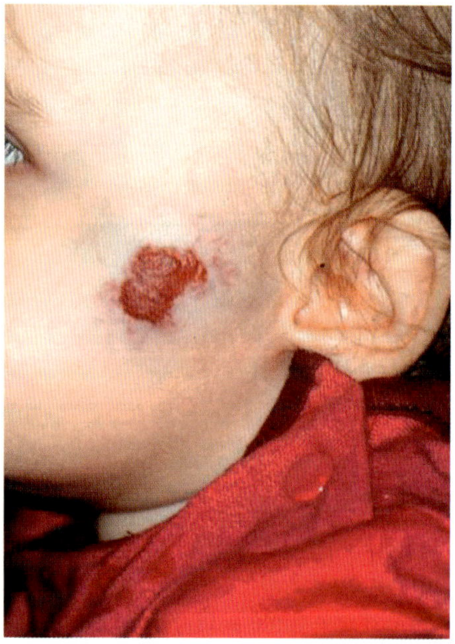

Fig. 2.3. Inspection, anomalie de texture et couleur cutanée : hémangiome infantile jugal d'un enfant de 1 an.

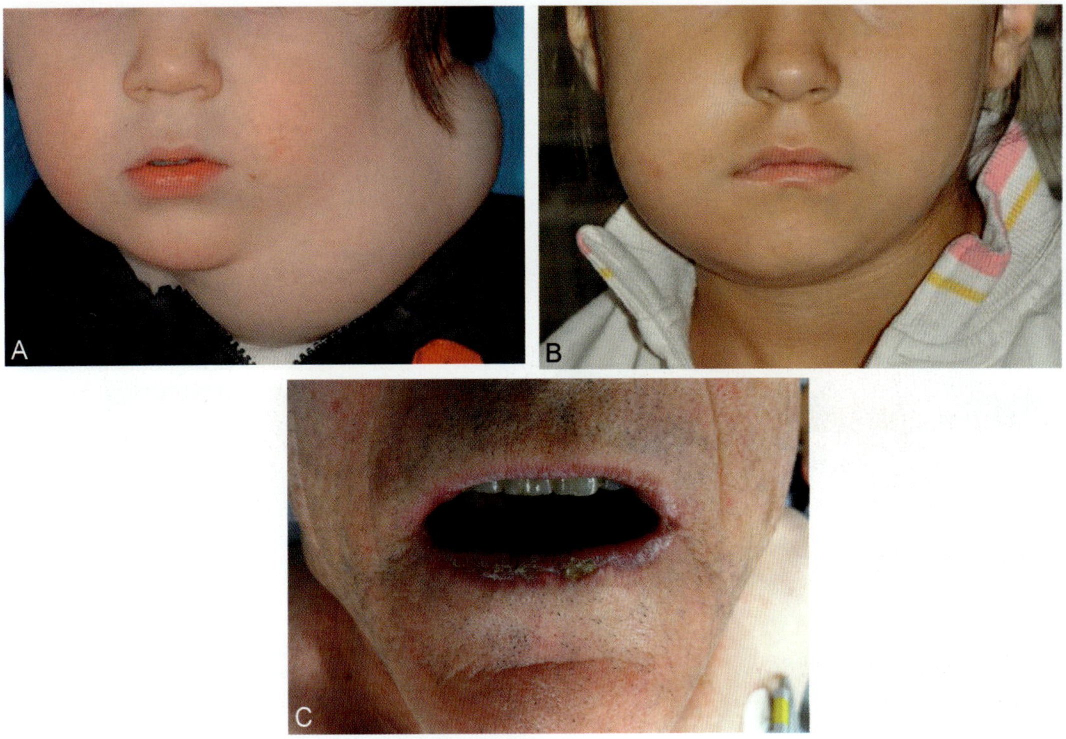

Fig. 2.4. Tuméfaction cervicofaciale (toujours noter sa localisation, son importance, la date et l'heure de l'examen).

a. Lymphangiome cervical gauche. **b.** Tuméfaction périmandibulaire gauche correspondant à une cellulite génienne basse droite d'origine dentaire (molaire mandibulaire droite). **c.** Chéilite actinique labiale inférieure.

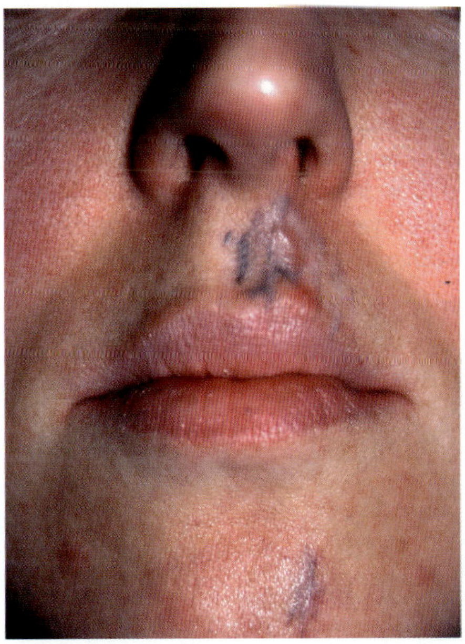

Fig. 2.5. Tatouage labial supérieur et mentonnier post-traumatique : incrustation intradermique de particules métalliques et de goudron (de la chaussée).

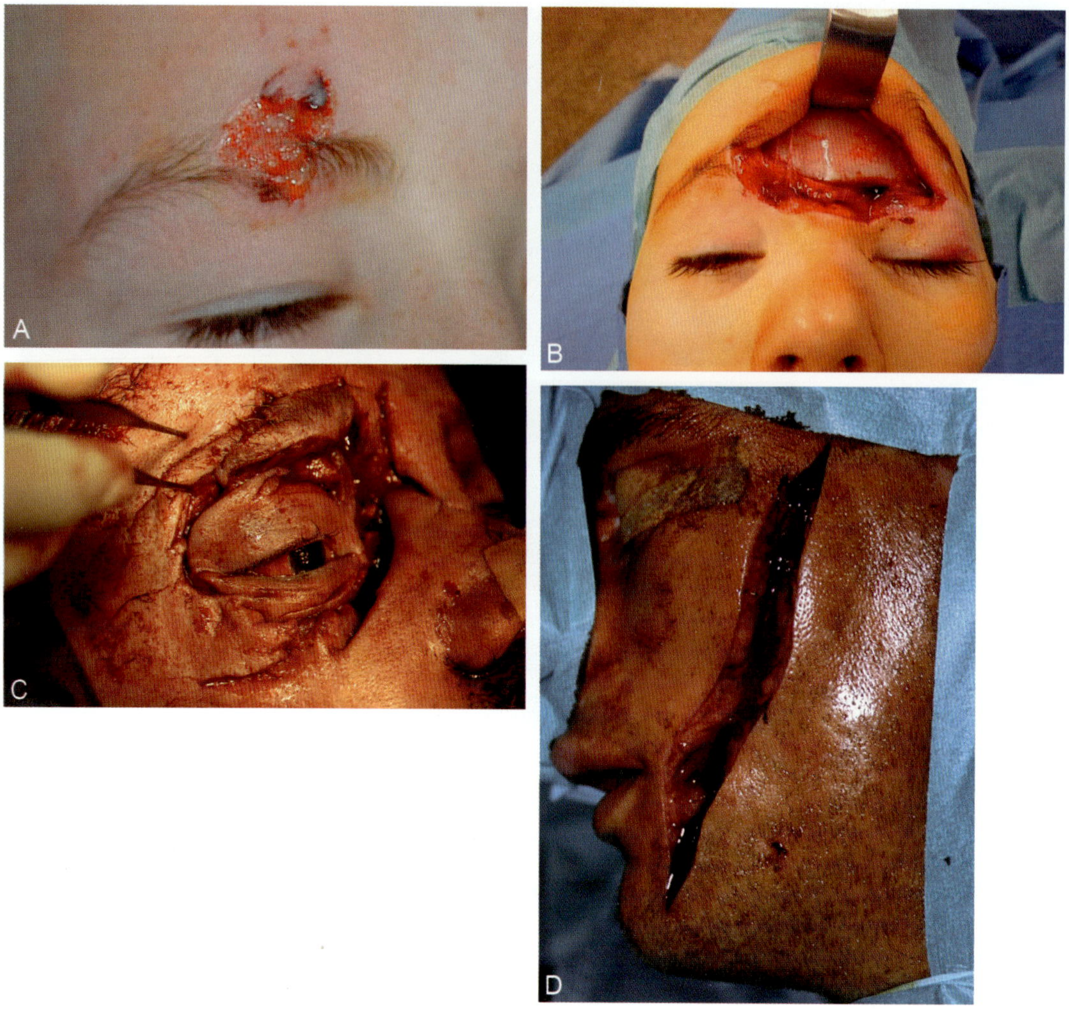

Fig. 2.6. Inspection cervicofaciale à la recherche d'une plaie. Toujours en noter la localisation, la taille, la profondeur et l'orientation sur un schéma récapitulatif précis et daté.

a. Plaie par morsure de chien avec amputation du sourcil (chez un enfant). **b.** Plaie avec décollement sous-périosté (chez un enfant). **c.** Plaie faciale complexe contuse et dilacérée orbitopalpébrale droite intéressant les paupières et les voies lacrymales. **d.** Plaie franche, propre, hémifaciale gauche, faisant surtout redouter une section artérioveineuse, nerveuse faciale (risque d'atteinte d'un ou plusieurs rameaux du VII) et/ou salivaire (glande parotide et conduit parotidien gauche).

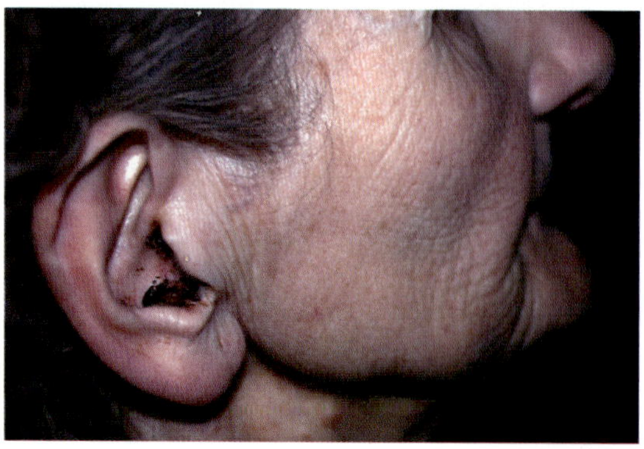

Fig. 2.7. Exemple d'otorragie : écoulement sanglant (devenu sec) découvert à l'inspection de la conque de l'oreille droite d'une patiente venue consulter après une chute de sa hauteur, sur le menton.

Inspection dynamique

Elle complète l'inspection statique de la face.

Motricité faciale globale (vidéo 2, vidéo 3)

La mise en jeu des différents muscles du visage permet de déceler un déficit moteur dans un ou plusieurs territoires du nerf facial. Elle est appréciée en demandant au patient d'effectuer différentes mimiques, en souriant de façon forcée (figure 2.8), en sifflant, en gonflant les joues, en haussant et fronçant les sourcils et en fermant fort les yeux.

Cet examen vise à dépister une parésie (déficit partiel) ou une paralysie (déficit complet) par une atteinte centrale (hémifaciale) ou périphérique (limité à un seul territoire) du nerf facial (VIIe paire crânienne).

Motricité extrinsèque oculaire (figure 2.9) (vidéo 4)

Les paires crâniennes III, IV et VI sont testées en demandant au patient de suivre le doigt de l'examinateur dans les différentes directions du regard externe (VI), en haut et en dehors (IV), en bas et en dehors (III).

Fonction des autres paires de nerfs crâniens

L'examen des autres paires de nerfs crâniens doit également être réalisé, en particulier celui des nerfs optique (I), olfactif (II), trijumeau (V) (cf. figure 1.13 au chapitre 1) (vidéo 5) et cochléovestibulaire (VIII). L'examen des paires crâniennes IX (nerf glossopharyngien) et XII (nerf grand hypoglosse) appartient à l'examen endobuccal.

Fonction manducatrice (vidéo 6, vidéo 7)

On notera l'amplitude de l'ouverture buccale maximale ainsi que le chemin d'ouverture, normalement rectiligne. L'amplitude des mouvements de diduction (ou latéralité) et de propulsion (antéposition) sera également évaluée.

2. Palpation cervicofaciale

Zone saillante ou douloureuse

La palpation du massif facial est réalisée au mieux après s'être réchauffé les mains et en se plaçant en arrière d'un patient assis ou semi-couché, ce qui permet de réaliser un examen

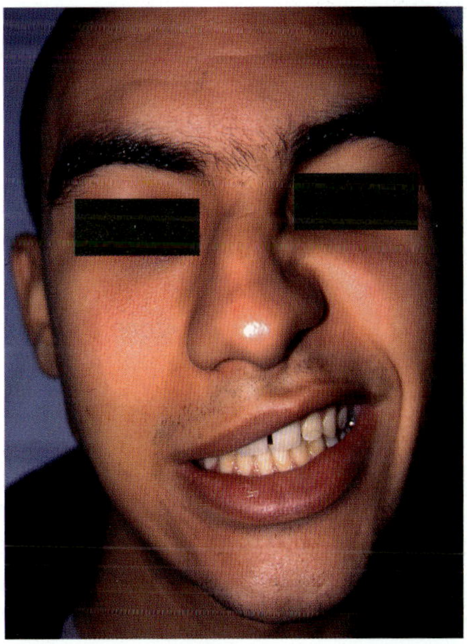

Fig. 2.8. Patient à qui on demande de sourire et chez qui on décèle une paralysie faciale droite périphérique.

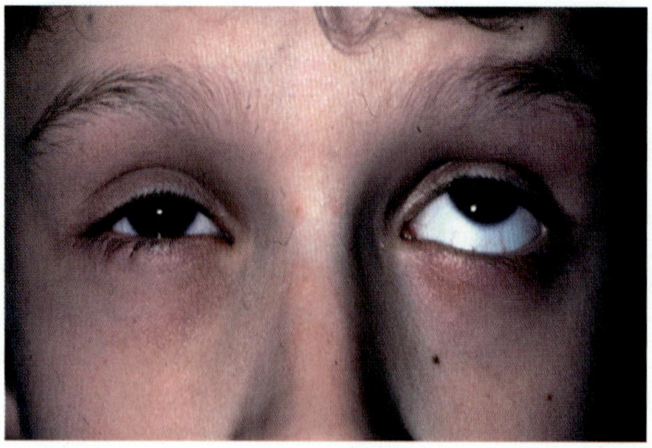

Fig. 2.9. Ophtalmoplégie verticale dans un contexte de traumatisme de l'orbite, signant une fracture du plancher de l'orbite droite avec incarcération du muscle droit inférieur.

bilatéral comparatif. Pour le confort du patient, il est souhaitable de débuter la palpation à distance d'une zone douloureuse éventuelle.

La palpation des reliefs du squelette facial recherche un point douloureux exquis, une mobilité anormale et/ou une déformation faisant évoquer une lésion osseuse (ostéite, tumeur osseuse, fracture). On en notera alors les limites, le caractère douloureux, la fluctuance et la mobilité par rapport aux plans superficiel et profond (vidéo 8, vidéo 9).

Articulations temporomandibulaires

La palpation des articulations temporomandibulaires (ATM) vérifiera la bonne mobilité des condyles (figure 2.10a) (vidéo 10) : ouverture buccale normale (40 à 50 mm) (figure 2.10b), mouvement symétrique, absence de claquements, ressauts, craquements ou douleurs provoqués lors des mouvements mandibulaires, pouvant alors faire évoquer un syndrome algodysfonctionnel de l'appareil manducateur (SADAM).

L'auscultation des articulations recherchera un bruit anormal (grincement, craquement) à l'ouverture et/ou la fermeture (figure 2.10c).

Sensibilité cervicofaciale

L'examen de la sensibilité du massif facial explorera les territoires sensitifs du nerf trijumeau (V) : le rameau ophtalmique (V1) donnant la sensibilité frontale, le rameau maxillaire ou infraorbitaire (V2) la sensibilité de l'étage moyen du visage (pommettes, nez, sillon nasogénien, lèvre et gencive supérieures), et le rameau mandibulaire (V3) la sensibilité de la portion inférieure du visage (cf. figure 1.13 au chapitre 1), sans oublier la zone de Ramsay-Hunt innervée par le nerf intermédiaire de Wrisberg (VII*bis*) et les régions angulomandibulaire et cervicale innervées par le plexus cervical superficiel (vidéo 11, vidéo 12).

On y recherche un trouble de la sensibilité : une zone d'hypoesthésie, d'hyperesthésie ou de paresthésies (picotements, fourmillements).

Glandes salivaires et ganglions

La palpation des aires de projection des glandes salivaires (préauriculaire pour la glande parotide, loge submandibulaire pour la glande du même nom, plancher buccal de chaque côté du frein lingual pour la glande sublinguale) recherche une tuméfaction et/ou une douleur provoquée dans ces zones et/ou un écoulement (vidéo 13). Le palper bidigital se pratique par un doigt endobuccal venant faire contre-appui au doigt exobuccal (figure 2.11) (vidéo 14, vidéo 15).

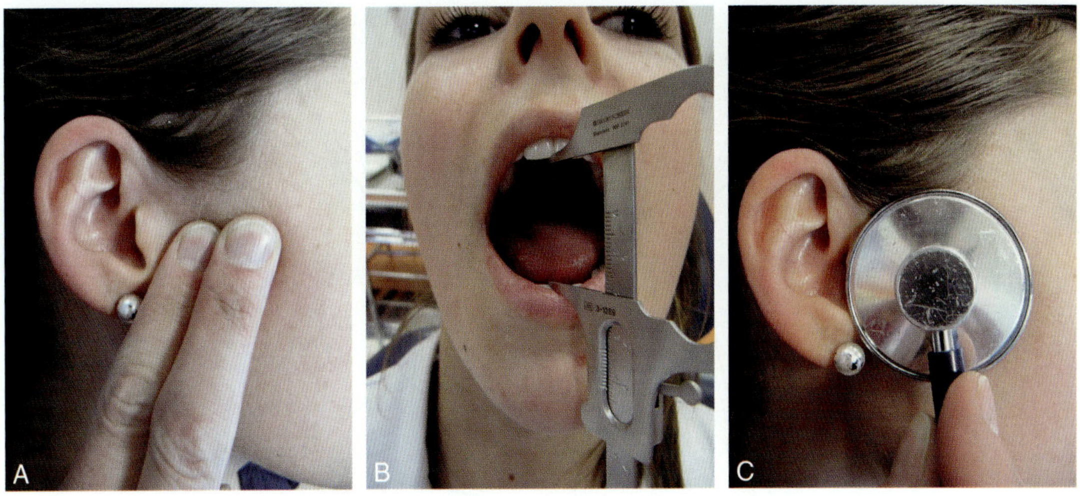

Fig. 2.10. Palpation et auscultation des articulations temporomandibulaires.
a. Palpation bouche ouverte/bouche fermée, à la recherche d'un ressaut articulaire. **b.** L'utilisation d'un pied à coulisse permet la mesure de l'ouverture buccale (normale entre 40 à 50 mm). **c.** Auscultation au stéthoscope pour une appréciation auditive de la normalité du jeu articulaire des ATM : absence de claquement et de craquements.

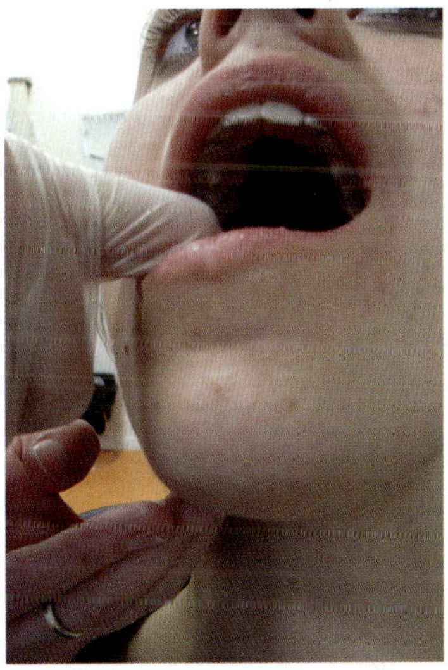

Fig. 2.11. Le palper bidigital (un doigt endobuccal rejoignant un doigt exobuccal) permet une appréciation de la consistance des tissus s'interposant entre les deux doigts.

Au niveau du cou, la palpation des aires ganglionnaires est un temps essentiel de l'examen clinique cervicofacial. La palpation des aires ganglionnaires doit explorer les différentes aires cervicofaciales (figure 2.12) à la recherche d'adénopathies. L'examinateur se placera derrière le patient, les doigts en crochets, et précisera le nombre (adénopathie unique ou polyadénopathie), la localisation, la consistance, la mobilité par rapport aux plans superficiel et profond et la sensibilité des adénopathies palpées (figure 2.13) (vidéo 16).

Un kyste ou une tumeur peut tout autant être décelé(e).

La loge thyroïdienne sera aussi palpée.

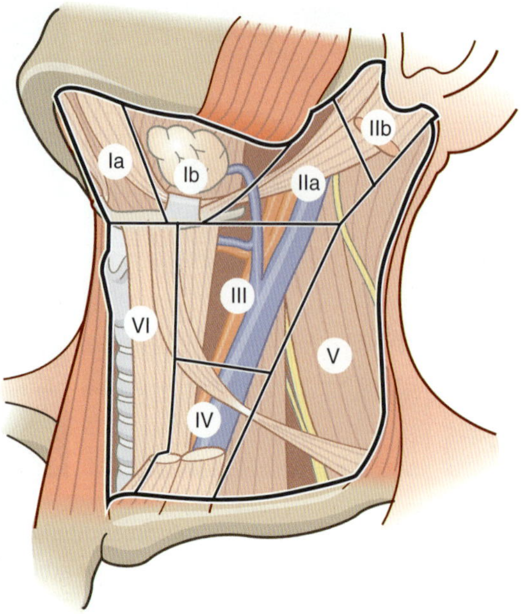

Fig. 2.12. Les différentes aires ganglionnaires cervicales sont figurées sur un schéma qui sera complété lors de l'examen en consultation ou sous anesthésie générale. Daté et signé, ce schéma servira dans la stadification et l'évolution de la pathologie.

Ia, groupe submental ; Ib, groupe submandibulaire ; IIa, groupe sous-digastrique ; IIb, groupe supra-spinal et rétro-spinal. III, groupe supra-omohyoïdien ; IV, groupe jugulocarotidien bas ; V, groupe spinal ; VI, groupe récurrentiel.

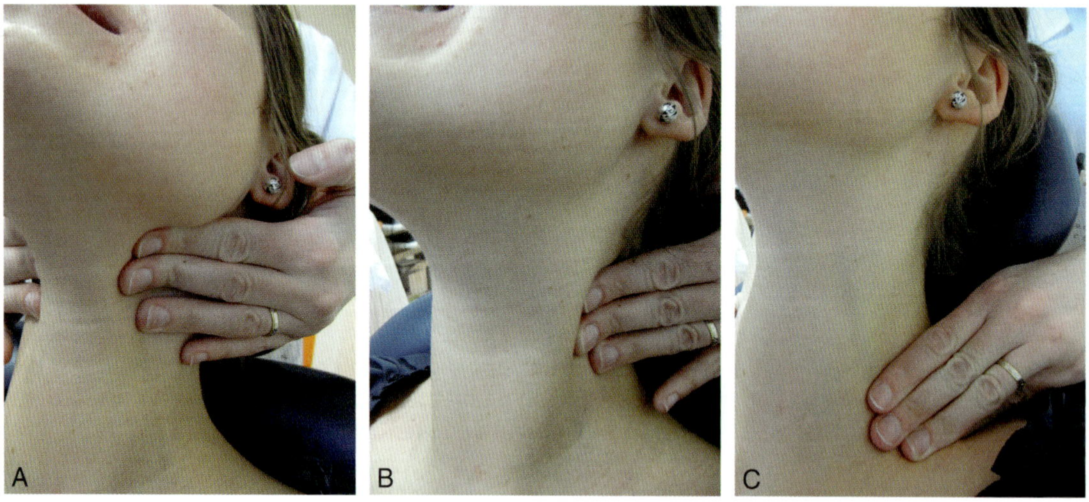

Fig. 2.13. Les différentes étapes de la palpation cervicale.

a. Palpation jugulocarotidienne. **b.** Palpation spinale postérieure. **c.** Palpation sus-claviculaire.

La détection d'une tuméfaction cervicale impose d'en préciser le nombre, la taille, son caractère inflammatoire ou non, mou ou dure, mobile ou fixé, sensible ou non. Le mieux est de consigner les informations sur un schéma daté et signé.

3. Auscultation faciale

L'auscultation s'applique à l'exploration des bruits perçus par le patient au niveau des ATM (figure 2.10c) ; elle est aussi intéressante pour le diagnostic d'infection gangréneuse (crépitations neigeuses).

4. Transillumination

La transillumination est rarement utilisée : elle contribue parfois à l'exploration des tumeurs labiojugales (contenu liquide translucide ou tumoral opaque) ou auriculaires.

B. Examen endobuccal

1. Conditions de réalisation

L'examen de la cavité buccale nécessite un bon éclairage (lampe électrique ou, mieux, miroir frontal), certains instruments (miroir buccal à manche, pince coudée de type précelle pour porter le coton et essuyer les surfaces pour un examen à sec, un abaisse-langue en métal ou en bois) et une protection (lunettes, doigtiers ou gants) pour une palpation endobuccale protégée (compte tenu des risques de transmission par contact avec la muqueuse et la salive) (figure 2.14).

L'examen endobuccal sera au mieux réalisé sur un patient en position assise. L'abaisse-langue et le miroir permettent de déplisser les uns après les autres les sillons de la cavité buccale et de permettre l'accès à l'oropharynx (figure 2.15).

L'examen doit être systématique et intéressera toutes les régions de la cavité buccale. Si le patient est porteur de prothèses dentaires mobiles, l'examen doit être réalisé avec et sans ces prothèses en bouche : on examinera les prothèses, vérifiera leur stabilité et intégrité en détectant d'éventuelles aspérités pouvant blesser la muqueuse buccale.

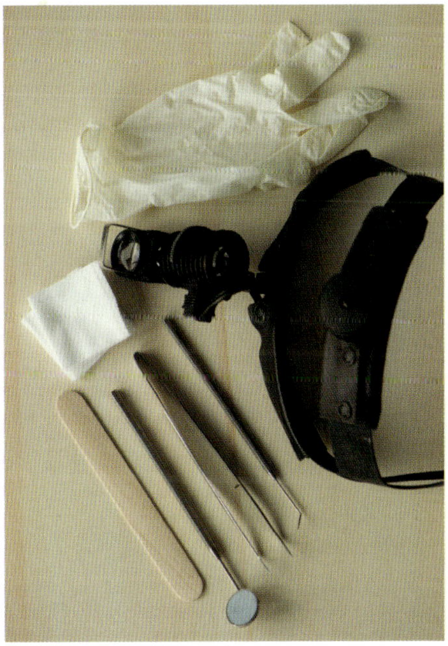

Fig. 2.14. Matériel et instruments de l'examen.

Éclairage frontal, miroir buccal à manche, pince coudée de type précelle, sonde dentaire, abaisse-langue, lunettes et gants constituent le nécessaire incontournable pour un examen cervicofacial et buccal, précis et protégé.

L'examen de la cavité buccale doit comporter une inspection et une palpation au doigt de toutes les surfaces muqueuses. On recherchera une inflammation de la muqueuse, au niveau de la bouche (stomatite), du voile du palais (ouranite), des lèvres (chéilite), de la langue (glossite) ou de la gencive (gingivite). On recherchera des atteintes de la muqueuse palatine (ulcérations, plaies, lésions dyskératosiques) (figure 2.16) et de l'os sous-jacent (kyste, tumeur ostéocondensante ou ostéolytique). La description en précisera le siège exact.

Les régions à examiner sont successivement (figure 2.17) :

- la face muqueuse des lèvres supérieure et inférieure ;
- la zone de jonction des lèvres, ou commissure labiale ;
- la face muqueuse endobuccale des joues ;
- la voûte palatine (palais dur, palais mou, voile du palais et luette) ;
- la loge amygdalienne (pilier antérieur, amygdale et pilier postérieur) et l'oropharynx ;
- le larynx et les cordes vocales ;

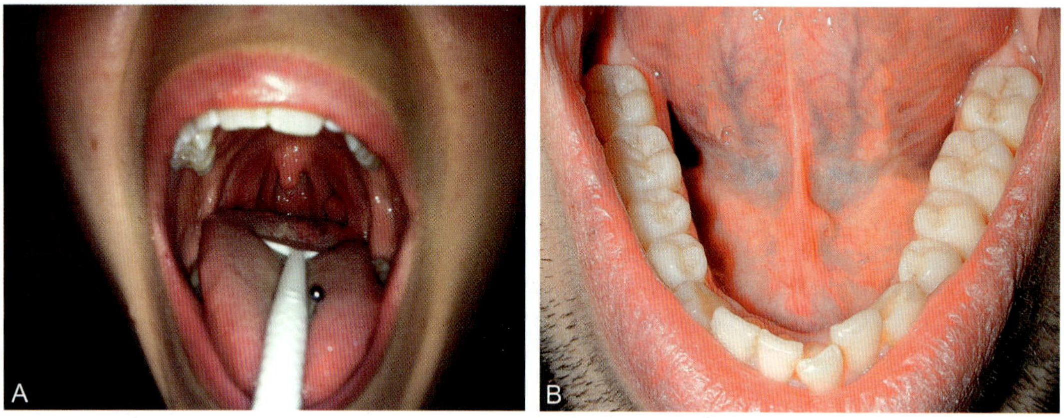

Fig. 2.15. Examen endobuccal.

a. Abaisse-langue et miroir permettent de déplisser les uns après les autres les sillons de la cavité buccale et d'accéder à l'oropharynx. **b.** Examen du plancher buccal et de la face ventrale de langue.

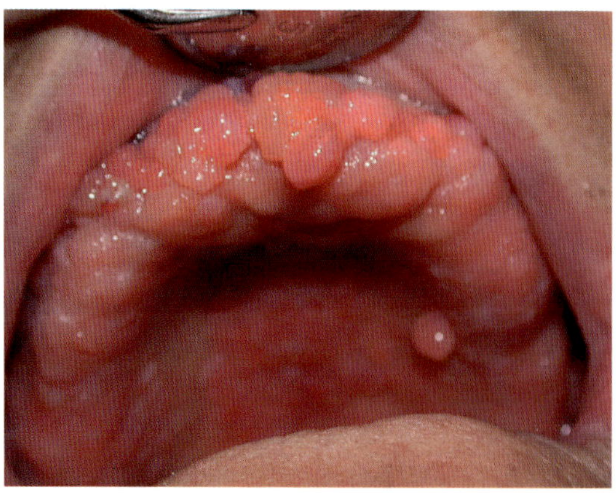

Fig. 2.16. L'examen endobuccal doit aussi être réalisé sans prothèse dentaire amovible en bouche.

La dépose de la prothèse peut révéler l'existence d'une pathologie sous-jacente ; ici : un carcinome épidermoïde de la muqueuse.

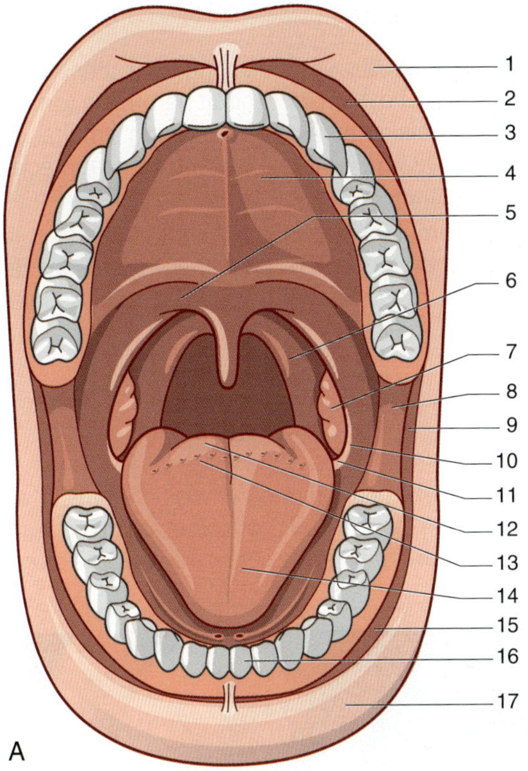

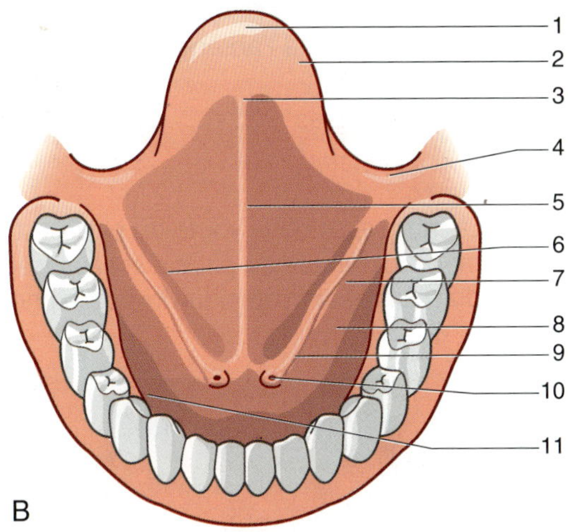

Fig. 2.17. Régions à explorer lors de l'examen endobuccal.

a. Schéma de la cavité buccale « bouche ouverte » rappelant toutes les régions à explorer de façon systématique et rigoureuse : 1. Lèvre supérieure. 2. Vestibule supérieur. 3. Arcade dentaire maxillaire. 4. Palais. 5. Voile du palais et luette médiane. 6. Pilier amygdalien postérieur. 7. Amygdale dans sa loge. 8. Région maxillomandibulaire. 9. Commissure labiale. 10. Pilier antérieur de l'amygdale. 11. Région des trois replis. 12. Foramen cæcum. 13. « V » lingual. 14. Face dorsale et pointe de la langue. 15. Vestibule inférieur. 16. Arcade dentaire mandibulaire. 17. Lèvre inférieure.

b. Schéma de la cavité buccale « langue relevée » précisant les zones qu'il ne faut pas oublier de déplisser et à explorer à la face ventrale de la langue (pointe de la langue au palais) : 1. Pointe linguale. 2. Bord latéral de la langue. 3. Face ventrale de la langue. 4. Sillon glosso-amygdalien. 5. Frein lingual. 6. Sillon pelvilingual. 7. Région du nerf lingual. 8. Loge glandulaire sublinguale. 9. Conduit submandibulaire (ou canal de Wharton). 10. Ostium du conduit submandibulaire. 11. Sillon pelvimandibulaire.

- le plancher buccal, le sillon pelvilingual, la langue (face dorsale contre le palais et ventrale contre le plancher buccal) ;
- les arcades dentaires supérieure maxillaire et inférieure mandibulaire, respectivement séparées de la lèvre supérieure et de la lèvre inférieure par les vestibules supérieur et inférieur ;
- les dents, le parodonte (gencive attachée, desmodonte, alvéole dentaire) (cf. figure 10.1 au chapitre 10) et l'occlusion dentaire normale ou pathologique (cf. figure 3.23 au chapitre 3).

2. Examen de la face muqueuse des lèvres supérieure et inférieure

Il faut ouvrir, à l'aide du miroir ou de l'abaisse-langue, le fond des vestibules labiaux supérieur et inférieur. L'examen apprécie l'état de la muqueuse, le tonus musculaire labial et une brièveté éventuelle du frein labial (figure 2.18a) ou lingual (figure 2.18b) qui peuvent influencer la position des incisives et l'état de la gencive en regard de celle-ci.

3. Examen de la face muqueuse des joues

Le miroir ou l'abaisse-langue permet d'exposer le fond des vestibules jugaux supérieur et inférieur. L'examen apprécie l'état de la muqueuse et de l'ostium du conduit parotidien (orifice du canal de Sténon) situé en regard de la première molaire maxillaire. La pression simultanée de la glande parotide et un massage orienté de l'oreille vers les lèvres permettent d'apprécier la qualité et la quantité de salive qui s'écoule à cet ostium (figure 2.19).

Les glandes salivaires accessoires correspondent aux multiples granulations présentes sous la muqueuse labiale et jugale. À cette étape de l'examen, on évitera de palper les glandes de façon prolongée ; ce qui risque de les vider, de rendre impossible cette appréciation et de faire conclure à tort à l'absence de salive.

4. Examen de la voûte palatine et du voile du palais, de l'oropharynx et du larynx

La muqueuse de la voûte du palais est accessible à l'examen direct ou en vision indirecte au miroir. La langue du patient est abaissée par un abaisse-langue pour pouvoir examiner le voile du palais et sa dynamique lors de la phonation. La langue pourra aussi être saisie à l'aide d'une

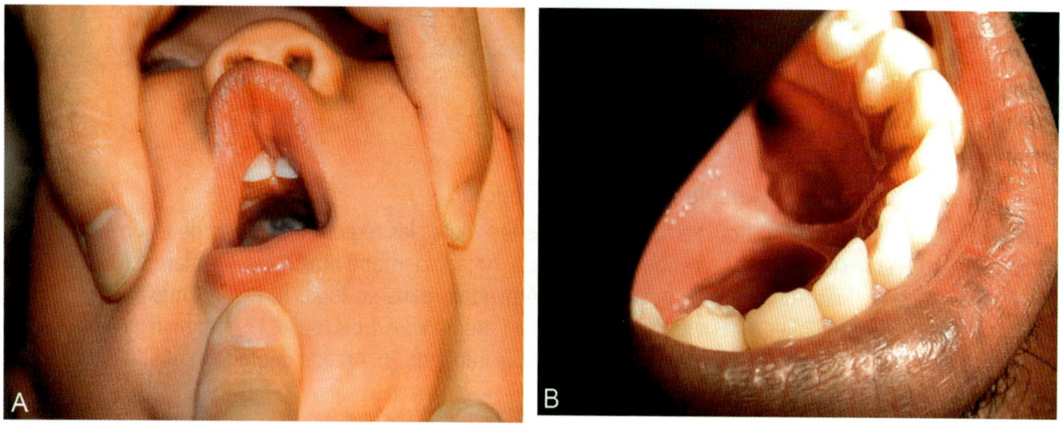

Fig. 2.18. Freins labial et lingual.
a. Brièveté du frein labial supérieur chez un jeune enfant. **b.** Brièveté du frein lingual chez un adulte.

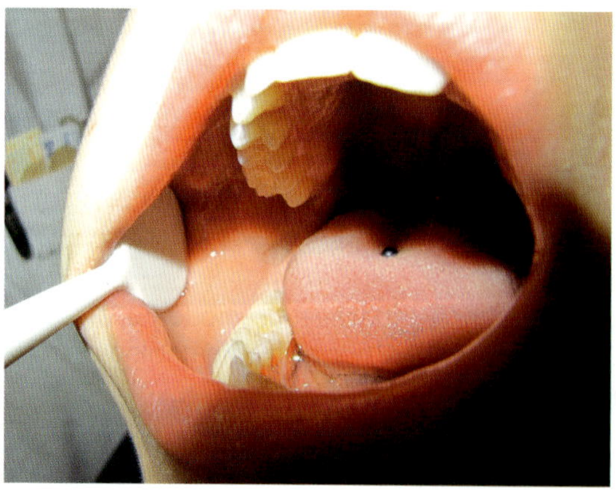

Fig. 2.19. Examen de la face muqueuse des joues.
Le miroir ou l'abaisse-langue permet d'exposer l'ostium du conduit parotidien (orifice du canal de Sténon) droit situé en regard de la deuxième molaire maxillaire droite.

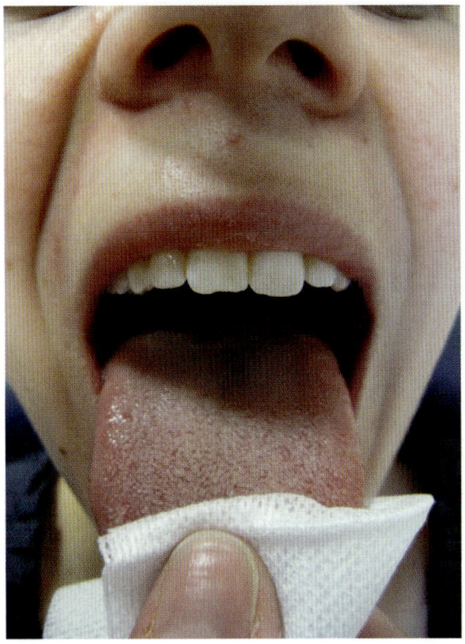

Fig. 2.20. La traction de la langue saisie à l'aide d'une compresse permet d'examiner au miroir les reliefs de sa base (papille du « V » lingual, amygdales linguales), l'oropharynx et les cordes vocales dans la filière laryngée.

compresse et tractée de façon à pouvoir examiner au miroir les reliefs de sa base (papille du « V » lingual, amygdales linguales) (figures 2.17a et 2.20), l'oropharynx et les cordes vocales dans la filière laryngée.

L'examen du voile du palais et de la luette appréciera la qualité des muqueuses ainsi que le caractère médian et symétrique de la luette. Un aspect bifide de la luette est un équivalent de fente vélaire *a minima*.

5. Examen de la langue et du plancher buccal

On apprécie l'aspect de la muqueuse, la position de la langue au repos et en fonction, l'existence éventuelle d'empreintes dentaires sur les bords de langue, traduisant une éventuelle dysfonction, la texture voire le volume lingual. La langue doit être examinée sur l'ensemble de ses faces dorsale et ventrale (figures 2.15b et 2.20). La base de langue est accessible à la vision indirecte au miroir et au toucher.

En refoulant la langue mobile à l'aide d'un abaisse-langue, on peut examiner le plancher buccal en déplissant totalement le sillon pelvilingual. On apprécie le frein de langue, dont la brièveté peut gêner la mobilité linguale et l'examen du plancher antérieur. Les ostiums des canaux excréteurs glandulaires submandibulaires (canaux de Wharton) s'ouvrent de part et d'autre du frein de langue en arrière des incisives inférieures, au niveau du plancher buccal. La palpation bimanuelle suit le trajet de chaque conduit à la recherche d'une éventuelle lithiase. Les glandes submandibulaires sont examinées en exerçant une pression combinée bimanuelle endo- et exobuccale, les doigts de la main exobuccale étant placés en crochet sous le rebord mandibulaire. La pression et le massage de la glande, permettent d'apprécier la qualité et la quantité de salive qui s'écoule de ces ostiums (figure 2.21) (vidéo 17).

6. Examen des dents, leur parodonte et l'occlusion les dents

L'inspection permet de déterminer la formule dentaire en précisant le nombre de dents en place sur l'arcade (figures 2.22 et 2.23) (absence de dents ou agénésies dentaires, dents incluses,

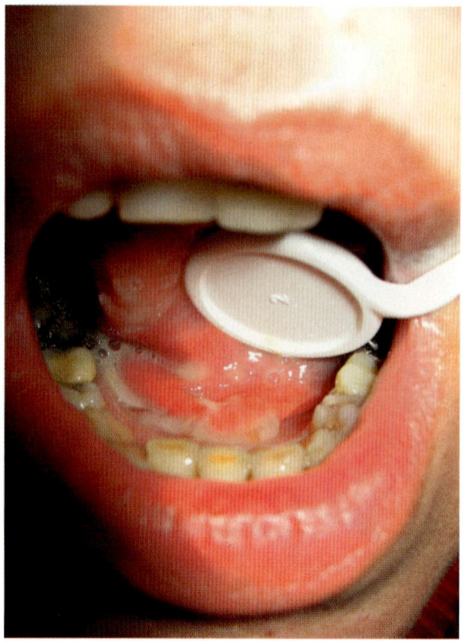

Fig. 2.21. **Aspect de salive purulente à l'orifice des conduits submandibulaires (ou canaux de Wharton).**

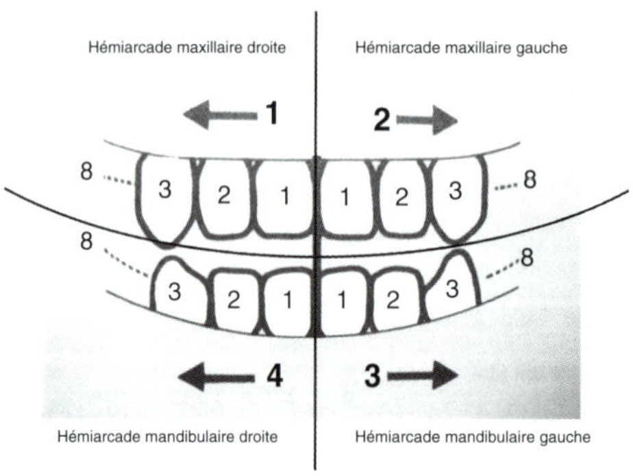

A

18.17.16.15.14.13.12.11	21.22.23.24.25.26.27.28
48.47.46.45.44.43.42.41	31.32.33.34.35.36.37.38

Adulte

B

55.54.53.52.51	61.62.63.64.65
85.84.83.82.81	71.72.73.74.75

Enfant

Fig. 2.22. **Méthode de numérotation des dents.**
a. Formule dentaire de l'adulte en denture définitive. **b.** Formule dentaire de l'enfant en denture lactéale.

dents surnuméraires), leur position (palatoversion ou vestibuloversion, chevauchements…), leur nature (lactéales ou définitives) et leur état (facettes d'usure, fractures, caries, tartre…). Nous rappellerons l'orientation dentaire dans l'espace (figure 2.24).

Chez l'adulte (denture définitive, en bas), chaque hémiarcade comprend deux incisives, une canine, deux prémolaires et trois molaires dont la dernière est la dent de sagesse. Les dents maxillaires droites sont numérotées de 11 (incisive centrale supérieure droite) à 18 (troisième molaire supérieure droite), les dents maxillaires gauches sont numérotées de 21

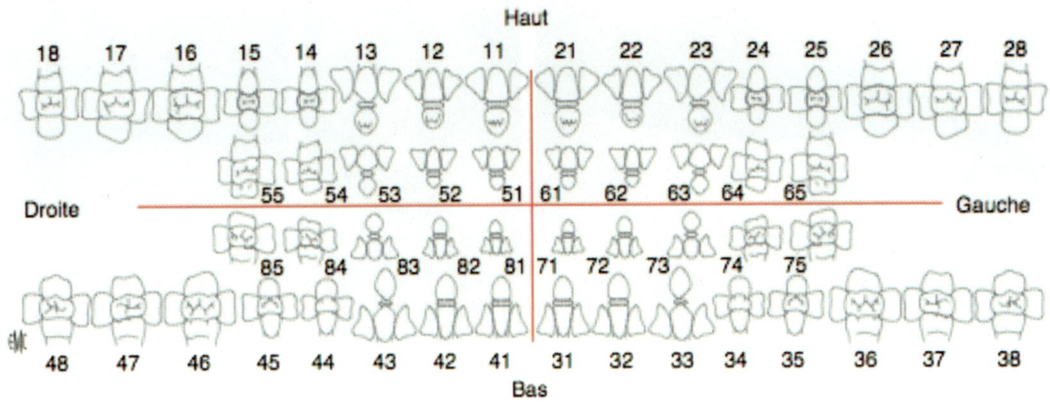

Fig. 2.23. Association des formules dentaires de l'enfant et de l'adulte pouvant aider à l'évaluation des dentures mixtes (à la fois lactéale et définitive).

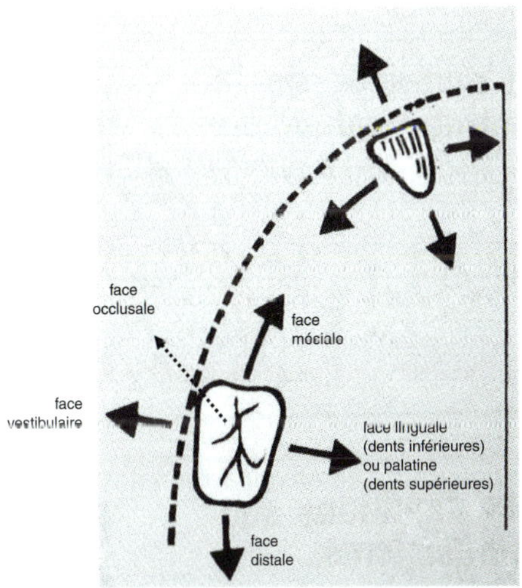

Fig. 2.24. Schéma précisant les termes permettant de repérer une dent dans son espace buccal.

à 28, les dents mandibulaires gauches de 31 à 38 et les dents mandibulaires droites de 41 à 48 (figure 2.22a).

En denture temporaire (en haut), chaque hémiarcade comprend deux incisives, une canine et deux molaires. Les dents maxillaires droites sont numérotées de 51 à 55, les dents maxillaires gauches de 61 à 65, les dents mandibulaires gauches de 71 à 75 et les dents mandibulaires droites de 81 à 85.

L'examen dentaire au miroir distinguera les faces occlusale, vestibulaire, palatine ou linguale des dents (figure 2.22b).

La percussion des dents cariées ou traitées doit être latérale (figure 2.25a) (le réveil d'une douleur signe alors une pulpite) et axiale (une douleur signerait une probable desmodontite) (figure 2.25b).

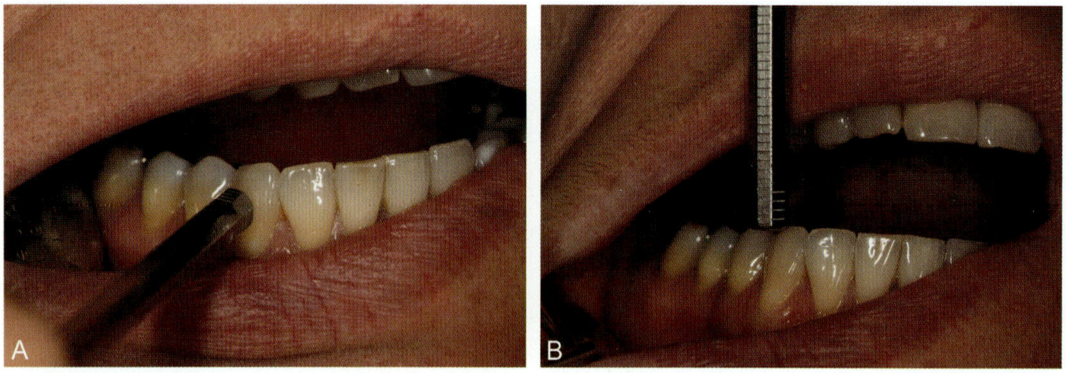

Fig. 2.25. Percussion des dents.
Percussion latérale (**a**) et axiale (**b**) de la canine 43 à l'aide de l'extrémité du manche métallique d'un miroir, permettant de réveiller une éventuelle douleur.

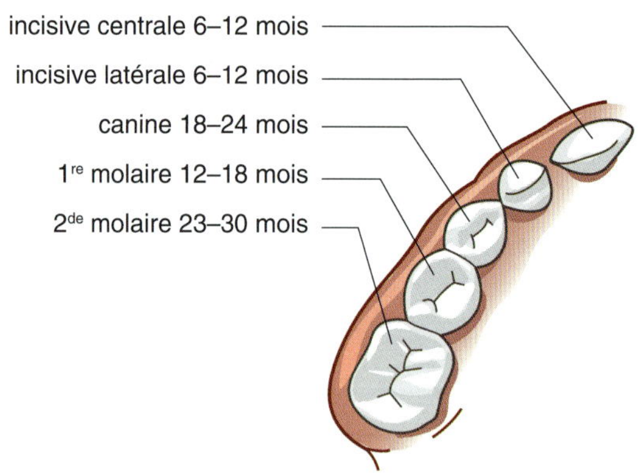

Fig. 2.26. Calendrier d'éruption précisant l'âge d'apparition des dents lactéales.

Le test de vitalité pulpaire permet d'apprécier la réaction de la dent au froid (coton réfrigéré par un aérosol) (vidéo 18).

On notera les dents couronnées, traitées, cariées ou délabrées. Enfin, on notera la présence de prothèse fixe (couronnes, dents à tenon ou bridges) ou mobile qui seront de principe retirées en début d'examen (car pouvant cacher des lésions muqueuses sous-jacentes).

On rappelle les différentes étapes chronologiques de la dentition lactéale (figure 2.26) :

- entre six et douze mois pour les incisives centrales et latérales ;
- entre douze et dix-huit mois pour les premières molaires de lait ;
- entre dix-huit et vingt-quatre mois pour les canines ;
- entre vingt-trois et trente mois pour les deuxièmes molaires de lait.

La denture lactéale comporte vingt dents.

On rappellera les différentes étapes chronologiques de la dentition définitive jusqu'à la denture définitive qui comprend trente-deux dents (figure 2.27) :

- première molaire à six ans ;
- incisives centrales à sept ans ;

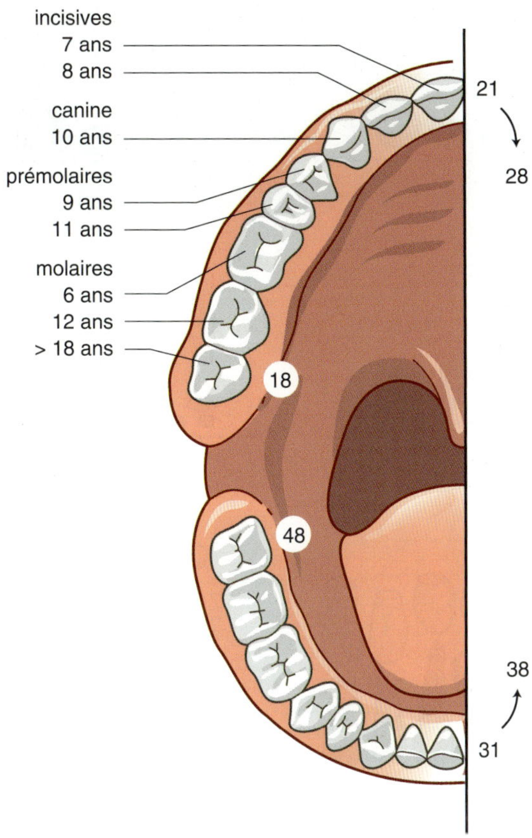

Fig. 2.27. Calendrier d'éruption précisant l'âge d'apparition des dents définitives.

- incisives latérales à huit ans ;
- premières prémolaires à neuf ans ;
- canines à dix ans ;
- deuxièmes prémolaires à onze ans ;
- deuxièmes molaires à douze ans ;
- troisièmes molaires, ou dents de sagesse, à dix-huit ans.

En denture mixte, les formules dentaires peuvent être plus complexes et évoluent avec l'âge (figure 2.28).

Parodonte

L'état du parodonte (tissu au pourtour de la dent : cément, os alvéolaire, gencive) (cf. figure 10.1 au chapitre 10) sera apprécié. Cet examen nécessite un miroir, une précelle et une sonde ; il s'attache en particulier à vérifier l'état de la gencive (aspect, fragilité, rétraction, dénudation gingivale), de l'os alvéolaire (exposition, culs-de-sac parodontaux ou pyorrhéiques, poches parodontales) et décèle les mobilités dentaires.

Occlusion dentaire

L'occlusion en intercuspidation maximale (OIM) correspond à la situation dans laquelle il y a le plus grand nombre possible de contacts entre les dents des arcades maxillaire et mandibulaire.

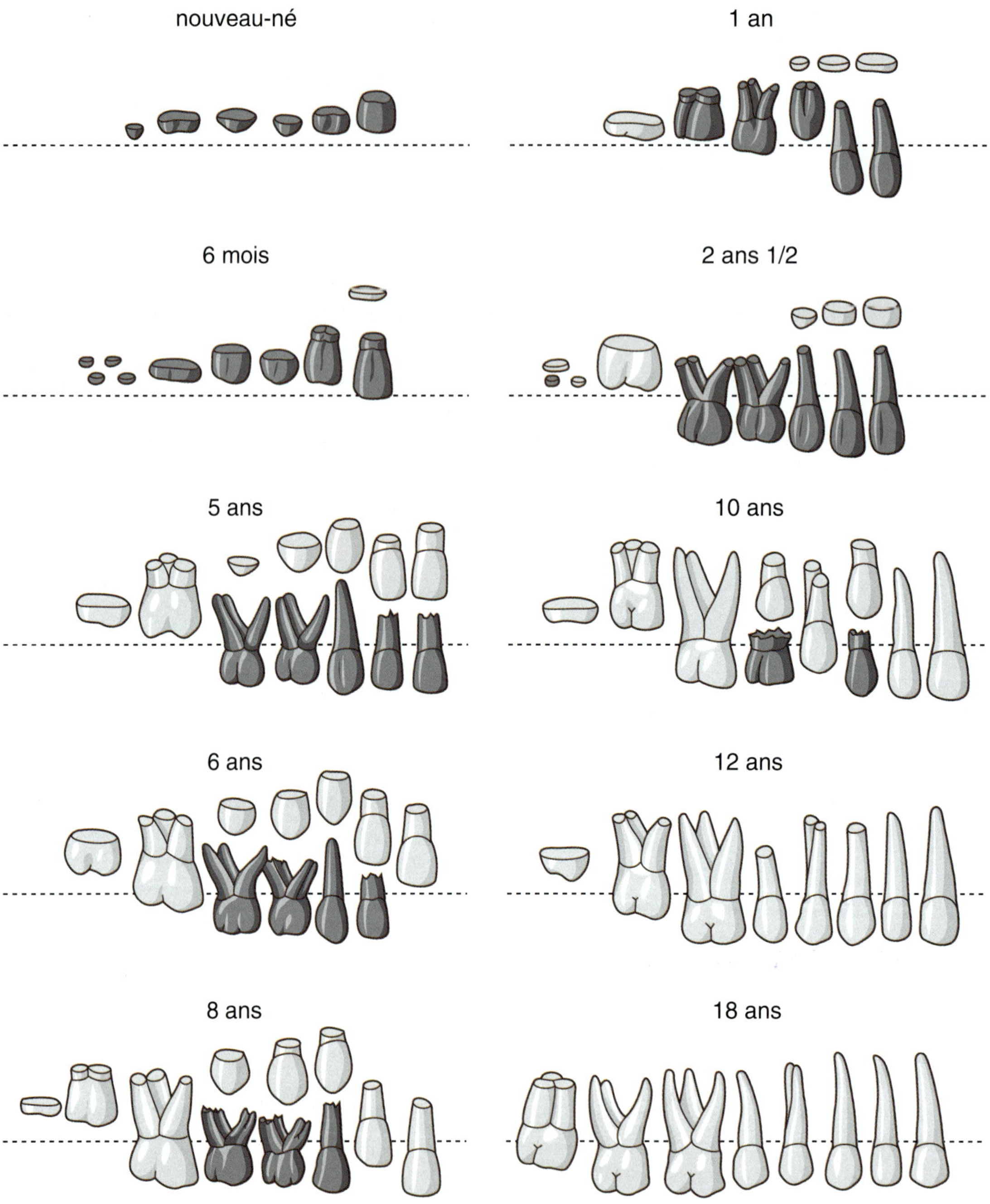

Fig. 2.28. Schématisation des différents stades de dentures mixtes (lactéale et définitives coexistant chez l'enfant d'« âge mûr »).

L'occlusion en relation centrée (ORC) correspond à la relation entre les arcades lorsque les condyles mandibulaires sont dans la situation la plus haute et la plus postérieure dans la cavité glénoïde.

Entre ORC et OIM, il existe en règle un proglissement de 1 à 2 mm.

L'appréciation de l'articulé dentaire est un point clé de l'examen en pathologie malformative, déformative et traumatologique. On décèlera ainsi :

- dans le plan frontal : un contact prématuré, une supracclusie, une infracclusie ;
- dans le plan sagittal : une pro- ou rétromaxillie, une pro- ou rétromandibulie (cf. figure 3.23 au chapitre 3), une pro- ou rétrogénie ;
- dans le plan axial : une latérodéviation.

Fonctions masticatoires

L'ouverture buccale doit être rectiligne (sans décalage des points inter-incisifs maxillaire et mandibulaire). L'amplitude normale, mesurée au pied à coulisse entre les points inter-incisifs, est de 40 à 50 mm chez l'adulte.

La fonction incisive (pour couper) correspond une propulsion mandibulaire permettant un contact le contact dentaire uniquement au niveau incisif.

La fonction canine (pour saisir et arracher) correspond à des mouvements de latéralité mandibulaire dans lesquels il ne persiste plus qu'un contact en bout à bout canin, à droite ou à gauche.

La fonction triturante (pour broyer les aliments avec les prémolaires et molaires) se fait par des mouvements latéraux à droite puis à gauche.

IV. Examens paracliniques

A. Examens radiologiques

L'ensemble du squelette facial peut être exploré par de multiples incidences radiographiques selon le maxillaire examiné (noter qu'on parle de maxillaire pour le supérieur et de mandibule pour l'inférieur) et selon la portion de ce maxillaire qu'on souhaite étudier.

1. Examens radiographiques classiques

Cliché rétroalvéolaire

De petits films endobuccaux, de 30 × 40 mm, dénommés rétrodentaires ou rétroalvéolaires (figure 2.29), permettent une exploration de très bonne qualité, de trois voire quatre dents

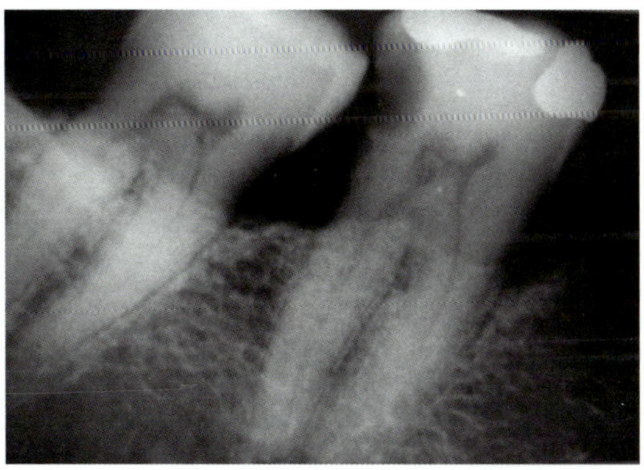

Fig. 2.29. Cliché rétroalvéolaire (le plus petit des films radiographiques) permettant une analyse fine de la dent et de son parodonte.

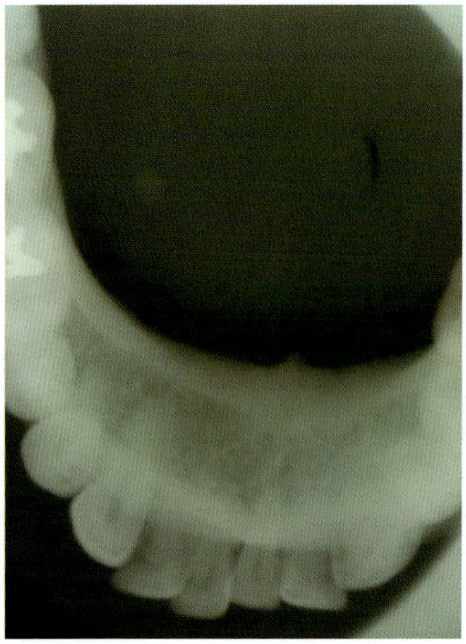

Fig. 2.30. Exemple de cliché endobuccal occlusal mordu par le patient permettant d'explorer le plancher de bouche et l'arche mandibulaire.

Découverte d'une lithiase radio-opaque submandibulaire droite.

voisines sur la totalité de leur longueur, ou une analyse plus fine de la région apicale, de la région péri-apicale, du ligament alvéolodentaire et de l'os alvéolaire environnant — le cône de l'appareil radiographique étant disposé perpendiculairement au film.

Cliché endobuccal occlusal

Le cliché endobuccal occlusal est un film radiographique plus grand (55 × 75 mm), qui sera mordu par le patient. L'incidence radiographique supérieure ou inférieure sera perpendiculaire au film mordu. Supérieure, elle permet une exploration du maxillaire, de la voûte palatine et du plancher nasal antérieur ; inférieure, elle permet d'explorer le plancher de bouche et l'arche mandibulaire (recherche d'une lithiase submandibulaire radio-opaque, du déplacement d'une fracture, d'une soufflure corticale mandibulaire, par exemple) (figure 2.30).

Orthopantomogramme

La technique radiographique la plus commune est celle du panoramique dentaire, ou orthopantomogramme ou Panorex (figure 2.31). Il nécessite un appareil spécial où le patient devra s'asseoir (patient valide et âgé de plus de cinq ans). C'est une tomographie circulaire réglée sur l'arc mandibulaire qui montre sur un seul film l'ensemble des structures maxillaires et dentaires, qui sont ainsi déroulées et déformées. Il faut donc rester très prudent lors de l'analyse de forme et de symétrie des structures. Ce cliché reste cependant un excellent cliché de débrouillage pour une analyse de l'ensemble des mâchoires, du nombre et de l'état des dents, de la trame osseuse. Mais, pour une analyse fine alvéolodentaire ou osseuse, on préférera un rétroalvéolaire ou un CBCT centré sur la zone ou la dent incriminée.

Plan vertical

Dans le plan vertical, le cliché de Blondeau ou position « nez-menton-plaque » étudie les orbites, les sinus maxillaires, les arcades zygomatiques, le malaire, le massif moyen et la man-

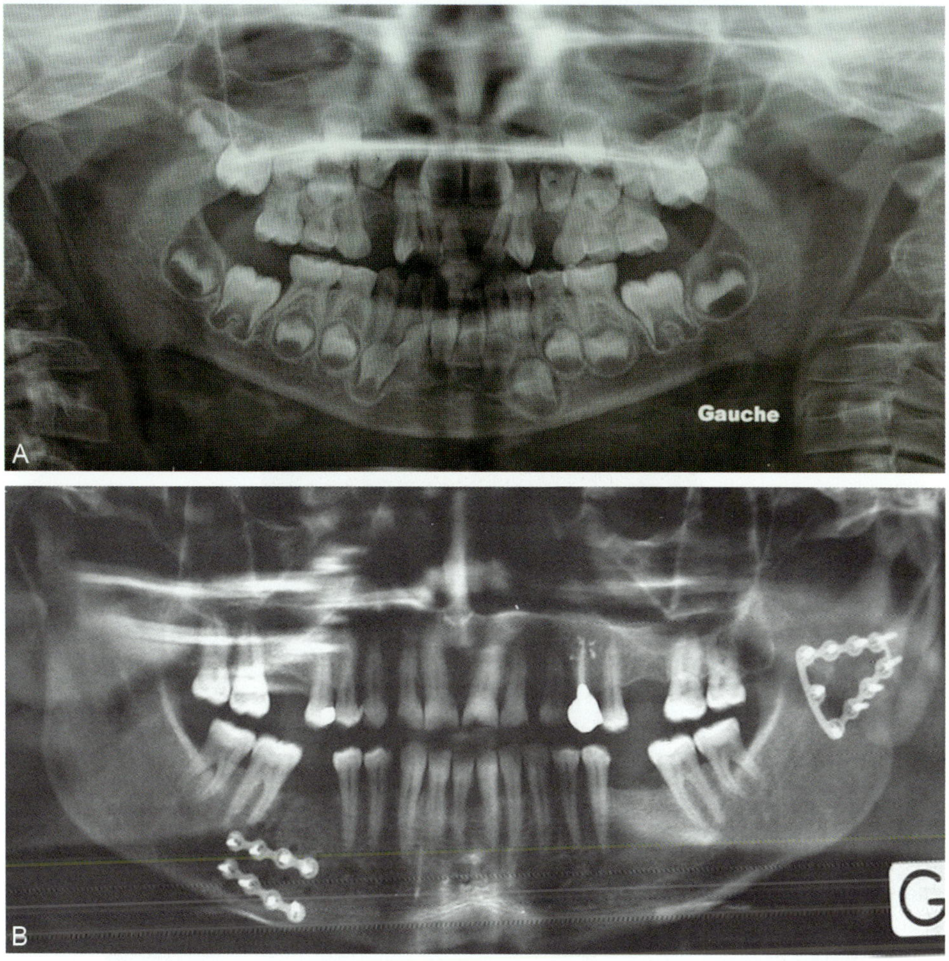

Fig. 2.31. Radiographie panoramique, ou orthopantomogramme ou Panorex.

a. Panoramique dentaire de l'enfant. **b.** Panoramique dentaire de l'adulte après ostéosynthèse parasymphysaire droite et condylienne gauche.

dibule superposée au rocher (figure 2.32a). La téléradiographie de face est un cliché de face du massif facial (contour cutané et squelette) en grandeur réelle (figure 2.32b).

Plan sagittal

Dans le plan sagittal, la téléradiographie de profil est un complément essentiel de la téléradiographie de face : toutes deux permettent une évaluation précise *en grandeur réelle* du morphotype et une étude céphalométrique du crâne et de la face utiles pour l'étude des dysmorphoses et avant la chirurgie orthognathique (figure 2.32c).

Plan horizontal

Dans le plan horizontal, les clichés en incidence verticale comportent le cliché de Hirtz, ou grand contour (figure 2.33a), et ses dérivés latéralisés (figure 2.33b). Cette incidence nécessite aussi une déflexion importante et est contre-indiquée en cas de suspicion d'un problème rachidien cervical du fait de la nécessité d'une déflexion céphalique. Il étudie l'étage antérieur et moyen de la face (orbites, sinus maxillaires, massif sphénoïdal, trous ovale et petit rond, arc mandibulaire, ATM, arcades zygomatiques).

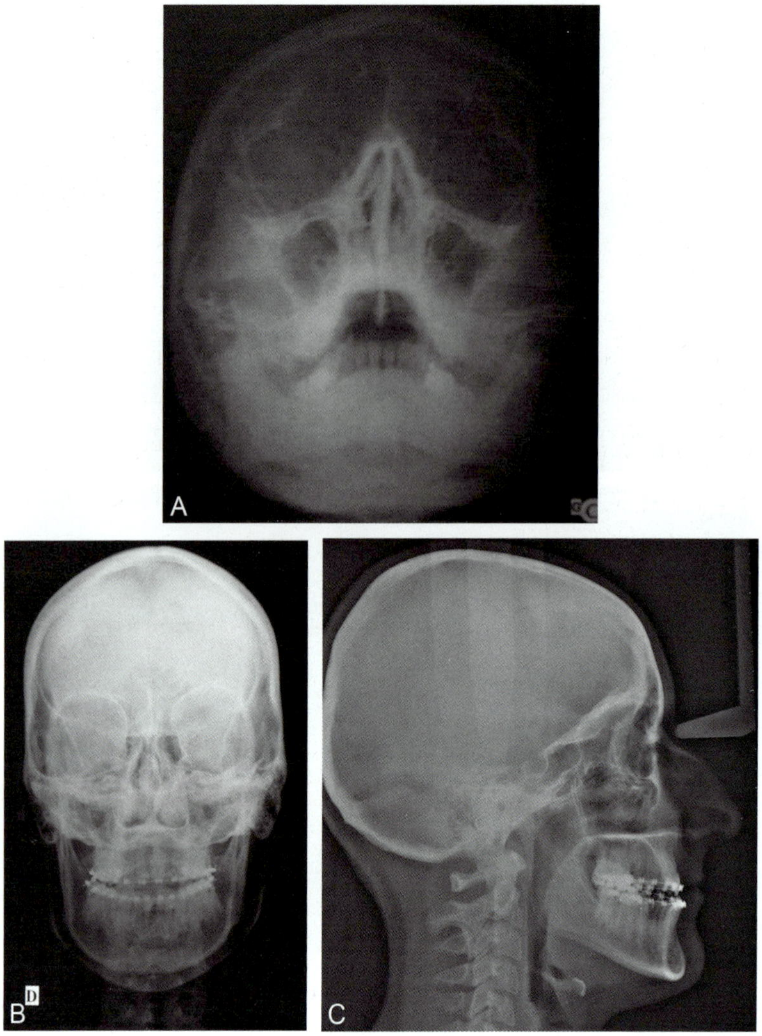

Fig. 2.32. Plans vertical et sagittal.

a. Cliché de Blondeau ou position « nez-menton-plaque » étudie les orbites, les sinus maxillaires, les arcades zygomatiques, le malaire, le massif moyen et la mandibule superposée au rocher. **b** et **c.** Les téléradiographies de face et de profil sont respectivement des clichés de face et de profil du massif facial appréciant, en grandeur réelle, le contour cutané et le massif squelettique du patient utiles pour l'étude des dysmorphoses et avant la chirurgie orthognathique.

Ils sont de plus en plus supplantés par le scanner en coupes axiales (figure 2.33c).

Les incidences radiographiques suivantes sont dorénavant largement supplantées par le scanner et le CBCT

Vous ne prescrirez plus :

- la face haute, qui permettait d'étudier la voûte, l'étage antérieur de la base du crâne, le massif facial superposé au rocher et la mandibule ;
- la face basse, ou sous-occipito-frontale, qui imposait au patient de se trouver en position nez-menton-plaque, le rayon pénétrant la nuque : il étudiait la partie postérieure des branches horizontales, les angles, les branches montantes et les condyles ;
- le cliché de Waters, qui dérive du précédent avec une inclinaison supplémentaire du plan de Francfort de 45° par rapport au plan du film ;
- l'incidence de Gosserez (incidence racine-base ou de l'arcade faciale supérieure à 90°), qui pénétrait à l'angle interne de l'œil et sortait au niveau de la symphyse mentonnière : elle permettait une étude de l'arcade faciale supérieure et de la pyramide osseuse nasale ;
- le profil de crâne, qui étudie la voûte, la base du crâne et la selle turcique, le massif facial, les parties molles du cavum et la charnière occipitocervicale ;
- le défilé mandibulaire, qui permet une étude de l'hémimandibule (angle et branche montante).

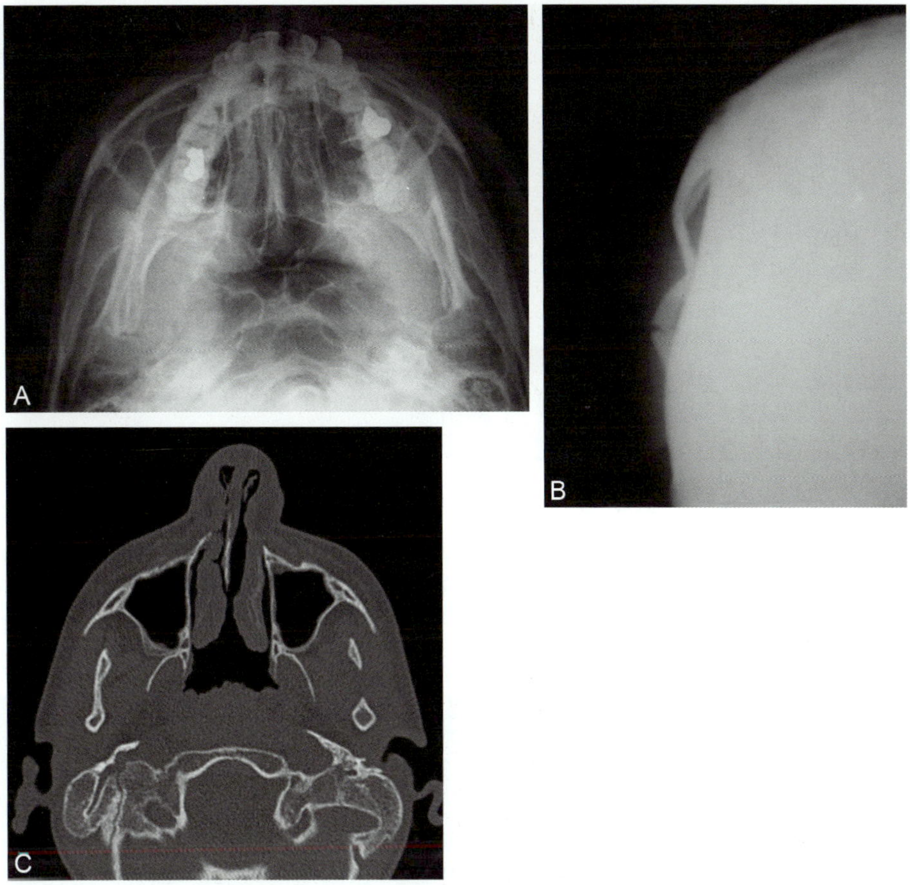

Fig. 2.33. Plan horizontal.

a. Cliché de Hirtz, ou grand contour. **b.** Cliché de Hirtz latéralisé (ici à droite) permettant de déceler une fracture-enfoncement de l'arcade zygomatique (droite). **c.** Coupe axiale de scanner passant par les reliefs des os zygomatiques (anciens malaires) et les arcades zygomatiques et permettant d'apprécier l'intégrité et la bonne projection de ces « pare-chocs » osseux du massif facial.

2. Autres examens radiologiques

Tomodensitométrie

La tomodensitométrie permet des coupes axiales ou transversales, coronales ou frontales (pour le plancher de l'orbite) et sagittales (figure 2.34) par reconstruction. Les reconstructions tridimensionnelles disponibles donnent une idée intéressante de la symétrie des éléments squelettiques, mais ne peuvent être encore considérées comme fidèles (figure 2.35). La variabilité des densités disponibles permet une analyse en fenêtre osseuse ou tissulaire.

Les performances techniques des nouveaux appareils « *Cone Beam* » (ou *Cone Beam Computed Tomography*, CBCT), leur bonne résolution spatiale et la réduction de l'irradiation conduisent certains auteurs à privilégier leur utilisation. En champ réduit ou grand champ, ils permettent l'acquisition et le traitement d'images d'une grande précision en densité osseuse et dentaire, et ce avec une exposition moindre en rayons X (figure 2.36).

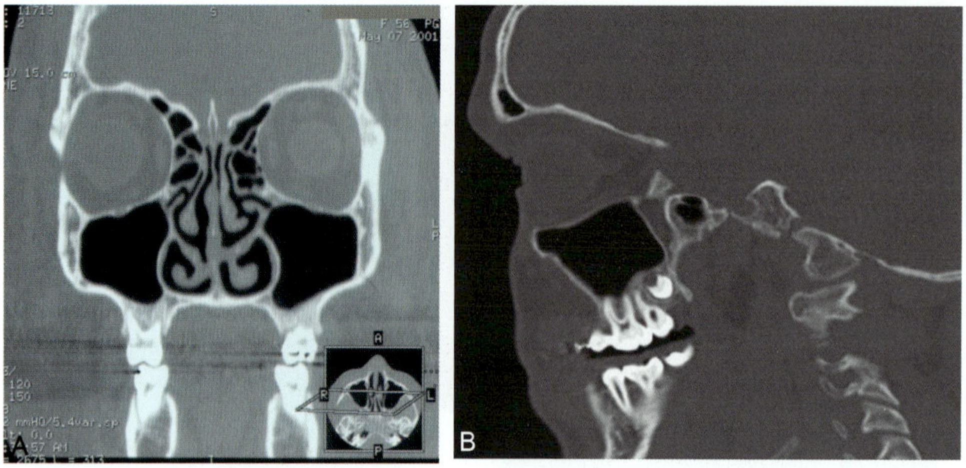

Fig. 2.34. Tomodensitométrie.

a. Coupe coronale (ou frontale) des cavités orbitaires. **b.** Coupe sagittale (antéropostérieure) des cavités orbitaires. Elles permettent d'apprécier, entre autres, l'intégrité ou une fracture de l'orbite osseuse (plancher notamment).

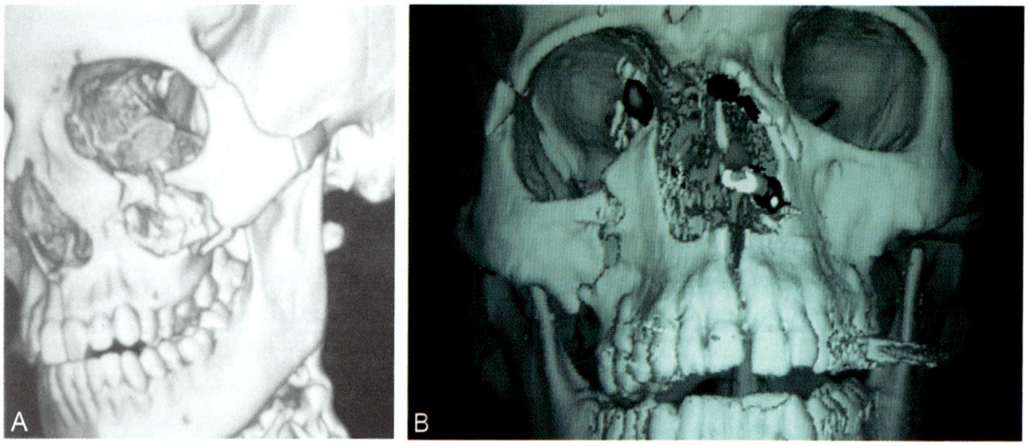

Fig. 2.35. Exemple de reconstruction tridimensionnelle scanographique donnant une idée globale de la symétrie et de la continuité osseuse des différents éléments du massif facial.

a. Fracture du zygoma gauche comminutive dans la région proximale (margelle orbitaire inférieure). **b.** Traumatisme plus complexe (fractures de l'os zygomatique droit, disjonction intermaxillaire ou palatine, paroi interne de l'orbite droite et os nasal droit).

Imagerie par résonance magnétique

L'IRM est un examen de choix dans l'étude des pathologies des tissus mous en particulier parotidiens (infiltration, tumeurs) et dans l'évaluation des dysfonctions des articulations temporomandibulaires (incidences de profil bouche fermée et bouche ouverte) (figure 2.37).

Angiographie, artériographie

L'angiographie carotidienne externe, ou artériographie des vaisseaux du cou, permet de visualiser le réseau vasculaire cervicofacial (vascularisation tumorale, malformation artérioveineuse, vaisseaux à disposition en vue d'une microanastomose de lambeau libre) (figure 2.38a).

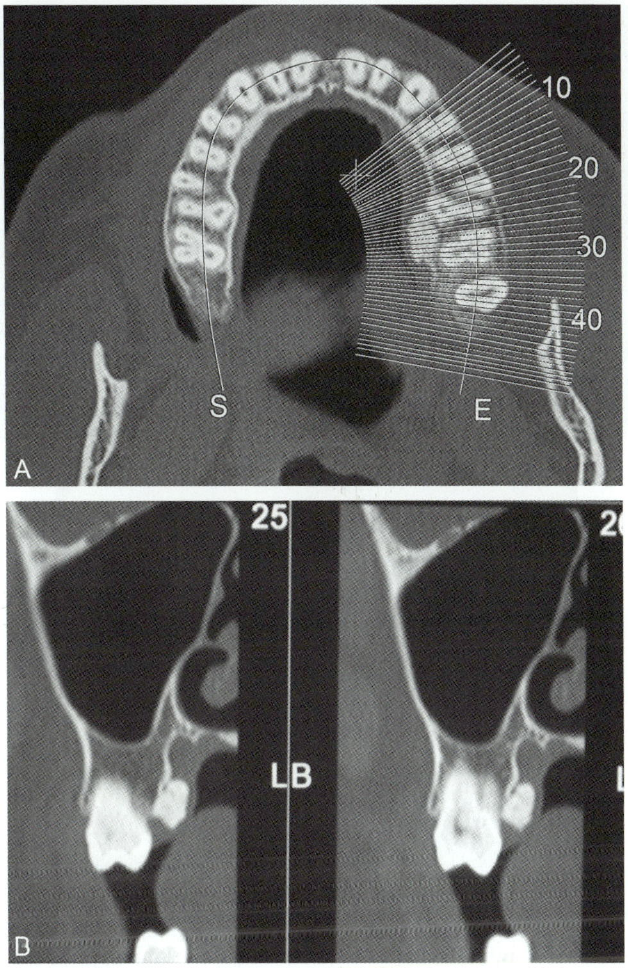

Fig. 2.36. **Exemple de « *Cone Beam* » (*Cone Beam Computed Tomography*, CBCT) montrant sa précision dans l'analyse osseuse et dentaire.**
a. Coupe axiale de l'arcade maxillaire. **b.** Reconstruction des coupes 25 et 26.

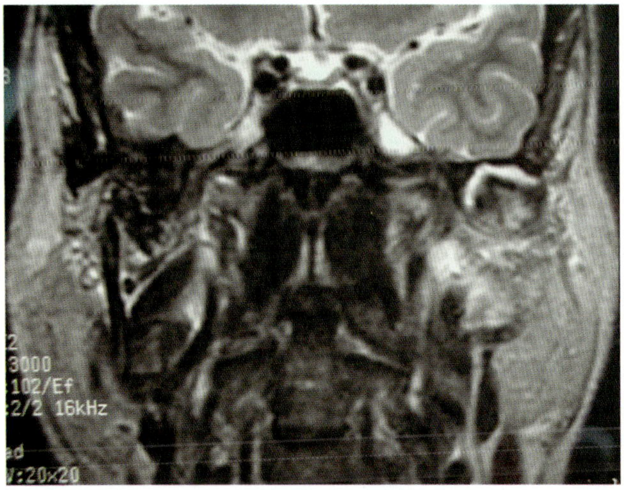

Fig. 2.37. **Cliché par imagerie par résonance magnétique (IRM), examen de choix dans l'analyse des tissus mous (infiltration, tumeurs) et dans l'évaluation des dysfonctions des articulations temporomandibulaires.**
IRM avec injection, coupe axiale, montrant une malformation artérioveineuse du maxillaire supérieur gauche.

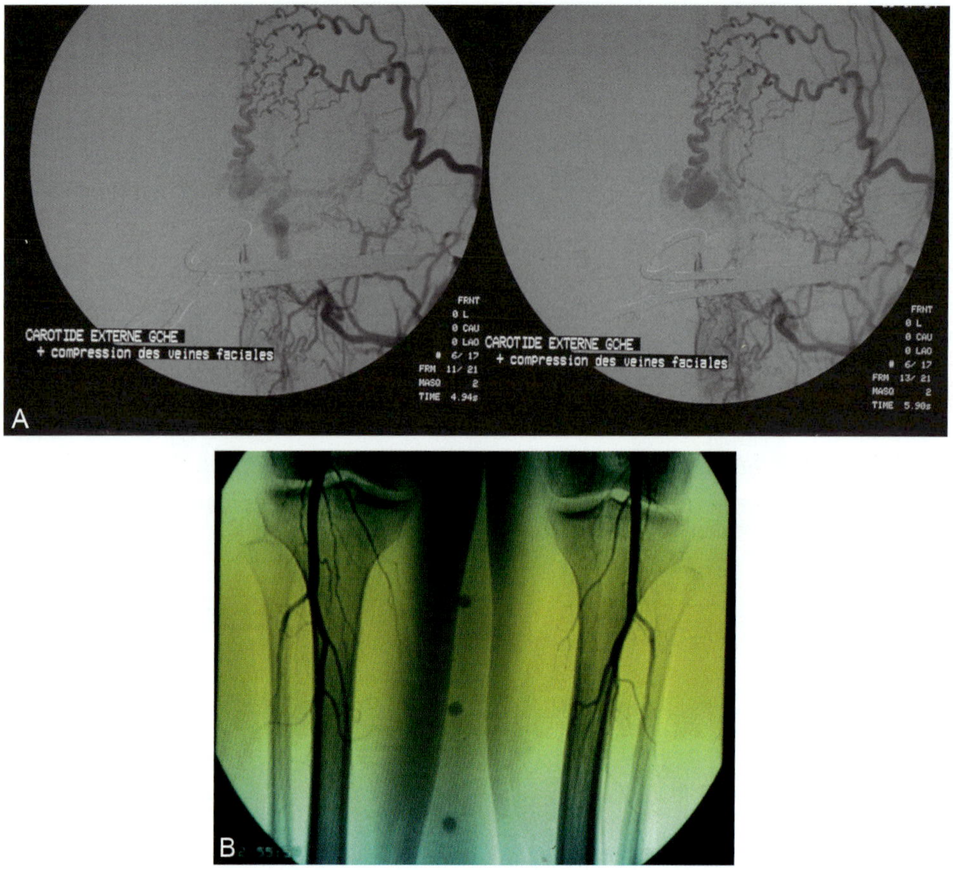

Fig. 2.38. Artériographie.

a. Vaisseaux du cou (angiographie carotidienne externe). **b.** Membres inférieurs. Cliché montrant l'intégrité des trépieds tibiofibulaires au niveau des deux jambes.

L'artériographie des membres inférieurs peut être demandée avant la réalisation d'un lambeau libre de membre inférieur (perméabilité du réseau proximal et distal, artériopathie, existence de collatérales) (figure 2.38b), mais elle est de plus en plus remplacée par l'angioscanner.

Échographie

L'échographie permet de préciser la nature échogénique du contenu d'une masse cervicofaciale atypique (tumeur parotidienne ou cervicale) ou de faire le diagnostic anténatal d'une dysmorphose (figure 2.39).

Sialographie

La sialographie n'a presque plus d'intérêt dans l'exploration des glandes salivaires principales (parotide et submandibulaire). (figure 2.40).

Elle est actuellement abandonnée par la plupart des radiologues, mais permet de diagnostiquer les sténoses des conduits salivaires.

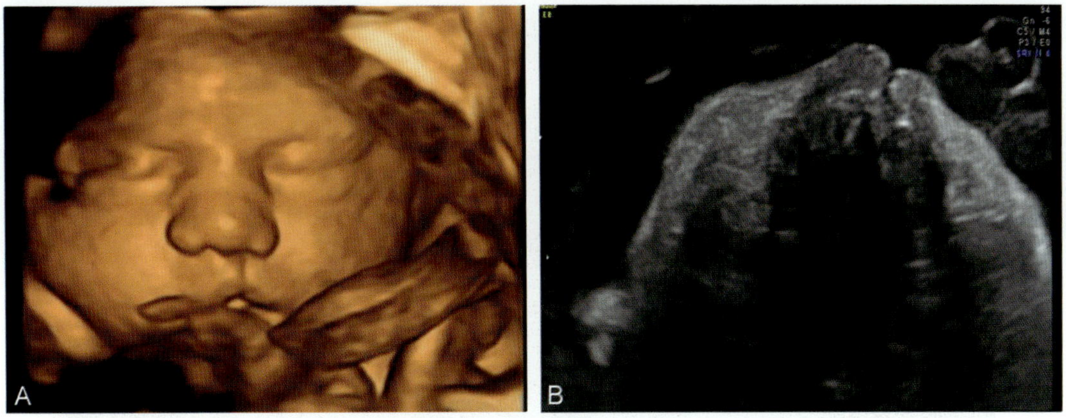

Fig. 2.39. Échographie faciale *in utero* posant le diagnostic de fente labio-alvéolo-palatine.
a. Construction tridimensionnelle. **b.** Coupe antéropostérieure axiale.

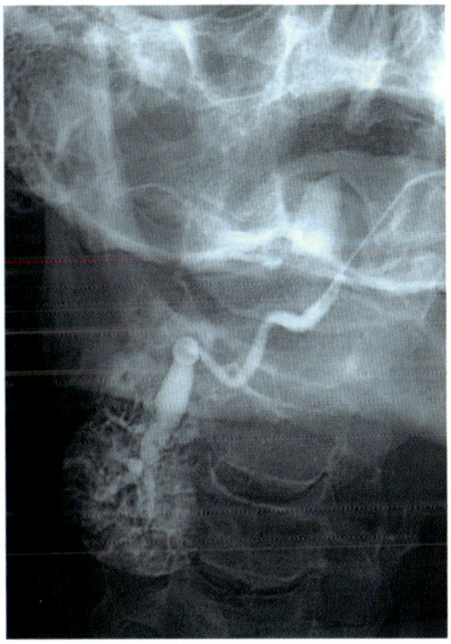

Fig. 2.40. Exemple de sialographie explorant une glande salivaire.
Cathétérisme du conduit au niveau de l'ostium glandulaire, arborescence salivaire, éventuel obstacle lithiasique ou tumoral, fonctionnalité de la glande.

Scintigraphie

La scintigraphie peut concerner les glandes salivaires, la thyroïde, l'os (recherche de foyers osseux inflammatoires ou tumoraux), la vascularisation d'un lambeau libre microanastomosé (qualité de la vascularisation) (figure 2.41).

Tomographie par émission de positons

Le TEP scanner, ou PET-*scan*, grâce à un couplage des procédés tomographiques et scintigraphiques, permet la visualisation d'une lésion (tumeur primitive, métastase, etc.) consommatrice de la solution glucosée radioactive donnée au patient avant l'examen.

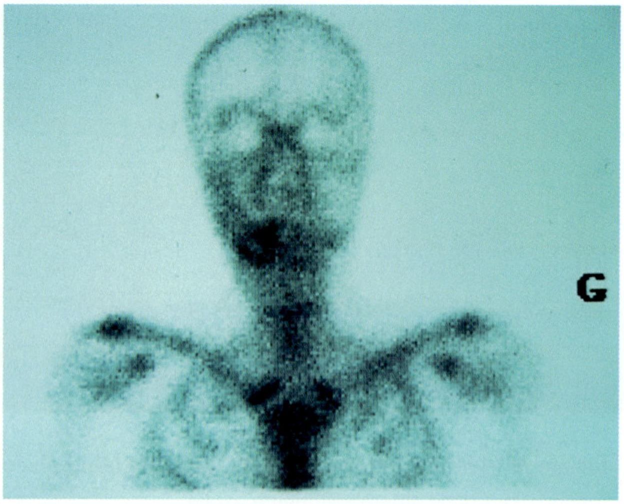

Fig. 2.41. Scintigraphie au technétium 99m du pôle céphalique d'un patient, retrouvant une hyperfixation anormale au niveau de l'hémimandibule droite.

Radiographie pulmonaire

Rappelons enfin que la radiographie pulmonaire tient sa place dans notre spécialité, que ce soit lors du bilan préopératoire, d'un bilan carcinologique ou d'une recherche de tuberculose.

Les tomographies ne doivent plus être prescrites, de nos jours.

B. Examen anatomopathologique

Outre son grand intérêt en cas de désorientation diagnostique, l'étude anatomopathologique est la preuve médicolégale essentielle des tumeurs malignes (bien que le diagnostic de carcinome épidermoïde soit le plus souvent clinique) et bénignes (l'une excluant l'autre).

Elle est tout autant indispensable pour un examen de la totalité de la pièce d'exérèse ; elle fait alors d'une suspicion clinique préopératoire une réalité tissulaire postopératoire — par exemple : confirmation d'un adénome pléomorphe dans une pièce de parotidectomie totale, coexistence d'un améloblastome et d'un kératokyste par analyse de la totalité de la pièce après énucléation d'une lésion ostéolytique mandibulaire.

Le prélèvement sera d'un volume suffisant, orienté et adressé parfois à l'état frais (possibilité d'immunomarquage en immunohistochimie). On évitera tout prélèvement dans du sérum physiologique (cytolyse et dégradation des tissus par osmose).

La demande sera renseignée avec précision, en rappelant les éléments cliniques et radiologiques pouvant guider l'anatomopathologiste.

Pour en savoir plus

Encycl Méd Chir (Elsevier SAS, Paris) : « Stomatologie », « Chirurgie maxillofaciale », « Odontologie ».

Fraudet, J.-R., 1989. Orthopédie dento-maxillo-faciale du jeune enfant. Arnette, Paris.

Lézy, J.-P., Princ, G., 1997. Pathologie maxillo-faciale et stomatologie. Masson, Paris.

Szpirglas, H., Ben Slama, L., 1999. Pathologie de la muqueuse buccale. Elsevier, Paris.

Vidéo 1 Inspection de la face chez un enfant de 13 ans, après un traumatisme facial.

Vidéo 2 Examen de la motricité faciale chez l'enfant.

Vidéo 3 Examen de la motricité faciale chez l'adulte.

Vidéo 4 Examen oculomoteur (chez un enfant) : étude de la motricité oculaire extrinsèque.

Vidéo 5 Examen de la sensibilité faciale chez l'enfant : vérification de l'intégrité des branches du nerf trijumeau et de la zone de Ramsay-Hunt.

Vidéo 6 Examen de la fonction manducatrice chez l'adulte.

Vidéo 7 Examen de la fonction manducatrice chez l'enfant.

Vidéo 8 Palpation du massif facial osseux chez l'enfant.

Vidéo 9 Palpation du massif facial osseux chez l'adulte.

Vidéo 10 Palpation de l'articulation temporomandibulaire.

Vidéo 11 Examen de la sensibilité faciale à la recherche d'un déficit du nerf trijumeau. L'examen de la sensibilité du massif facial explorera les territoires sensitifs du nerf trijumeau (V) : le rameau ophtalmique (V1) donnant la sensibilité frontale, le rameau maxillaire ou infraorbitaire (V2) la sensibilité de l'étage moyen du visage (pommettes, nez, sillon nasogénien, lèvre et gencive supérieures), et le rameau mandibulaire (V3) la sensibilité de la portion inférieure du visage. Les régions angulomandibulaire et cervicale sont innervées par le plexus cervical superficiel.

Vidéo 12 Examen complémentaire de la sensibilité faciale à la recherche d'un déficit de la branche VIIbis du nerf facial (intermédiaire de Wrisberg) et du plexus cervical superficiel.

Vidéo 13 La palpation de la région parotidienne et le massage de la glande de l'oreille vers la joue permettent de déceler un écoulement salivaire à l'ostium du conduit parotidien (orifice du canal de Sténon) situé à la face endojugale en regard de la deuxième prémolaire. Purulent, cet écoulement signe l'infection de la glande parotide (parotidite aiguë suppurée).

Vidéo 14 Palpation des aires de projection des glandes salivaires : loge parotidienne et loge submandibulaire.

Vidéo 15 Palpation bidigitale de la glande submandibulaire dans sa loge.

Vidéo 16 Palpation systématique de toutes les aires ganglionnaires cervicales.

Vidéo 17 Inspection du plancher buccal : visualisation de l'ostium du conduit excréteur de la glande submandibulaire (canal de Wharton) : la pression et le massage de la glande permettent d'apprécier la qualité et la quantité de salive qui s'écoule de ces ostiums.

Vidéo 18 La réalisation d'un test au froid permet d'apprécier la réaction de la dent au froid et donc sa vitalité (coton réfrigéré par un aérosol : Cryotest ou Dentatest).

CHAPITRE
3

Item 46 – UE 2 – Anomalies maxillofaciales et développement buccodentaire

Objectifs pédagogiques

- Dépister les anomalies du développement maxillofacial.
- Prévenir les maladies buccodentaires fréquentes de l'enfant.

Item 31. Évaluation et soins du nouveau-né à terme.

Item 46. Anomalies maxillofaciales et développement buccodentaire.

Item 54. L'enfant handicapé : orientation et prise en charge.

Item 344. Infection aiguë des parties molles.

I. Dépister les anomalies du développement maxillofacial

A. Généralités

Les anomalies du développement maxillofacial et craniofacial peuvent survenir à toutes les périodes de la formation et du développement de l'extrémité céphalique :

- lors de l'histogenèse (jusqu'à la deuxième semaine *in utero*) : il s'agit d'anomalies cellulaires au niveau du blastème primitif, responsables de dysplasies tissulaires évolutives, regroupées sous le vocable de *phacomatoses* ;
- au cours de l'organogenèse (de la deuxième à la huitième semaine *in utero*) :
  - il s'agit d'anomalies provenant du tube neural, lequel est à l'origine de la formation du cerveau et du développement craniofacial. Plus l'atteinte est précoce, plus elle est grave avec, notamment, une relation directe contenant-contenu (pas de cerveau signifie pas de crâne ; pas d'œil signifie pas d'orbite) : ces anomalies précoces peuvent être regroupées sous le vocable de *malformations cérébro-cranio-faciales* ;
  - durant la fin de l'organogenèse, les bourgeons de la face peuvent ne pas fusionner entre eux et laisser persister des sillons plus ou moins larges sur les parties molles du visage et même sur le squelette osseux sous-jacent : ces anomalies sont regroupées sous le vocable de *fentes* ;

Chirurgie maxillo-faciale et stomatologie

- lors de la morphogenèse (de la huitième semaine *in utero* à la naissance) : il s'agit d'anomalies du programme de croissance survenant sur le squelette ostéocartilagineux :
  - lorsque les déformations du squelette sont liées à une déficience du tissu osseux, les anomalies sont regroupées sous le vocable de *dysostoses* : elles peuvent toucher l'orbite, le nez, le maxillaire, la mandibule;
  - l'altération tissulaire peut être limitée à la périphérie de la pièce osseuse, avec fermeture prématurée des sutures crâniennes (synostoses), entraînant un groupe de pathologies regroupées sous le vocable de *craniosténoses;*
  - certaines formes sont associées également à des *faciosténoses*, avec un retentissement aussi sur le massif facial, comme par exemple un exorbitisme bilatéral; c'est par exemple le cas du syndrome polymalformatif d'Apert, associant en plus de la *facio-cranio-sténose*, des syndactylies.

Au cours du développement embryonnaire, la région céphalique est celle qui présente en premier le plus haut degré d'organisation. La croissance de la face est moins précoce que la croissance crânienne, elle-même sous la dépendance de la poussée cérébrale.

Il faut retenir que le cerveau guide la croissance crânienne et faciale et, ainsi, que beaucoup d'anomalies neurocrâniennes auront des répercussions faciales.

B. Embryologie faciale

Au début de la quatrième semaine *in utero*, l'extrémité céphalique d'un embryon est grossièrement arrondie. Puis, peu à peu, des renflements ou bourgeons faciaux se développent autour d'un orifice dénommé stomodeum (bouche primitive).

Ces renflements sont constitués de tissu mésenchymateux recouvert d'un revêtement épiblastique. Ce même tissu mésenchymateux comporte lui-même deux types de cellules :

- des cellules mésodermiques, qui vont donner des artères (arcs aortiques) et des muscles;
- des cellules des crêtes neurales, qui vont donner de l'os et du cartilage.

À la quatrième semaine *in utero*, les bourgeons de la face sont au nombre de cinq, séparés initialement par des sillons qui se combleront progressivement du fait de la courbure de la nuque qui survient à cette période et qui a pour effet de tasser les uns contre les autres les bourgeons faciaux. Ils tendent à se fusionner entre eux jusqu'au troisième mois par des phénomènes de confluence nommés mésodermisation du mur épithélial. Ces phénomènes ne sont possibles que sous l'action combinée d'une poussée du mésenchyme par prolifération et d'une nécrose par apoptose des épithéliums.

Des mécanismes extrêmement complexes entrent en jeu pour réguler cette mésodermisation. Ils interviennent dans une chronologie précise et génétiquement déterminée. Cette complexité explique leur possible défaillance, à l'origine d'anomalies morphologiques telles que les fentes faciales.

Les cinq bourgeons faciaux présents à la quatrième semaine *in utero* sont (figure 3.1a) :

- le *bourgeon frontal*, ou nasofrontal : impair et médian, il est le plus volumineux; il est constitué par la saillie du télencéphale et forme le plafond du stomodeum;
- les deux *bourgeons maxillaires* (issus du premier arc branchial) : ils forment les berges latérales du stomodeum et sont à l'origine des portions latérales des lèvres supérieures;
- les deux *bourgeons mandibulaires* (issus du premier arc branchial) : ils confluent rapidement (dès la quatrième semaine) sur la ligne médiane pour former le plancher du stomodeum, à savoir la lèvre inférieure.

Au cours de la quatrième semaine *in utero*, les bourgeons faciaux (excepté le bourgeon frontal) s'organisent en un système dit « branchial » — ainsi dénommé car il forme les branchies chez les poissons. Chez l'Homme, il contribue à la formation des étages moyen (maxillaire) et inférieur (mandibulaire) de la face et de la partie ventrale du cou.

1. Évolution des bourgeons faciaux

Zone labionarinaire, palais primaire

À la fin de la quatrième semaine apparaissent sur le bourgeon frontal deux épaississements épiblastiques (ou ectodermiques) dénommés les placodes olfactives ou nasales (figure 3.1b).

Vers la cinquième à sixième semaine, ces placodes s'invaginent dans le mésoderme sous-jacent pour former des gouttières, ou cupules olfactives, qui s'orientent dans un sens antéropostérieur au niveau du plafond du stomodeum. Ces gouttières délimitent des bourgeons nasaux médians et latéraux (figure 3.1c).

Vers la sixième à septième semaine, les deux bourgeons maxillaires poussent en direction médiane, ce qui entraîne la fusion sur la ligne médiane des deux bourgeons nasaux médians, aboutissant à la formation du *segment intermaxillaire*, qui comprendra (figure 3.1d) :

- le philtrum de la lèvre supérieure ;
- les quatre incisives supérieures ;
- le palais primaire (partie du palais située en avant du foramen incisif).

Ce segment intermaxillaire fusionne par mésodermisation (figure 3.1e) :

- avec les bourgeons maxillaires supérieurs pour former la lèvre supérieure : la cicatrice de mésodermisation sera la crête philtrale ;
- avec les bourgeons nasaux latéraux pour former l'orifice narinaire.

Devenir des bourgeons faciaux

- Le bourgeon nasofrontal donne :
  - le front ;
  - le dos du nez ;
  - la paupière supérieure.
- Le bourgeon nasal médial donne :
  - la columelle ;
  - le philtrum (partie médiane de la lèvre supérieure, située entre les deux crêtes philtrales).
- Le bourgeon nasal latéral donne :
  - la paroi latérale du nez jusqu'à l'angle interne de l'œil ;
  - l'aile du nez.
- Le bourgeon maxillaire supérieur donne :
  - la partie externe de la lèvre supérieure (jusqu'à la crête philtrale) ;
  - la paupière inférieure ;
  - la pommette ;
  - la partie de la joue située au-dessus d'une ligne reliant la commissure labiale et la racine de l'hélix.
- Le bourgeon mandibulaire donne :
  - l'ensemble de la lèvre inférieure ;
  - le menton ;
  - la partie de la joue située au-dessous de la ligne sus-décrite.

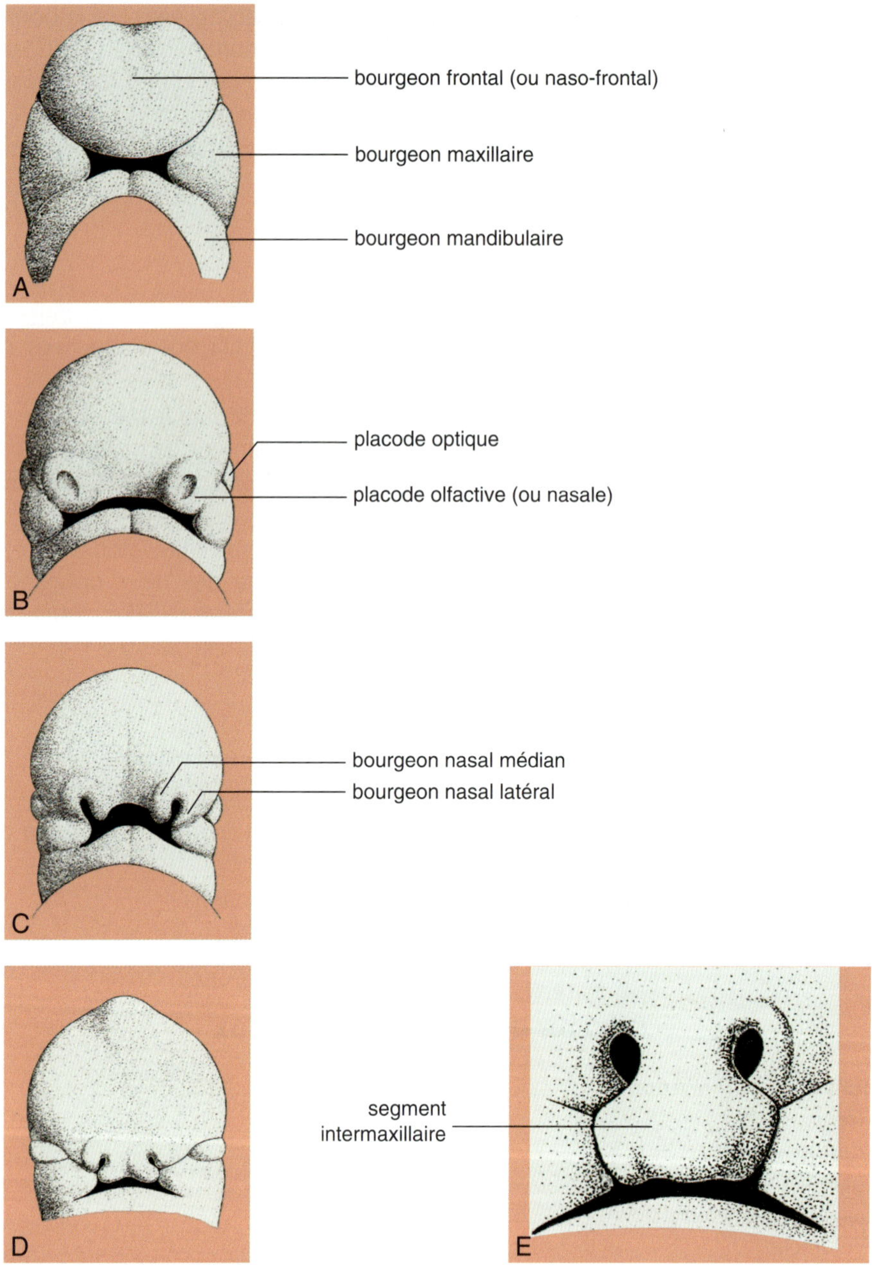

Fig. 3.1. Bourgeons faciaux et leur développement.

a. Au cours de la quatrième semaine *in utero*. **b.** Fin de la quatrième semaine. **c.** Cinquième-sixième semaines. **d.** Sixième-septième semaines. **e.** Segment intermaxillaire.

La zone labionarinaire et le palais primaire (partie palatine située en avant du foramen incisif) se constituent donc entre la quatrième semaine et la septième semaine *in utero*.

Palais secondaire, septum nasal

En arrière du foramen incisif, le palais est dit secondaire, car de formation plus tardive, entre la huitième semaine et la dixième à douzième semaine *in utero*. Il se forme à partir d'excroissances des bourgeons maxillaires dénommés processus palatins. Ces deux processus palatins sont provisoirement obliques et dirigés sous la langue. Ils vont ensuite s'horizontaliser pour se retrouver au-dessus de la langue et fusionnent normalement entre eux d'avant en arrière au niveau du raphé médian palatin et forment ainsi le palais secondaire (figure 3.2).

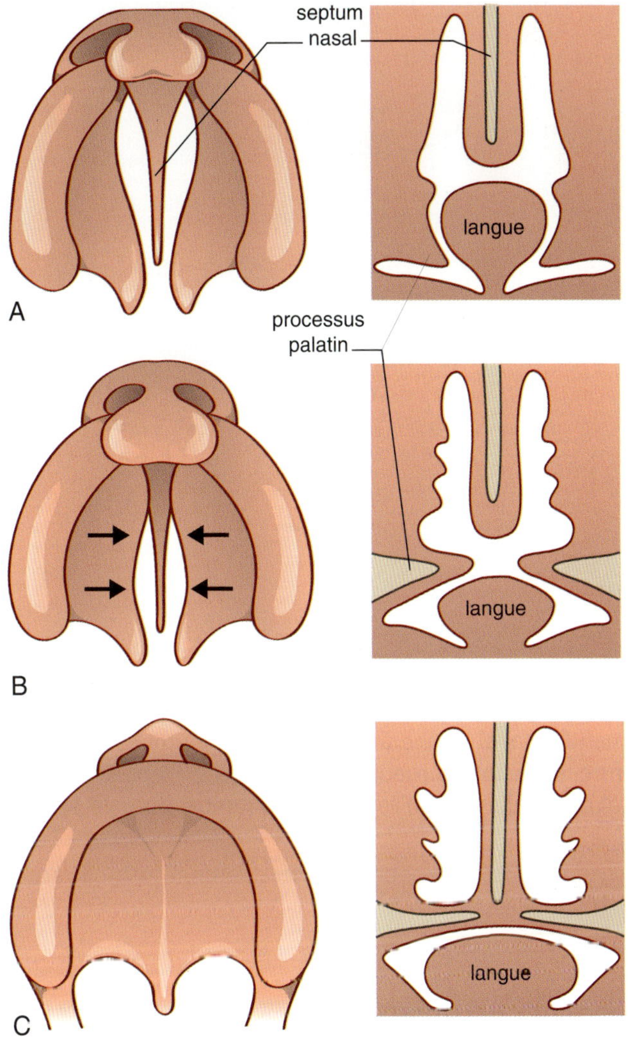

Fig. 3.2. Cloisonnement de la bouche primitive.
a. Sept semaines. **b.** Huit semaines. **c.** Dix semaines.

La jonction entre le palais primaire antérieur et le palais secondaire postérieur reste marquée chez l'adulte par le canal palatin antérieur, ou canal nasopalatin, qui s'abouche au foramen incisif. L'ensemble palais primaire et palais secondaire forme le palais osseux définitif et permet la séparation du stomodeum en des fosses nasales au-dessus et une cavité buccale au-dessous. La langue, qui initialement occupe tout le stomodeum, se retrouve refoulée dans la cavité buccale.

Simultanément à ce processus de cloisonnement horizontal du stomodeum, se produit un processus de cloisonnement vertical par une lame mésenchymateuse issue des bourgeons nasaux médiaux : le septum nasal embryonnaire (figure 3.2).

Le voile du palais et la luette sont des formations complémentaires d'apparition plus tardive ; ils forment le palais membraneux.

2. Évolution du système branchial

Lors de la quatrième semaine *in utero*, le système branchial est constitué de cinq paires d'arcs branchiaux numérotés de I à VI (l'arc V ne se développant pas chez les vertébrés terrestres). Entre ces arcs, il existe des sillons plus ou moins marqués : les poches ectoblastiques à l'extérieur et les poches endoblastiques à l'intérieur. Ces poches sont numérotées de 1 à 4 (figure 3.3). Chaque arc branchial contient en outre une artère qui constitue un arc aortique.

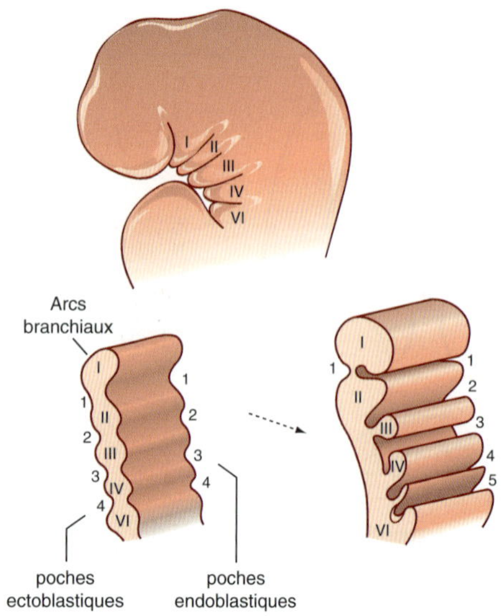

Fig. 3.3. Arcs branchiaux.

Devenir des arcs branchiaux

- L'arc I (arc mandibulaire) donne à sa partie supérieure les deux bourgeons maxillaires et, dans son centre, les deux bourgeons mandibulaires. L'épiblaste qui recouvre cet arc donne l'émail dentaire, les glandes salivaires, la muqueuse buccale et une partie du pavillon de l'oreille.
- L'arc II (arc hyoïdien) se développe considérablement jusqu'à recouvrir les arcs III et IV et donne la région hyoïdienne.
- Les arcs III, IV et VI involuent.

Devenir des poches ectoblastiques

- Sur les quatre poches ectoblastiques, seule la première persiste et donne le conduit auditif (figure 3.4).
- Les deuxième, troisième et quatrième poches ectoblastiques forment une poche commune (le sinus cervical), puis disparaissent.

Devenir des poches endoblastiques

- La première poche endoblastique donne le récessus tubotympanique et la trompe auditive (d'Eustache).
- La deuxième poche endoblastique donne l'amygdale palatine.
- La troisième poche endoblastique donne les parathyroïdes inférieures et le thymus.
- La quatrième poche endoblastique (et la cinquième poche, qui en est un simple diverticule) donne une partie de la thyroïde et les parathyroïdes supérieures.

Devenir des cellules du mésoderme céphalique et des crêtes neurales

Les cellules mésodermiques donnent des cellules musculaires et des cellules endothéliales

- Le premier arc branchial donne naissance aux fibres musculaires des muscles temporal, masséter, ptérygoïdiens, mylohyoïdien, ventre antérieur du digastrique, tenseur du voile, tenseur du tympan (muscle du marteau). Ces muscles sont innervés par le nerf trijumeau. Les cellules endothéliales du premier arc aortique forment une partie de l'artère maxillaire.

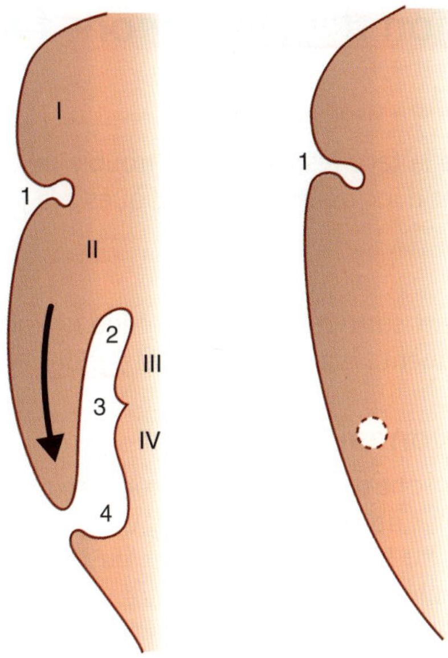

Fig. 3.4. Fermeture du sinus cervical.

- Le deuxième arc branchial donne naissance aux fibres musculaires des muscles faciaux, du ventre postérieur du digastrique, du stylohyoïdien et du muscle stapédien (muscle de l'étrier), innervés par le nerf facial. Les cellules endothéliales du deuxième arc aortique donnent l'artère stapédienne.
- Le troisième arc branchial donne naissance aux fibres musculaires des stylopharyngiens et peut-être aux muscles de la partie supérieure des constricteurs du pharynx innervés par le nerf glossopharyngien. Les cellules endothéliales du troisième arc aortique donnent l'artère carotide commune et l'artère carotide interne.
- Les arcs IV à VI donnent naissance aux fibres musculaires des muscles constricteurs du pharynx (portion inférieure), élévateur du voile, cricothyroïdiens et les muscles intrinsèques du larynx innervés par le nerf vague. Les cellules endothéliales du quatrième arc aortique donnent naissance, à gauche, à une portion de l'aorte thoracique et, à droite, à une portion de l'artère subclavière. Les cellules du cinquième arc aortique donnent naissance au canal artériel.

Les cellules des crêtes neurales donnent des dérivés squelettiques

- Les cellules du premier arc donnent naissance au cartilage de Meckel qui forme secondairement la portion latérale du maxillaire, une partie du sphénoïde, l'incus (enclume), la mandibule, le malleus (marteau), le zygoma et l'écaille de l'os temporal.
- Les cellules du deuxième arc forment le cartilage de Reichert qui produit le stapes (étrier), le processus styloïde, le ligament stylohyoïdien, les petites cornes et le bord supérieur de l'os hyoïde.
- Les cellules du troisième arc forment les grandes cornes et le bord inférieur de l'os hyoïde.
- Les cellules des arcs IV à VI forment les cartilages du larynx.

3. Champ mésobranchial

Sur la face ventrale de l'intestin pharyngien, à la partie médiane, il existe une région lisse : le champ mésobranchial, à partir duquel se développent la langue, une partie de la thyroïde et le canal thyréoglosse (entre la thyroïde et la langue) qui involue.

Aux environs du troisième mois (douzième semaine), la face du fœtus est pratiquement constituée définitivement.

C. Anomalies de fusion des bourgeons faciaux

1. *Kystes et fistules de la face*

Les kystes et les fistules de la face résultent d'un trouble de coalescence touchant un ou plusieurs bourgeons faciaux et d'inclusions ectodermiques à la jonction de ces structures.

Fistules faciales

Elles sont rares et se voient surtout à la lèvre inférieure, accompagnant parfois une fente labiopalatine, dont elles signent le caractère familial (syndrome de Van der Woude, figure 3.5).

Kystes faciaux embryonnaires

Ils sont plus fréquents. Ce sont des inclusions ectodermiques qui persistent lors de la fusion des bourgeons, responsables de kystes dermoïdes ou épidermoïdes. Le kyste de la queue du sourcil, situé à la jonction du bourgeon frontal et du bourgeon maxillaire, est le plus banal (figure 3.6). Ceux du plancher buccal peuvent être d'expression endobuccale (kystes adgéniens) ou cervicale (kystes adhyoïdiens). Les kystes et fistules médians du dos du nez procèdent d'un défaut de fermeture du neuropore antérieur (vingt-septième jour) et peuvent avoir une extension endocrânienne. Leur traitement est chirurgical et nécessite une exérèse complète du kyste ou de la fistule, afin d'éviter toute récidive.

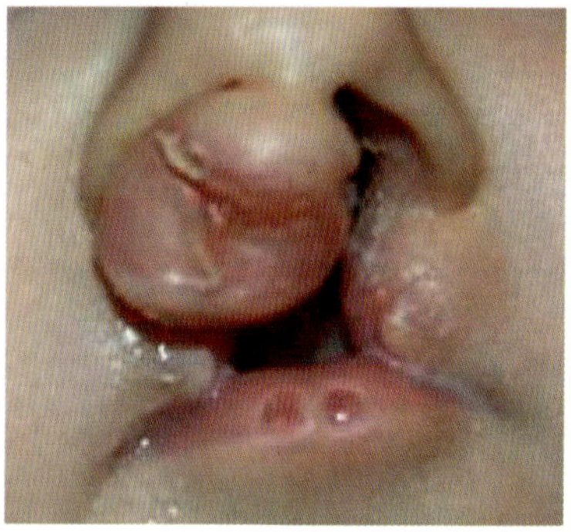

Fig. 3.5. **Fistules labiales inférieures avec fente labiale bilatérale (Van der Woude).**

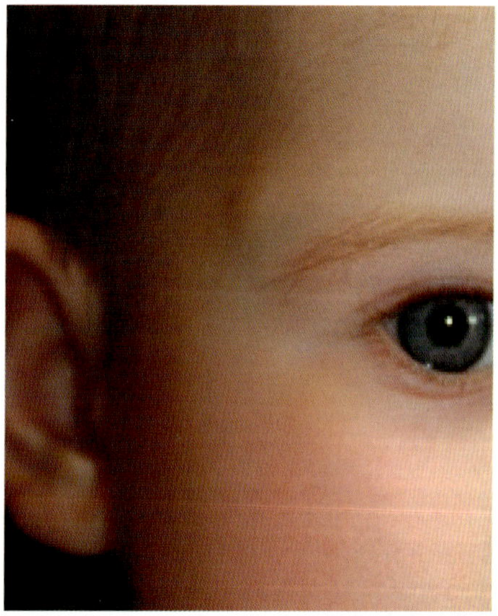

Fig. 3.6. **Kyste dermoïde de la queue du sourcil.**

2. Fentes faciales

Généralités

Les fentes faciales résultent d'un défaut d'accolement, avec ou sans hypoplasie, d'un ou plusieurs bourgeons faciaux. Elles affectent gravement non seulement la morphologie faciale mais aussi la fonction orofaciale, ce qui aggrave le retentissement social et psychologique de la malformation.

Certaines fentes faciales sont rares, comme le colobome (fente entre le bourgeon maxillaire supérieur et le bourgeon nasal externe), la macrostomie (fente entre le bourgeon maxillaire supérieur et le bourgeon maxillaire inférieur). D'autres sont plus fréquentes : ce sont les fentes labiopalatines.

Fentes labiopalatines

La présence d'une fente labiopalatine (en fait, labio-maxillo-palatine), par l'anomalie de formation du palais primaire et/ou du palais secondaire, a une double conséquence :

- morphologique : possibilité de déformation faciale du nez, de la lèvre supérieure, de l'arcade alvéolaire et du palais, se modifiant avec la croissance ;
- fonctionnelle : interruption des sangles musculaires des lèvres, du voile du palais et de l'oropharynx.

Ainsi, selon les formes cliniques, il existe des troubles de la respiration, de la phonation, de la déglutition, de l'audition et de l'éruption dentaire.

Il existe des formes plus ou moins complètes, plus ou moins symétriques, uni- ou bilatérales (figures 3.7 et 3.8).

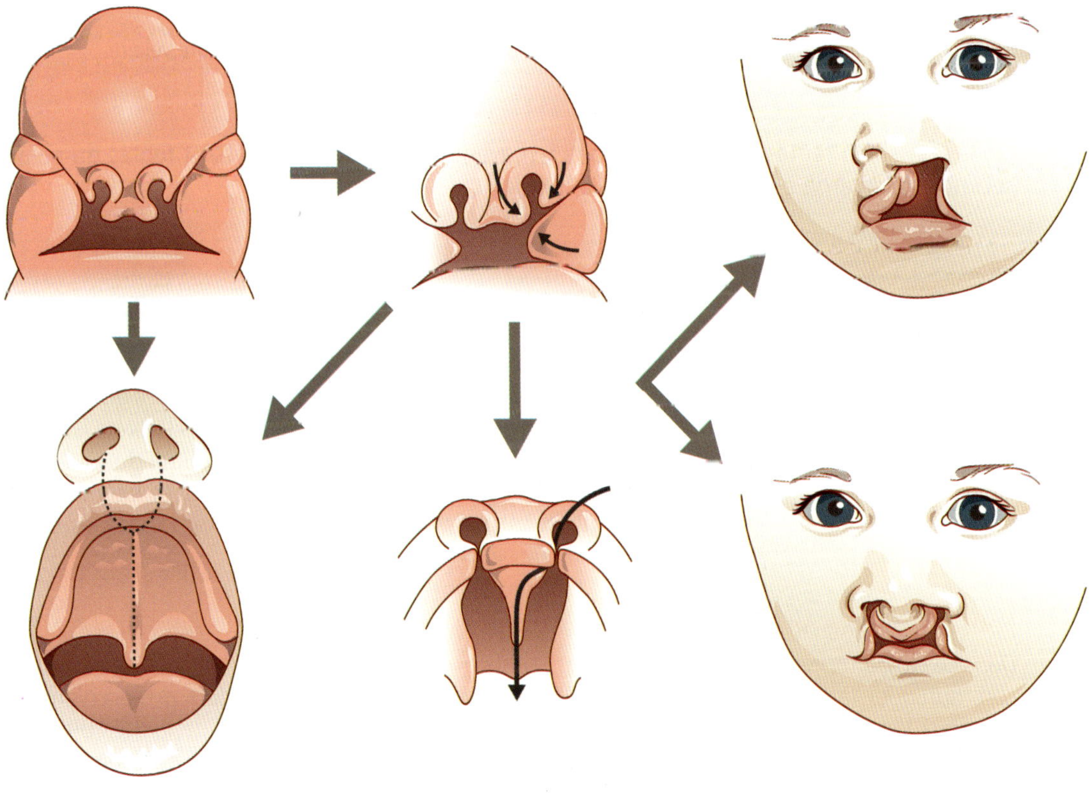

Fig. 3.7. La fente embryonnaire et son évolution.

À gauche, évolution normale par confluence des bourgeons faciaux. À droite, absence de confluence responsable de fente uni- ou bilatérale.

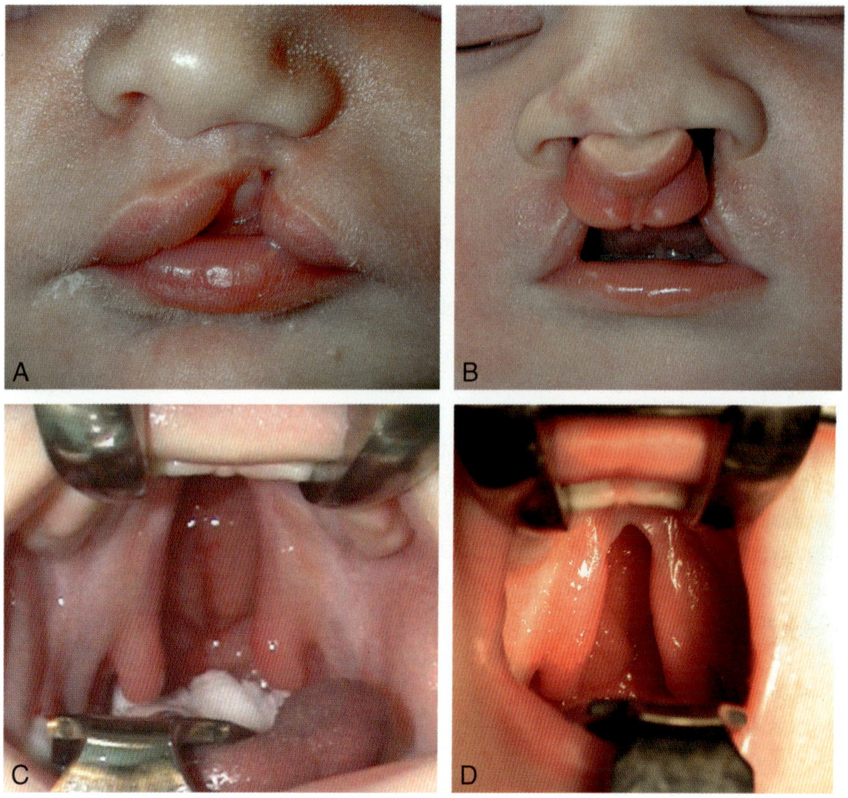

Fig. 3.8. Formes cliniques des fentes labiopalatines.
a. Fente labiale gauche incomplète. **b.** Fente labiale bilatérale. **c.** Fente palatovélaire. **d.** Fente vélaire.

On les classe en fentes du palais primaire (en avant du canal nasopalatin) et fentes du palais secondaire (en arrière du canal nasopalatin).

Fente du palais primaire, ou fente labiomaxillaire

Elle relève d'un défaut d'accolement des bourgeons nasaux et du bourgeon maxillaire. La forme unilatérale complète associe une ouverture du seuil narinaire, de la lèvre supérieure et de l'arcade alvéolaire (dans la région de l'incisive latérale) jusqu'au canal nasopalatin (canal incisif) (région du prémaxillaire). Les berges de la fente sont plus ou moins décalées en fonction des tractions musculaires et du degré d'hypoplasie des bourgeons. La forme bilatérale isole un bourgeon médian (ou prémaxillaire) porté en avant par le vomer ; il est constitué du tubercule labial médian et du secteur alvéolaire correspondant aux incisives centrales et latérales. Ce bourgeon médian est souvent décalé en avant par rapport aux deux berges externes de la fente.

Fente du palais secondaire, ou division palatine

Dans ce cas, la fente est médiane, allant du canal nasopalatin (canal incisif) à la luette et faisant communiquer largement la cavité buccale avec les fosses nasales par défaut d'accolement des deux lames palatines. Il existe des formes partielles suspectées en cas de luettes bifides : ce sont les fentes du voile (fentes vélaires ou fentes sous-muqueuses) ; il est important de les dépister dès la naissance, car elles peuvent entraîner des troubles fonctionnels.

Fente labio-maxillo-palatine totale

Uni- ou bilatérale, elle associe de façon plus ou moins complète les deux formes précédentes.

Épidémiologie

Les fentes labiopalatines concernent en moyenne une naissance sur 750, avec une prédominance des formes unilatérales du palais primaire. De causes plurifactorielles, elles résultent le plus souvent d'un accident au cours de l'organogenèse entre la cinquième et la septième semaine (infectieux, traumatique, toxique, métabolique, endocrinien, parfois génétique), réalisant alors un tableau isolé ou entrant dans le cadre d'un syndrome polymalformatif — fréquence élevée des *anomalies rénales* associées, à dépister systématiquement.

Traitement

La prise en charge est *pluridisciplinaire*. Le conseil génétique et la prise en charge psychologique peuvent débuter avant la naissance si le diagnostic échographique anténatal a été posé. Le traitement de la fente s'intègre dans un calendrier qui diffère selon les équipes, mais qu'il est important d'expliquer aux parents.

Il faudra réaliser :

- un traitement chirurgical primaire (fermeture précoce, simultanée ou successive de la lèvre et du palais au plus tard avant la fin de la première année de vie de l'enfant) ;
- un suivi orthophonique régulier des fonctions orales, en particulier de la phonation et de la déglutition ;
- un suivi orthodontique précoce et prolongé jusqu'à la fin de la croissance pour dépister et traiter les désordres dentoalvéolaires ;
- un suivi ORL, à la recherche notamment de troubles de la fonction tubaire responsables d'otites séromuqueuses à répétition et de troubles de l'audition, entraînant éventuellement la pose d'aérateurs transtympaniques ;
- un suivi psychologique des parents et du patient ;
- un conseil génétique à la recherche de syndromes polymalformatifs ou d'une cause génétique ;
- un suivi chirurgical pendant toute la durée de la croissance, afin de réaliser un éventuel traitement secondaire à visée morphologique nasolabiale et maxillaire ou à visée fonctionnelle par renforcement du vélopharynx, en cas de déperdition nasale au cours de la phonation.

Cette prise en charge pluridisciplinaire à long terme est primordiale pour le traitement de la malformation et de ses conséquences fonctionnelles.

3. Autres anomalies

D'autres anomalies de l'organogenèse faciale sont possibles, en particulier la persistance de la bascule postérieure de la langue comme dans la séquence de Pierre Robin (figure 3.9), associant une fente palatine (par interposition de la langue entre les deux lames palatines), une rétromicromandibulie et une glossoptose — c'est-à-dire la chute de la langue en arrière, ce qui a pour conséquence de rétrécir le diamètre du pharynx avec risque d'obstruction des voies aériennes supérieures. Cette anomalie, conséquence d'une dysmaturité neuromusculaire réversible, est responsable de troubles de la déglutition et de troubles respiratoires majeurs qui imposent le placement en urgence du nouveau-né au sein d'un service de réanimation néonatale.

D. Anomalies de l'organogenèse branchiale

Ces malformations bénignes sont fréquentes. Elles correspondent à des anomalies de régression des poches ectodermiques. Une régression incomplète des poches est responsable de la formation de kystes de structure dermoïde (avec inclusion de phanères, dents) ou épidermique. Au maximum, il persiste une fistule branchiale, borgne ou non, faisant alors communiquer la peau cervicale et le pharynx. Ces lésions pouvant augmenter de volume et se surinfecter, elles doivent être traitées par une exérèse chirurgicale complète.

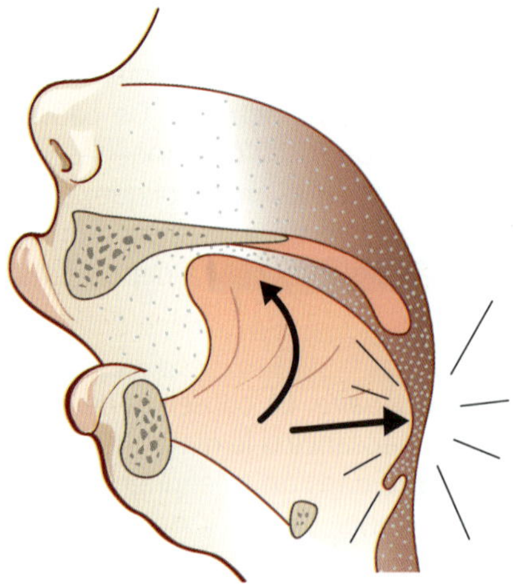

Fig. 3.9. Séquence de Pierre Robin : mécanisme de l'obstruction oropharyngée par glossoptose et micromandibulie.

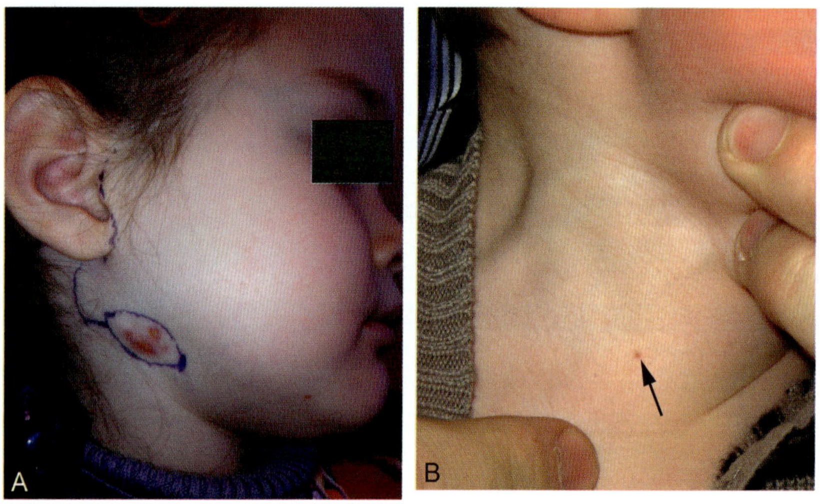

Fig. 3.10. Fistule.
a. Fistule de la première fente. **b.** Fistule de la deuxième fente.

1. Kystes et fistules de la région latérale du cou

Kystes et fistules de la première fente

Ce sont le plus souvent des fistules dont l'orifice externe se situe dans la région sous-maxillaire (figure 3.10a), traverse la région parotidienne pour atteindre le conduit auditif externe. Ces anomalies sont abordées par voie de parotidectomie en respectant le nerf facial.

Kystes et fistules de la deuxième fente

Ce sont les plus fréquents. L'orifice externe de la fistule se situe au bord antérieur du muscle sternocléidomastoïdien (figure 3.10b) ; le trajet se poursuit ensuite vers l'os hyoïde et se termine dans la région amygdalienne. Ils sont abordés par voie cervicale et peuvent nécessiter une amygdalectomie.

2. Kystes et fistules de la région médiane

Les kystes et fistules s'y développent sur les vestiges du tractus thyréoglosse. L'orifice externe de la fistule se situe dans la région thyroïdienne médiane et elle continue dans la région

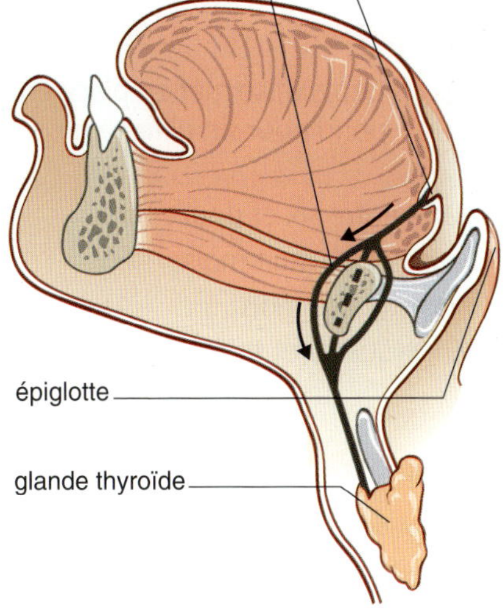

Fig. 3.11. Trajet des kystes et fistules du tractus thyréoglosse.

hyoïdienne jusqu'à la région linguale du foramen cæcum (ou *tuberculum impar*) en arrière du « V » lingual (figure 3.11). Les kystes peuvent siéger sur tout le trajet fistuleux. À sa partie antérieure, ils peuvent prendre l'aspect d'une tuméfaction cervicale médiane, mobile à la déglutition, avec thyroïde normale. Ces anomalies relèvent d'une chirurgie large emportant le corps de l'os hyoïde et contrôlant la région basilinguale. Il faudra auparavant s'assurer de la présence d'une thyroïde fonctionnelle.

3. Autres anomalies

D'autres malformations de la région branchiale sont possibles, en particulier les hypoplasies des arcs, responsables de microsomies faciales. La plus fréquente est le syndrome otomandibulaire, ou syndrome du premier arc, réalisant une hypoplasie plus ou moins sévère des régions mandibulaire, orbitozygomatique et auriculaire. La cause peut être génétique et s'intègre alors fréquemment dans le cadre d'une malformation sévère, souvent bilatérale, comme dans le syndrome de Treacher-Collins.

II. Dépister les anomalies du développement dentaire

Vers le deuxième mois, des épaississements se forment au niveau du revêtement épithélial du stomodeum sous l'influence de l'ectomésenchyme sous-jacent, qui comprend les cellules mésenchymateuses (mésoderme) issues des bourgeons faciaux et des cellules issues des crêtes neurales (neuroectoderme). Ces bourgeons vont ensuite s'enfoncer dans le mésenchyme sous-jacent pour former la lame primitive, ou « mur plongeant ». Celui-ci va émettre un prolongement médial, la lame dentaire. Cette structure épithéliale va prendre la forme d'une cupule puis d'une cloche et donnera l'émail par l'intermédiaire de l'épithélium adamantin. Sous cette couche épithéliale, le mésenchyme se condense et donnera la dentine, la pulpe puis, enfin, la racine dentaire.

Il existe une interaction entre les différentes structures : toute anomalie de l'une retentira sur l'autre.

A. Éruption dentaire

1. Denture lactéale (ou temporaire, ou déciduale, ou de lait)

Elle comporte normalement vingt dents et se met en place entre l'âge de six mois et deux ans et demi (figure 3.12), ce qui correspond pour simplifier à un groupe dentaire tous les semestres à partir du sixième mois :

- incisives centrales et latérales entre six et douze mois ;
- première molaire entre douze et dix-huit mois ;
- canine entre dix-huit et vingt-quatre mois ;
- deuxième molaire entre vingt-quatre et trente mois.

2. Denture définitive (ou permanente)

Elle comporte normalement trente-deux dents et se met en place entre l'âge de six ans et dix-huit ans (figure 3.13), ce qui correspond pour simplifier à un groupe dentaire tous les ans à partir de six ans, exception faite des troisièmes molaires :

- première molaire à six ans (« dent de six ans »), la plus souvent cariée ;
- incisive centrale vers sept ans ;
- incisive latérale vers huit ans ;
- première prémolaire vers neuf ans ;
- canine vers dix ans ;
- deuxième prémolaire vers onze ans ;
- deuxième molaire vers douze ans (« dent de douze ans ») ;
- troisième molaire vers dix-huit ans (« dent de sagesse »).

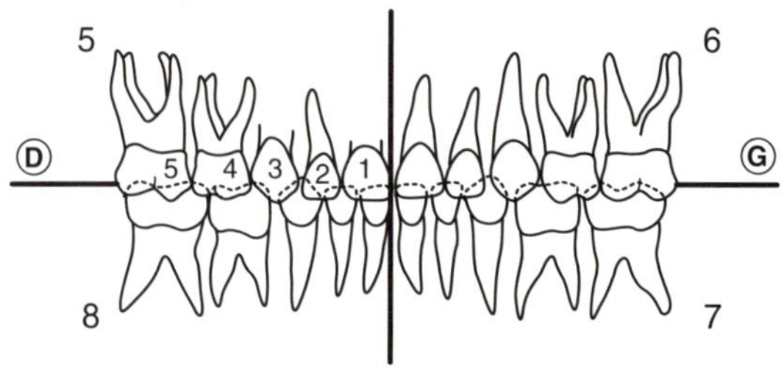

Fig. 3.12. Denture temporaire.

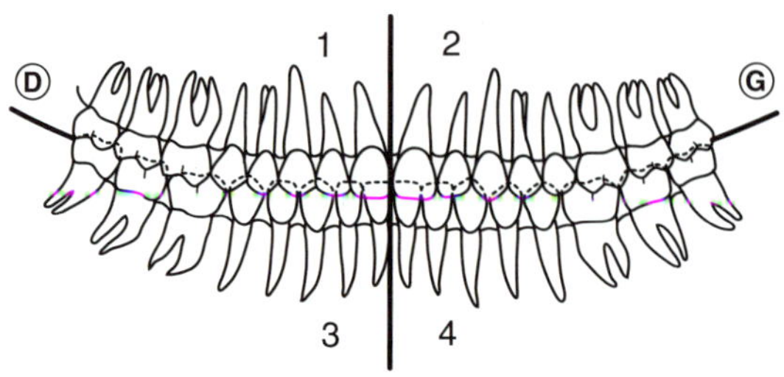

Fig. 3.13. Denture permanente.

3. Numérotation internationale

Les dents sont disposées sur deux arcades dentaires, dont chacune peut être divisée en deux moitiés (hémiarcades) symétriques par rapport à un plan sagittal médian. Chacun des quadrants comporte : pour la denture temporaire, cinq dents; pour la denture définitive, huit dents.

Dans chaque hémiarcade, les dents sont numérotées depuis l'incisive médiane jusqu'à la dernière dent latéralement, de 1 à 5 pour les dents de lait, et de 1 à 8 pour les dents définitives. Chaque dent est numérotée par deux chiffres, le premier désignant le quadrant dont fait partie la dent :

- pour les dents de lait, les quadrants sont numérotés de 5 à 8 :
  - 5 pour le quadrant supérieur droit;
  - 6 pour le quadrant supérieur gauche;
  - 7 pour le quadrant inférieur gauche;
  - 8 pour le quadrant inférieur droit;
  - (ainsi, la 65 est la deuxième molaire supérieure gauche de lait);
- pour les dents permanentes, les quadrants sont numérotés de 1 à 4 :
  - 1 pour le quadrant supérieur droit;
  - 2 pour le quadrant supérieur gauche;
  - 3 pour le quadrant inférieur gauche;
  - 4 pour le quadrant inférieur droit;
  - (ainsi, la 13 est la canine supérieure droite).

B. Anomalies de l'éruption dentaire

Dentition temporaire précoce

La présence de dents temporaires à la naissance est retrouvée dans une naissance sur 6 000. Louis XIV en est un exemple célèbre... La dent le plus fréquemment concernée est l'incisive centrale mandibulaire.

Dentition temporaire retardée

Elle peut atteindre une dent ou un groupe de dents. L'irradiation pendant la grossesse et l'hypothyroïdie sont des causes classiques. La radiologie permet de différencier le retard d'éruption (fréquent) de l'agénésie dentaire (exceptionnelle).

Dentition permanente précoce

Elle est le plus souvent consécutive à la chute prématurée des dents temporaires, elle-même le plus souvent imputable aux caries. Elle peut aussi accompagner des désordres endocriniens, comme l'hyperthyroïdie, ou bien une hypertrophie hémifaciale.

Dentition permanente retardée

Elle peut être de cause locale (antécédent de traumatisme, malposition, lésions sus-jacentes au germe dentaire) ou générale (malformative, endocrinienne et métabolique).

Accidents d'éruption

Les plus fréquents sont les accidents d'éruption sur la dent de sagesse. On distingue des accidents locaux dont la forme la plus fréquente est la *péricoronarite*, correspondant à une inflammation du sac péricoronaire. Le tableau associe fièvre, limitation de l'ouverture buccale (trismus), douleur rétromolaire irradiant dans l'oreille avec inflammation de la gencive en regard de la dent causale. La pression à ce niveau est douloureuse et peut faire sourdre du pus ou une sérosité. Une adénopathie satellite est fréquente. Le bilan radiologique est indispensable et montre la position des dents, leur nombre, leur rapport avec le nerf alvéolaire inférieur et la possibilité qu'aura la dent concernée de pouvoir se positionner sur l'arcade dentaire. Selon ces éléments, le traitement consistera en un traitement médical ou en avulsion de la dent. La répétition des épisodes de péricoronarite aboutit à la formation d'un kyste inflammatoire situé en arrière de la couronne de la dent de sagesse : le *kyste marginal postérieur*.

Chez l'enfant, les kystes d'éruption sont fréquents et concernent surtout les molaires. Ils se manifestent par une tuméfaction bleutée, douloureuse, située sur la crête gingivale. Ils disparaissent spontanément. Les coronarites touchent les première et deuxième molaires et se compliquent parfois d'une gingivite ulcéro-nécrotique.

Dents incluses

Une dent incluse est une dent située à distance de l'arcade dentaire, mais sur son trajet normal de migration (contrairement à la dent ectopique). La cavité péricoronaire ne présente aucune communication avec la cavité buccale. À la mandibule, il s'agit surtout des dents de sagesse (figure 3.14), plus rarement des canines et prémolaires. Au maxillaire, il s'agit le plus souvent de la canine.

Dents ectopiques

Une dent ectopique est une dent située à distance de l'arcade dentaire et en dehors du trajet normal de migration (figure 3.15).

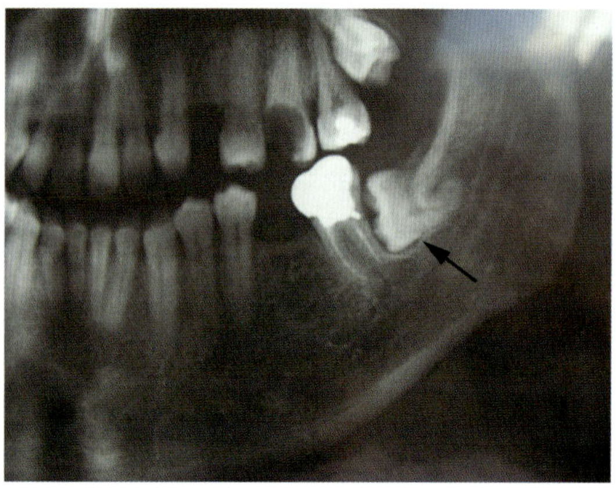

Fig. 3.14. Dent de sagesse incluse.

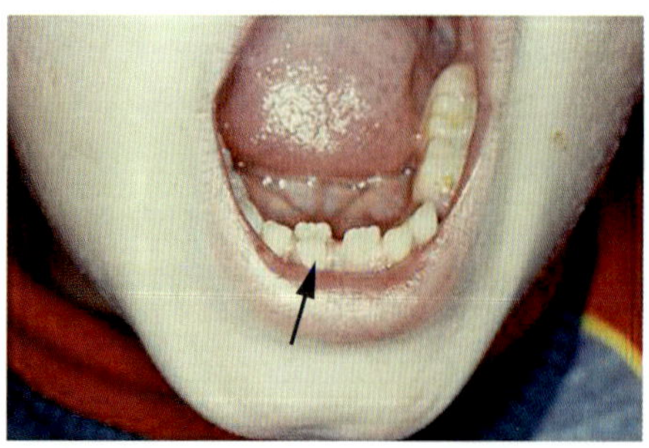

Fig. 3.15. Incisive centrale droite ectopique.

C. Anomalies de l'embryologie dentaire

1. Anomalies de volume des dents

Microdontie

Diminution de taille des dents.

Macrodontie

Augmentation de taille des dents.

2. Anomalies du nombre des dents

Anodontie

Absence totale de toutes les dents (exceptionnelle).

Oligodontie

Manque d'un certain nombre de dents. Cette anomalie est relativement fréquente et l'agénésie (le manque de la dent) concerne essentiellement la troisième molaire, l'incisive latérale maxillaire et la deuxième prémolaire mandibulaire. Certains syndromes, comme la dysplasie ectodermique anhydrotique, ont une oligodontie.

Polydontie

Excès de nombre des dents. Quand il s'agit des dents définitives et que la dent est de forme anormale, on parle d'odontomes. Ceux-ci peuvent alors poser des problèmes de diagnostic différentiel avec des ostéomes et la cémentose. La dysplasie cléidocrânienne est un syndrome héréditaire associant polydontie (figure 3.16), aplasie ou hypoplasie claviculaire et retard ou absence de fermeture des sutures crâniennes.

3. Anomalies de forme des dents (dysplasies dentaires)

L'anomalie peut concerner la couronne (dysplasies coronaires), la racine (dysplasie radiculaire) ou les deux (dysplasie coronoradiculaire).

4. Anomalies de couleur des dents (dyschromies)

Érythrodontie

Il s'agit d'une coloration rose-brun des dents, mieux vue en lumière ultraviolette, rencontrée dans la porphyrie érythropoïétique congénitale (maladie de Günther).

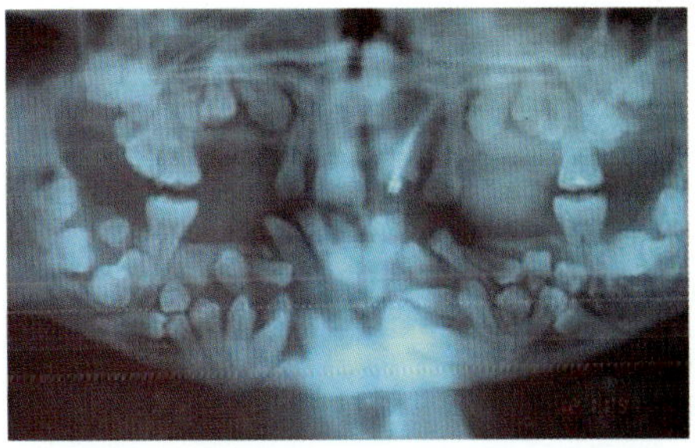

Fig. 3.16. **Polydontie dans un contexte polymalformatif.**

Dyschromie dentaire médicamenteuse

Liée notamment à la prise de tétracyclines en cure prolongée chez l'enfant, elle peut donner une coloration gris-jaune de la denture. Une prise de tétracyclines chez la femme enceinte peut aussi être responsable de dyschromie dentaire chez l'enfant.

III. Dépister les anomalies du développement craniofacial

A. Ossification craniofaciale

Deux grands mécanismes président à l'ossification des diverses pièces osseuses qui composent le crâne et la face : l'ossification membraneuse et l'ossification endochondrale.

1. Ossification membraneuse

Il s'agit du mécanisme qu'on retrouve au niveau de la voûte crânienne et de la plus grande partie des os de la face. Les différentes pièces osseuses sont séparées les unes des autres par des structures spéciales, les *sutures*, qui correspondent à l'interposition de la membrane périostée, membrane douée de possibilités d'ostéogenèse. La suture n'est pas le lieu d'une ossification de type primaire. Il s'agit d'une ossification de type secondaire, « de rattrapage », ne se produisant qu'en réponse à une sollicitation mécanique en tension.

2. Ossification endochondrale

Elle se produit au sein d'une maquette cartilagineuse préfigurant l'os futur. C'est l'ossification qu'on retrouve au niveau des os longs et au niveau de la base du crâne (partie du crâne qui sépare la voûte du crâne et le massif facial). Dans ce type d'ossification, au niveau des os longs, il existe des structures cartilagineuses spécialisées, douées de possibilité d'ossification de type primaire, c'est-à-dire répondant à des sollicitations hormonales (hormone de croissance, somathormone) mais pas aux sollicitations de type mécanique. On trouve ce type de cartilage au niveau des épiphyses des os longs (cartilage de conjugaison) responsables de l'accroissement en longueur des os longs. On les trouve également au niveau de la base du crâne cartilagineux (chondrocrâne) : les *synchondroses*.

B. Croissance crânienne

On oppose la croissance de la voûte, constituée essentiellement d'os de membranes, à la croissance de la base constituée d'os de type endochondraux.

1. Croissance de la voûte

Les pièces osseuses sont séparées les unes des autres par les sutures (figure 3.17). Les différentes sutures crâniennes sont :

- *suture coronale* : entre frontaux et pariétaux ;
- *suture sagittale* : entre les pariétaux ;
- *suture lambdoïde* : entre pariétaux et occipital ;
- *suture métopique* : entre les frontaux ;
- *suture inter-pariéto-squameuse* : entre les pariétaux et l'écaille occipitale.

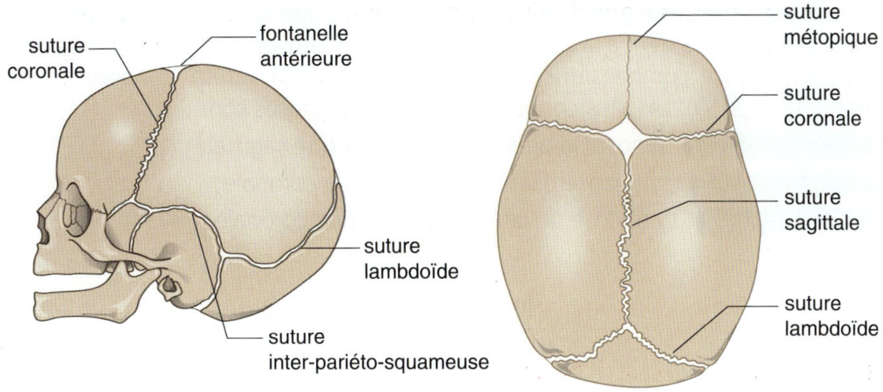

Fig. 3.17. Sutures de la voûte.

Ces sutures, très lâches à la naissance, confèrent au crâne une grande plasticité, permettant les déformations lors de l'accouchement. Elles permettent aussi au crâne de se développer très rapidement après la naissance en raison de la croissance du cerveau. Elles sont sollicitées par l'expansion cérébrale qui est très importante pendant les premières années de la vie : le volume de l'encéphale double à six mois, triple à deux ans et, à trois ans, il représente 80 % de son volume définitif. Grâce à leur ossification de rattrapage, elles permettent le développement cérébral. Ces sutures se ferment lorsqu'elles ne sont plus sollicitées et deviennent alors des *synfibroses*. Les fontanelles postérieure et sphénoïdales se ferment à l'âge de deux ou trois mois et la fontanelle antérieure vers dix-huit mois.

2. Croissance de la base

La maquette cartilagineuse, ou *chondrocrâne*, est de type primaire et elle laisse apparaître des zones cartilagineuses spécialisées : les *synchondroses*. La plus importante est la synchondrose sphéno-occipitale qui est responsable de la croissance en longueur de la base du crâne. Elle est active pendant toute la croissance, ne se fermant qu'à l'âge de vingt ans. En avant, il existe une structure cartilagineuse commune au crâne et à la face, le *mésethmoïde cartilagineux*, responsable de la croissance de l'étage antérieur de la base du crâne et de la partie médiane de la face. À sa périphérie, il existe d'autres synchondroses, plus latérales, situées à la limite avec les os de la voûte : elles sont responsables de l'élargissement de la base crânienne.

C. Anomalies de la voûte

Il s'agit d'affections caractérisées par une pathologie des sutures.

1. Retard de fermeture des sutures

Cette anomalie ne provoque pas de retentissement pathologique sur le développement cérébral.

On la trouve dans le rachitisme, associée aux déformations squelettiques avec fragilité osseuse. Au niveau du crâne, les sutures sont élargies et les fontanelles se ferment avec retard (dix-huit à vingt-quatre mois). Il existe également un retard dentaire.

2. Synostose prématurée des sutures, ou craniosynostoses ou craniosténoses

À l'inverse des précédentes, il s'agit ici d'affections gravissimes car la fusion prématurée de la suture entrave le développement cérébral.

Les craniosynostoses atteignent une suture ou un groupe de suture. Elles entravent la croissance perpendiculairement à la suture pathologique et provoquent une déformation crânienne par hypercroissance compensatrice dans la direction de la suture sténosée (loi de Virchow) (figures 3.18 et 3.19). Les plus connues des craniosynostoses sont :

- la *scaphocéphalie* : synostose prématurée de la suture sagittale ;
- la *brachycéphalie* : synostose bilatérale de la suture coronale ;
- la *plagiocéphalie* : synostose unilatérale de la suture coronale ;

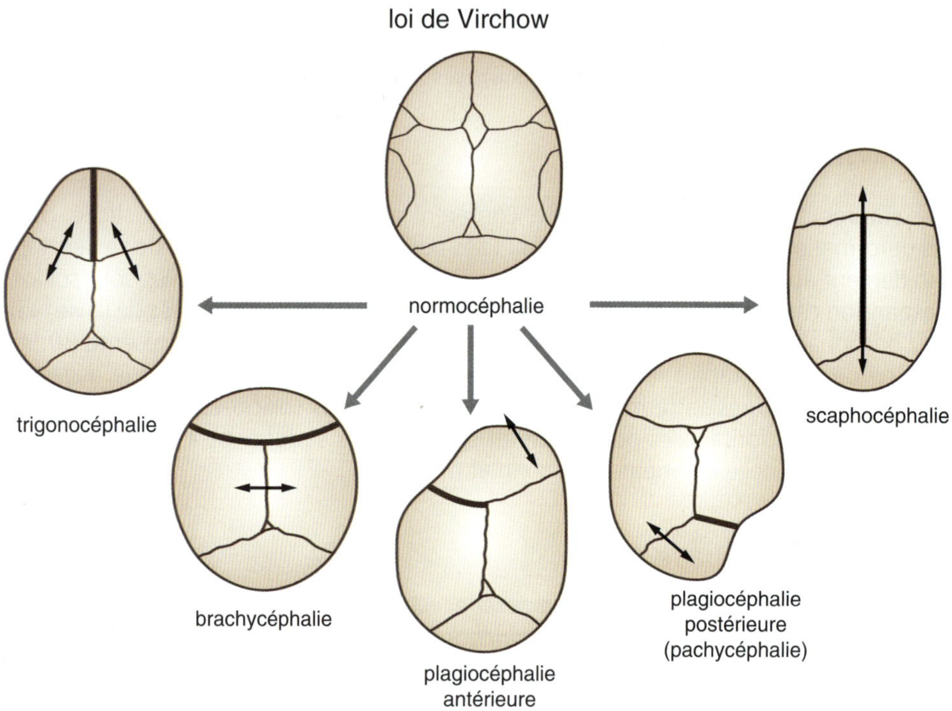

Fig. 3.18. Principales synostoses de la voûte et leurs déformations (loi de Virchow).

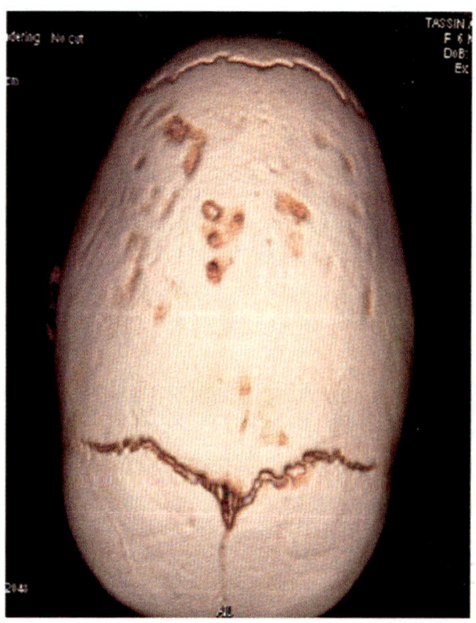

Fig. 3.19. Scanner tridimensionnel d'une scaphocéphalie.

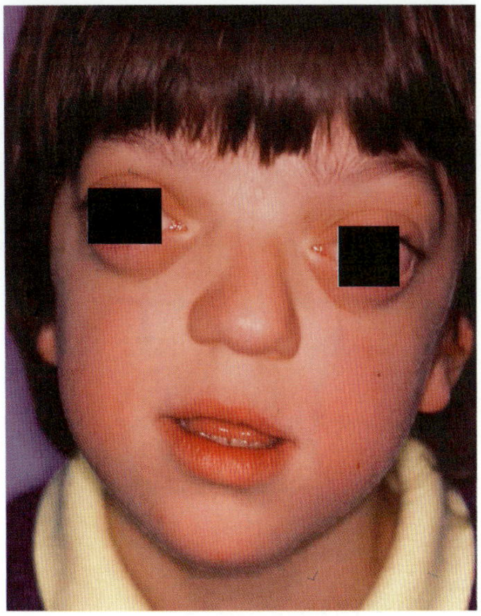

Fig. 3.20. Syndrome de Crouzon.

- la *trigonocéphalie* : synostose prématurée de la suture métopique.

Elles pourront rester isolées ou s'associer à une atteinte des sutures faciales, donnant les *cranio-facio-sténoses* :

- maladie d'Apert ;
- maladie de Crouzon (figure 3.20).

Les craniosténoses et cranio-facio-sténoses sont des affections gravissimes. Le risque évolutif majeur est l'hypertension intracrânienne chronique qui évolue à bas bruit et peut conduire à la cécité par atrophie optique et à la débilité mentale par atrophie cérébrale. Elles doivent être opérées précocement (avant le douzième mois).

D. Anomalies de la base

L'anomalie la plus caractéristique est l'atteinte du chondrocrâne par *achondroplasie*.

Elle est relativement fréquente (un cas pour 10 000 naissances) et est dans 80 % des cas sporadique. La transmission des 20 % de cas familiaux est autosomique dominante. Cette maladie résulte de troubles de la croissance cartilagineuse intéressant le cartilage de conjugaison et les synchondroses. La croissance membraneuse n'est pas perturbée.

L'achondroplasie se caractérise par l'association spécifique d'un nanisme micromélique avec des atteintes très caractéristiques de la tête (crâne volumineux, ensellure nasale, micromaxillie), du tronc (lordose lombaire) et des mains (« en trident »).

À la radiographie, la boîte crânienne est trop volumineuse par rapport à la face (« montgolfière portant une petite nacelle »). La selle turcique est très ouverte et la synchondrose sphéno-occipitale est prématurément soudée.

IV. Dépister les anomalies maxillomandibulaires

A. Croissance faciale

La face est composée de deux étages : l'étage maxillaire et l'étage mandibulaire. Leur développement est indissociable.

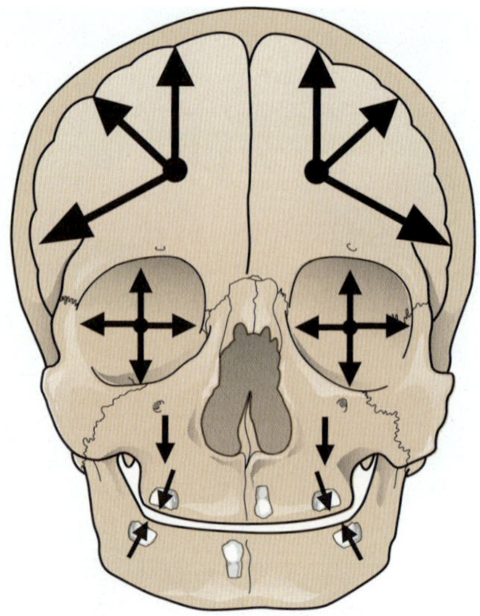

Fig. 3.21. **Développement vertical craniofacial.**

1. *Maxillaire*

Le maxillaire est formé de plusieurs pièces osseuses de type membraneux. Son développement et sa croissance se font dans tous les plans de l'espace (figure 3.21).

Développement vertical

À sa partie supérieure, orbitaire, il est lié à l'expansion du contenu de l'orbite (œil, muscles oculomoteurs, graisse péri- et intraorbitaire), sollicitant les sutures frontomaxillaire et fronto-zygomatique permettant l'agrandissement de l'orbite.

À sa partie moyenne, il est classiquement lié au développement du sinus maxillaire. En fait, celui-ci ne fait qu'occuper l'espace libéré par les germes dentaires.

À sa partie inférieure, alvéolodentaire, la mise en place progressive des dents sur l'arcade maxillaire s'accompagne de la formation de l'os alvéolaire et augmente la dimension verticale du maxillaire.

Développement antéropostérieur

Le développement antéropostérieur est lié à l'évolution d'une structure cartilagineuse primaire appartenant à la fois à la base du crâne, dont elle forme la partie centrale de l'étage antérieur, et à la face : le mésethmoïde cartilagineux. Cette structure, qui correspond à l'ethmoïde et à la poutre septovomérienne, se développe vers le bas et l'avant, entraînant le développement sagittal de la face. Il s'agit d'une structure cartilagineuse primaire répondant aux sollicitations hormonales.

Développement transversal

Il est tributaire, en haut, de la largeur du mésethmoïde cartilagineux. En bas, le développement transversal du maxillaire est directement lié :

- à la fonction linguale, assurant l'élargissement maxillaire en stimulant la suture intermaxillaire lors des mouvements de succion, déglutition, mastication, phonation ;
- à la fonction de ventilation, responsable du bon développement des fosses nasales et de la bonne expansion sinusienne.

2. Mandibule

La mandibule est le seul os mobile de la face. C'est un os de type membraneux dont l'ossification commence pendant les deux premiers mois embryonnaires au niveau de la branche horizontale, au contact du *cartilage de Meckel*, squelette primitif du premier arc, qui se chondrolyse vers le sixième mois. La croissance est ensuite de type secondaire, par phénomènes d'apposition/résorption périostée, essentiellement dépendants de l'activité musculaire (figure 3.22). Tous les muscles cervicaux et faciaux interviennent : les plus importants sont les masticateurs, les muscles de la sangle vélopharyngée, les muscles sous-hyoïdiens et les muscles linguaux. L'essentiel de la croissance mandibulaire apparaît donc de type secondaire, liée à la fonction. Ces fonctions se modifient beaucoup dès les premières années de la vie : phénomènes de succion présents dès le stade fœtal et importants chez le nouveau-né (faisant surtout intervenir les deux muscles ptérygoïdiens latéraux), puis apparition progressive de la mastication (intervention des puissants muscles élévateurs : masséters, temporaux, ptérygoïdiens médiaux) au fur et à mesure de l'éruption dentaire (temporaire puis définitive).

L'accroissement de la branche montante mandibulaire était jadis attribué au cartilage condylien, considéré comme un centre de croissance primaire. Il s'agit en fait d'un centre de croissance secondaire formé à l'intérieur d'une enveloppe fibropériostée. Il est tributaire de la fonction, en l'occurrence la mobilité mandibulaire, et permet le rattrapage de la croissance lors du développement en bas et en avant de la mandibule, qui suit elle-même le déplacement du maxillaire, en maintenant l'engrènement dentaire.

Lorsque l'éruption dentaire va se produire, progressivement, les dents vont entrer en rapport avec les dents voisines sur la même arcade, mais également avec les dents antagonistes sur l'arcade opposée. Lorsque toutes les dents seront sur l'arcade, elles définiront l'*articulé dentaire*.

On analyse l'articulé dentaire dans la position d'occlusion où s'établissent le plus grand nombre de contacts entre les dents du maxillaire et celles de la mandibule : c'est l'*occlusion d'intercuspidation maximale* (OIM).

L'articulé dentaire normal s'établit ainsi lors de la denture lactéale, puis définitive, tout au long des processus de croissance et de morphogenèse faciale. Il répond à des critères précis définissant l'occlusion idéale (articulé dentaire idéal; figure 3.23a) :

- alignement des points interincisifs médians supérieur et inférieur entre eux et par rapport à la ligne médiane de la face, les arcades dentaires formant une courbe elliptique plus ou moins ouverte en arrière avec un bon alignement des bords incisifs des cuspides et des sillons intercuspidiens médians;
- arcade dentaire inférieure s'inscrivant en totalité à l'intérieur de l'arcade dentaire supérieure, de telle sorte que :

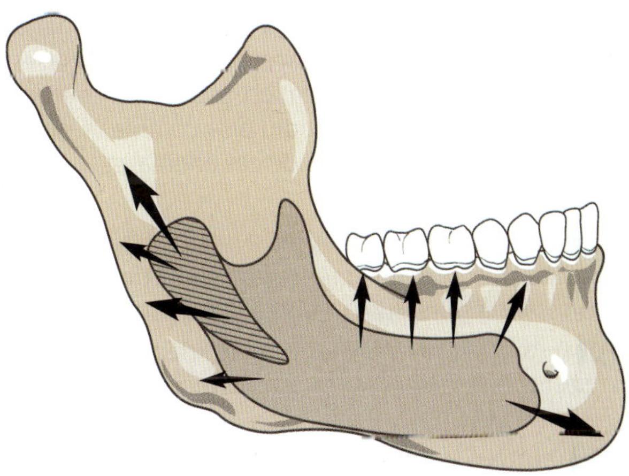

Fig. 3.22. Développement mandibulaire.

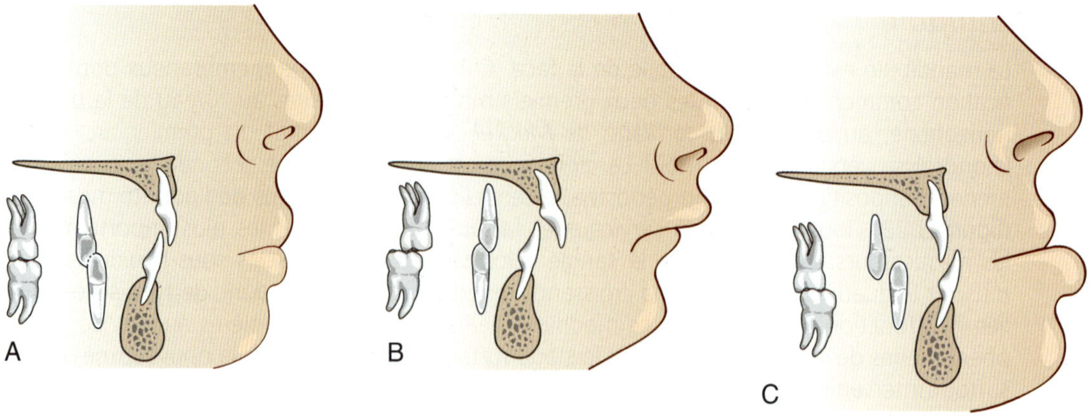

Fig. 3.23. Articulés dentaires selon Angle.

a. Classe I (normocclusion : dents maxillaires en avant des dents mandibulaires). **b.** Classe II (dents maxillaires très en avant des dents mandibulaires). **c.** Classe III (dents mandibulaires très en avant des dents maxillaires).

- transversalement, les cuspides vestibulaires des prémolaires et molaires mandibulaires viennent s'engrener dans les sillons intercuspidiens médians des mêmes dents maxillaires ; il existe un recouvrement partiel des incisives mandibulaires par les incisives maxillaires ;
- verticalement, le recouvrement incisif est de l'ordre de 2 mm.
- sagittalement, il existe une distocclusion (déplacement vers l'arrière) de la première molaire maxillaire par rapport à la première molaire mandibulaire d'une demi-cuspide du fait de la taille plus importante des incisives centrales maxillaires par rapport à leurs antagonistes ; la canine maxillaire s'engrène entre la canine et la première prémolaire mandibulaire ; cette position dentaire définit l'**occlusion de classe I d'Angle**.

À partir de ce rapport idéal entre les dents maxillaires et mandibulaires, toute position différente sera considérée comme un trouble de l'articulé dentaire, qui peut être — s'il n'est pas traumatique — d'origine alvéolodentaire ou squelettique.

B. Troubles de l'articulé dentaire d'origine alvéolodentaire

Ces troubles intéressent le compartiment alvéolodentaire des mâchoires, c'est-à-dire comportant la dent et son tissu de soutien (le parodonte). Ce tissu de soutien est principalement composé de l'os alvéolaire et du ligament alvéolodentaire. C'est un compartiment doté d'une grande plasticité et qui répond aux sollicitations mécaniques permettant le déplacement d'un groupe de dents dans les trois plans de l'espace. Ainsi, des anomalies de la mastication, de la phonation, de la déglutition ou de la ventilation peuvent entraîner des déplacements anormaux d'un secteur dentaire. Des praxies anormales comme la persistance de la succion du pouce peuvent également être responsables de ces anomalies.

On pourra ainsi voir :

- une *rétro-alvéolie*, surtout au niveau des incisives (déplacement lingual ou palatin des incisives) ; la rétroalvéolie des incisives inférieures peut être liée à la présence d'un frein de langue court et puissant (figure 3.24), et/ou à la persistance de la succion du pouce ;
- une *pro-alvéolie*, surtout au niveau des incisives (déplacement vestibulaire des incisives) ; une proalvéolie des incisives supérieures est souvent liée à la persistance de la succion du pouce ou de la sucette ;
- une *endo-alvéolie*, surtout au niveau du maxillaire et dans les secteurs latéraux, traduisant l'absence d'appui lingual sur la voûte palatine, en cas de ventilation nasale déficiente (patient respirateur buccal exclusif) ;

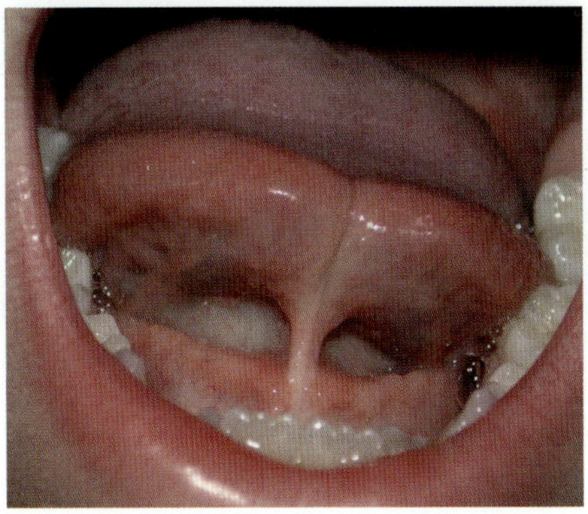

Fig. 3.24. **Frein de langue court et puissant.**

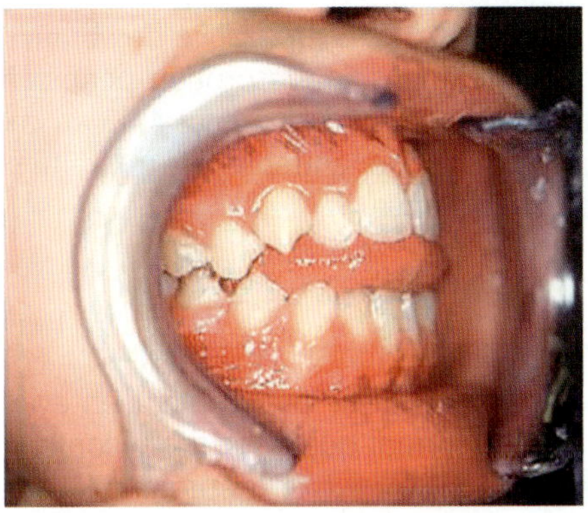

Fig. 3.25. **Béance interdentaire antérieure avec interposition de la langue.**

- une *infra-alvéolie* (béance interdentaire; figure 3.25), pouvant être présente en avant ou latéralement, caractérisée par l'absence de contact entre les dents du haut et du bas, liée souvent à une position basse de la langue et une respiration essentiellement buccale; ou par persistance d'une déglutition de type primaire laissant la langue s'interposer entre les incisives lors de la déglutition.
- une *supra-alvéolie*, caractérisée par un excès de recouvrement des incisives mandibulaires par les incisives maxillaires.

Ces anomalies interviennent tôt pendant l'enfance : leur diagnostic et leur traitement devront être précoces et feront appel à l'orthopédie dentofaciale (déplacement des dents et de l'os alvéolaire par action d'une force mécanique utilisant des arcs ancrés sur les dents, des dispositifs amovibles intra- ou extraoraux). Ce traitement sera souvent associé à une rééducation fonctionnelle de la posture linguale, de la déglutition ou de la phonation.

C. Troubles de l'articulé dentaire d'origine squelettique

Ces anomalies peuvent porter sur les deux étages faciaux : maxillaire et/ou mandibulaire. Leur terminologie doit être connue. Les anomalies siégeant au maxillaire ont une dénomination se terminant par « -maxillie » (promaxillie, rétromaxillie), tandis que les anomalies mandibulaires se terminent par « -mandibulie » (promandibulie, rétromandibulie).

Ces dysmorphoses vont provoquer un trouble de l'articulé dentaire qui va permettre de les définir. L'articulé dentaire généralement considéré comme normal correspond à la classe I. Par rapport à cette position de référence, des anomalies avec **occlusion de classe II** et des anomalies avec **occlusion de classe III d'Angle** sont décrites.

La caractérisation de ces anomalies et leur origine seront déterminées par un examen clinique précis et systématisé, par l'analyse des radiographies (panoramique dentaire et téléradiographies), ainsi que par l'étude des moulages des arcades dentaires réalisés à partir d'empreintes.

1. Anomalies avec occlusion de classe II

Elles sont caractérisées par une position plus avancée de la première molaire supérieure par rapport à l'inférieure (figure 3.23b). Il existe donc un décalage en avant de l'arcade dentaire supérieure par rapport à l'inférieure. Ces anomalies peuvent être liées à une rétromandibulie (cas le plus fréquent) ou à une promaxillie.

Ces anomalies peuvent être *congénitales*, comme dans la *séquence de Pierre Robin*, présente dans de nombreux syndromes malformatifs, où il existe en plus d'une fente palatine et d'une glossoptose, une microrétromandibulie. Elles peuvent aussi être *acquises*, comme dans les *séquelles des ankyloses temporomandibulaires bilatérales*. Ces ankyloses sont secondaires à la destruction des articulations temporomandibulaires suite à un traumatisme ou une infection, retentissant secondairement sur la croissance des branches montantes en raison de la disparition des phénomènes d'apposition-résorption périostée, qui sont normalement sous la dépendance de la fonction musculaire (cf. figure 4.33 au chapitre 4). Leur diagnostic est à faire le plus précocement possible pour entreprendre un traitement chirurgical de libération de l'articulation et, ainsi, de la croissance.

2. Anomalies avec occlusion de classe III

Ces anomalies sont caractérisées par le déplacement en avant de la molaire inférieure par rapport à la supérieure plus important que dans la position en classe I (figure 3.23c). Il s'agira donc de promandibulie ou de rétromaxillie. Les promandibulies sont héréditaires dans 25 % des cas. Les rétromaxillies sont souvent d'origine dysfonctionnelle (position linguale basse, absence de ventilation nasale) ou consécutives à une malformation congénitale comme les fentes labiopalatines.

3. Anomalies asymétriques

Ces anomalies sont liées à un défaut de croissance unilatéral, secondaire :

- par insuffisance de croissance (ankylose temporomandibulaire unilatérale, microsomie hémifaciale) ;
- par excès de croissance (hypercondylie).

4. Principes thérapeutiques

Les anomalies des bases squelettiques relèvent d'une thérapeutique chirurgicale (chirurgie orthognathique).

Le geste de base est une ostéotomie de la mâchoire anormale de façon à corriger l'anomalie puis une stabilisation des fragments osseux par ostéosynthèse dans la position corrigée.

Cette chirurgie intervient chez l'adolescent une fois la croissance terminée (entre seize et dix-huit ans). Dans l'immense majorité des cas, l'intervention est précédée par une préparation orthodontique dont le but est de corriger les troubles de l'alignement dentaire et de prévoir un articulé dentaire stable à la fin de l'intervention après déplacement des bases osseuses. Cette préparation orthodontique est garante de la stabilité du résultat.

La chirurgie peut porter sur une seule ou les deux mâchoires dans le même temps opératoire.

Cette prise en charge mixte nécessite une bonne coopération entre orthodontiste et chirurgien maxillofacial.

V. Prévenir les maladies buccodentaires fréquentes de l'enfant

A. Carie dentaire

La carie est de loin la lésion dentaire la plus fréquente. Elle se manifeste au début par une simple zone dyschromique de l'émail, puis par une véritable perte de substance localisée dans laquelle la sonde pénètre en déclenchant une douleur. La carie peut concerner les dents temporaires ou définitives. Elle peut se situer partout sur la couronne et au collet de la dent, à sa jonction avec la gencive, rendant parfois son diagnostic peu évident. Elle est visible radiologiquement sous forme d'une zone déminéralisée dont on précisera les rapports avec la chambre pulpaire. Les complications de la carie dentaire, qui surviennent dès lors que la carie atteint la pulpe et provoque sa nécrose, sont détaillées dans le chapitre 10 (item 344).

B. Prévention de la carie dentaire

La prévention repose essentiellement sur une hygiène buccodentaire stricte :

- brossage dentaire dès la denture temporaire, en utilisant des brosses à dents adaptées à l'âge ;
- fluoration, par apport de fluor dans l'alimentation (dose usuelle : 0,05 mg/kg par jour) et par action directe sur l'émail en utilisant des dentifrices adaptés ;
- limitation de l'apport en glucides (notamment suppression du biberon sucré du soir qui provoque rapidement de nombreuses caries) ;
- surveillance annuelle par l'odontologiste.

Points clés

- La malformation faciale la plus fréquente en Europe est représentée par les fentes labiopalatines (un cas pour 800 naissances).
- Les fentes labiopalatines nécessitent une prise en charge multidisciplinaire. La fermeture chirurgicale de la lèvre et du palais en constitue le traitement primaire.
- Les kystes et fistules du tractus thyréoglosse sont les anomalies les plus fréquentes de l'organogenèse branchiale médiane.
- La synostose prématurée d'une suture de la voûte du crâne entraîne une déformation compensatrice parallèle à la suture sténosée. Le traitement est chirurgical et est justifié par le risque d'hypertension intracrânienne chronique.
- Les troubles de l'articulé dentaire liés à des anomalies alvéolodentaires sont liés à des sollicitations mécaniques et sont donc traités chez l'enfant par orthopédie dentofaciale.
- Les troubles de l'articulé dentaire d'origine squelettique ou alvéolodentaire de l'adulte sont traités de façon chirurgicale par différents types d'ostéotomies complétée par l'orthodontie selon la cause précise.

Pour en savoir plus

Abjean, J., Korbendau, J.-M., 1980. L'occlusion. Prélat, Paris.

Ajacques, J.-C., 1993. Anomalies dentaires. Stomatologie et Odontologie, 22032H10. Encycl. Méd. Chir., Elsevier, Paris.

Bassigny, F., 1982. Manuel d'orthopédie dentofaciale. Masson, Paris.

Benoist, M., 1988. Traité de chirurgie stomatologique et maxillo-faciale. Masson, Paris.

Brabant, H., Klees, L., Werelds, R.J., 1958. Anomalies, mutilations et tumeurs des dents humaines. Prélat, Paris.

Chaput, A., 1967. Traité de stomatologie. Flammarion, Paris.

Couly, G., 1991. Développement céphalique. CDP, Paris.

Lebeau, J., Raphaël, B., Bettega, G., 1999. Kystes et fistules congénitaux de la face et du cou. Stomatologie, 22-037-H-10. Encycl. Méd. Chir., Elsevier, Paris.
Marchac, D., Rénier, D., 1982. Chirurgie cranio-faciale des craniosténoses. Medsi, Paris.
Merville, L.-C., Vincent, J.-L., 1991. Dysmorphies maxillo-mandibulaires. Doin, Paris.
Piette, E., Reychler, H., 1991. Traité de pathologies buccale et maxillo-faciale. De Boecke Université, Bruxelles.
Raphaël, B., Lebeau, J., Bettega, G., 2001. Développement et croissance de la mandibule dans son environnement. Ann. Chir. Plast. Esthét. 46, 478–494.
Stricker, M., Raphaël, B., 1993. Croissance cranio-faciale normale et pathologique. Morfos.

CHAPITRE

4

Items 329, 330, 360 – UE 11 – Traumatologie maxillofaciale

Objectifs pédagogiques

- Évaluation de la gravité et recherche des complications précoces :
  - chez un traumatisé craniofacial ;
  - devant une plaie des parties molles.
- Identifier les situations d'urgence.
- Expliquer les particularités épidémiologiques, diagnostiques et thérapeutiques des fractures de l'enfant, en insistant sur celles qui sont liées à la croissance.

Tronc commun. Connaître les principales stratégies de prescription en imagerie.

Item 80. Anomalies de la vision d'apparition brutale.

Item 85. Épistaxis.

Item 100. Diplopie.

Item 118. Principales techniques de rééducation et de réadaptation.

Item 148. Méningites infectieuses et méningoencéphalites chez l'enfant et l'adulte.

Item 169. Prévention de la rage.

Item 329. Prise en charge immédiate pré-hospitalière et à l'arrivée à l'hôpital, évaluation des complications chez : (…) un patient ayant une plaie des parties molles.

Item 330. Orientation diagnostique et conduite à tenir devant un traumatisme craniofacial.

Item 344. Infection aiguë des parties molles (abcès, panaris, phlegmon des gaines).

Item 360. Fractures chez l'enfant : particularités épidémiologiques, diagnostiques et thérapeutiques.

L'évaluation de la gravité des lésions chez un patient présentant un traumatisme craniofacial passe par une bonne connaissance de l'anatomie, la pratique d'un examen clinique systématisé et la réalisation d'examens complémentaires ciblés. Le dépistage des situations d'urgence et des complications précoces guide la planification de la prise en charge.

Chirurgie maxillo-faciale et stomatologie

I. Épidémiologie

Les traumatismes maxillofaciaux sont très fréquents. Ils touchent surtout les hommes (sex-ratio : entre 3/1 et 4/1) jeunes (dix-huit à vingt-cinq ans). Les causes les plus fréquentes sont les accidents de la voie publique, les rixes, les accidents de sport et les accidents domestiques.

Les structures le plus fréquemment atteintes sont les dents, la mandibule, plus particulièrement la région condylienne, les os propres du nez, le zygoma et le plancher de l'orbite.

Il existe cependant d'importantes nuances épidémiologiques en fonction de données géographiques (pays, région, situation urbaine ou non) et de données socio-économiques (milieu social, activité professionnelle, etc.).

Les données épidémiologiques sont moins bien connues chez les enfants, les traumatismes maxillofaciaux étant beaucoup moins fréquents dans la population pédiatrique. La prédominance masculine y est moins nette et l'étiologie dominée par les chutes et les accidents de la voie publique. Le type de lésions et leur prise en charge y sont particuliers.

II. Examen d'un traumatisé craniofacial

Toutes les données de l'examen clinique doivent être notées et datées. Elles ont une valeur médico-légale primordiale.

A. Urgences

1. Urgences vitales

Les urgences vitales doivent être diagnostiquées rapidement et prise en charge dès le ramassage du blessé sur le lieu d'accident :

- *asphyxies* liées à une glossoptose (fracture biparasymphysaire de la mandibule), à un encombrement des voies aériennes supérieures (fragments dentaires, osseux ou tissulaires, fragments de prothèse dentaire, caillots sanguins). La liberté des voies aériennes supérieures doit être systématiquement vérifiée : si elle ne peut pas être maintenue, l'intubation naso- ou plus souvent orotrachéale doit être rapidement envisagée; la trachéotomie est le dernier recours;
- *choc hypovolémique* par pertes sanguines importantes : les plaies des parties molles de la face sont souvent très hémorragiques. La spoliation sanguine peut également être masquée et sous-estimée (épistaxis déglutie). Le contrôle des fonctions hémodynamiques doit être systématique. Devant tout saignement important, la mise en place d'une voie veineuse périphérique de bon calibre et une perfusion d'entretien doivent être discutées et réalisées avant la survenue d'un choc hypovolémique;
- *association à un autre traumatisme* : tout traumatisé facial doit, jusqu'à preuve du contraire, être considéré comme un traumatisé crânien et un traumatisé du rachis cervical. Un écoulement nasal ou rhinopharyngé de liquide cérébrospinal (rhinorrhée aqueuse), spontané ou lors d'une manœuvre de Valsalva, doit être systématiquement recherché car exposant au risque de méningite. Il faut également vérifier l'absence de traumatisme thoracoabdominal ou de traumatisme des membres associé, reléguant souvent le traumatisme facial au second plan.

2. Urgences fonctionnelles

Les urgences fonctionnelles doivent également être recherchées car elles nécessiteront une prise en charge rapide dans un service spécialisé :

- *atteinte du nerf optique, diplopie, plaies délabrantes des paupières* : un examen de la vision sur le lieu de l'accident puis régulièrement pendant le transport est indispensable. La diplopie par incarcération des muscles oculomoteurs est une urgence fonctionnelle. S'ils ne sont pas notés dès le ramassage, ces éléments de l'examen clinique seront perdus si l'état neurologique du patient s'aggrave ou s'il nécessite une sédation. En cas d'exposition du globe oculaire, celui-ci doit être protégé par un pansement régulièrement humidifié jusqu'à la prise en charge définitive;
- *pertes dentaires traumatiques*, qui doivent être recherchées et notées : les dents avulsées doivent être recherchées sur le terrain et conditionnées pour permettre leur éventuelle réimplantation rapide;
- *plaies du nerf facial* : un examen sommaire de la motricité faciale doit être réalisé le plus rapidement possible chez le patient vigile, l'atteinte pouvant ensuite être masquée par une éventuelle sédation ou une aggravation de la conscience ultérieures.

B. Interrogatoire

L'interrogatoire fait préciser (par l'entourage si le patient n'est pas en mesure de le faire lui-même) :

- les modalités du traumatisme;
- l'existence de signes fonctionnels;
- les antécédents.

1. Modalités

- Date et heure.
- Circonstances de survenue : agression, accident de la voie publique, accident du travail, domestique, de sport, morsure, etc.
- Point d'impact sur la face.
- Direction et intensité du choc.

2. Signes fonctionnels

- Sensation de craquement lors du choc.
- Douleurs spontanées ou provoquées.
- Gênes fonctionnelles :
  - manducatrices : modification de l'articulé dentaire (contacts dentaires prématurés, béances), limitation de l'ouverture buccale, déplacements, pertes et mobilités dentaires, désadaptation de prothèse(s) dentaire(s), difficultés de déglutition, etc.;
  - visuelles : modification de l'acuité visuelle, diplopie;
  - respiratoires nasales : obstruction nasale uni- ou bilatérale, partielle ou complète, anosmie ou hyposmie, épistaxis;
  - phonatoires.

3. Antécédents

- Les antécédents du patient et les traitements en cours sont précisés.
- Une éventuelle anomalie occlusale préexistante doit être recherchée et précisée car l'occlusion dentaire sera l'un des repères anatomiques les plus importants pour le contrôle de la réduction des fractures de la mandibule et du tiers moyen de la face. Un contact avec le chirurgien-dentiste traitant est parfois utile.
- La recherche de photographies prétraumatiques récentes du patient est souvent très utile pour apprécier l'état antérieur.

C. Inspection de la face

L'inspection doit être systématique, symétrique et comparative. Elle se fait de face, de profils et en vues plongeantes inférieure et supérieure. Elle recherche :

- une lésion du revêtement cutané au point d'impact (plaie, ecchymose, hématome), des corps étrangers (fragments de pare-brise, débris telluriques, graviers, goudron, débris végétaux);
- un œdème localisé (paupières, lèvres, nez, pommettes) ou généralisé à toute la face (faciès lunaire). Ces œdèmes surviennent rapidement après le traumatisme et sont souvent très importants, masquant les reliefs sous-jacents;
- une hémorragie extériorisée par un orifice naturel (stomatorragie, épistaxis, otorragie), par une plaie, en distinguant un saignement artériel d'un saignement veineux. La face comporte des structures très bien vascularisées (os, muscles, peau, muqueuses) et les hémorragies y sont souvent impressionnantes. L'hémostase sera réalisée immédiatement par compression de la plaie, clampage du vaisseau sous contrôle de la vue ou méchage endocavitaire;
- une rhinorrhée aqueuse, si elle n'a pas été détectée précédemment;
- une déformation : enfoncement d'un relief, déviation d'une structure, asymétrie du visage; elle témoigne le plus souvent d'une fracture déplacée.

La recherche de déformations est très souvent gênée par l'apparition rapide de l'œdème post-traumatique. Il faut donc, pour les lésions peu urgentes, savoir répéter l'inspection au bout de quelques jours de manière à apprécier cliniquement le retentissement morphologique du déplacement d'une fracture.

D. Examen de la motricité faciale

La motricité faciale est sous la dépendance du nerf facial (VIIe paire de nerfs crâniens). On évalue la mobilité du front, des sourcils, des paupières, des ailes nasales, des lèvres, du muscle peaucier du cou de manière symétrique et comparative. La mise en évidence d'un trouble de la mobilité faciale (parésie, paralysie) est parfois gênée par l'œdème ou par la déformation engendrée par une plaie faciale.

E. Palpation faciale

La palpation des reliefs osseux doit être systématique (de haut en bas), symétrique et comparative, en finissant par la zone traumatisée. Elle recherche les signes directs ou indirects d'une fracture.

1. Signes directs

- Déplacement osseux (asymétrie des reliefs).
- Douleur exquise à l'endroit des traits de fracture.
- Perception d'une « marche d'escaliers » au niveau d'un rebord osseux.
- Mobilité anormale du squelette.

2. Signe indirect

On recherche un emphysème sous-cutané (palpation d'une « crépitation neigeuse ») signant la fracture d'une paroi d'une cavité aérienne (sinus maxillaire ou frontal, cellules ethmoïdales, plancher de l'orbite). Cet emphysème est parfois provoqué par un effort de mouchage ou lors d'un éternuement (manœuvre de Valsalva).

F. Examen de la sensibilité faciale

La sensibilité faciale est sous la dépendance du nerf trijumeau (Ve paire de nerfs crâniens). Elle se décompose comme suit (cf. figure 1.13 au chapitre 1) :

- nerf ophtalmique (V1) : sensibilité cornéenne et sensibilité cutanée de l'hémi-front, de la racine et du dorsum de l'hémi-nez et de la paupière supérieure homolatéraux ;
- nerf maxillaire (V2) : sensibilité cutanée de l'aile nasale, de la partie haute de la joue, de l'hémi-lèvre supérieure homolatérales, sensibilités dentaire et muqueuse de l'hémiarcade dentaire supérieure homolatérale ;
- nerf mandibulaire (V3) : sensibilité cutanée de l'hémi-lèvre inférieure, de l'hémi-menton et de la partie basse de la joue homolatéraux, sensibilités dentaire et muqueuse de l'hémiarcade dentaire inférieure homolatérale.

Seuls la région angulomandibulaire (encoche massétérine) et le pavillon de l'oreille échappent au nerf trijumeau : ils dépendent de branches du plexus cervical superficiel, les portions profondes du pavillon (zone de Ramsay-Hunt) étant en outre innervées par la branche sensitive du nerf facial (VII*bis*) (cf. figures 1.13 et 1.30 au chapitre 1).

La sensibilité faciale peut être atteinte par contusion d'une branche du nerf trijumeau au point d'impact ou par lésion au niveau d'un trait de fracture.

G. Examens endocavitaires

1. Fosses nasales

Les fosses nasales sont examinées par rhinoscopie antérieure à l'aide d'un spéculum nasal après évacuation par lavage et mouchage doux des caillots de sang pour apprécier la perméabilité des fosses nasales. On recherchera :

- l'existence de plaies muqueuses, responsables d'une épistaxis ;
- des déformations ou des déplacements de la cloison nasale, s'accompagnant parfois d'une effraction du cartilage septal fracturé ;
- un hématome de la cloison, qui devra être évacué rapidement (risque de nécrose ischémique et/ou de chondrite de la cloison) ;
- l'existence d'une rhinorrhée aqueuse, signant une fracture de l'étage antérieur de la base du crâne associée à une brèche méningée.

2. Cavité buccale

L'examen de la cavité buccale recherche :

- des lésions dentaires : mobilité(s), fracture(s) ou perte(s) dentaire(s) ; ces lésions dentaires doivent impérativement être décrites et notées dans l'observation dans un but médico-légal ;
- des lésions muqueuses : ecchymose, hématome ou plaie de la langue, du palais, du voile, de la gencive, des vestibules buccaux ;
- des fractures : palpation endobuccale de la mandibule (à la recherche d'une déformation, d'une mobilité anormale, d'une plaie muqueuse) et des maxillaires (douleur, déformation et mobilité au niveau du cintre maxillozygomatique signant une fracture zygomatique, mobilité complète de l'arcade dentaire supérieure signant une fracture du tiers moyen de la face de type Le Fort, mobilité d'un secteur dentaire isolé signant une fracture alvéolodentaire) ;
- une modification de l'articulé dentaire, en se référant aux antécédents du patient (dysharmonie dentofaciale préexistante ?) et aux facettes d'usure dentaires ; ces modifications (contacts dentaires prématurés, béances) peuvent signer une fracture mandibulaire et/ou maxillaire déplacée ;
- des écoulements déglutis : épistaxis, stomatorragie, rhinorrhée cérébrospinale ;
- des corps étrangers : dent luxée ou fracturée, fragment de prothèse, projectile (plombs, balle).

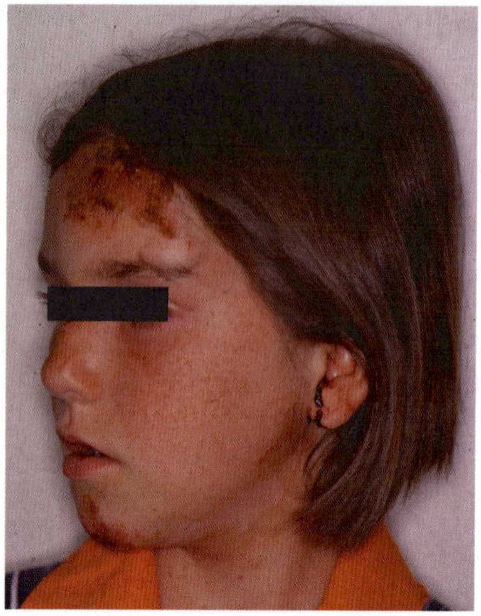

Fig. 4.1. Otorragie gauche accompagnant une fracture du condyle gauche. Noter également la plaie sous-mentonnière, classique dans ce type de fracture.

3. Conduits auditifs externes

L'examen recherche des caillots, une plaie cutanée (pouvant signer une fracture de l'os tympanal consécutive à une fracture de la région condylienne) (figure 4.1), une sténose du conduit. L'état du tympan est noté, à la recherche de signes en faveur d'une fracture du rocher (hémorragie de la caisse du tympan, plaie).

H. Examen des fonctions

L'examen des fonctions sera répété car l'altération de certaines d'entre elles peut s'installer de manière progressive.

Les résultats, datés, seront consignés dans le dossier.

1. Examen de la manducation

Il apprécie les mouvements des articulations temporomandibulaires (ouverture buccale, propulsion et diductions droite et gauche de la mandibule) et l'occlusion dentaire, la présence d'un trismus, les possibilités de morsure, de mastication et de déglutition.

2. Examen ophtalmologique

L'examen ophtalmologique fait état de :

- l'acuité visuelle : une baisse de cette acuité peut être en rapport avec une atteinte de la rétine (décollement, déchirure, hématome), une hémorragie du vitré ou une atteinte du nerf optique (œdème, contusion) ;
- l'état de la pupille (forme et étude des réflexes photomoteurs direct et consensuel) : à la recherche d'une déchirure du muscle irien, de signes en faveur d'une atteinte du nerf optique et/ou d'atteintes intracrâniennes (hématome, contusion ; cf. Examen neurologique) ;
- l'existence d'une dystopie oculaire : énophtalmie, abaissement du globe, surélévation du globe, exophtalmie ; dans les deux premiers cas, elle signe l'existence d'une fracture des parois orbitaires et, dans les deux derniers cas, d'un hématome intraorbitaire ;

- l'existence d'une limitation des mouvements oculaires à l'origine d'une diplopie dans certains regards (haut, bas, droite, gauche) dont les causes peuvent être mécaniques (incarcération des muscles extrinsèques de l'œil) ou neurologiques (atteinte traumatique des nerfs oculomoteurs);
- la fonction palpébrale : à la recherche d'une dystopie canthale médiale ou latérale pouvant signer un arrachement des ligaments palpébraux et/ou une fracture au niveau de leurs zones d'insertion, d'un ptosis pouvant signer soit une atteinte du nerf moteur oculaire commun (IIIe paire de nerfs crâniens) soit une désinsertion ou une section traumatique de l'aponévrose de ce muscle;
- la fonction lacrymale : à la recherche d'une obstruction des voies lacrymales (fracture de l'os lacrymal) se traduisant par un larmoiement.

La mesure de l'acuité visuelle doit être répétée dans le temps. Une baisse progressive de l'acuité doit faire pratiquer en urgence un scanner orbitaire dans le plan neuro-optique et discuter, en fonction des résultats, une décompression du nerf optique en urgence.
Un avis ophtalmologique doit être demandé au moindre doute pour la réalisation d'un fond d'œil, un chiffrage de l'acuité visuelle et un test de Hess-Lancaster pour objectiver une diplopie.

3. Examen neurologique

L'examen neurologique recherche :

- un trouble de la conscience, *immédiat ou différé*, pouvant témoigner d'une atteinte cérébrale (contusion, œdème, hémorragie), durale ou sous-durale (hématomes);
- une asymétrie des pupilles et les réflexes pupillaires direct et consensuel (cf. Examen ophtalmologique);
- une amnésie antérograde ou rétrograde, témoignant du traumatisme crânien (léger à sévère);
- une anosmie par atteinte traumatique (cisaillement, contusion) du nerf olfactif (Ire paire de nerfs crâniens) au niveau de la lame criblée de l'ethmoïde; son pronostic est défavorable;
- une rhinorrhée cérébrospinale, témoignant d'une brèche de la dure-mère.

L'examen neurologique (score de Glasgow, examen des pupilles) doit être répété dans le temps.

4. Examen des voies respiratoires hautes

Il a pour but d'évaluer une gêne respiratoire par obstruction nasale, rhinopharyngée ou oropharyngée (caillots, hématome, chute en arrière de la base de la langue ou glossoptose, corps étrangers, prothèse dentaire).

III. Indications de l'imagerie

Après avoir éliminé une éventuelle lésion crânienne ou cervicale, le diagnostic des fractures du massif facial fera appel à l'imagerie. Ces examens complémentaires doivent être orientés par la clinique.

A. Examens radiologiques

1. Pour la mandibule

Orthopantomogramme (figure 4.2)

Il s'agit d'un cliché de référence exposant tout l'os mandibulaire et la denture. Il n'est réalisable que si le patient peut se tenir debout ou assis. Il ne permet qu'une vue de profil des branches

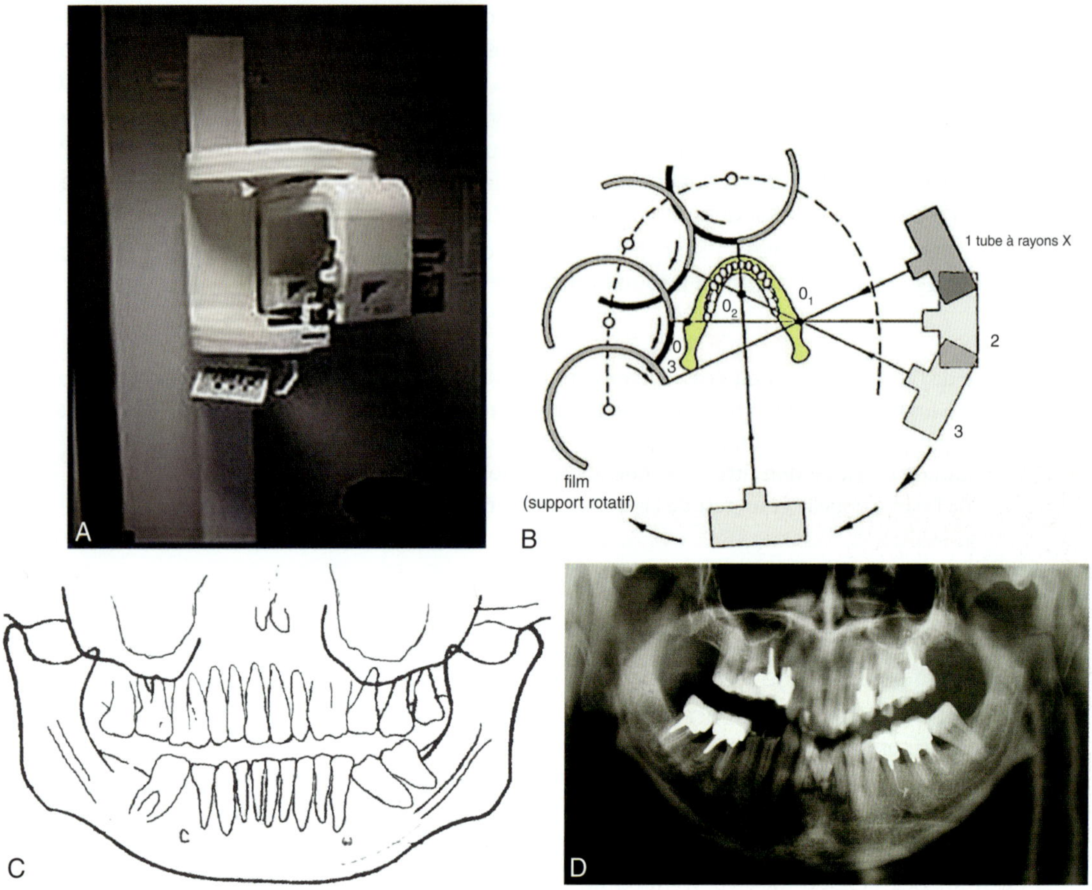

Fig. 4.2. Orthopantomogramme.

a. Exemple d'orthopantomographe. **b.** Principe de l'examen. **c.** Schéma des structures visualisées par l'examen. Cet examen permet d'obtenir une vue panoramique de l'ensemble de la mandibule. **d.** Cliché montrant une fracture parasymphysaire droite en biseau, une fracture alvéolodentaire en regard du bloc incisivocanin et une fracture sous-condylienne gauche.

et d'une grande partie du corps mandibulaire ; la région symphysaire n'est vue que de face. Il doit donc le plus souvent être complété par des incidences orthogonales (face basse et cliché mordu du bas) pour apprécier le déplacement d'une fracture.

Défilés mandibulaires (droit et gauche) (figure 4.3)

Ils permettent de visualiser alternativement chaque hémimandibule et peuvent remplacer l'orthopantomogramme si ce cliché ne peut pas être réalisé (traumatisme des membres inférieurs ou du bassin, lésion du rachis thoracolombaire, troubles de la conscience) et à la condition que le patient puisse incliner la tête à droite et à gauche (absence de lésion du rachis cervical). Ces clichés partiels sont moins lisibles qu'un orthopantomogramme en raison des superpositions osseuses inévitables.

Cliché « mordu du bas » (ou cliché occlusal du bas) (figure 4.4)

Le patient maintient le film entre ses dents et le rayon est vertical et ascendant. Cet examen permet de préciser les lésions de l'arc symphysaire.

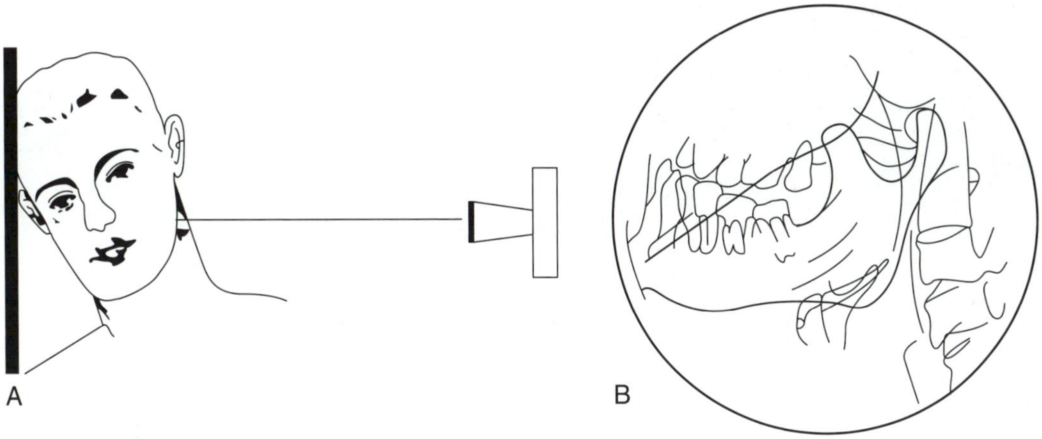

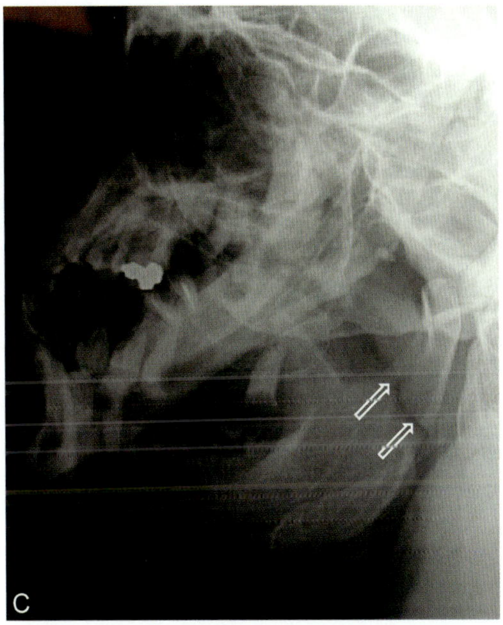

Fig. 4.3. Défilés mandibulaires.

a. Positions du patient, de la plaque et de la source de rayons X pour la réalisation d'un défilé mandibulaire droit. **b.** Schéma des structures visualisées par l'examen. **c.** Cliché montrant une fracture sous-condylienne droite. À noter que l'exploration de l'ensemble de la mandibule nécessite un défilé droit et un défilé gauche.

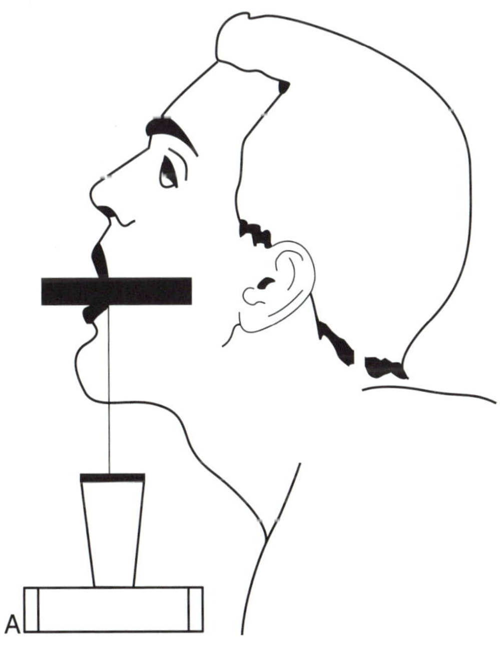

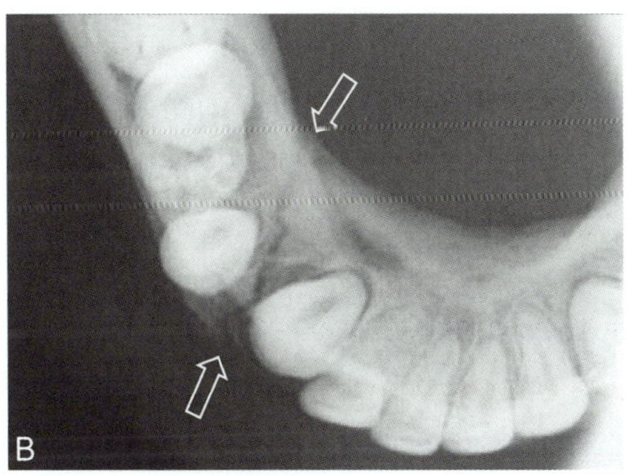

Fig. 4.4. Cliché mordu du bas.

a. Position du patient, de la plaque et de la source de rayons X. **b.** Cliché montrant une fracture symphysaire chez un enfant.

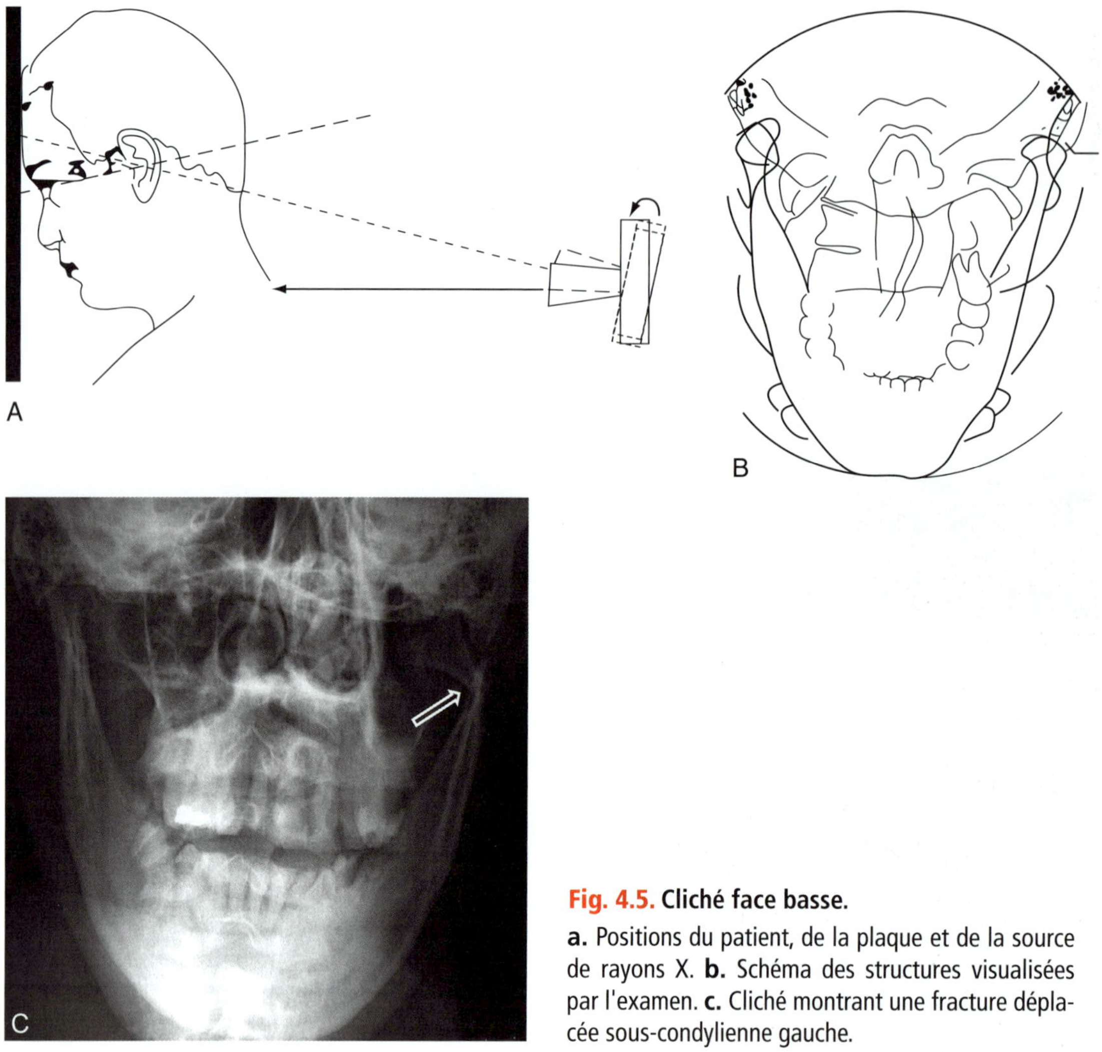

Fig. 4.5. Cliché face basse.

a. Positions du patient, de la plaque et de la source de rayons X. **b.** Schéma des structures visualisées par l'examen. **c.** Cliché montrant une fracture déplacée sous-condylienne gauche.

Cliché « face basse » (figure 4.5)

Il s'agit d'une incidence antéropostérieure, le nez et le front du patient étant au contact du film. Cet examen permet une visualisation de face des régions angulaires et des branches mandibulaires.

2. Pour l'étage moyen

Clichés de Blondeau et de Waters (figure 4.6)

Il s'agit d'incidences antéropostérieures qui se différencient par l'inclinaison de la tête du patient. Pour l'incidence de Blondeau, le menton et le nez du patient sont au contact du film. Ces examens permettent d'explorer le squelette du tiers moyen de la face, plus particulièrement les cavités orbitaires et sinusiennes.

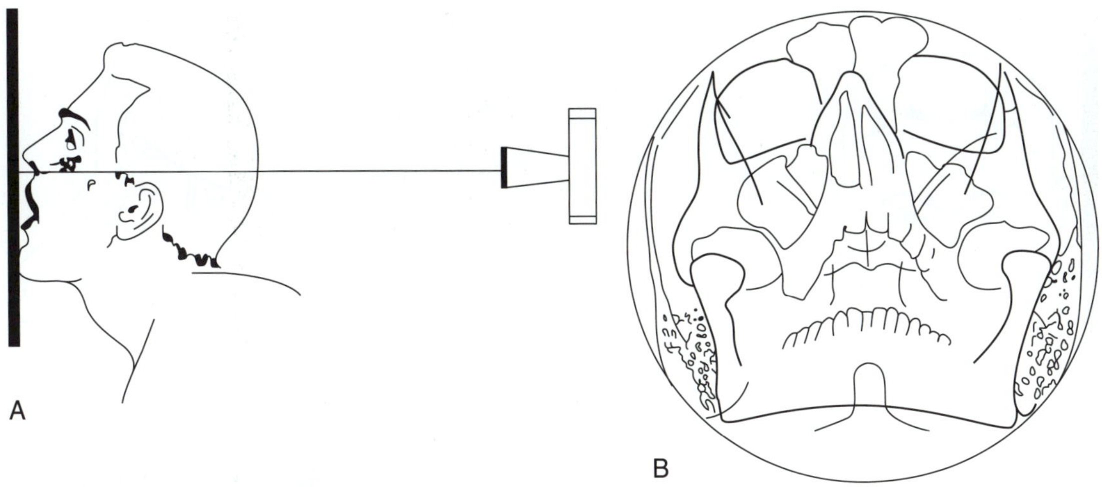

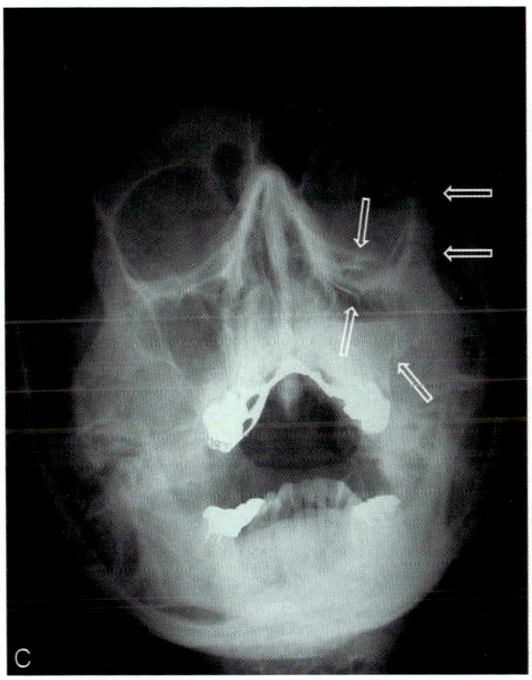

Fig. 4.6. Cliché de Blondeau.

a. Positions du patient, de la plaque et de la source de rayons X. **b.** Schéma des structures visualisées par l'examen. **c.** Fracture zygomatomaxillaire gauche.

Incidence des os propres du nez (figure 4.7)

Il s'agit d'un cliché de profil du massif facial centré sur la pyramide nasale utilisant un rayonnement de faible intensité. Comme son nom l'indique, il visualise les os propres du nez de profil.

Clichés axiaux de Hirtz et de Gosserez (figure 4.8)

Il s'agit d'incidences caudocrâniennes ascendantes (axiaux), le film étant placé au niveau du vertex. Ces examens visualisent le plus grand contour de la face, plus particulièrement l'arcade zygomatique latéralement (cliché de Hirtz) et la pyramide nasale en avant (cliché de Gosserez). Le cliché de Gosserez, en visualisant la pyramide nasale de manière axiale, complète systématiquement l'incidence des os propres du nez de profil pour une analyse complète des déplacements des fractures du nez.

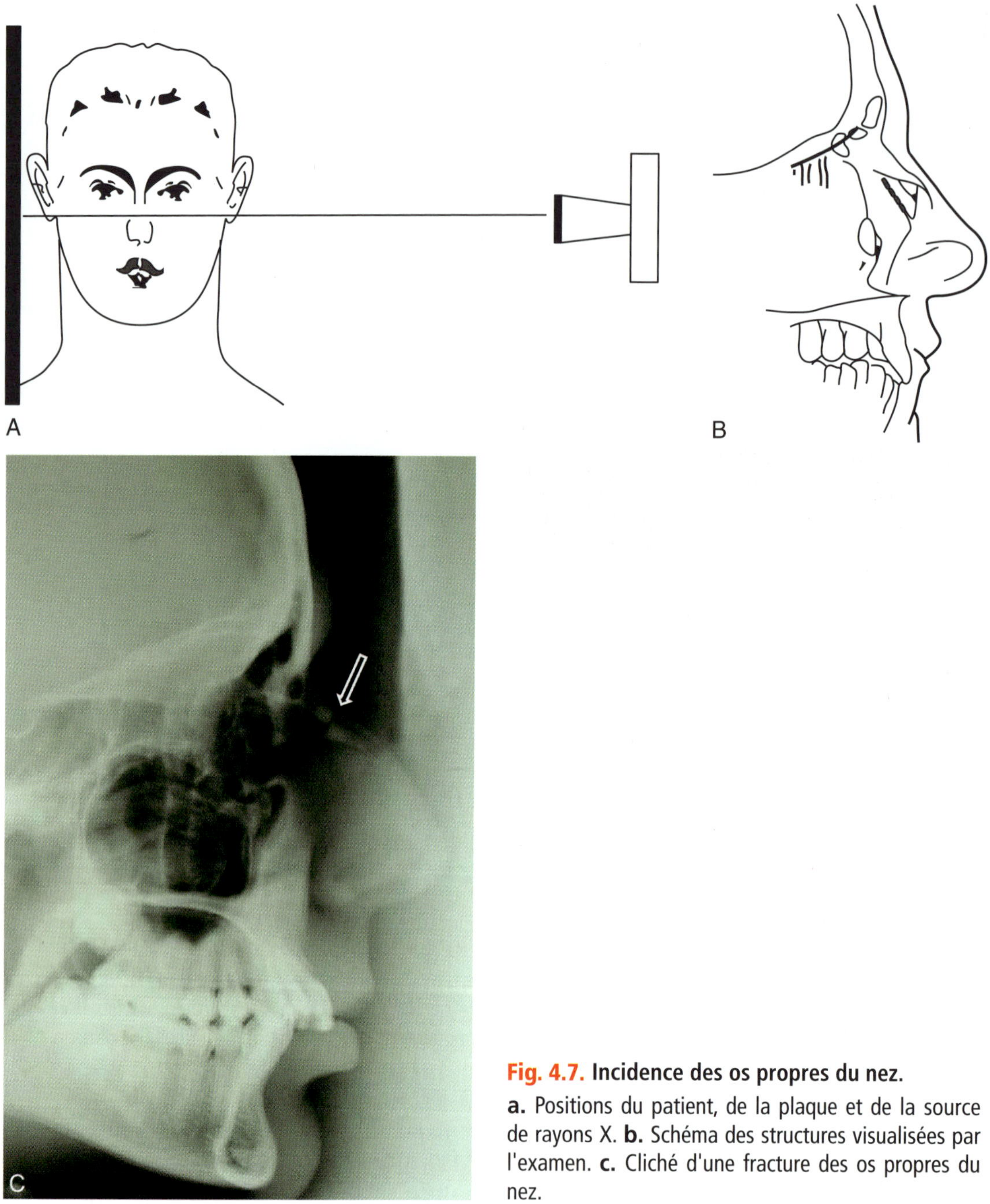

Fig. 4.7. Incidence des os propres du nez.

a. Positions du patient, de la plaque et de la source de rayons X. **b.** Schéma des structures visualisées par l'examen. **c.** Cliché d'une fracture des os propres du nez.

Cliché « mordu du haut » (ou cliché occlusal du haut)

Il s'agit du pendant au maxillaire du cliché « mordu du bas ». Il permet de visualiser le prémaxillaire.

3. Pour les dents

Orthopantomogramme, clichés « mordu du bas » et « mordu du haut »

Cf. *supra*.

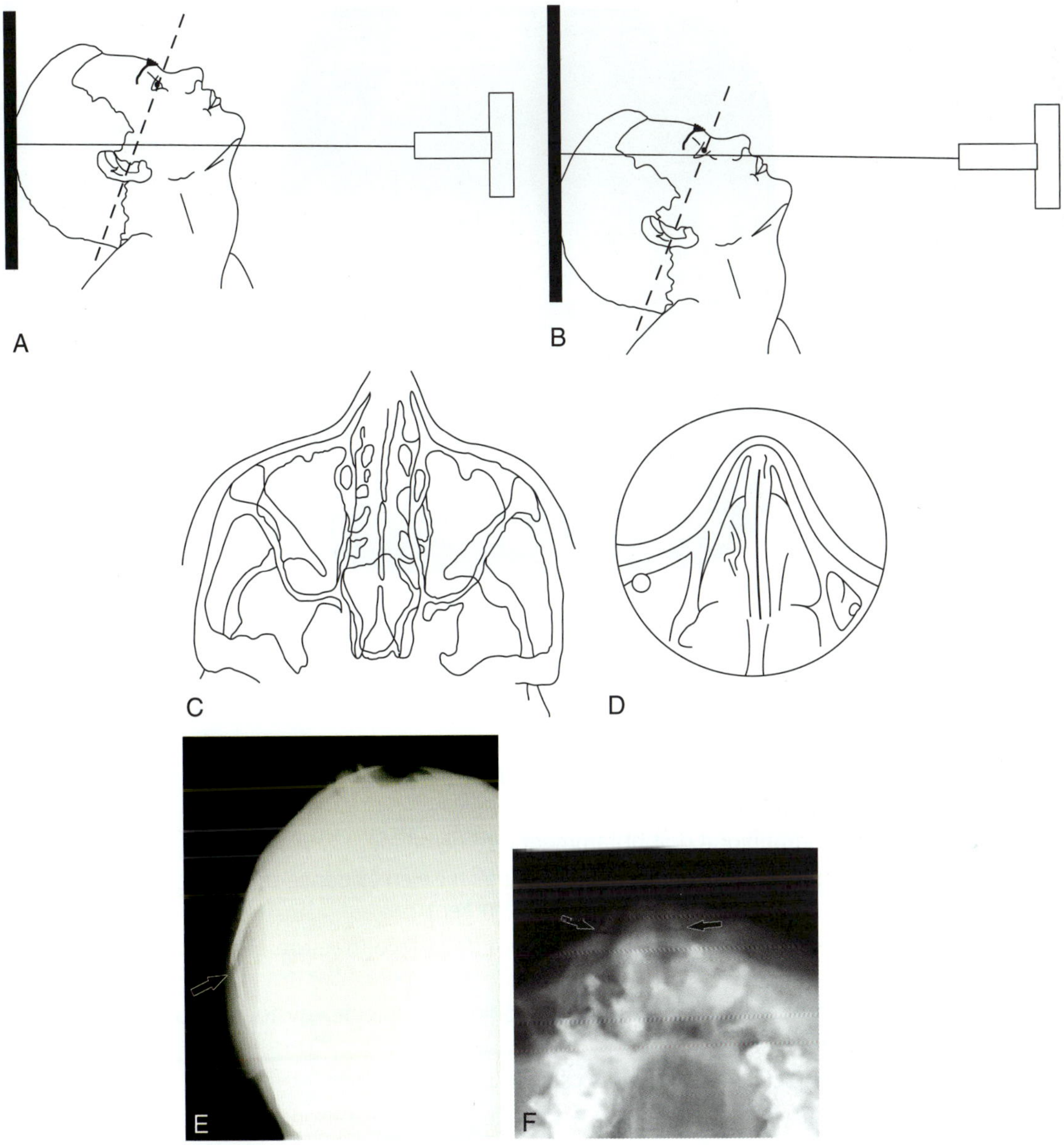

Fig. 4.8. Clichés axiaux de Hirtz et de Gosserez.

a. Positions du patient, de la plaque et de la source de rayons X pour le cliché de Hirtz. **b.** Positions du patient, de la plaque et de la source de rayons X pour le cliché de Gosserez. **c.** Schéma des structures visualisées par le cliché de Hirtz. **d.** Schéma des structures visualisées par le cliché de Gosserez. **e.** Cliché de Hirtz montrant une fracture du processus temporal de l'os zygomatique droit. **f.** Cliché de Gosserez montrant une fracture des os propres du nez.

Clichés rétroalvéolaires (figure 4.9)

Il s'agit de clichés endobuccaux, le film étant placé au contact de la face postérieure des dents. Ils visualisent de manière très précise des groupes de deux à trois dents et leur parodonte.

B. Examens tomodensitométriques

La tomodensitométrie, lorsqu'elle est disponible, remplace avantageusement la majorité des examens radiologiques conventionnels précédents. L'absence de superposition des structures osseuses, permettant d'obtenir une très grande précision d'analyse. Ces examens permettent

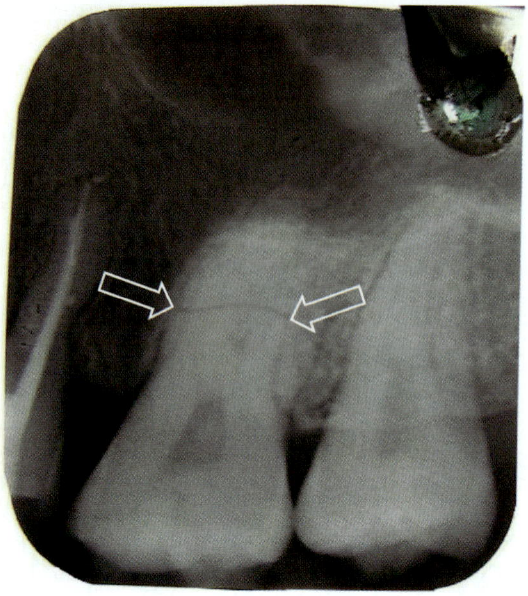

Fig. 4.9. Cliché rétroalvéolaire des dents 25 et 26.
Fracture radiculaire de la dent 26.

également d'éviter la multiplication des clichés conventionnels en cas de fracas facial; enfin, ils sont réalisables quel que soit l'état neurologique du patient ainsi qu'en cas de lésions rachidiennes associées ou suspectées.

Un examen scanographique doit notamment être demandé :

- en cas de doute persistant sur une fracture mal mise en évidence sur les clichés conventionnels (fracture de la région condylienne notamment);
- en cas de fracture complexe du tiers moyen de la face (fracture de Le Fort) ou de fracas facial;
- en cas de signes fonctionnels ophtalmologiques (diplopie, dystopie oculaire, baisse de l'acuité visuelle);
- devant une suspicion de rhinorrhée cérébrospinale;
- par opportunité, lorsqu'un scanner est effectué pour des raisons neurochirurgicales ou en raison d'un polytraumatisme. Les techniques d'acquisition actuelles (acquisition spiralée en mode continu) permettent de réaliser un scanner complet de l'extrémité céphalique en moins de deux minutes, ce qui est toujours possible, quel que soit le degré d'urgence.

Les coupes axiales (ou horizontales) servant à l'acquisition des données (coupes natives) sont utiles pour l'analyse fine de la région centrofaciale (complexe naso-ethmoïdo-maxillo-fronto-orbitaire, CNEMFO) et des confins craniofaciaux (figure 4.10). Les cellules ethmoïdales, les parois du sinus frontal, le canal optique et la fosse ptérygomaxillaire sont particulièrement bien visualisés. L'analyse complète des structures à partir de ces coupes impose cependant un effort mental d'empilement des coupes.

Elles peuvent être utilement complétées par des reconstructions dans différents plans.

Reconstructions coronales (figure 4.11)

Elles sont indispensables pour une analyse des parois de l'orbite, de la base du crâne et de la région condylienne.

Reconstructions sagittales (figure 4.12)

Elles permettent une analyse complémentaire des parois supérieure et inférieure de l'orbite ainsi que de la base du crâne.

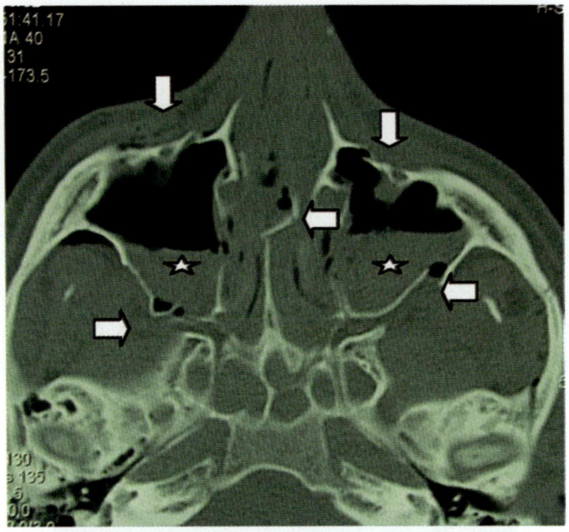

Fig. 4.10. Scanner de l'étage moyen (coupe horizontale).
Fracture de Le Fort II avec hémosinus bilatéral et fracture du septum nasal.

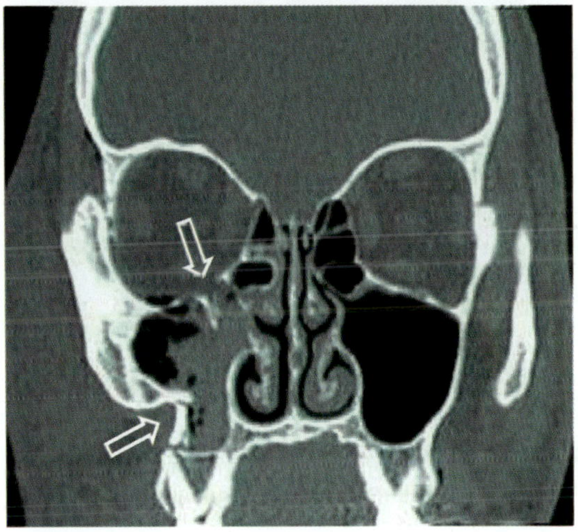

Fig. 4.11. Reconstruction scanographique coronale.
Fracture zygomatique associant fracture zygomatofrontale, zygomatomaxillaire et fracture comminutive du plancher de l'orbite.

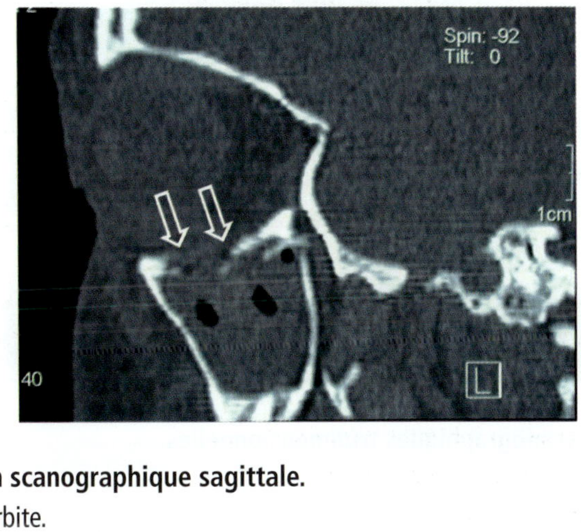

Fig. 4.12. Reconstruction scanographique sagittale.
Fracture du plancher de l'orbite.

Reconstructions dans le plan neuro-optique

Il s'agit de reconstruction orbitaire oblique d'arrière en avant et de médial en latéral. Elles permettent de suivre le nerf optique sur l'ensemble de son trajet intraorbitaire.

Reconstructions tridimensionnelles (figure 4.13)

Elles permettent une représentation surfacique de la structure à analyser. Elles sont souvent d'interprétation difficile au niveau des structures osseuses fines (effet de masse partielle) et peuvent de ce fait produire des images en faux négatif ou en faux positif. Elles ont en revanche un grand intérêt dans le bilan préopératoire des fractures de la région condylienne en montrant, sur une seule image, l'ensemble des caractéristiques de la fracture (hauteur du trait de fracture, taille du fragment condylien, déplacement) (figure 4.14).

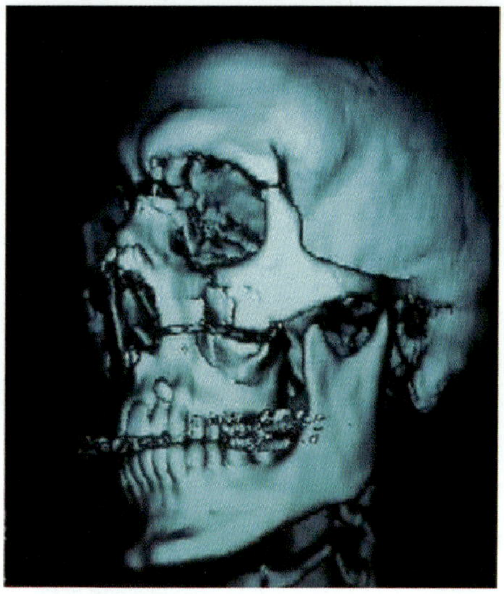

Fig. 4.13. Reconstruction scanographique tridimensionnelle.
Fracture complexe de l'étage moyen (Le Fort II et os zygomatique gauche).

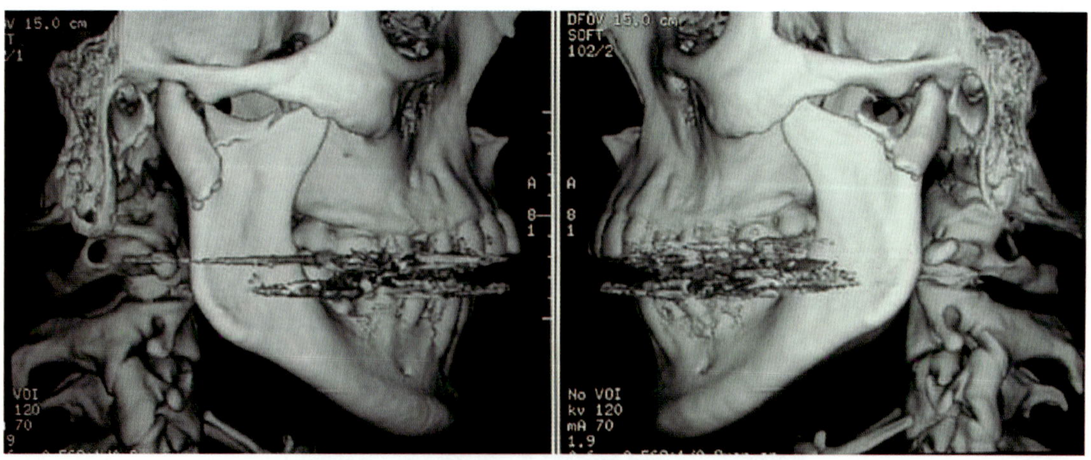

Fig. 4.14. Reconstructions scanographiques tridimensionnelles.
Fractures sous-condyliennes bilatérales déplacées.

C. Imagerie en résonance magnétique

L'IRM n'a que peu d'indications en traumatologie faciale. Elle permet éventuellement de préciser les lésions intraorbitaires et encéphaliques.

D. Tomographie volumique à faisceau numérisé (« *Cone Beam* »)

Ce type d'examen radiologique peut, dans certains cas, remplacer la tomodensitométrie. Les informations obtenues sont similaires à celles obtenues par la tomodensitométrie, en dehors d'une analyse moins fine des parties molles, avec une dose d'irradiation plus faible pour le patient.

Les artefacts liés à la présence de matériel métallique sont moins intenses que ceux générés par la tomodensitométrie.

Un autre avantage de ce type d'examen est la possibilité, pour l'opérateur, d'effectuer toutes les reconstructions possibles (planaire, curviligne, tridimensionnelle) à partir des images natives sans avoir besoin du recours du radiologue, l'examen étant livré sous la forme d'un CD-rom comportant le logiciel de reconstruction dédié.

L'examen de l'ensemble du massif facial nécessite au mieux l'utilisation d'un appareil à champ large (20 × 20 cm), les appareils à champ plus restreint nécessitant la réalisation de plusieurs examens successifs avec bénéfice moindre en termes de dose d'irradiation.

Ces examens nécessitent le plus souvent que le patient puisse se tenir debout ou assis (comme pour la réalisation d'un orthopantomogramme), seuls certains appareils permettant actuellement la réalisation en position couchée (comme pour la réalisation d'une tomodensitométrie).

IV. Diagnostic des traumatismes des parties molles

A. Contusions de la face

Les contusions de la face se manifestent par une douleur, un œdème au point d'impact : lèvres, nez, paupières, joues. Les ecchymoses et les hématomes éventuellement associés ont tendance à diffuser le long des espaces celluloadipeux de la face et peuvent de ce fait être observés à distance du point d'impact initial.

Ces lésions peuvent entraîner une certaine impotence fonctionnelle, avec un aspect figé du visage. Elles sont généralement d'évolution spontanément favorable. Les hématomes volumineux nécessitent parfois un drainage chirurgical.

B. Plaies des parties molles

1. Plaies muqueuses

En bouche, elles s'observent essentiellement au niveau de la gencive attachée (fracture de la mandibule), au niveau de la fibromuqueuse palatine (fracture sagittale du maxillaire), de la langue (morsure à la suite d'un traumatisme sur le menton), du voile du palais (dues à des objets tenus en bouche au moment du traumatisme : crayon, sucette, par exemple), du plancher buccal antérieur et du palais (tentative d'autolyse arme tenue sous le menton).

Une sialorrhée réactionnelle est habituelle, surtout chez l'enfant.

2. Plaies péri-orificielles (lèvres, paupières, narines, oreilles)

Elles vont de la plaie superficielle uniquement cutanée ou muqueuse à la plaie transfixiante qui nécessitera un repérage précis des berges pour éviter tout décalage et une réparation attentive de tous les plans (cutané, musculaire, cartilagineux, muqueux). Leur gravité tient à leur tendance à la rétraction cicatricielle, source d'ectropion au niveau des paupières (figure 4.15) et/ou de sténoses orificielles.

3. Plaies cutanées de la face

Elles peuvent être superficielles ou profondes, franches ou contuses. Elles imposent de s'assurer de l'intégrité des organes nobles sous-jacents : nerf facial, conduit parotidien, vaisseaux faciaux (figure 4.16).

Les plaies du nerf facial doivent être suturées sous loupe ou microscope après repérage des extrémités sectionnées.

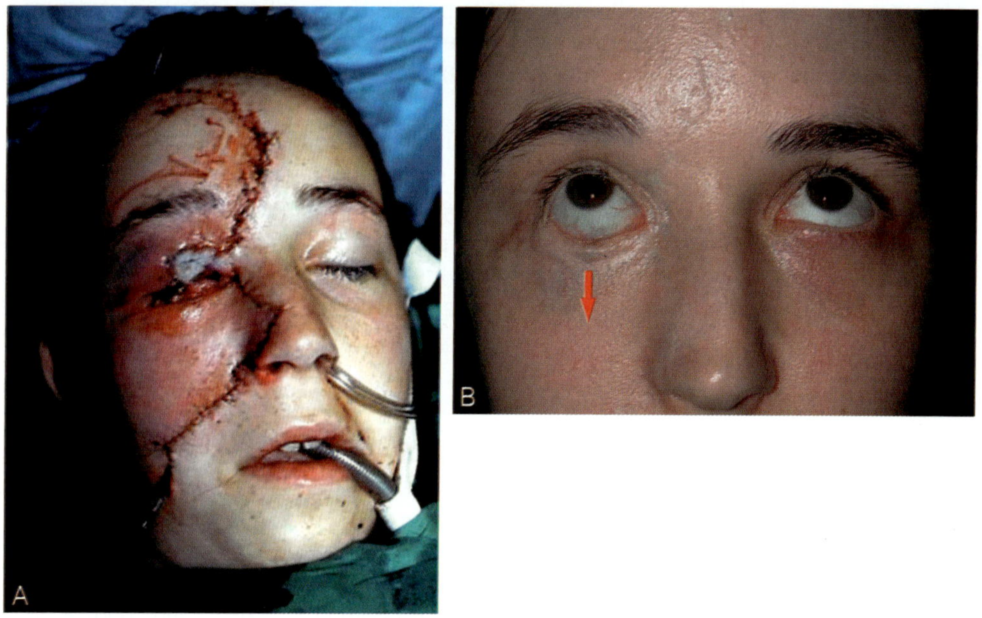

Fig. 4.15. Plaie faciale droite atteignant la paupière inférieure.

a. Aspect postopératoire immédiat. **b.** Rétraction cicatricielle post-traumatique six mois après la réparation.

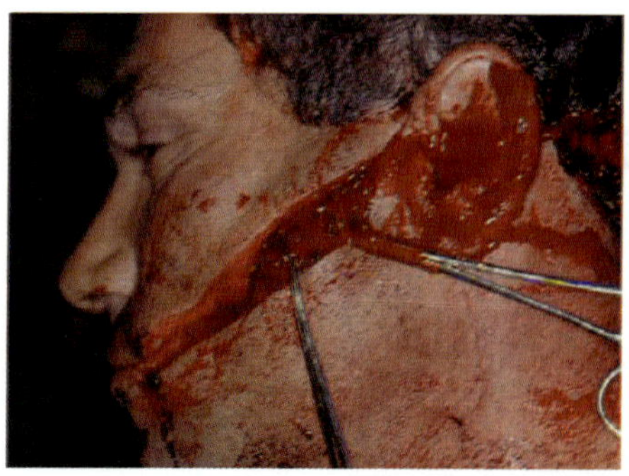

Fig. 4.16. Plaie jugale pénétrante avec lésion du nerf facial et section vasculaire.

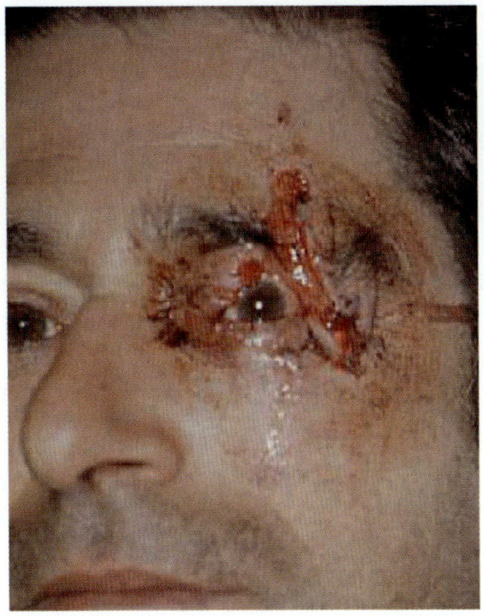

Fig. 4.17. Plaie de la région orbitaire avec lésion des deux paupières et des voies lacrymales au niveau de l'angle interne.

Les plaies du conduit parotidien doivent être suturées sur un cathéter pour protéger la suture et éviter la sténose cicatricielle.

Les plaies du parenchyme salivaire, d'évolution habituellement favorable, peuvent se compliquer d'une collection ou d'une fistule salivaire secondaire, source d'infection.

Les plaies cutanées de l'angle interne de l'œil et du quart interne de la paupière inférieure doivent faire rechercher, outre une lésion du globe oculaire, une atteinte des voies lacrymales qui doivent être réparées sur un cathéter pour éviter la survenue d'un épiphora (larmoiement permanent ou intermittent) (figure 4.17).

La réparation des plaies cutanées de la face impose une suture soigneuse, plan par plan (sous-cutané par fils résorbables, cutané par points séparés de fil monobrin ou par surjet intradermique), après parage économique des berges. La très bonne vascularisation du revêtement cutané facial permet habituellement la conservation des petits lambeaux cutanés.

Toute plaie aboutit à une cicatrice. Si la cicatrisation de première intention (c'est-à-dire lorsqu'une suture chirurgicale a pu être réalisée) des plaies de la face est habituellement rapide (de cinq à huit jours, date d'ablation des fils) en l'absence de complications (infection, désunion, nécrose des berges, etc.), la qualité esthétique de la cicatrice finale ne pourra être jugée qu'à l'issue de la phase active de la cicatrice (phénomènes inflammatoires physiologiques inhérents à tout processus cicatriciel), c'est-à-dire au bout d'un an en moyenne (dix-huit à vingt-quatre mois chez l'enfant).

Le pronostic esthétique de la cicatrice dépend de quatre facteurs essentiels :

- orientation de la plaie par rapport aux lignes de moindre tension cutanée (cf. figure 1.10 au chapitre 1) : les plaies parallèles à ces lignes sont de bon pronostic ; les plaies perpendiculaires à ces lignes ont une nette tendance à l'hyperplasie cicatricielle, à l'élargissement progressif et à la rétraction, notamment dans les régions péri-orificielles ;
- intensité de la phase active : plus la phase active est intense (enfants), plus la cicatrice définitive sera large ;
- qualité de la suture : la suture de toute plaie, tout particulièrement au niveau de la face, doit respecter des règles de base : suture plan par plan (au minimum derme et épiderme), sans décalage des berges et sans tension excessive, utilisation de fils monobrins les plus fins possibles, ablation précoce des points épidermiques en cas d'utilisation de fil non résorbable ;

- éviction solaire stricte pendant toute la phase active de la cicatrice : les rayons UV ont pour effet de réactiver les phénomènes inflammatoires cicatriciels et d'induire une dyschromie cicatricielle définitive.

Le chirurgien n'a malheureusement que peu de possibilités d'interférer sur les deux premiers facteurs.

C. Morsures

Le mordeur est le plus souvent un chien. De par leur fréquence et les risques qu'elles font courir aux victimes, les morsures méritent qu'on formalise leur prise en charge (figure 4.18).

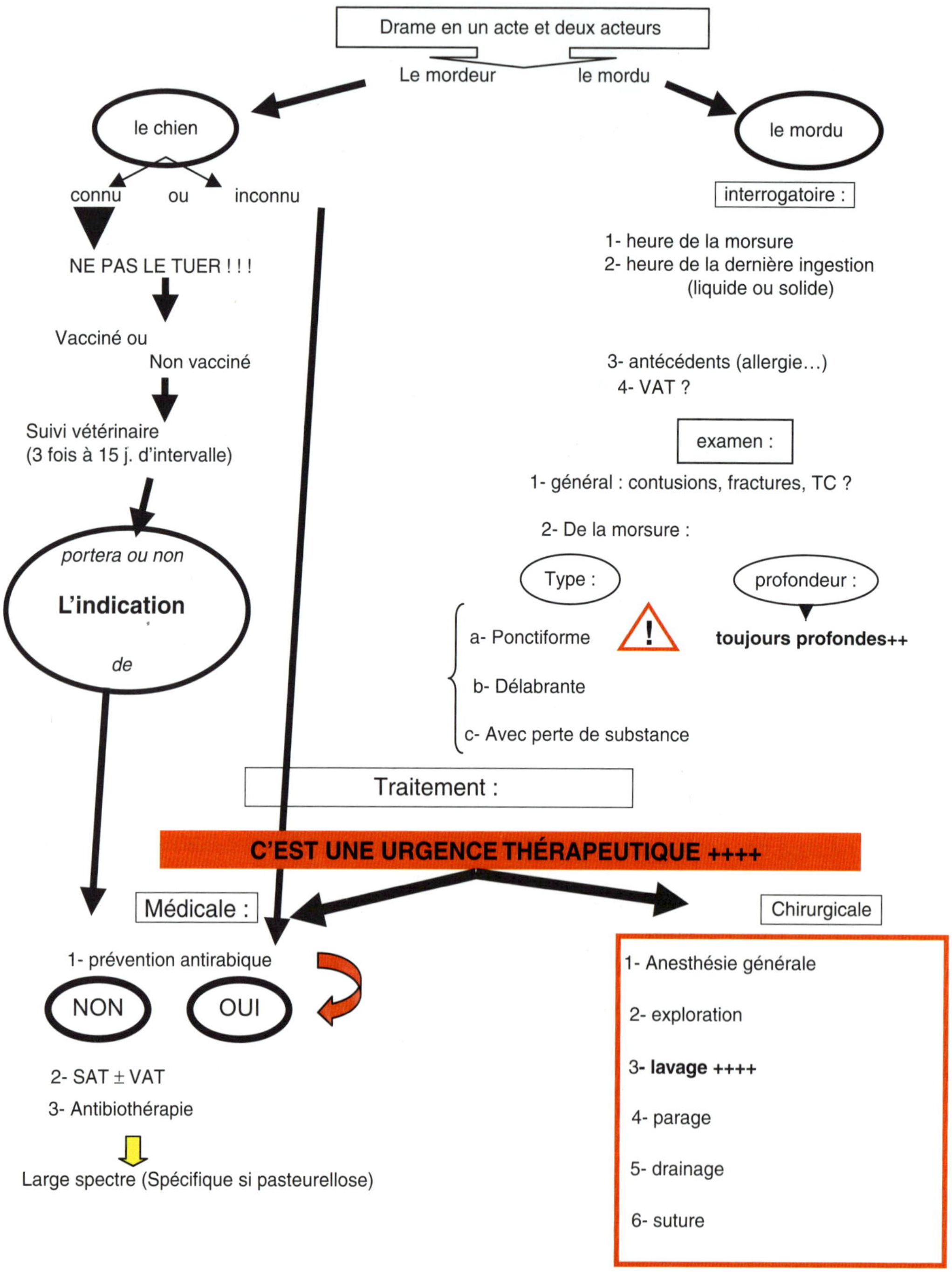

Fig. 4.18. Conduite à tenir devant une morsure de chien.

1. Recueillir des informations

Une double enquête aussi bien sur l'animal mordeur que sur le patient mordu est nécessaire.

L'animal mordeur

Il faut évaluer les risques que sa morsure peut représenter pour le patient mordu. Le risque le plus important est la survenue d'une infection, toujours possible, allant jusqu'à la très rare mais gravissime infection rabique.

Deux situations peuvent se présenter : le chien est connu ou non.

Chien connu

Le chien a-t-il mordu après provocation (morsure de défense) ou, au contraire, a-t-il un comportement inhabituel (agitation, agressivité récente) pouvant faire craindre une possible contamination rabique ?

Toujours demander le statut vaccinal de l'animal et une consultation vétérinaire.

Dans tous les cas, il ne faut pas tuer l'animal, une surveillance vétérinaire étant indispensable pour décider ou non de débuter une vaccination antirabique du patient mordu.

Chien inconnu, non retrouvé

Toujours demander au centre antirabique le plus proche l'attitude à adopter en fonction du risque potentiel de contamination, variable selon les régions.

Le patient mordu

L'aspect spectaculaire ou au contraire anodin de la morsure est toujours trompeur. Il est donc indispensable de conduire un examen stéréotypé.

Interrogatoire

- Terrain :
  - âge ;
  - antécédents médicaux, chirurgicaux, allergiques ;
  - statut vaccinal : tétanos.
- Circonstances de la morsure :
  - heure de survenue ;
  - traumatismes associés.
- Heure de la dernière ingestion solide ou liquide (cette précision conditionne le délai d'intervention et le type d'anesthésie à mettre en œuvre).

Examen clinique

- Examen général : il est conseillé de commencer par l'examen général afin de ne pas l'oublier devant l'aspect, parfois spectaculaire, de la morsure ; il recherche des contusions, des hématomes, des fractures, un traumatisme crânien associé (choc violent d'un gros chien sur un enfant, par exemple).
- Examen de la morsure :
  - délabrante et/ou avec perte de substance associée : elle va être source de graves séquelles morphologiques ou esthétiques ; la prise en charge est urgente ;

- punctiforme : son aspect anodin est toujours trompeur car elle surplombe toujours une vaste zone de décollement profonde, infectée par les crocs;
- lésions sous-jacentes : elles peuvent intéresser les tendons, les muscles, les vaisseaux et, surtout, les nerfs; elles doivent être diagnostiquées avant tout traitement.

2. Traitement

Il s'agit d'urgences thérapeutiques.

L'animal mordeur

Il ne faut pas le tuer. Une surveillance vétérinaire systématique est mise en route avec examen de l'animal à la recherche de signes de rage à J3, J7 et J15. Si au bout de ces quinze jours l'animal, correctement vacciné, n'a présenté aucun signe de contamination, il n'y a pas lieu d'effectuer une vaccination antirabique chez le mordu. Si le chien présente des signes suspects, le patient est vacciné.

En zone d'endémie rabique et si le chien a été malencontreusement tué, il faut envoyer sa tête à l'Institut Pasteur de Paris pour obtenir un diagnostic histologique sur sa matière cérébrale. En attendant les résultats, le protocole de vaccination est entrepris par le service de maladies infectieuses, quitte à être arrêté en l'absence de contamination rabique.

Le patient mordu

Une morsure est toujours une plaie profonde infectée. C'est une urgence médico-chirurgicale. Tout retard de prise en charge aboutira à la constitution d'un abcès profond.

Urgence chirurgicale

- Anesthésie générale : elle seule permet d'effectuer la série de gestes stéréotypés.
- Exploration de l'ensemble du trajet des crocs, toujours plus profond et plus vaste que ne le laisse supposer la discrétion de la porte d'entrée, en repérant et réparant les structures lésées.
- Lavage très abondant au sérum physiologique, ce qui constitue le geste majeur de l'intervention.
- Parage des berges et de tous les tissus contus.
- Drainage des décollements.
- Suture soigneuse de chaque plan. S'il existe une perte de substance, les gestes de réparation seront toujours différés.
- Si le patient est vu tardivement, le geste chirurgical est toujours indiqué, mais consiste alors en la mise à plat d'un abcès.

Urgence médicale

- Risque rabique : la rage est constamment mortelle lorsque la maladie est déclarée; le moindre doute ou l'absence de renseignement sur l'animal mordeur impose la vaccination.
- Risque tétanique : il faut vérifier la validité de la vaccination; sérothérapie et vaccination s'imposent dans le cas contraire.
- Risque d'infection par germes aérobies et anaérobies : ces germes sont constamment présents sur les crocs de l'animal; l'association acide clavulanique-amoxicilline est efficace et recommandée chez l'enfant en l'absence de contre-indications; les cyclines représentent l'antibiothérapie de choix chez l'adulte contre *Pasteurella multocida* (bacille à gram négatif), fréquente dans la cavité buccale animale.

- En cas de morsure humaine : connaître le statut du mordeur concernant entre autres, les hépatites B et C, le VIH ; en cas de positivité, il faut prendre l'avis d'un infectiologue.

D. Dermabrasions

Dues à des lésions de râpage, les dermabrasions sont des plaies superficielles, ne dépassant pas le derme, consistant en une perte de substance localisée de l'épiderme. Leur réparation est habituellement obtenue par cicatrisation dirigée (pansements gras), grâce à une réépidermisation à partir des berges et/ou des îlots de kératinocytes localisés au niveau des annexes épidermiques (follicules pileux et glandes sudoripares). Elles peuvent laisser des cicatrices pigmentées (tatouages) par incrustation dans le derme de multiples corps étrangers microscopiques. Elles devront faire l'objet d'un nettoyage soigneux par brossage avant la réalisation du pansement.

E. Corps étrangers

Les corps étrangers doivent être systématiquement recherchés au sein des plaies (éclats de verre, corps étrangers végétaux ou minéraux) et retirés. Oubliés dans la plaie, ils peuvent être à l'origine d'une complication infectieuse, parfois très tardive, ou, au contraire, être plus ou moins tolérés par l'organisme qui les isole alors au sein d'une coque. Les fragments de pare-brise sont particulièrement difficiles à localiser en urgence et à distance en raison de leur caractère radiotransparent.

Critères de gravité des plaies des parties molles

- Plaies transfixiantes.
- Plaies péri-orificielles.
- Plaies perpendiculaires aux lignes de moindre tension cutanée.
- Lésion d'organe noble, à rechercher (œil, voies lacrymales, nerf facial, conduit salivaire).
- Plaie par morsure.
- Présence de corps étrangers.

V. Diagnostic des traumatismes dentaires

Le diagnostic des traumatismes dentaires se pose après tout choc direct (chute, coup de poing, etc.) ou indirect (fracture maxillaire ou mandibulaire) de la dent.

A. Contusion dentaire

La contusion dentaire se manifeste par des douleurs dentaires post-traumatiques spontanées, provoquées ou exacerbées par la morsure ou le froid, pouvant persister plusieurs heures voire plusieurs jours, sans anomalie clinique et/ou radiographique. La surveillance de la vitalité dentaire (par des tests thermiques ou, mieux, électriques au testeur de pulpe) s'impose.

Il existe souvent une sidération immédiate de la sensibilité dentaire à ces tests qui doivent être répétés dans les jours, les semaines et les mois suivants le traumatisme. Le risque est la survenue d'une nécrose pulpaire secondaire, responsable d'une dyschromie inesthétique de la dent, d'une rhizalyse, d'un granulome apical et de la perte prématurée de la dent.

B. Fracture dentaire

1. Fracture de la couronne, avec ou sans exposition pulpaire

La dent est douloureuse, surtout lorsque la pulpe est exposée. Un cliché rétroalvéolaire précise le trait de fracture et sa position par rapport à la chambre pulpaire. Si la chambre pulpaire est exposée, une dévitalisation et un traitement endodontique rapides (ablation de la pulpe et remplacement par un produit de comblement) sont nécessaires. Dans le cas contraire, la douleur doit être soulagée par l'application rapide d'un vernis protecteur sur la tranche de fracture. Dans les deux cas, il faut envisager, dans les meilleurs délais, une réparation de la couronne dentaire. Si le fragment de couronne a pu être retrouvé et conservé, celui-ci peut être recollé à l'aide de colles spéciales. Dans le cas contraire, la réparation fait appel à des résines composites.

Une surveillance clinique et radiologique de la dent traumatisée doit être mise en route de manière à détecter les complications à long terme.

2. Fracture radiculaire

Une fracture radiculaire est suspectée devant une douleur dentaire exagérée par la morsure et/ou une mobilité dentaire. Un cliché rétroalvéolaire précise l'emplacement du trait de fracture par rapport à l'extrémité de l'apex : tiers apical, tiers moyen, tiers cervical. Cette localisation est un facteur pronostique important : plus la fracture est distale et plus l'avenir de la dent est compromis.

Pour les fractures des deux tiers proximaux, une tentative de sauvetage de la dent peut être entreprise à l'aide de traitements endodontiques à l'hydroxyapatite visant à obtenir une cicatrisation de la fracture.

Là encore, une surveillance attentive et prolongée de la dent doit être mise en route.

3. Luxation alvéolodentaire

La luxation alvéolodentaire peut être incomplète ou complète.

Luxation incomplète (ou subluxation)

La dent est mobile, douloureuse, légèrement égressée par rapport à son alvéole avec saignement au collet de la dent (figure 4.19). Un cliché radiologique rétroalvéolaire confirme le diagnostic, montrant une absence de fracture radiculaire et un élargissement du ligament alvéolodentaire.

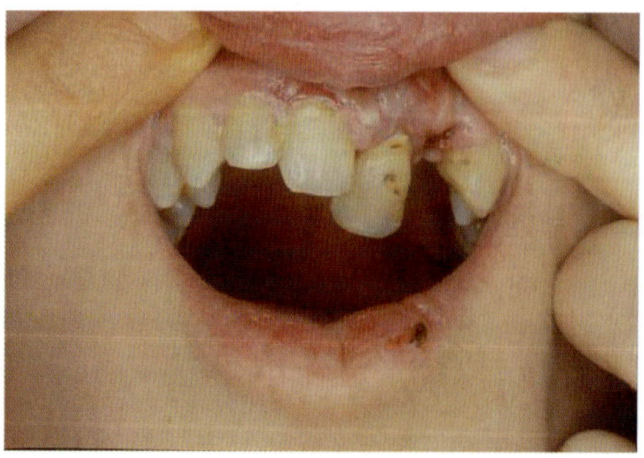

Fig. 4.19. Traumatisme dentaire.
Contusion de 11 ; avulsion de 22 ; subluxation palatine de 21.

Le traitement consiste en une réduction de la luxation (réimpaction de la dent dans son alvéole) et mise en place d'une contention (solidarisation de la dent avec les dents adjacentes par collage). La surveillance de la vitalité dentaire est impérative pour détecter rapidement tout signe de dévitalisation imposant un traitement endodontique.

Luxation complète

La dent est totalement expulsée de son alvéole. Si l'état du parodonte le permet et si la dent a été retrouvée, une réimplantation et une contention doivent être effectuées le plus rapidement possible, au mieux dans l'heure qui suit le traumatisme et ce d'autant plus que le patient est jeune (édification radiculaire inachevée). Les fragments de ligament adhérant à la dent luxée ne doivent pas être retirés, le caillot sanguin dans l'alvéole doit être préservé et la dent elle-même doit être conservée dans un milieu humide jusqu'à sa réimplantation (sérum physiologique additionné de pénicilline, salive du patient ou lait à défaut).

Une surveillance clinique de la vitalité dentaire et radiologique de l'apex doit être mise en route. Un traitement endodontique doit être réalisé en cas d'absence de revitalisation dentaire. Le pronostic à cinq ans est médiocre.

4. Fracture alvéolodentaire

Il s'agit d'une fracture de l'os alvéolaire entraînant une mobilité d'un bloc de plusieurs dents, celles-ci étant intactes. La radiographie rétroalvéolaire et l'orthopantomogramme font le diagnostic. Une réduction et une contention du bloc dentaire mobile doivent être réalisées, suivies d'une surveillance dentaire clinique et radiologique à long terme.

C. Pronostic

Le pronostic de ces traumatismes dentaires est difficile à établir d'emblée. Des complications peuvent survenir : infection secondaire locale (granulome apical, kyste radiculodentaire, fistule gingivale, etc.) ou régionale (cellulite), ankylose dentaire (disparition du ligament alvéolodentaire), rhizalyse.

Des troubles de l'éruption des dents définitives peuvent être observés (expulsion du germe, infection du sac péricoronaire, dent malformée, dent incluse) lorsque le traumatisme est survenu sur une dent de lait par traumatisme du germe de la dent définitive en regard.

Un certificat médical détaillé devra être systématiquement rédigé, décrivant les lésions constatées, prenant en compte l'état dentaire préexistant (dents manquantes, prothèses, etc.), mentionnant les traitements réalisés en urgence et à prévoir ultérieurement et en émettant des réserves sur le devenir à long terme des dents atteintes et des germes dentaires en regard le cas échéant.

Fractures dentaires

- Niveau de la fracture :
  - coronaire : ouverture pulpaire ou non ;
  - radiculaire : niveau de la fracture (gravité des fractures distales).
- Mobilité dentaire : distinction entre lésions purement dentaires (subluxation) et participation osseuse (fracture alvéolodentaire) à l'aide de clichés rétroalvéolaires.
- Risque de séquelles : importance du certificat médical initial pour une prise en charge éventuelle par les assurances.

VI. Diagnostic des fractures de la mandibule

On distingue classiquement les fractures du corps mandibulaire (fractures des portions dentées et de la région angulaire) et les fractures des branches mandibulaires (fractures des portions non dentées et de la région condylienne), les premières étant, par définition, des fractures le plus souvent ouvertes, les secondes des fractures habituellement fermées.

Les fractures de la région condylienne sont les fractures mandibulaires les plus fréquentes (figure 4.20).

A. Fractures des portions dentées et de la région angulaire

Elles regroupent les fractures des régions symphysaire et parasymphysaires, des branches horizontales et de la région angulaire.

Il s'agit de fractures ouvertes dont le traitement est urgent.

1. Physiopathologie

Choc direct sur la mandibule.

2. Signes cliniques

- Douleur au niveau du trait de fracture.
- Stomatorragie.
- Sialorrhée.
- Impotence fonctionnelle (douleur à la mobilisation de la mandibule et à la mastication).
- Trismus antalgique.
- Plaie de la muqueuse gingivale au niveau du trait de fracture, le plus souvent entre les deux dents bordant le foyer de fracture (figure 4.21). Cette plaie s'explique par la transmission à la gencive, inextensible, du mouvement de cisaillement osseux qui se produit lors du

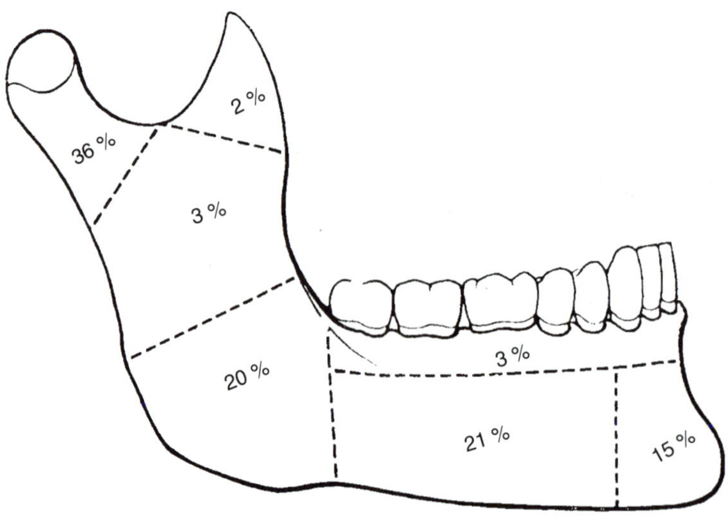

Fig. 4.20. Localisation des fractures mandibulaires et leur pourcentage de survenue.
(D'après Dingmann, 1964).

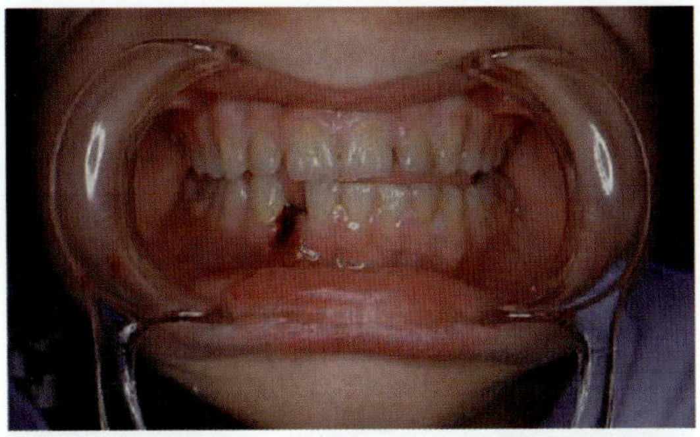

Fig. 4.21. Fracture de la portion dentée de la mandibule.
Plaie gingivale, diastème entre 42 et 43, déviation vers le gauche du point inter-incisif inférieur, béance gauche (du secteur incisif au secteur molaire).

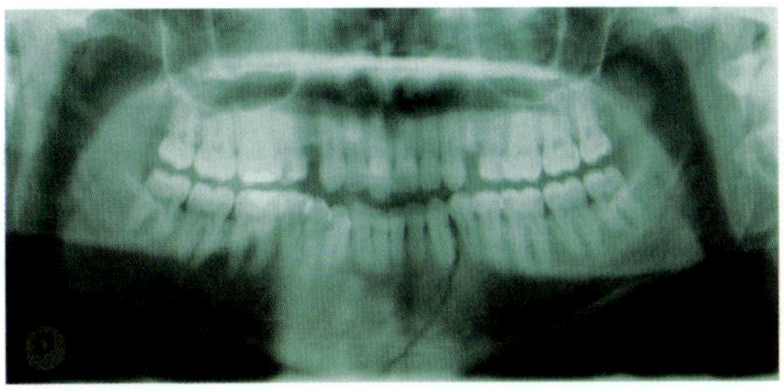

Fig. 4.22. Fracture de la portion dentée (orthopantomogramme).
Fracture parasymphysaire gauche, le trait est situé entre les dents 33 et 34.

traumatisme. Cette plaie fait communiquer le foyer de fracture avec la cavité buccale, ce qui explique le caractère ouvert de ces fractures.

- Modification de l'articulé dentaire en raison du déplacement des fragments dentés (chevauchement, angulation, décalage) sous l'action du traumatisme et de l'action combinée des muscles abaisseurs et élévateurs de la mandibule.
- Mobilité osseuse anormale, à rechercher avec prudence du fait de la douleur et du risque de lésion iatrogène du nerf alvéolodentaire inférieur (V3).
- Hypo- ou anesthésie dans le territoire labiomentonnier du nerf alvéolodentaire inférieur (V3) (signe de Vincent) pour les fractures très déplacées en regard du canal mandibulaire.

3. Radiographie

- Orthopantomogramme (ou cliché panoramique dentaire) (figure 4.22) : cliché de débrouillage, souvent suffisant pour poser l'indication chirurgicale.
- « Face basse » pour la région angulaire.
- Cliché « mordu du bas » pour la région symphysaire.
- Défilé mandibulaire, à défaut.
- Ces clichés peuvent être remplacés ou complétés (doute diagnostique) par la réalisation d'un scanner en coupes axiales et coronales, en fenêtre osseuse (suivant la disponibilité des moyens techniques et humains).

Ces examens complémentaires confirment la (ou les) fracture(s) (environ 30 % des fractures mandibulaires sont plurifocales, avec une fréquence particulière pour l'association à une fracture de la région condylienne), en précisant :

- le siège exact de la (ou des) fracture(s) : symphyse, régions parasymphysaires, corps, angle (figure 4.23), situation par rapport au canal mandibulaire ;

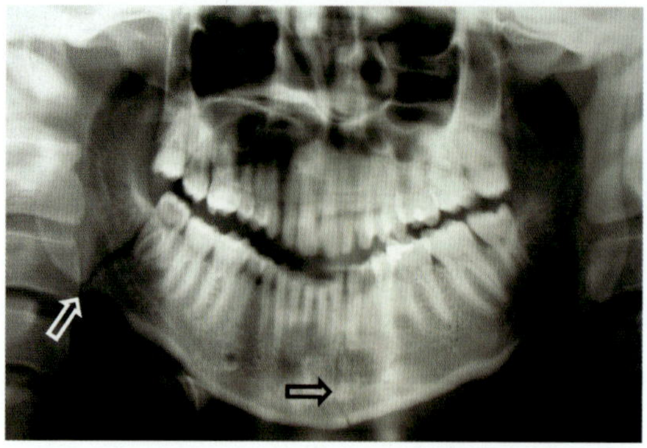

Fig. 4.23. Fracture bifocale de la mandibule (orthopantomogramme).
Angle droit, symphyse.

- les caractéristiques du trait : simple, avec troisième fragment ou fracture comminutive, direction du biseau ;
- les déplacements osseux : décalage, angulation, chevauchement ;
- l'état de la denture : il faut faire la part entre l'état antérieur à la fracture et les lésions qui reviennent au traumatisme (incidences thérapeutiques et médico-légales pour l'indemnisation du dommage corporel).

4. Formes cliniques

Chez l'enfant

- Les fractures sont souvent peu déplacées (fractures en bois vert).
- Elles peuvent passer inaperçues au bilan radiographique standard (orthopantomogramme) et doivent faire réaliser un scanner au moindre doute.
- Les fractures peuvent passer par un germe dentaire et l'endommager, ce qui implique une surveillance ultérieure de l'éruption dentaire et la prudence médico-légale.
- Les fractures de la région symphysaire (choc direct sur le menton) doivent systématiquement faire rechercher une fracture associée de la (ou des) région(s) condylienne(s) et inversement.

Chez le sujet édenté

- Les fractures de la région angulaire sont rares.
- Elles prédominent en revanche au niveau du corps (branches horizontales) en raison de la perte osseuse associée à l'édentation (figure 4.24).
- Elles sont souvent peu symptomatiques.

5. Complications

Complications immédiates

Les complications immédiates consistent essentiellement en l'apparition de troubles respiratoires par œdème ou hématome du plancher buccal, voire par glossoptose en cas de fracture parasymphysaire bilatérale entraînant un recul de la langue.

Complications secondaires

Troubles sensitifs dans le territoire du nerf alvéolaire inférieur

Ces troubles sont le plus souvent immédiats et transitoires en cas de simple contusion. Ils peuvent être définitifs en cas de traumatismes nerveux plus sévères (hypoesthésies, anesthé-

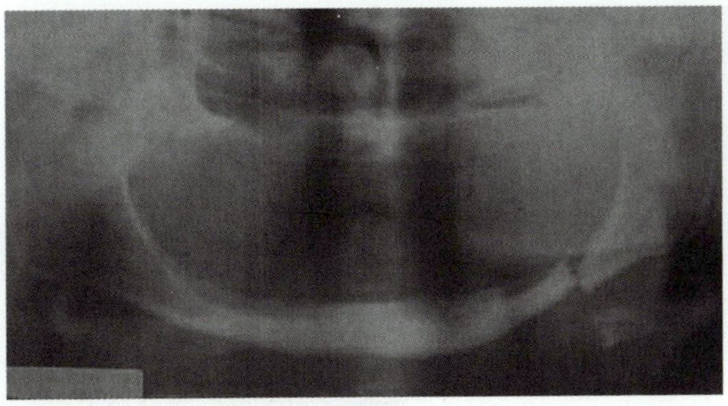

Fig. 4.24. Fracture de la branche horizontale gauche chez un sujet édenté présentant une atrophie majeure de l'os mandibulaire (orthopantomogramme).

sies, dysesthésies ou paresthésies définitives). Les mêmes troubles peuvent être secondaires à la réduction et à l'ostéosynthèse (atteinte iatrogène peropératoire du nerf) et engager la responsabilité du chirurgien, raison pour laquelle l'observation initiale doit renseigner sur un éventuel trouble sensitif immédiat. Ces troubles sensitifs peuvent évoluer vers une symptomatologie douloureuse chronique de type névralgique, parfois extrêmement invalidante.

Risque septique

S'agissant de fractures ouvertes dans la cavité buccale, le risque septique (abcès au niveau du foyer de fracture, ostéite, pseudarthrose septique) est toujours possible. Une prise en charge thérapeutique habituellement rapide et la mise en route d'une antibioprophylaxie systématique ont rendu ce risque rare.

Consolidation en cal vicieux, malocclusion séquellaire

Les techniques de réduction et d'ostéosynthèses stables actuellement disponibles en routine ont considérablement minimisé ce risque.

Retard de consolidation et pseudarthrose

Là encore, les techniques d'ostéosynthèse actuelles ont rendu ce risque faible.

6. Principes thérapeutiques chez l'adulte

- Il s'agit de fractures habituellement ouvertes (dans la cavité buccale) dont le traitement est urgent, au mieux dans les heures qui suivent le traumatisme.
- Patient laissé à jeun jusqu'à la prise de décision.
- Mise en route d'une antibioprophylaxie intraveineuse.

En cas de fracture déplacée

Traitement chirurgical (figure 4.25)

Réduction et ostéosynthèse par voie ouverte (endobuccale le plus souvent ou, plus rarement, cutanée en cas de fractures complexes) sous anesthésie générale et intubation nasotrachéale (pour permettre le contrôle peropératoire de l'articulé dentaire).

À défaut, traitement orthopédique (figure 4.26)

Blocage maxillomandibulaire (« intermaxillaire ») au fil d'acier pendant six semaines, éventuellement réalisable sous anesthésie locale.

En cas de fracture non déplacée

Possibilité d'abstention thérapeutique (patient coopérant et motivé) ; mise en route d'une alimentation liquide et surveillance radiologique régulière pendant six semaines.

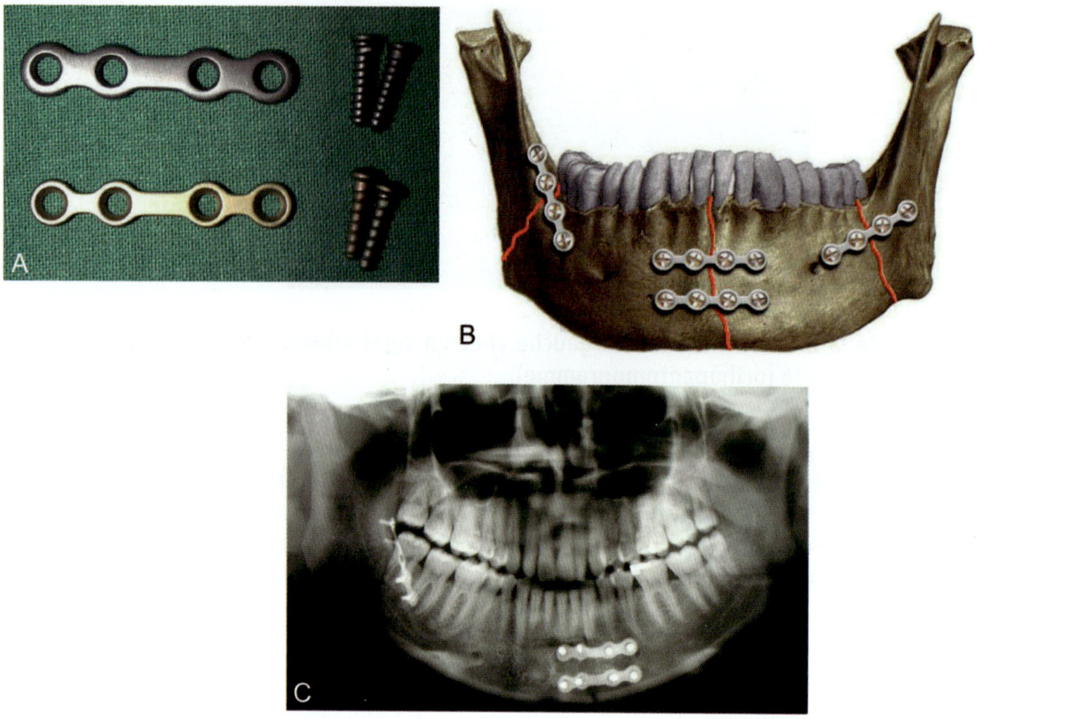

Fig. 4.25. Traitement chirurgical des fractures des portions dentées de la mandibule.

a. Types de plaques utilisées. **b.** Principe de pose. **c.** Réduction et ostéosynthèse d'une fracture bifocale de mandibule par voie ouverte endobuccale (orthopantomogramme postopératoire immédiat).

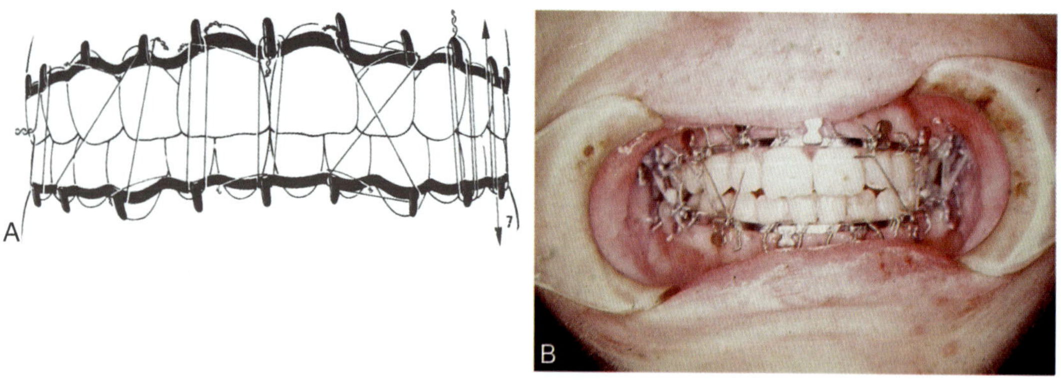

Fig. 4.26. Traitement orthopédique d'une fracture mandibulaire : blocage maxillomandibulaire au fil d'acier.

B. Fractures de la région condylienne

Les fractures de la région condylienne sont les fractures mandibulaires les plus fréquentes, surtout chez l'enfant. Les fractures bilatérales sont également très fréquentes.

Il s'agit de fractures considérées comme fermées dont le traitement est de ce fait moins urgent que les fractures des portions dentées.

Elles regroupent des fractures de gravité et de pronostic très différents en fonction de leur localisation exacte (fracture condylienne par définition intra-articulaire, fractures sous-condyliennes haute et basse), de leur degré de déplacement (fracture non déplacée, fracture déplacée, fracture-luxation avec expulsion du condyle de la fosse mandibulaire) (figure 4.27) et de l'âge de survenue (enfant ou adulte).

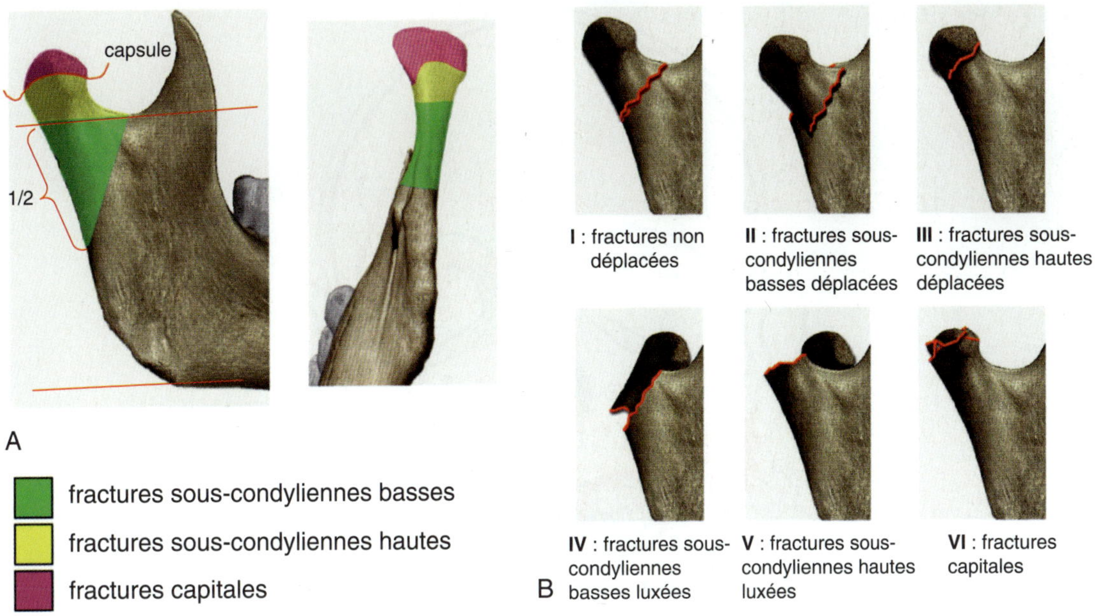

Fig. 4.27. Classification des fractures de la région condylienne.
a. En fonction de la hauteur du trait de fracture. **b.** En fonction du déplacement (classification de Spiessel et Schroll).

Leur traitement (fonctionnel ou chirurgical) est largement fonction de ces différents paramètres.

1. Physiopathologie

Traumatisme indirect (choc sur le menton, choc ascendant sur l'angle mandibulaire), bouche entrouverte.

2. Signes cliniques (figure 4.28)

- Plaie sous-mentonnière, très fréquente, occupant parfois (et à tort) l'avant du tableau clinique (cf. figure 4.1).
- Douleur au niveau de la région préauriculaire du côté fracturé, spontanée et/ou à la mobilisation mandibulaire.
- Tuméfaction préauriculaire du côté fracturé.
- Otorragie par plaie cutanée de la paroi antérieure du conduit auditif externe (signant une fracture de l'os tympanal) (cf. figure 4.1).
- Impotence fonctionnelle mandibulaire : ouverture buccale, propulsion mandibulaire (et diduction controlatérale à la fracture en cas de fracture unilatérale) limitées.
- Ouverture buccale et propulsion mandibulaire s'accompagnant d'une latérodéviation du côté de la fracture, signant le raccourcissement de la branche mandibulaire homolatéral en cas de fracture déplacée unilatérale.
- Modification de l'articulé dentaire :
  - en cas de fracture unilatérale : contact molaire prématuré du côté fracturé (et pseudo-béance du côté opposé), décalage du point interincisif inférieur du côté fracturé, signant là encore le raccourcissement de la branche mandibulaire homolatérale à la fracture ;
  - en cas de fracture bilatérale (figure 4.29) : contact molaire prématuré bilatéral (et pseudo-béance antérieure) signant le raccourcissement des deux branches mandibulaires.

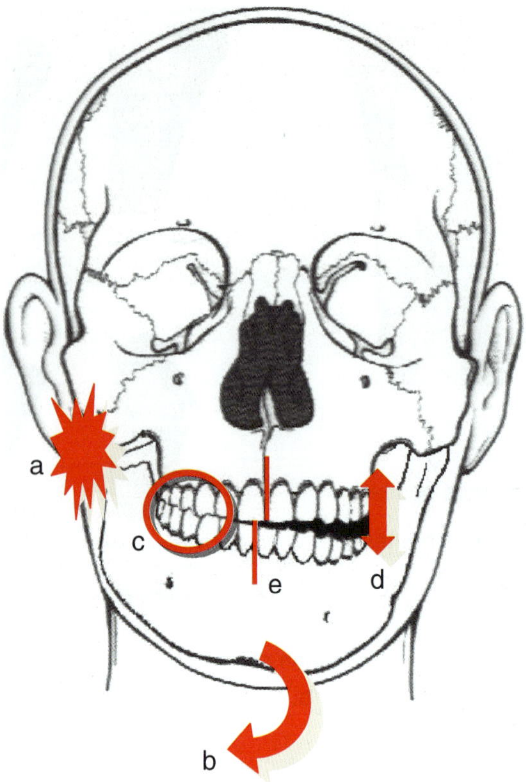

Fig. 4.28. Signes cliniques des fractures de la région condylienne.

a. Douleur préauriculaire. **b.** Latérodéviation du côté fracturé lors de l'ouverture buccale et de la propulsion mandibulaire. **c.** Contact molaire prématuré homolatérale à la fracture. **d.** Béance controlatérale. **e.** Décalage du point inter-incisif inférieur du côté fracturé.

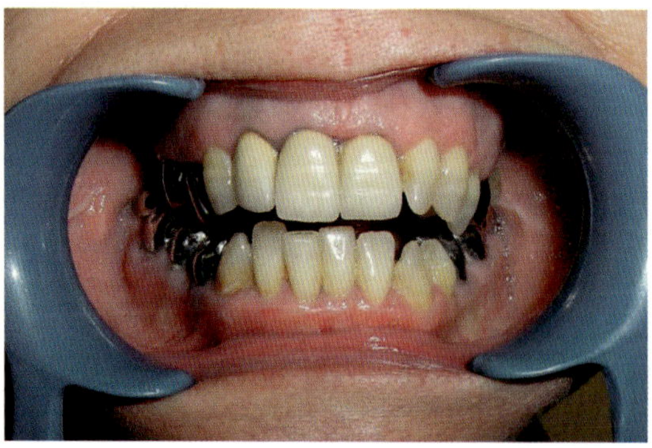

Fig. 4.29. Contact molaire prématuré bilatéral et béance antérieure liés à une fracture condylienne bilatérale.

3. Radiographie

Orthopantomogramme

Il s'agit d'un cliché de débrouillage (diagnostic d'éventuelles fractures mandibulaires et de traumatismes dentaires associés) qui ne visualise la fracture que de profil et uniquement les éventuels déplacements dans les plans axial (chevauchement) et sagittal (bascules antérieure et postérieure) (figure 4.30). Il faut systématiquement y associer une autre incidence pour préciser le déplacement du fragment condylien. Les faux négatifs ne sont pas rares en cas de fracture peu déplacée et/ou du fait des superpositions osseuses.

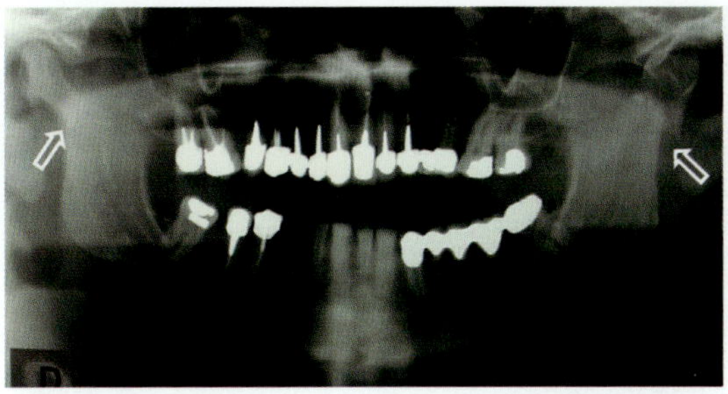

Fig. 4.30. Fractures sous-condyliennes bilatérales (orthopantomogramme).
Fracture basse à droite, haute à gauche.

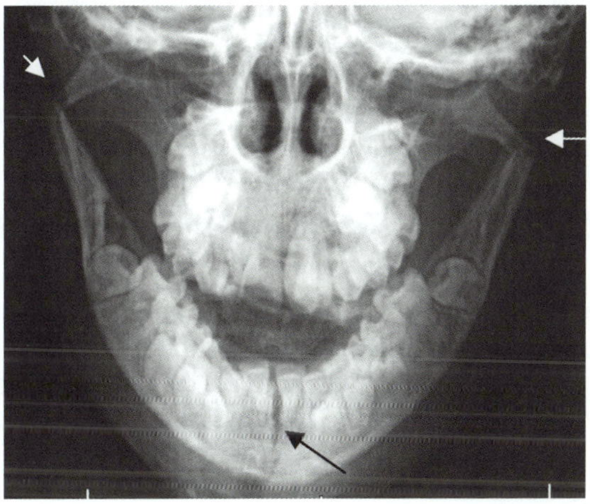

Fig. 4.31. Fracture trifocale de la mandibule chez l'enfant (incidence face basse).
Fractures sous-condyliennes bilatérales et fracture symphysaire. Noter le déplacement latéral externe des ramus.

Défilé mandibulaire

À défaut de l'examen précédent. Il présente les mêmes limitations.

Incidence « face basse »

Incidence perpendiculaire à la précédente, elle permet de visualiser la région condylienne de face et de préciser les déplacements dans le plan frontal (bascule médiale ou, plus rarement, latérale) (figure 4.31).

Scanner

Il permet de lever un doute éventuel (coupes axiales) et, surtout, de préciser très exactement le siège de la fracture et les déplacements (reconstructions frontales et tridimensionnelles), préalable indispensable à la prise de décision thérapeutique (figure 4.32).

4. Formes cliniques

Fractures bilatérales

Elles sont fréquentes. La symptomatologie clinique est bilatérale. Elles peuvent être de localisation et de déplacement symétriques ou non. Leur traitement est difficile.

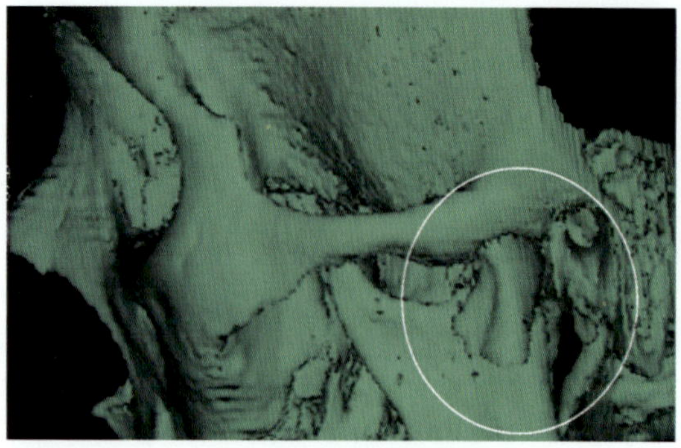

Fig. 4.32. **Fracture sous-condylienne haute gauche (scanner en reconstruction tridimensionnelle).**

Fractures bilatérales associées à une fracture du corps mandibulaire (fractures trifocales de la mandibule)

Ces fractures sont à l'origine d'une valgisation des angles mandibulaires entraînant un élargissement du tiers inférieur de la face (figure 4.31). Leur traitement est chirurgical, au moins en ce qui concerne la fracture de la portion dentée.

Fracture de la région condylienne associée à une fracture de l'os tympanal

Elle se manifeste par une possible sténose du conduit auditif externe et une otorragie par plaie cutanée en regard de la paroi antérieure du conduit auditif externe. Cette otorragie doit être différenciée de celle qui peut accompagner une fracture du rocher, cette dernière s'accompagnant habituellement d'un hémotympan, d'une surdité de perception, d'une paralysie faciale et de vertiges.

Fracture avec pénétration intracrânienne du fragment condylien

Elle est très rare et s'explique par une fracture associée du fond de la fosse mandibulaire de l'os pariétal, zone de très faible épaisseur osseuse. L'indication chirurgicale est formelle.

Fracture survenant chez le patient édenté

Elle ne présente pas de particularité physiopathologique mais doit faire poser une indication chirurgicale en raison de la difficulté à mettre en route un traitement fonctionnel efficace.

Fracture associée à des troubles neurologiques (coma prolongé)

Là encore, le traitement chirurgical doit être discuté pour les mêmes raisons que précédemment.

5. Complications

Les complications surviennent essentiellement en cas d'absence de diagnostic et/ou d'absence de prise en charge précoce adaptée.

Complications précoces

Troubles de l'articulé dentaire

Ils sont principalement liés à la réduction de hauteur séquellaire de la branche mandibulaire. Ces troubles occlusaux s'amendent parfois avec le temps grâce aux possibilités d'adaptation des dents (égression, ingression), spontanées ou non (traitement orthodontique de correction, meulages dentaires sélectifs) et grâce aux possibilités de remodelages de la région condylienne, essentiellement chez l'enfant.

Troubles cinétiques de la mandibule

Ils se manifestent par :

- des limitations séquellaires de l'ouverture buccale (inférieure à 40 mm), de la propulsion mandibulaire et de la diduction du côté opposé à l'ancienne fracture ;
- par des latérodéviations du côté de l'ancienne fracture lors de l'ouverture buccale et de la propulsion mandibulaire.

Ces troubles sont liés à une hypomobilité articulaire et au raccourcissement du ramus du côté fracturé. Ils sont souvent définitifs.

Dysfonctionnement de l'articulation temporomandibulaire

Les troubles occlusaux et cinétiques décrits ci-dessus ainsi que les lésions de l'appareil discal survenues lors du traumatisme initial peuvent avoir pour conséquence, à court, moyen ou long terme, un dysfonctionnement articulaire se manifestant par la triade classique : douleur (préauriculaire), bruits intra-articulaires (claquement, craquement) et limitation de l'ouverture buccale. Ces douleurs sont particulièrement rebelles aux antalgiques classiques et le bilan radiologique conventionnel, en dehors des remaniements osseux liés au cal, est le plus souvent normal.

Ces dysfonctionnements sont parfois transitoires, s'améliorant progressivement par les mécanismes d'adaptation décrits ci-dessus.

Ankylose de l'articulation temporomandibulaire

C'est la complication la plus sévère, survenant essentiellement après une fracture condylienne intra-articulaire. L'ankylose se manifeste cliniquement par une limitation progressive et chronique de l'ouverture buccale (« constriction permanente des mâchoires ») et s'explique radiologiquement par une ossification progressive de la région articulaire (figure 4.33). Son traitement est chirurgical, mais avec une nette tendance à la récidive.

Complications tardives

Les complications tardives sont essentiellement représentées par des troubles de la croissance mandibulaire du côté fracturé lorsque la fracture est survenue dans l'enfance, aboutissant à une asymétrie mandibulaire parfois sévère (figure 4.34). En cas de fracture bilatérale, ce trouble de croissance est bilatéral, se traduisant par une hypomandibulie plus ou moins sévère et par un aspect en « profil d'oiseau » (figure 4.35).

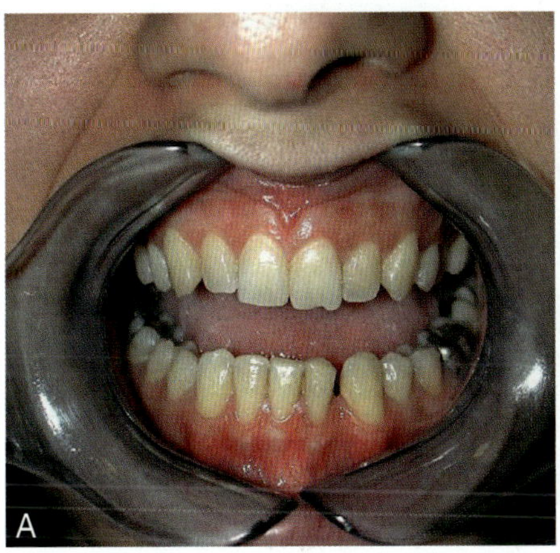

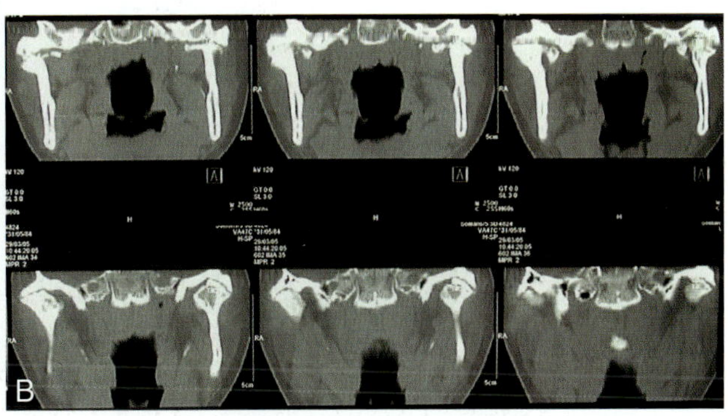

Fig. 4.33. Ankylose bilatérale des articulations temporomandibulaires au décours de fractures capitales bilatérales.

a. Limitation sévère de l'ouverture buccale. **b.** Reconstructions scanographiques frontales montrant les remaniements osseux et la fusion osseuse entre les régions condyliennes et les régions temporales.

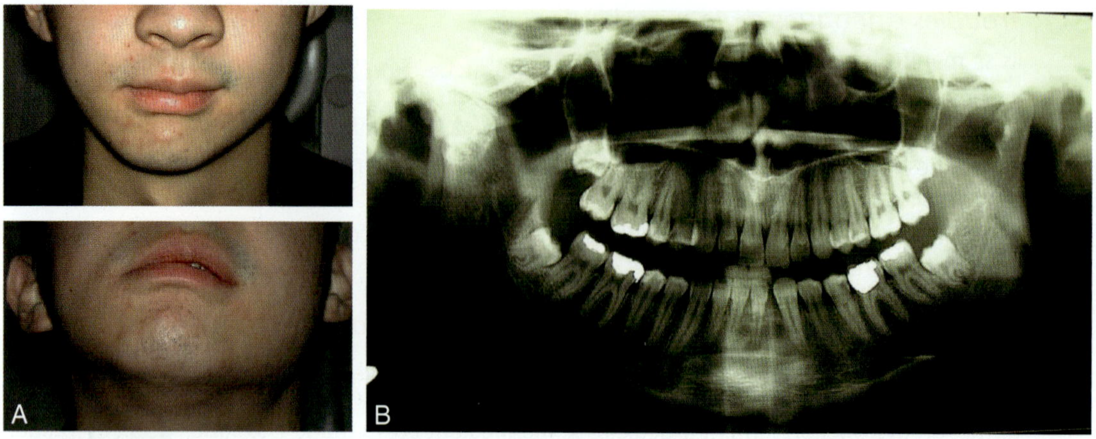

Fig. 4.34. Asymétrie mandibulaire consécutive à une fracture condylienne droite dans l'enfance.

a. Vue clinique de face et de dessous. **b.** Orthopantomogramme montrant le raccourcissement séquellaire du ramus droit.

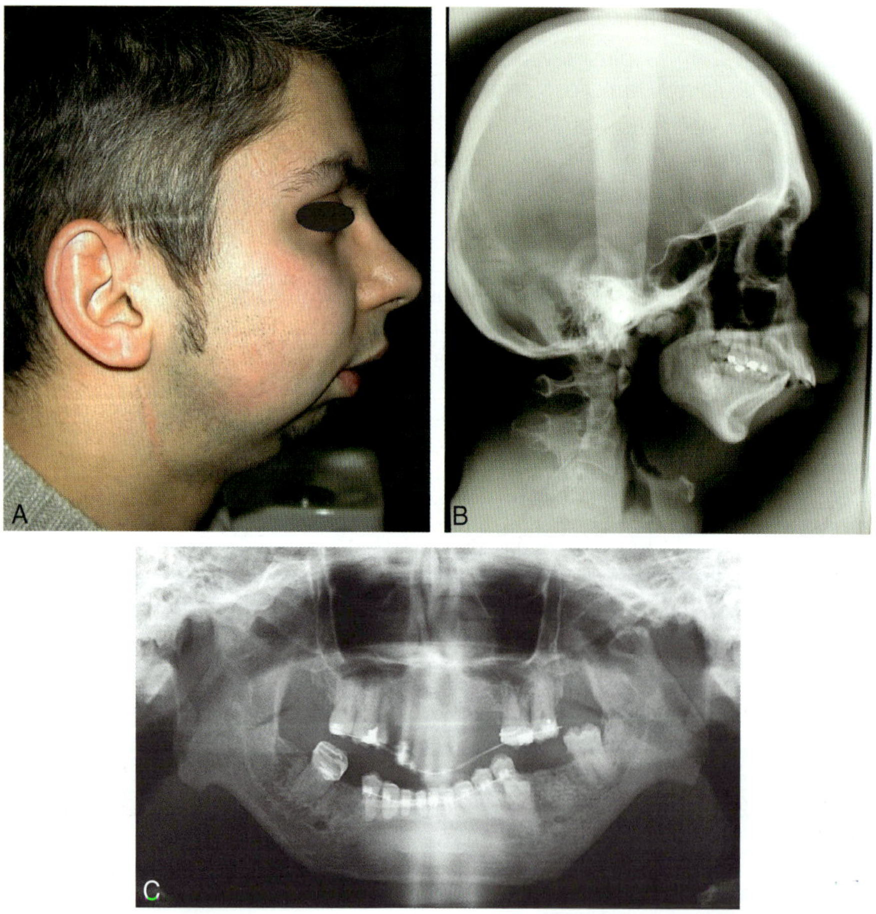

Fig. 4.35. Aspect en « profil d'oiseau » consécutif à une fracture condylienne bilatérale dans l'enfance.

a. Aspect clinique de profil montrant la rétromandibulie sévère secondaire au trouble de la croissance post-traumatique. **b.** Téléradiographie de profil du massif facial montrant la micromandibulie séquellaire. **c.** Orthopantomogramme montrant le raccourcissement des deux ramus mandibulaires et les remaniements osseux au niveau des deux articulations.

6. Principes thérapeutiques

Il existe deux grandes options de traitement des fractures de la région condylienne : les traitements fonctionnels et les traitements chirurgicaux.

Traitements fonctionnels

Ces traitements dits « conservateurs » consistent en une mobilisation la plus précoce possible de la mandibule (propulsion, diductions, ouverture) soit active (rééducation volontaire par le patient) soit active-aidée (mise en place de tractions élastiques en propulsion de la mandibule). Leur but principal est d'obtenir, grâce à un remodelage de la région condylienne, la meilleure fonction et occlusion possible. Ils sont essentiellement utilisés chez les enfants (où ils permettent de profiter du potentiel de croissance résiduel de la région condylienne), dans les fractures capitales (c'est-à-dire de la tête du condyle, difficiles à opérer) et dans les fractures peu ou pas déplacées. Utilisés chez l'adulte, ils aboutissent le plus souvent à des séquelles anatomiques définitives (raccourcissement de la branche mandibulaire du côté fracturé).

Traitements chirurgicaux

Ils consistent en une réduction de la fracture par voie ouverte suivie d'une ostéosynthèse stable à l'aide de plaques et de vis (figure 4.36). Ils sont toujours suivis d'une période de rééducation. Ils ont l'avantage de permettre, le plus souvent, de restaurer l'anatomie, d'éviter un certain nombre de séquelles décrites ci-dessus et de raccourcir les délais de traitement. Leurs inconvénients sont l'éventuelle rançon cicatricielle en cas de voie d'abord cutanée et le risque d'atteinte iatrogène du nerf facial qui barre l'accès chirurgical à cette région. Ils sont essentiellement utilisés lors de fractures sous-condyliennes (taille du fragment condylien suffisante et accès chirurgical plus facile), de fractures très déplacées et chez l'adulte en fin de croissance.

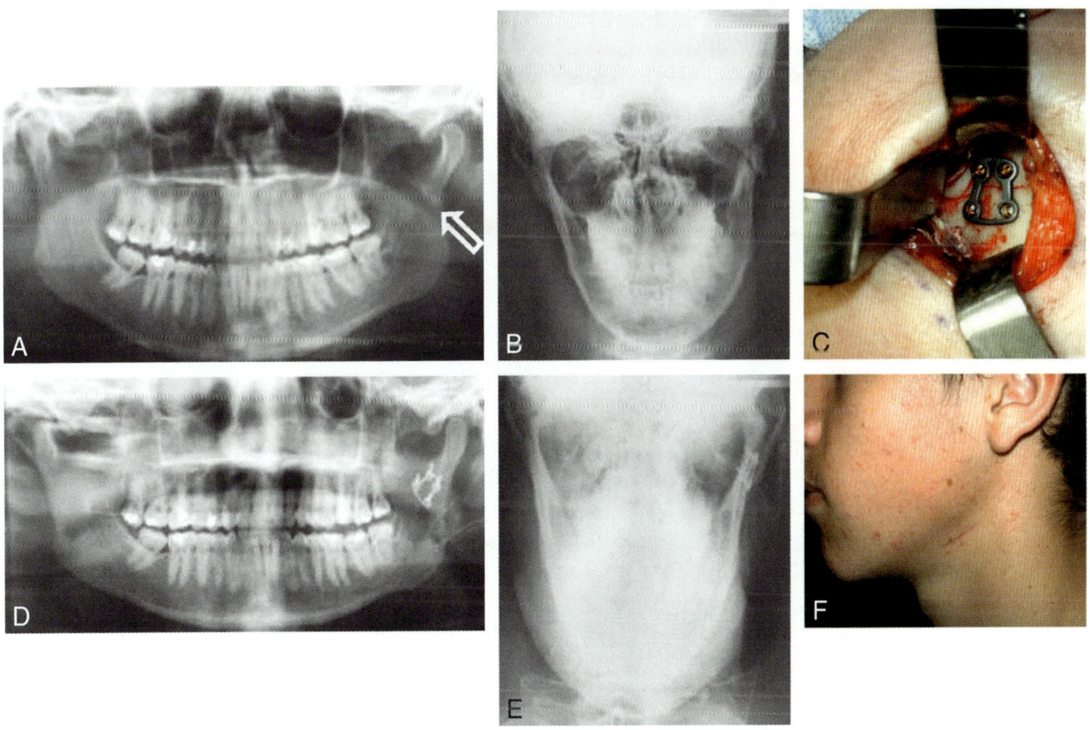

Fig. 4.36. Traitement chirurgical d'une fracture sous-condylienne basse gauche déplacée chez l'adulte.
a. Orthopantomogramme préopératoire. **b.** Incidence face basse préopératoire. **c.** Réduction de la fracture par voie cutanée et mise en place d'une plaque d'ostéosynthèse. **d.** Orthopantomogramme postopératoire. **e.** Face basse postopératoire montrant la réduction anatomique de la fracture. **f.** Cicatrice cutanée.

C. Fractures du ramus mandibulaire (hors fracture de la région condylienne)

Ces fractures présentent la même physiopathologie et les mêmes signes cliniques que les fractures de la région condylienne mais sans en avoir les complications potentielles.

Il s'agit de fractures survenant dans des zones non dentées, habituellement fermées, protégées par les masses musculaires situées de part et d'autre de la branche mandibulaire (muscles masséter latéralement et ptérygoïdien médial médialement).

Hors répercussions fonctionnelles majeures, leur traitement (selon les mêmes modalités techniques que les fractures des portions dentées) peut être différé de quelques jours, si nécessaire.

Fractures mandibulaires

- Portions dentées et angle :
  - fractures ouvertes (plaie gingivale) : urgences thérapeutiques ;
  - impotence fonctionnelle ;
  - trouble occlusal lié au décalage des fragments ;
  - le V3 est-il atteint ou non ;
  - orthopantomogramme ;
  - traitement essentiellement chirurgical.
- Région condylienne :
  - enfant, chute sur le menton, plaie sous-mentonnière ;
  - douleur préauriculaire (et éventuelle otorragie) ;
  - contact molaire prématuré du côté fracturé ;
  - scanner : précision diagnostique, hauteur du trait de fracture ;
  - fréquence des fractures plurifocales ;
  - risques évolutifs importants : ankylose, croissance mandibulaire chez l'enfant.

VII. Diagnostic des fractures de l'étage moyen de la face

L'étage moyen de la face est compris entre le plan occlusal et la base du crâne. Il peut être le siège de fractures sans ou avec répercussion sur l'articulé dentaire.

Fractures sans répercussion sur l'articulé dentaire

- Fractures zygomatomaxillaires (anciennement dénommées « fractures du malaire »), latérofaciales.
- Fracture isolée des parois de l'orbite, essentiellement du plancher de l'orbite (et/ou de la paroi médiale de l'orbite).
- Fracture des os propres du nez.
- Fractures centrofaciales complexes (fractures du complexe naso-ethmoïdo-maxillo-fronto-orbitaires, CNEMFO).

Fractures avec répercussion sur l'articulé dentaire (fractures occlusofaciales)

- Fracture de Le Fort I, Le Fort II, Le Fort III : il s'agit de fractures horizontales qui séparent l'arcade dentaire maxillaire de la base du crâne à des hauteurs variables. Elles sont parfois associées à des fractures sagittales médiane ou paramédianes du maxillaire au niveau du palais osseux. Toutes ces fractures sont la conséquence de traumatismes violents et le fragment osseux mobile subit, en cas de déplacement, une impaction vers le haut et une rotation antihoraire (vu de profil droit) sous l'effet du traumatisme initial et des contractions musculaires secondaires.

- Fractures frontales : elles se situent à la limite supérieure du massif facial et tirent leurs particularités de la présence sous-jacente du sinus frontal.

L'ensemble de ces fractures peuvent s'associer entre elles et/ou à des fractures mandibulaires pour aboutir à des *fracas panfaciaux*.

A. Fractures zygomatomaxillaires

Les fractures zygomatomaxillaires classiques (fractures-disjonction du zygoma) sont des fractures latérofaciales associant toujours trois foyers de fracture :

- fracture de la paroi antérieure du sinus maxillaire irradiant vers le haut en direction de la margelle infraorbitaire et du plancher de l'orbite et vers le bas en direction du cintre zygomatomaxillaire ;
- fracture de l'apophyse frontale du zygoma, le plus souvent en regard de la suture frontozygomatique ;
- fracture de l'apophyse temporale du zygoma en regard de la coulisse temporale.

La localisation de ces trois foyers de fracture explique les signes cliniques de ces fractures.

L'existence d'une fracture des parois antérieure et supérieure du sinus maxillaire explique que ces fractures doivent être considérées comme ouvertes et qu'un risque infectieux (notamment intraorbitaire) est toujours présent.

1. Physiopathologie

Choc direct sur la pommette.

2. Clinique

À l'inspection

- Épistaxis homolatérale : elle signe la présence de sang dans le sinus maxillaire (hémosinus).
- Effacement du relief de la pommette homolatérale : il s'accompagne d'un élargissement de l'hémiface traumatisée et signe le déplacement de l'os zygomatique (figure 4.37). Il est souvent masqué par l'œdeme qui se met en place dans les heures qui suivent le traumatisme et qui persistera quelques jours.
- Hémorragie sous-conjonctivale externe : elle s'explique par la diffusion sous-conjonctivale de l'hématome péri-fracturaire siégeant au niveau de la suture frontozygomatique.
- Limitation douloureuse de l'ouverture buccale (trismus) : elle témoigne d'un embrochage du tendon du muscle temporal en regard de la fracture de l'apophyse temporale de l'os zygomatique.
- Limitation des mouvements du globe oculaire (notamment en élévation) avec diplopie associée signant une atteinte (embrochage, incarcération) des muscles extrinsèques de l'œil (muscle droit inférieur notamment) au niveau des foyers de fracture des parois de l'orbite (plancher notamment) (figure 4.38).
- Énophtalmie et/ou dystopie oculaire : elles signent l'augmentation de volume de l'orbite liée à l'effondrement du plancher et/ou de la paroi externe de l'orbite. Elles sont habituellement masquées initialement par l'œdème et/ou la pneumorbite, voire un hématome intraorbitaire. exophtalmie

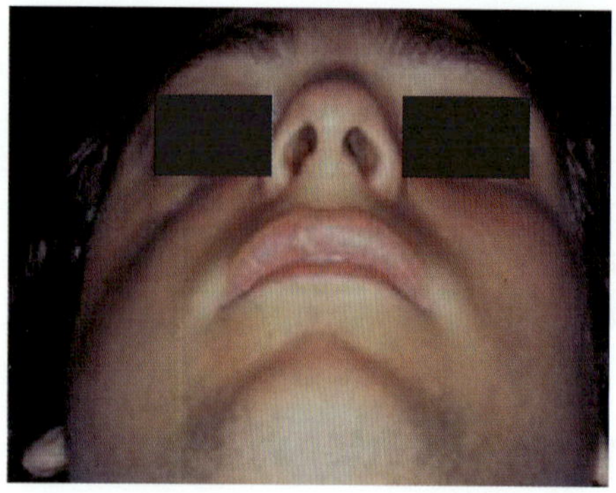

Fig. 4.37. **Fracture de l'étage moyen : enfoncement de la pommette signant une fracture de l'os zygomatique droit.**

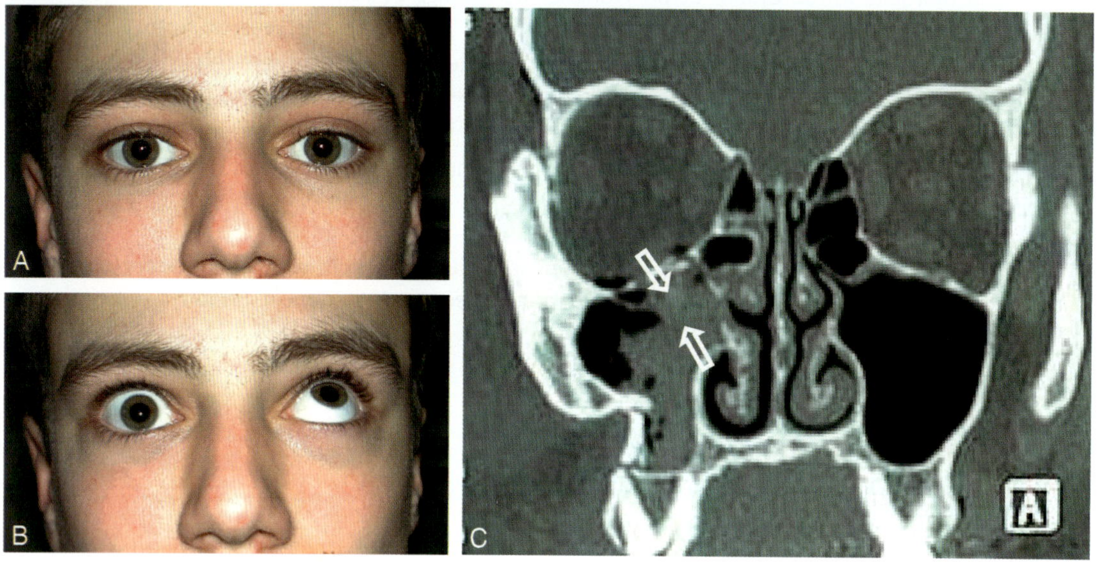

Fig. 4.38. **Fracture de l'os zygomatique droit.**

a et **b.** Limitation d'élévation du globe oculaire droit par incarcération du muscle droit inférieur dans le foyer de fracture du plancher orbitaire. **c.** Reconstruction scanographique frontale montrant la fracture du plancher, l'incarcération musculaire, les foyers de fracture frontozygomatique et zygomatomaxillaire.

- Un examen ophtalmologique initial (acuité visuelle, fond d'œil, test de Lancaster) est indispensable à la recherche d'une contusion associée du globe oculaire (plaie conjonctivale, contusion du muscle irien, hémorragie du vitré, décollement et/ou déchirure rétiniennes) et pour objectiver l'éventuelle diplopie.

L'existence d'une diplopie impose un scanner (reconstructions frontales) et la découverte d'une incarcération du muscle droit inférieur est une urgence thérapeutique.

À la palpation

- Décalage en « marche d'escaliers » en regard des foyers de fracture : rebord orbitaire inférieur, paroi externe de l'orbite au niveau de la suture frontozygomatique, cintre zygomatique au niveau de la région vestibulaire supérieure en regard du bloc prémolo-molaire signant le déplacement du zygoma.

- Déclenchement d'une douleur exquise à ces endroits.
- Parfois, mobilité nette du corps du zygoma.
- Emphysème sous-cutané (« crépitation neigeuse ») de la paupière inférieure, traduisant le passage d'air du sinus maxillaire dans l'orbite (pneumorbite) à travers la fracture du plancher de l'orbite, et dans les tissus sous-cutanés de la joue à travers la fracture de la paroi antérieure du sinus maxillaire. Cet emphysème résulte parfois d'un effort de mouchage ou d'éternuement (hyperpression intrasinusienne).
- Hypoesthésie dans le territoire du nerf infraorbitaire (V2) : joue, aile du nez, hémilèvre supérieure et hémiarcade dentaire supérieure. Elle traduit la contusion ou la lésion de ce nerf en regard des fractures du plancher de l'orbite et/ou de la paroi antérieure du sinus maxillaire (foramen infraorbitaire).

3. Radiographie

Clichés standards

Les incidences standards antéropostérieures (Blondeau, Waters) et l'incidence axiale de Hirtz suffisent habituellement à confirmer le diagnostic (figure 4.39).

Signes directs de fracture

- Décalage osseux sur la margelle infraorbitaire, souvent à cheval sur le foramen infraorbitaire.
- Décalage osseux au niveau de l'apophyse temporale du zygoma (cliché de Hirtz).
- Rupture et irrégularité du cintre zygomatomaxillaire.
- Diastasis de la suture frontozygomatique trop bien visible.

Signes indirects

- Asymétrie de forme des contours orbitaires.
- Opacité du sinus maxillaire, liée à un hémosinus.
- Signe de la goutte : opacité arrondie appendue sous le plancher de l'orbite signant la hernie de graisse intraorbitaire dans le sinus maxillaire.

Scanner

Le scanner est nécessaire en cas de doute diagnostique (superpositions osseuses sur clichés standards, fracture peu déplacée) et très souvent utile, notamment en cas de signes fonctionnels oculaires, pour apprécier l'importance des fractures des parois orbitaires (du plancher notamment). Dans ce contexte, ce sont les reconstructions frontales et sagittales centrées sur l'orbite qui sont les plus informatives.

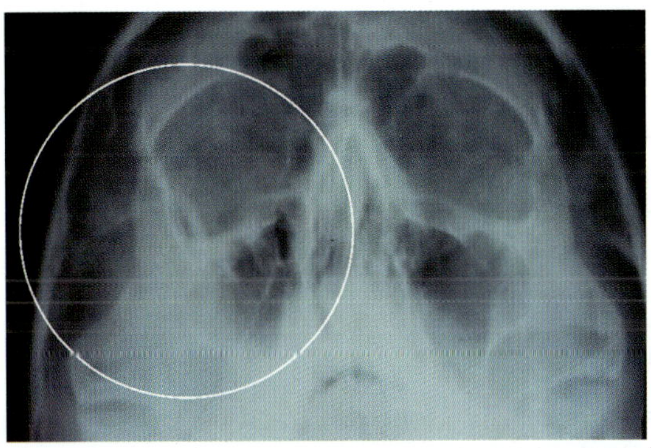

Fig. 4.39. Fracture de l'os zygomatique droit (incidence de Waters) montrant l'impaction et la rotation de l'os.

4. Forme clinique : fracture isolée de l'apophyse temporale de l'os zygomatique

Cette fracture résulte d'un choc latérofacial. La déformation est limitée au niveau de l'apophyse, la pommette étant restée en place. Le trismus est souvent au premier plan. Le bilan radiographique (incidence de Hirtz, scanner en coupes horizontales) montre l'enfoncement osseux caractéristique.

5. Complications

Complications précoces

Diplopie

La diplopie est initialement le plus souvent due à une incarcération du muscle droit inférieur dans le foyer de fracture du plancher de l'orbite.

Il s'agit d'une urgence thérapeutique. En l'absence de désincarcération dans les quelques heures qui suivent le traumatisme, la cicatrice musculaire (fibrose par ischémie musculaire) aboutit à une diplopie séquellaire le plus souvent définitive.

Dans de rares cas, la diplopie est d'origine neurologique (contusion ou lésion des nerfs oculomoteurs dans la fissure orbitaire supérieure) mais s'accompagne alors souvent de signes associés évocateurs (mydriase, ptosis). Le scanner permettra de préciser l'atteinte osseuse au fond du cône orbitaire.

Énophtalmie et dystopie oculaire

Elles s'expliquent par l'augmentation de volume de l'orbite liée à l'effondrement des parois latérale et surtout inférieure de l'orbite. En l'absence de réparation chirurgicale anatomique de ces parois, l'énophtalmie et la diplopie sont définitives.

Perte de l'acuité visuelle

Elle apparaît dans 3 % à 5 % des cas et s'explique par la contusion du globe au moment du traumatisme.

Cécité

La cécité est exceptionnelle mais redoutable. Elle s'explique soit par une contusion directe du nerf optique au niveau d'un trait de fracture irradié au canal optique soit par un hématome compressif intraorbitaire soit par une thrombose de l'artère centrale de la rétine. Dans tous ces cas, un scanner en urgence et un avis ophtalmologique précoce sont indispensables pour permettre de discuter une décompression chirurgicale de l'orbite rapide associée à une corticothérapie à hautes doses en urgence.

Hypoesthésie du V2

Elle s'explique par une atteinte du nerf au niveau de son trajet intraorbitaire et/ou au niveau de son émergence (foramen infraorbitaire). La réduction de la fracture, éventuellement associée à une libération du nerf au niveau du foramen, permet dans près de 80 % des cas une récupération complète de la sensibilité en plusieurs mois.

Complications infectieuses

Les fractures zygomatomaxillaires sont des fractures ouvertes en profondeur, dans le sinus maxillaire. Les complications infectieuses intraorbitaires, même si elles sont rares, sont toujours possibles et leur survenue est redoutable. Elles doivent faire discuter la mise en route d'une antibioprophylaxie.

Limitation de l'ouverture buccale

Initialement expliquée par un embrochage du tendon du muscle temporal au niveau de l'apophyse temporale de l'os zygomatique, elle est habituellement régressive après réduction de la fracture et rééducation. Si elle persiste, elle doit faire rechercher un contact prématuré entre le coroné et la face postérieure du zygoma (cal vicieux).

Complications tardives

- Séquelles morphologiques : enfoncement de la pommette, énophtalmie, dystopie oculaire. La qualité du bilan clinique et radiologique initial ainsi que la prise en charge chirurgicale des fractures déplacées visant à rétablir une anatomie normale permettent de minimiser ce risque.
- Diplopie résiduelle : elle ne peut être totalement prévenue, même en cas de prise en charge précoce, notamment en cas d'étiologie neurologique. La rééducation orthoptique et/ou le port de lunettes correctrices (verres à prisme) permettent d'en minimiser les conséquences.
- Séquelles sinusiennes : sinusites post-traumatiques.
- Séquelles sensitives : environ 20 % des hypoesthésies du nerf infraorbitaire initiales ne récupèrent pas totalement et peuvent évoluer vers des névralgies, parfois invalidantes.

6. Principes thérapeutiques

- Mise en route d'une antibioprophylaxie (fracture ouverte).
- En cas de signes fonctionnels oculaires (urgence thérapeutique) ou de fracture déplacée (après fonte de l'œdème) :
  - sous anesthésie générale ;
  - réduction de la fracture zygomatique au crochet de Ginestet (réduction percutanée) ou sous contrôle de la vue (réduction endobuccale) ;
  - stabilisation de la fracture si la réduction est instable à l'aide de plaque d'ostéosynthèse (suture frontozygomatique et/ou margelle infraorbitaire et/ou cintre zygomatomaxillaire) ;
  - exploration du plancher de l'orbite, désincarcération du muscle droit inférieur et réduction de la hernie graisseuse suivies, en cas de nécessité, d'une reconstruction du plancher (interposition d'un film résorbable, greffe osseuse ou grille titane en fonction du défect) ;
  - libération du nerf infraorbitaire ;
  - en cas de baisse de l'acuité visuelle et/ou de cécité : décompression du nerf optique (par voie para-latéro-nasale ou neurochirurgicale) en urgence vraie après bilan scanographique minutieux et concertation multidisciplinaire.

Fractures zygomatomaxillaires

- Signes :
  - enfoncement de la pommette ;
  - « marche d'escaliers » (rebord orbitaire inférieur) ;
  - hypoesthésie du V2 ;
  - épistaxis.
- Examen ophtalmologique soigneux.
- Radiologie :
  - Blondeau, Waters, Hirtz : signes directs et indirects évocateurs ;
  - scanner en cas de doute et/ou de signes fonctionnels oculaires.
- Traitement :
  - urgent en cas de signes fonctionnels ;
  - antibioprophylaxie (fracture ouverte).

B. Fracture isolée du plancher de l'orbite

Les fractures isolées du plancher de l'orbite résultent d'un choc direct, antéropostérieur, sur le globe oculaire. La pression sur le globe oculaire crée une hyperpression intraorbitaire à l'origine de la fracture par un mécanisme indirect. Le plancher est la paroi la plus vulnérable en raison de sa très faible épaisseur mais la paroi médiale, de configuration identique, peut également être atteinte. L'examen ophtalmologique (acuité visuelle, fond d'œil et test de Lancaster) est impératif, de même que le scanner.

Ces fractures sont de deux types : *blow-out* et fracture en trappe.

Fracture de type *blow-out*

La fracture du plancher est largement ouverte dans le sinus maxillaire sous-jacent et est plus ou moins comminutive (figure 4.40). La margelle infraorbitaire est intacte (*blow-out* pur) ou fracturée (*blow-out* impur). Du fait de la comminution, l'incarcération du muscle droit inférieur est improbable, mais une quantité plus ou moins importante de graisse intraorbitaire va faire hernie dans le sinus maxillaire, mécanisme à l'origine d'une possible énophtalmie.

Fracture en trappe

L'hyperpression intraorbitaire réalise deux fractures sagittales, l'une complète (habituellement médiale) et l'autre en bois vert (habituellement latérale), créant ainsi une trappe à charnière latérale dans laquelle les structures intraorbitaires (graisse et muscle droit inférieur) vont s'immiscer sous l'effet de l'hyperpression puis s'incarcérer au moment de la fermeture de la trappe (figure 4.41). Cette incarcération va être à l'origine d'une diplopie (figure 4.38). Le volume orbitaire est habituellement intact (absence de comminution), raison pour laquelle l'énophtalmie n'est habituellement pas retrouvée.

Ce type de fracture est plus fréquent chez l'enfant. Il s'agit d'une urgence thérapeutique.

Les signes cliniques, le bilan, les complications possibles et les principes de prise en charge ont été précisés dans la section précédente.

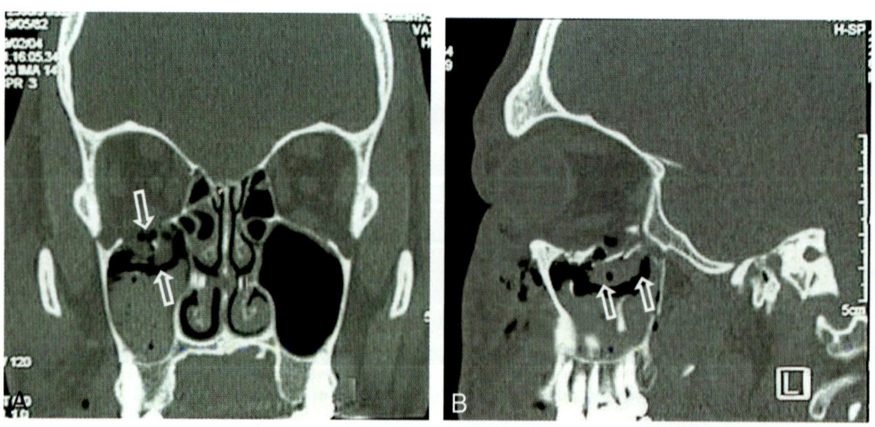

Fig. 4.40. Fracture isolée du plancher de l'orbite droite de type *blow-out*.
a. Reconstruction scanographique frontale montrant l'effondrement du plancher orbitaire et la hernie du contenu orbitaire dans le sinus maxillaire (aspect « en goutte »). **b.** Reconstruction scanographique sagittale.

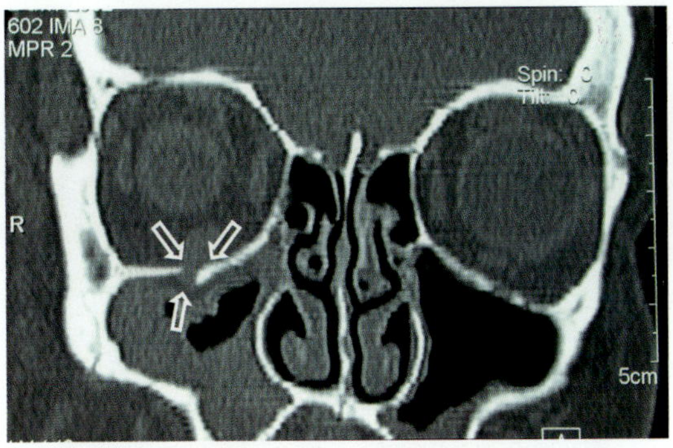

Fig. 4.41. Fracture isolée du plancher de l'orbite droite de type fracture en trappe.
Reconstruction scanographique frontale montrant l'absence d'effondrement du plancher et l'incarcération du muscle droit inférieur dans le foyer de fracture.

C. Fractures des os propres du nez

1. Physiopathologie

Choc antéropostérieur ou latéral direct sur le nez.

2. Clinique

- Sensation de craquement par le patient au moment du traumatisme.
- Douleur, parfois syncopale.
- Épistaxis : bilatérale, liée à une plaie muqueuse endonasale, signant le caractère ouvert (dans les fosses nasales) de ces fractures.
- Ecchymose en lunettes, témoignant de la diffusion de l'hématome fracturaire dans les espaces celluloadipeux péri-orbitaires.
- Déformation de la pyramide nasale :
  - dans le plan frontal : nez couché sur l'un des côtés (choc latéral) (figure 4.42);
  - dans le plan sagittal : ensellure nasale (choc antéropostérieur) (figure 4.43);
  - cette déformation est parfois masquée au moment de l'examen clinique par l'œdème post-traumatique se mettant en place dans les heures qui suivent le traumatisme;
  - il faut également faire préciser au patient l'aspect prétraumatique de son nez : des photographies du patient avant son traumatisme sont utiles.
- Obstruction nasale : elle peut être objectivée en faisant expirer le patient par le nez au-dessus d'un miroir (miroir de Glatzel). La rhinoscopie antérieure (au spéculum) permet de montrer un simple œdème de la muqueuse, une plaie muqueuse laissant éventuellement apparaître le cartilage septal fracturé et dévié ou un hématome de la cloison, responsables de la gêne ventilatoire.

L'hématome de cloison est une urgence thérapeutique.

3. Radiographie

Deux incidences standards orthogonales suffisent au diagnostic et à l'analyse des déplacements :

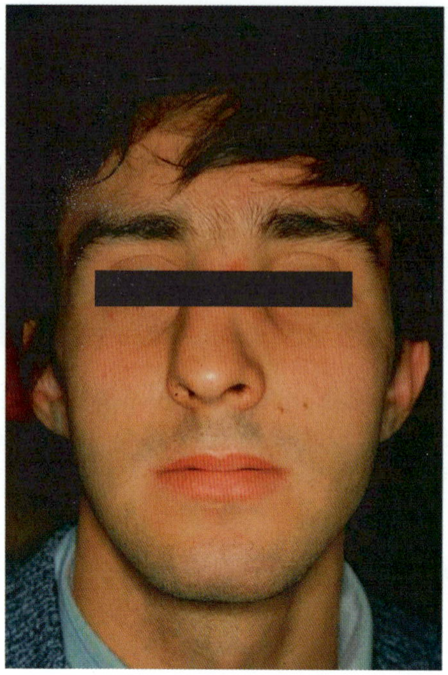

Fig. 4.42. **Fracture des os propres du nez : nez couché.**

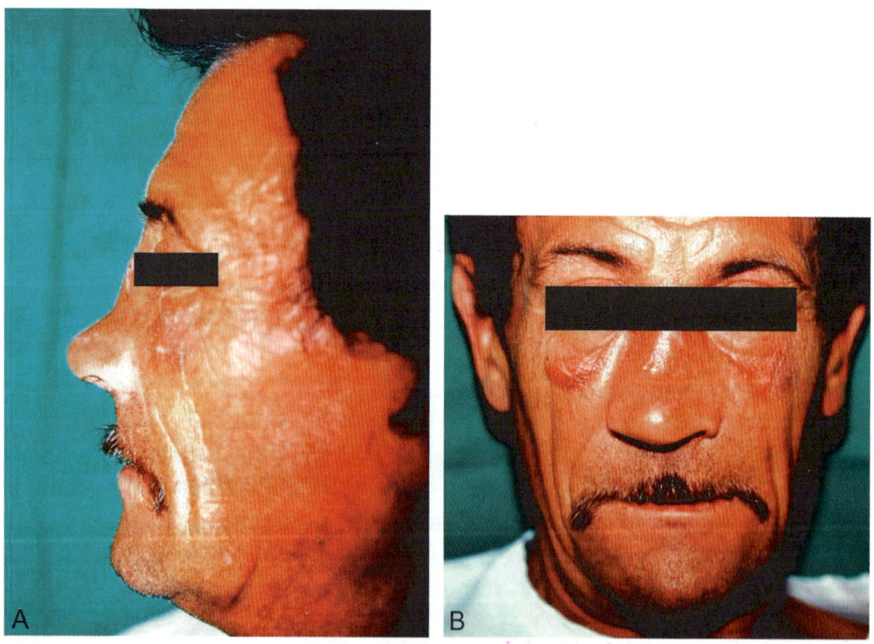

Fig. 4.43. **Fracture des os propres du nez : ensellure et déviation latérale.**

- os propres du nez : il s'agit d'une incidence de profil de la pyramide nasale ; seules les déviations dans le plan sagittal (ensellures) sont visibles (voir Fig. 4.7) ;
- incidence axiale de Gosserez : elle permet une vue craniocaudale du squelette nasal et objective les déviations dans le plan frontal (voir Fig. 4.8f).

4. Forme clinique : fractures nasomaxillaires

Lorsque le traumatisme est plus violent et/ou que l'orientation du choc est oblique, la fracture des os propres du nez peut s'associer à une fracture de l'une ou des deux apophyses frontales des maxillaires. Une « marche d'escaliers » est alors le plus souvent palpable au niveau de la partie médiale du rebord infraorbitaire concerné. Il faut alors vérifier l'absence d'extension intraorbitaire de la fracture.

5. Complications

Complications précoces

Les complications précoces sont essentiellement représentées par l'épistaxis, parfois sévère.

Complications tardives

Séquelles morphologiques

Elles consistent en des déformations séquellaires de la pyramide nasale. Elles sont minimisées mais non pas totalement prévenues par la réduction chirurgicale et la contention des fractures déplacées, un cal osseux pouvant être à l'origine d'irrégularités voire d'une véritable bosse osseuse au niveau du dorsum. Leur traitement nécessite une rhinoplastie secondaire un an après le traumatisme. La prise en charge par les assurances maladies de ces interventions correctrices secondaires est soumise à entente préalable.

Séquelles fonctionnelles respiratoires

Elles peuvent être obstructives et s'expliquer par une déviation séquellaire de la cloison nasale ou être liées à une perforation de la cloison cartilagineuse (nécrose ischémique suite à un hématome de cloison négligé). Leur traitement fait appel à une septoplastie secondaire.

6. Principes thérapeutiques

- Traitement de l'épistaxis.
- Antibioprophylaxie (fracture ouverte).
- Mise en route d'un traitement anti-œdème (corticothérapie).
- Patient revu en consultation au bout de 72 heures après fonte de l'œdème pour apprécier les répercussions fonctionnelles et cosmétiques et poser l'indication chirurgicale.
- En cas de fracture déplacée :
  - sous anesthésie générale ;
    réduction de la fracture par manœuvres externes et internes ;
  - contention externe par plâtre et interne par méchage ou attelles siliconées pendant huit à dix jours.
- En cas de présence d'un hématome de la cloison : évacuation en urgence vraie.

D. Fractures centrofaciales complexes

Il s'agit de fractures du nez dépassées. L'énergie traumatique n'est que partiellement absorbée par la pyramide nasale et va pouvoir entraîner des lésions en arrière de celle-ci, au niveau des structures profondes de la région centrofaciale (os lacrymaux, ethmoïde, parois internes des orbites et partie médiale des planchers orbitaires, apophyses frontales des maxillaires, parois antérieure et postérieure du sinus frontal), aboutissant aux classiques fractures du complexe naso-ethmoïdo-maxillo-fronto-orbitaire (CNEMFO) ou dislocations orbito-naso-ethmoïdo-frontales (DONEF).

Du fait de la violence du choc, tous ces patients doivent être considérés comme des traumatisés crâniens, au moins légers.

1. Physiopathologie

Choc violent sur la région nasale.

2. Clinique

- Les signes classiques de la fracture des os propres du nez sont présents : épistaxis bilatérale, douleur, obstruction nasale, hématome en lunettes. L'épistaxis peut être massive et nécessiter une prise en charge immédiate (cf. *infra*).
- Effacement du relief de la pyramide nasale témoignant de l'impaction du nez entre les orbites.
- Méplat frontal par embarrure dans les fractures étendues à l'os frontal.
- Élargissement de la région interorbitaire (télécanthus), reflet de la dystopie canthale médiale par désinsertion des ligaments canthaux et/ou par valgisation des os lacrymaux, point d'attache de ces ligaments (figure 4.44).
- Larmoiement par atteinte des parois osseuses du (ou des) sac(s) lacrymaux.
- Énophtalmie secondaire à l'effondrement des parois médiales et latérales des deux orbites.
- Œdème important des paupières et intraorbitaire d'installation rapide masquant souvent les déformations précédentes dans les jours qui suivent le traumatisme.
- Emphysèmes sous-cutanés péri-orbitaires témoignant de la présence d'air dans les orbites (pneumorbites) en relation avec les fractures des parois orbitaires (planchers et parois médiales).
- Diplopie statique et/ou dynamique par atteinte des muscles oculomoteurs et/ou en raison d'une dystopie oculaire sévère.
- Rhinorrhée cérébrospinale en cas de fracture irradiée à l'étage antérieur de la base du crâne.
- Anosmie en cas de fracture irradiée à la lame criblée de l'ethmoïde.
- Cécité en cas d'irradiation des fractures aux canaux optiques et/ou à l'étage antérieure de la base du crâne.

Un avis neurochirurgical est indispensable en cas de fracture de la paroi postérieure du sinus frontal et/ou en cas de suspicion de fracture de l'étage antérieur de la base du crâne. Un avis ophtalmologique est indispensable en cas de signes fonctionnels oculaires.

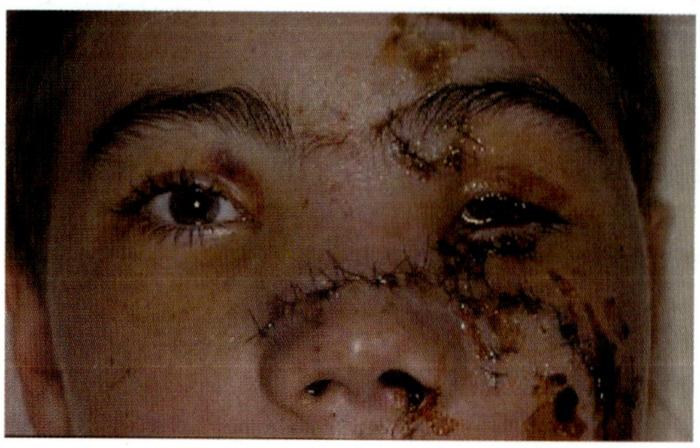

Fig. 4.44. Fracture du CNEMFO. Noter le télécanthus.

3. Radiographie

Les incidences radiographiques standards (Blondeau, Waters, crâne de profil) sont systématiquement complétées par un scanner craniofacial en coupe axiale et en reconstructions frontales et sagittales pour une analyse précise des orbites, des structures profondes de la région centrofaciale et de la base du crâne. Les reconstructions tridimensionnelles permettent une visualisation simplifiée des lésions de surface (figure 4.45).

L'existence d'une pneumatocèle (présence d'air dans l'espace sous-dural) au bilan radiologique (figure 4.46) signe à lui seul l'existence d'une brèche de la dure-mère.

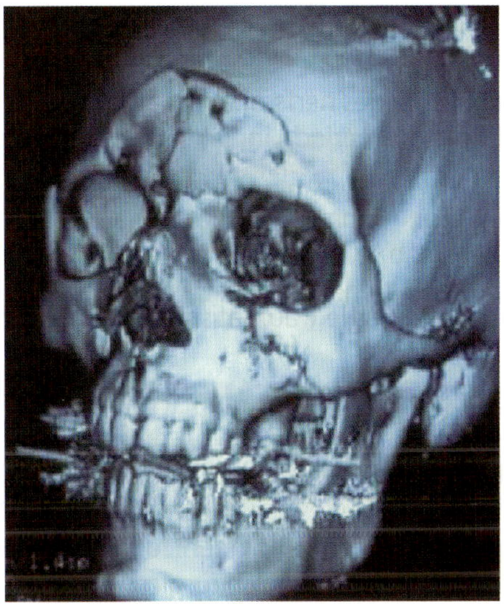

Fig. 4.45. **Fracture du CNEMFO (reconstruction scanographique tridimensionnelle).**

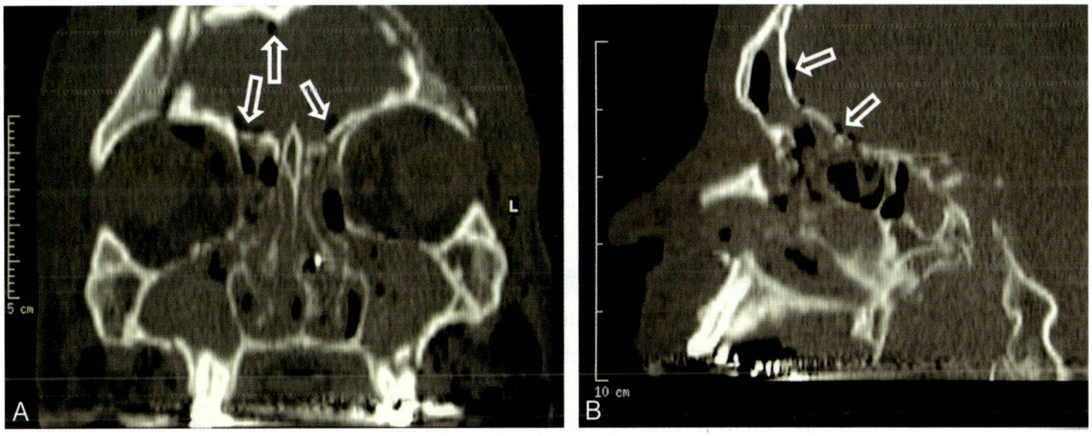

Fig. 4.46. **Pneumatocèle.**

a. Reconstruction scanographique frontale montrant la présence d'air intracrânien. **b.** Reconstruction scanographique sagittale.

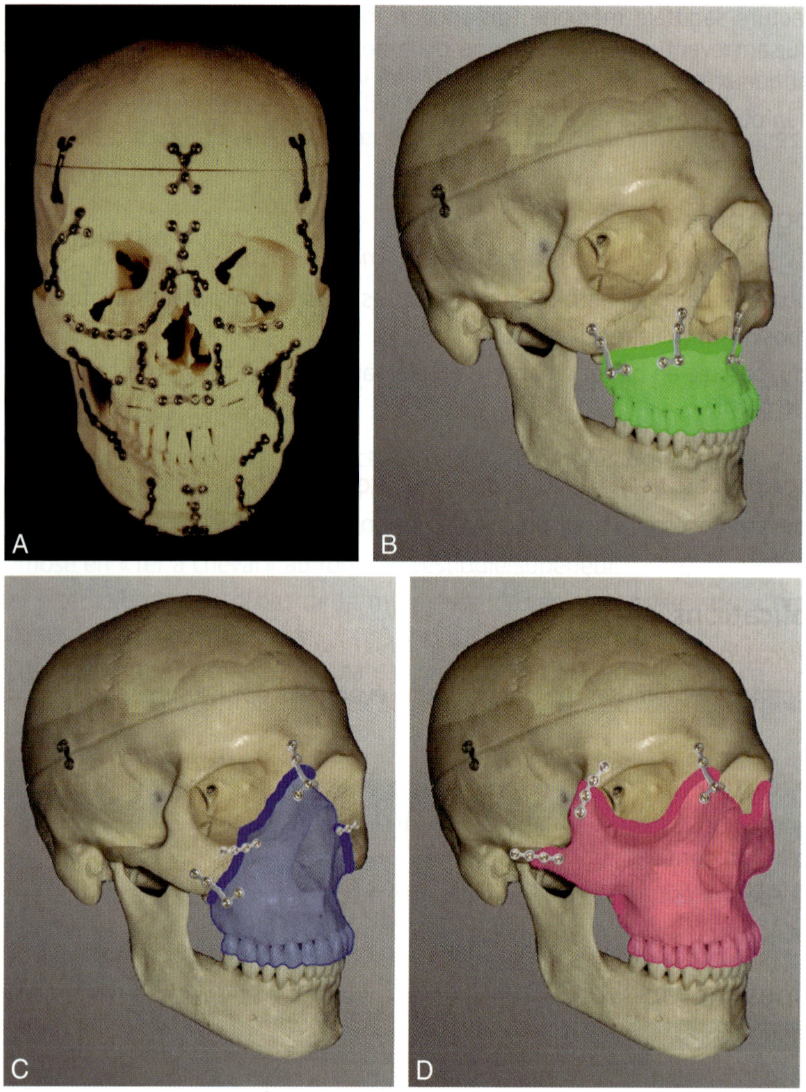

Fig. 4.50. Principe du traitement chirurgical des fractures de Le Fort : ostéosynthèse à l'aide de plaques placées sur les piliers de la face.
a. Versatilité des systèmes de plaques. **b.** Le Fort I. **c.** Le Fort II. **d.** Le Fort III.

Clinique (figure 4.52)

- Effacement de la racine du nez qui est encastrée entre les deux orbites.
- Trouble de l'occlusion dentaire : identique à la fracture de Le Fort I (contacts molaires prématurés bilatéraux) et lié au recul et à la bascule de l'arcade dentaire maxillaire.
- Ecchymose péri-orbitaire en lunettes, témoignant de la diffusion des hématomes fracturaires (cellules ethmoïdales et os propres du nez) dans les espaces celluloadipeux orbitaires.
- Emphysème sous-cutané péri-orbitaire témoignant de la présence d'air dans les orbites (pneumorbites) en relation avec les fractures des parois orbitaires (planchers et parois médiales).
- Épistaxis en raison de l'atteinte de la pyramide nasale.
- Palpation d'une « marche d'escaliers » au niveau des margelles infraorbitaires.
- Palpation douloureuse de foyers de fracture : racine du nez, rebords infraorbitaires, cintres zygomatomaxillaires.

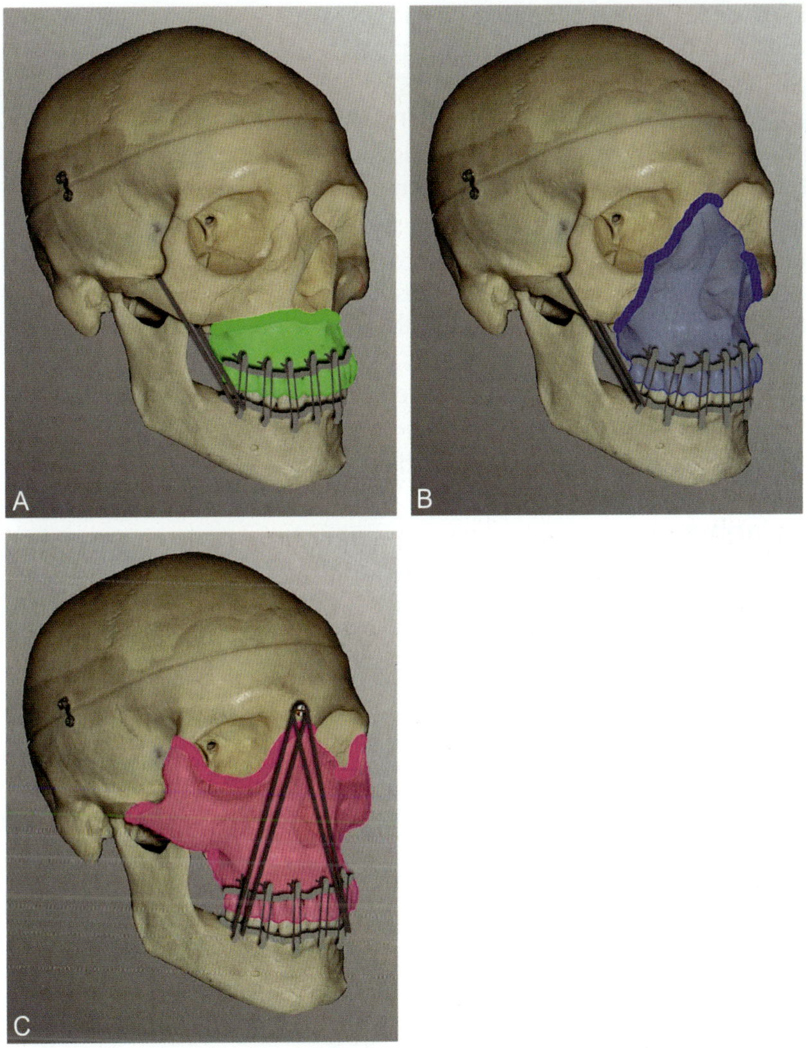

Fig. 4.51. Principe du traitement orthopédique des fractures de Le Fort : blocage intermaxillaire et suspension.

a et **b.** Suspension péri-zygomatique pour les fractures de Le Fort I et II. **c.** Suspension frontale pour les fractures de Le Fort III.

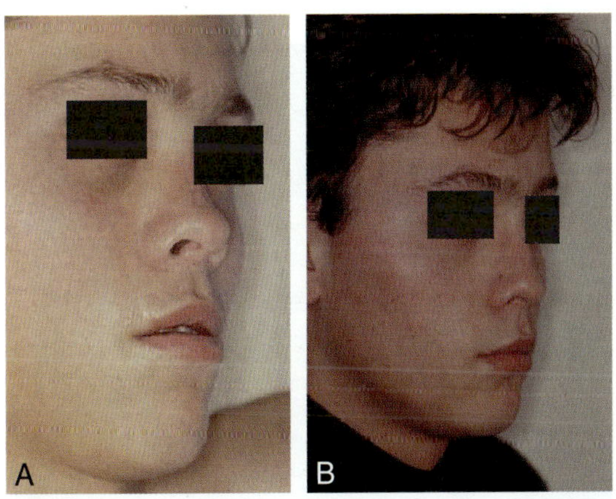

Fig. 4.52. Fracture de Le Fort II : enfoncement de la région médiofaciale (aspects préopératoire et postopératoire).

- Mobilité de l'ensemble du palais, de l'arcade dentaire maxillaire et de la pyramide nasale désolidarisés du reste de la face. Les zygomas sont stables.
- Hypoesthésie dans le territoire des nerfs infraorbitaires (V2), le trait de fracture passant le plus souvent à proximité des foramens infraorbitaire.
- Éventuelle diplopie par atteinte des muscles extrinsèques des yeux (droit médial, oblique inférieur, oblique supérieur, droit inférieur).
- Larmoiement par atteinte des parois du sac lacrymal.
- Troubles visuels en rapport avec une possible contusion associée des globes oculaires ou une atteinte du nerf optique par compression intraorbitaire (œdème, hématome) ou contusion au niveau du canal optique (irradiation des fractures du plancher de l'orbite au niveau de l'apex du cône orbitaire).
- Possibilité de rhinorrhée cérébrospinale en cas d'irradiation de la fracture horizontale de la racine du nez à l'étage antérieur de la base du crâne.
- Possibilité d'anosmie liée à l'irradiation de la fracture à la lame criblée de l'ethmoïde.

Radiographie

Les clichés standards sont systématiquement complétés par un scanner craniofacial (figure 4.53). Cet examen permet de préciser la situation des traits de fracture, notamment par rapport aux structures ethmoïdales (labyrinthes, lame criblée).

Complications

Complications précoces

Les complications précoces sont en rapport avec les possibles atteintes oculaires (cécité) et de l'étage antérieur de la base du crâne (méningite, anosmie) et du ou des nerfs infraorbitaires (hypoesthésie).

Complications tardives

- Séquelles morphologiques : elles sont minimisées par le traitement (réduction anatomique de la fracture).
- Séquelles occlusales : un trouble séquellaire de l'occlusion dentaire peut être retrouvé.
- Séquelles sensitives : hypoesthésie voire dysesthésies douloureuses séquellaires dans le territoire du V2.
- Séquelles mnésiques du fait du traumatisme crânien associé.
- Séquelles sensorielles : vision, olfaction.

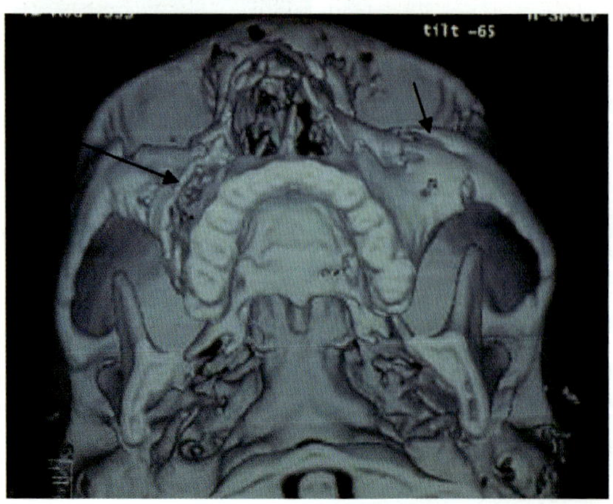

Fig. 4.53. Fracture de Le Fort II : reconstruction scanographique tridimensionnelle.

Principes thérapeutiques

- Antibioprophylaxie (fracture ouverte, risque de méningite en cas de fracture de la base du crâne).
- Traitement de l'épistaxis.
- Sous anesthésie générale et après fonte de l'œdème.
- Réduction de la fracture en se fondant sur le rétablissement de l'occlusion dentaire préexistante.
- Contention en position réduite soit par ostéosynthèse (vis et miniplaques) (figure 4.50) soit, à défaut, par réalisation d'un blocage maxillomandibulaire associé à une suspension périzygomatique ou frontale (figure 4.51) pendant six semaines.
- Réparation éventuelle des fractures des parois médiales et inférieures des orbites.

3. Fracture de Le Fort III

Isolée, la fracture de Le Fort III est exceptionnelle. Classiquement, elle disjoint dans son ensemble le massif facial (maxillaire, os zygomatiques, région nasale) de la base du crâne. Le trait de fracture est horizontal, passant sur la ligne médiane au niveau de la jonction fronto-nasale ou des os propres du nez (comme dans la fracture de Le Fort II), puis latéralement par les processus frontaux des maxillaires, les parois médiales puis latérales des deux orbites en fracturant au passage le plancher de l'orbite à un niveau quelconque, les processus frontaux puis temporaux des os zygomatiques, et se termine en arrière au niveau des processus ptérygoïdes.

En pratique, ce type de fracture est souvent associé à d'autres fractures : latérofaciales bilatérales, centrofaciale, occlusofaciale de type Le Fort I ou II, fracture(s) mandibulaire(s), fracture(s) alvéolodentaire(s).

L'association d'une fracture occlusofaciale complexe à une ou plusieurs fractures mandibulaires constitue une *fracture panfaciale* (figure 4.54)

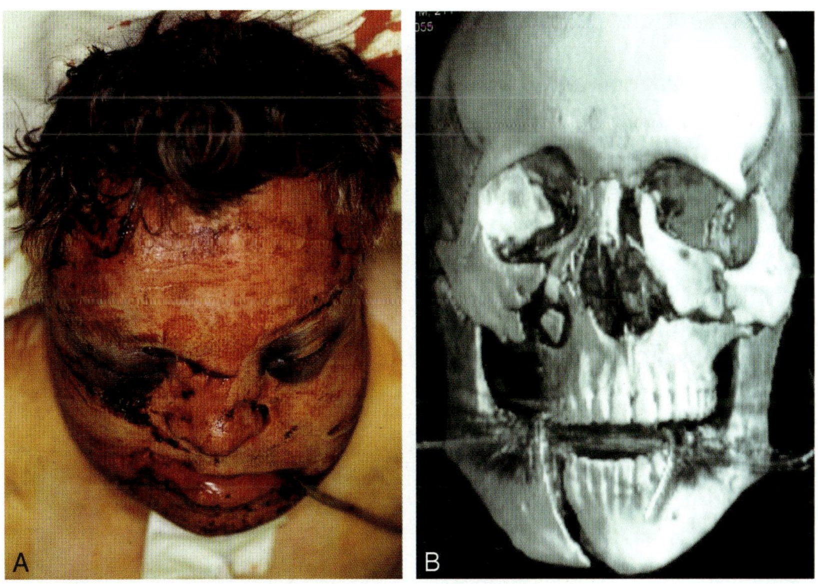

Fig. 4.54. Aspect clinique et radiologique d'un fracas panfacial.

a. Aspect clinique : ecchymoses, œdème très important. **b.** Aspect radiologique (scanner en reconstruction tridimensionnelle) : fracture mandibulaire parasymphysaire droite, fractures de Le Fort I et II, fracture sévère des os propres du nez, fracture de l'os zygomatique gauche. L'état des condyles mandibulaires ne peut pas être apprécié sur cette vue.

Physiopathologie

Choc facial violent.

Clinique

- Enfoncement de la face avec œdème global et ecchymoses multiples aboutissant à un faciès « lunaire ».
- Effondrement de la pyramide nasale.
- Mobilité de l'ensemble de la face par rapport au crâne, os zygomatiques compris. En bouche, la mobilisation est difficile en raison d'engrainements osseux fréquents au niveau des foyers de fracture.
- Épistaxis voire stomatorragie en raison de l'atteinte de la pyramide nasale. Ce saignement peut être sévère.
- Trouble de l'articulé dentaire identique aux fractures de Le Fort I et II.
- Douleur exquise à la palpation et à la mobilisation des foyers de fracture : racine du nez, sutures frontozygomatiques, processus temporaux.
- Rhinorrhée cérébrospinale fréquente en raison des fractures associées de la base du crâne.
- Certains signes décrits dans la fracture de Le Fort II (ecchymose et emphysème péri-orbitaires, éventuelle diplopie, larmoiement, troubles de l'acuité visuelle, anosmie) peuvent également être rencontrés dans les fractures de Le Fort III.

Radiographie

Les incidences standards sont systématiquement complétées (voire remplacées) par un examen tomodensitométrique en coupes axiales avec reconstructions frontales et sagittales, de manière à explorer les lésions orbitaires et intraorbitaires et la base du crâne. Cet examen est également indispensable pour le diagnostic d'éventuelles lésions cérébrales associées.

Complications

En dehors des séquelles sensitives dans le territoire du V2, les mêmes complications que celles décrites dans les fractures de Le Fort II sont possibles, avec une fréquence toute particulière des risques de méningite (fréquence des fractures irradiées à l'étage antérieur de la base du crâne) et des séquelles neurologiques et sensorielles du fait de l'intensité du choc initial.

Principes thérapeutiques

Ils sont identiques à ceux des fractures de Le Fort II, à ceci près que, si un traitement orthopédique est mis en route, la suspension doit obligatoirement être réalisée au niveau frontal, seule structure intacte dans ce type de fracture (figure 4.51).

Fractures occlusofaciales de Le Fort

- Signes cliniques :
  - trouble de l'occlusion (recul et bascule de l'arcade dentaire supérieure) ;
  - mobilité de l'arcade dentaire supérieure isolée (Le Fort I) ou en association avec le nez (Le Fort II) et/ou les zygomas (Le Fort III) ;
  - traumatisme crânien associé ;
  - brèche dure-mérienne possible en cas de fracture de Le Fort II et III (risque de méningite) ;
  - atteintes sensorielles possibles (vision, olfaction) en cas de fractures de Le Fort II et III.
- Association possible à d'autres fractures faciales : zygoma, disjonction maxillaire, fracture de mandibule, fracture du nez.
- Radiographie dominée par le scanner.
- Complications ophtalmologiques, hémorragiques, neuroméningées, morphologiques.

F. Fractures des confins craniofaciaux

1. Définition

On désigne sous le terme de confins craniofaciaux la frontière entre la face et le crâne.

2. Description anatomique

Cette zone irrégulière est constituée par :

- une partie horizontale : l'étage antérieur de la base du crâne avec les toits orbitaires latéralement et la lame criblée de l'ethmoïde au centre prolongée par les petites ailes du sphénoïde en arrière ;
- une partie verticale : le frontal creusé par les sinus frontaux.

Elle rentre en rapport :

- en haut : avec les lobes frontaux de l'encéphale ;
- en bas : avec les cavités sphénoïdoethmoïdales et les fosses nasales au milieu et les orbites latéralement.

Elle est traversée par les filets olfactifs.

3. Biomécanique

La partie frontale des confins craniofaciaux constitue un pare-chocs naturel de la face. Cette région comporte :

- un centre de résistance périphérique frontal ;
- des arcs crâniens résistants aux pressions verticales et sagittales ;
- des poutres crâniennes résistantes aux pressions transversales et obliques.

En cas de traumatisme frontal par choc direct, la table externe se déforme en cupule, le diploé absorbe l'énergie cinétique du traumatisme tandis que la table interne se rompt, ce qui entraîne des déchirures durales.

La base du crâne se comporte comme des caissons qui absorbent le traumatisme, en s'écrasant les uns contre les autres.

4. Pathologie anatomique

On peut ainsi observer des lésions des plans de recouvrement, des lésions osseuses, neurologiques et orbitaires.

Les lesions osseuses sont classées en :

- fractures linéaires (paramédianes, obliques uni- ou bilatérales) ;
- fractures cunéiformes (internes, moyennes ou externes).

Elles peuvent s'accompagner de *brèches ostéoméningées* dès qu'elles touchent la paroi postérieure des sinus frontaux ou la lame criblée de l'ethmoïde.

Les grands sinus se fracturent volontiers au niveau de la paroi antérieure, les petits sinus résistent au traumatisme et transmettent l'énergie cinétique à la base du crâne qui se fracture.

5. Données cliniques

L'examen clinique (interrogatoire, inspection, palpation, manœuvres) bien conduit oriente vers le diagnostic de lésion des confins craniofaciaux. Il est à la fois neurologique et morphologique après fonte de l'œdème. Il ne permet que rarement de dire s'il existe ou non une brèche ostéoméningée responsable d'une rhinorrhée.

6. Imagerie

Les radiographies simples du crâne montrent souvent des traits de fracture et, parfois, une pneumatocèle.

Le scanner est indispensable pour réaliser un bilan complet des lésions. Il doit comporter des coupes fines dans les différents plans de l'espace (axial, coronal et sagittal). Il permet la mise en évidence d'éventuelles atteintes cérébrales sous-jacentes (œdème, contusion, hémorragie) et l'évaluation du déplacement des structures osseuses (parois frontales, toit des orbites…).

L'IRM objective bien les lésions encéphaliques mais ne renseigne pas mieux sur l'éventuelle existence de brèches ostéoméningées.

7. Autres examens

La recherche de glucose dans les sécrétions et écoulements nasaux n'a aucun intérêt pour mettre en évidence une rhinorrhée car ils en contiennent tous. Le transit isotopique qui n'est fait qu'à distance du traumatisme est habituellement faussement négatif.

8. Diagnostic de brèche ostéoméningée

Les signes formels sont :

- la rhinorrhée vraie constatée lors de l'examen ;
- l'existence d'une pneumatocèle ;
- la présence d'une plaie craniocérébrale trans-sinusienne frontale ;
- la survenue d'une méningite post-traumatique.

Les signes probables sont :

- l'anosmie ;
- une fracture sinusienne intéressant la paroi postérieure ;
- une fracture ethmoïdale.

Il vaut mieux en cas de doute pécher par excès que par défaut compte tenu de la gravité potentielle des brèches méningées.

9. Indications de contrôle des confins craniofaciaux

Les principales indications d'exploration des fractures des confins craniofaciaux sont : l'existence d'une rhinorrhée, d'une pneumatocèle, d'une plaie craniocérébrale frontale, d'un fracas frontal sinusien, d'un fracas ethmoïdal, d'une méningite post-traumatique, d'une diplopie par lésion du toit orbitaire.

D'autres indications sont à discuter au cas par cas, telles que l'existence d'un trait sinusien postérieur ou d'une anosmie.

Les fractures de la paroi antérieure du sinus occasionnent, si elles sont déplacées, une déformation en cupule, dont les principaux risques sont cosmétiques en l'absence de réduction et l'apparition, parfois tardive, d'une mucocèle.

10. Traitement

Voies d'abord

La voie d'abord cutanée est toujours représentée par un scalp bitragal. Ce n'est qu'exceptionnellement, pour une lésion très limitée, qu'une plaie sourcilière peut être utilisée.

Les voies d'abord osseuses sont au nombre de deux :

- la voie translésionnelle consiste à déposer les esquilles de la paroi antérieure puis celles de la paroi postérieure pour atteindre ainsi au travers des sinus frontaux l'étage antérieur de la base du crâne. Elle s'adresse donc à des fractures médianes ou paramédianes des confins. On peut si besoin réouvrir ou compléter par section piézoélectrique les traits de fracture ;
- la voie trans-sinusienne consiste à déposer la paroi antérieure puis la paroi postérieure pour atteindre de même au travers des cavités sinusiennes frontales la base du crâne. La dépose des parois est réalisée en deux temps avec la *piezosurgery*.

Exploration

L'exploration est faite dans le plan de l'étage antérieur de la base du crâne, d'avant en arrière et de dehors en dedans, c'est-à-dire des toits orbitaires vers la lame criblée. On décolle la dure-mère du plan osseux et on la libère des traits de fracture dans lesquels elle est souvent incarcérée. Cette exploration doit dépasser les limites des lésions osseuses de la base et donc si besoin être bilatérale. Elle peut conduire, pour être complète, à sacrifier les filets olfactifs.

Traitement des lésions durales

Le parage doit être réalisé *a minima*. Les brèches linéaires peuvent être directement suturées. Le plus souvent, pour une bonne étanchéité, on met en place en intradural un lambeau de périoste libre qu'on suture à la périphérie de la perte de substance durale. Il doit largement dépasser en intradural les limites de la lésion durale. Si la déchirure durale va loin en arrière jusqu'au jugum, aucune suture n'est possible à ce niveau et il faut faire baver le lambeau périosté en excès pour réaliser une chicane. Des suspensions durales sont mises en place et l'ensemble est recouvert par un second lambeau de périoste placé en apposition et volontiers fixé par du tissu-colle.

Traitement des sinus frontaux

Le traitement des sinus frontaux dépend du type des lésions :

- si les lésions ne concernent que la paroi antérieure, une réduction de l'enfoncement est effectuée ;
- drainage sinusonasal si la paroi antérieure et l'infandibulum sont fracturés mais sans atteinte de la paroi postérieure ;
- cranialisation en cas d'atteinte de la paroi postérieure.

Le traitement des lésions osseuses comporte :

- l'obstruction des pertes de substance osseuses de la base et des canaux nasofrontaux par des fragments de paroi postérieure ;
- en cas de voie translésionnelle, la reconstruction du galbe frontal par ostéosynthèse aux fils des fragments s'ils sont utilisables, ou à l'aide d'un greffon cortical externe postérieur s'ils sont inutilisables ;
- en cas de voie trans-sinusienne, l'ostéosynthèse aux fils de la paroi antérieure en bonne position.

Chronologie de la prise en charge

- En urgence, parage des plaies ; exploration des confins craniofaciaux huit à trente jours plus tard selon l'état neurologique.
- Mise en place du traitement médical :
  - antiœdémateux, antiépileptiques, antalgiques ;
  - l'antibioprophylaxie dépend de l'état de souillure des plaies : plaies nettes : un flash d'antibiotiques au bloc puis arrêt ; plaies souillées : antibiothérapie pendant cinq jours.

11. Complications

Ce sont des complications essentiellement infectieuses : méningites, abcès cérébraux, sinusites, mucocèles orbitaires, ostéites.

VIII. Particularités des traumatismes maxillofaciaux de l'enfant et du sujet âgé

A. Chez l'enfant

L'enfant n'est pas un adulte de taille réduite. Il présente en effet un certain nombre de particularités physiologiques et anatomiques qui expliquent les caractéristiques des fractures survenant à cet âge et qui doivent être prises en compte lors du traitement.

L'enfant est en phase de croissance

Ses os sont plus plastiques que ceux de l'adulte. Ceci explique le caractère souvent moins déplacé des fractures et la fréquence des fractures en bois vert (figure 4.55).

Ce potentiel de croissance explique également que l'enfant est capable de processus de remodelage voire de régénération qui n'existent plus ou de manière beaucoup moins marquée chez l'adulte. Cette caractéristique est particulièrement nette dans les fractures de la région

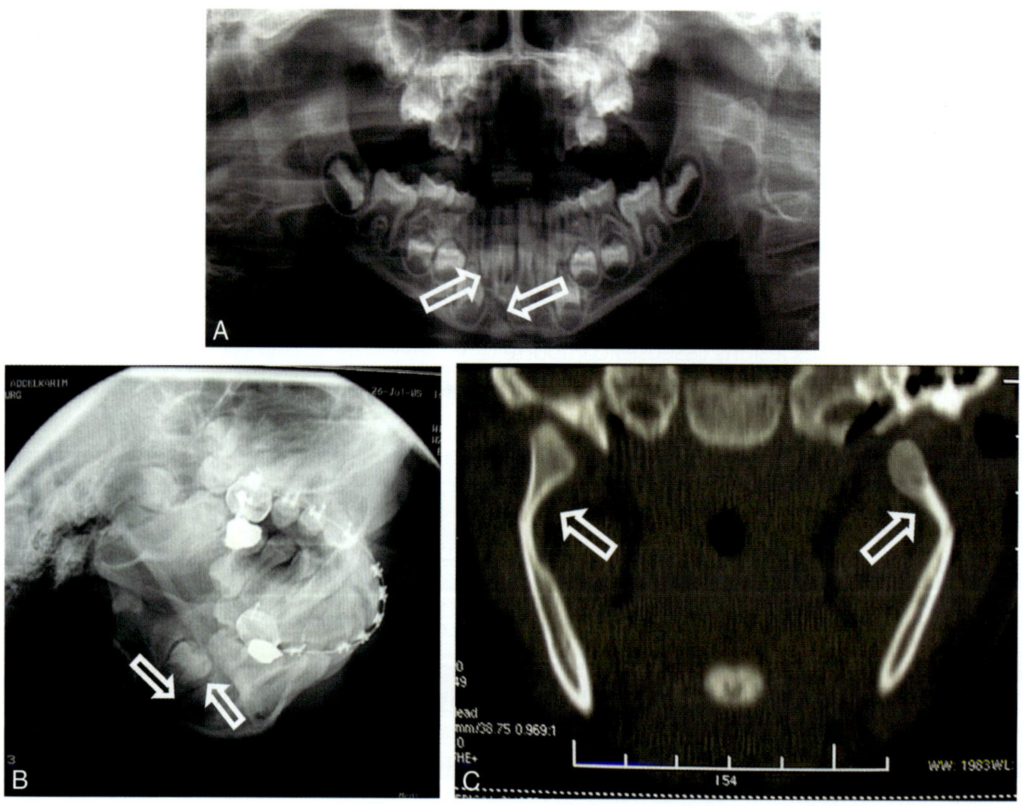

Fig. 4.55. Fractures de l'enfant.

a. Fracture non déplacée de la symphyse mandibulaire (orthopantomogramme). **b.** Fracture non déplacée de la branche mandibulaire gauche (défilé mandibulaire). **c.** Fractures sous-condyliennes bilatérales en bois vert (reconstruction scanographique frontale).

condylienne dont le traitement, chez l'enfant, fait quasi exclusivement appel aux traitements fonctionnels avec de bons résultats fonctionnels et anatomiques.

La croissance du massif facial est essentiellement secondaire, adaptative, liée à l'existence de fonctions :

- fonction musculaire, plus particulièrement des muscles masticateurs et de la langue : le rétablissement rapide de ces fonctions musculaires à l'issue d'un traumatisme est fondamental pour la poursuite d'une croissance faciale harmonieuse ;
- fonction articulaire : la mobilité mandibulaire est primordiale pour la croissance mandibulaire et, au-delà, pour la croissance de l'ensemble de la croissance faciale. En cas d'ankylose d'une ou des deux articulations temporomandibulaires, il se produit constamment un déficit parfois très sévère de la croissance mandibulaire du côté atteint aboutissant à des asymétries faciales (ankylose unilatérale) ou à des micromandibulies (cf. figure 4.35) (ankylose bilatérale) ;
- fonction dentaire : le rétablissement d'un articulé dentaire correct, véritable guide de croissance pour la mandibule et les maxillaires, est important ;
- fonction ventilatoire : la ventilation nasale est fondamentale pour le développement des fosses nasales et, au-delà, la croissance des sinus maxillaires et des maxillaires eux-mêmes. De même, la croissance de la pyramide nasale (et, au-delà, des maxillaires) est étroitement dépendante de la croissance de la cloison nasale, notamment de la cloison osseuse (vomer et lame perpendiculaire de l'ethmoïde) ; en cas de traumatisme nasal fracturant ou déplaçant cette cloison, la croissance nasale et maxillaire peut être sévèrement perturbée.

L'enfant est en phase de constitution de sa denture

La denture est exclusivement lactéale jusqu'à l'âge de six ans, mixte jusqu'à l'âge de douze ans puis définitive, à l'exclusion des dents de sagesse (troisièmes molaires) qui ne font leur éruption que vers l'âge de dix-huit ans. Il faut donc tenir compte de la présence de germes de dents définitives dans la mandibule et le maxillaire jusqu'à l'âge de douze ans.

Ceci a des implications pratiques lorsqu'il s'agit de mettre en place d'éventuelles plaques et vis d'ostéosynthèse.

De même, les traumatismes dentoalvéolaires, les fractures des portions dentées de la mandibule et les fractures des maxillaires peuvent endommager les germes dentaires et être responsables de troubles de l'éruption des dents définitives (mortification, dents incluses ou retenues, malpositions dentaires, etc.).

Une surveillance dentaire à long terme est donc indispensable lors de la survenue de ce type de fractures.

1. Épidémiologie

L'épidémiologie des fractures de l'enfant est particulière. Les rixes et les accidents de la voie publique sont moins fréquents chez les enfants. Les causes de traumatismes sont plus fréquemment représentées par les chutes et les accidents domestiques.

Si les études épidémiologiques montrent que fractures sont globalement moins nombreuses chez l'enfant (plasticité osseuse importante, moins de comportements à risque), certaines fractures sont plus fréquentes comparées à l'adulte ; ce sont notamment les fractures de la région condylienne, plus particulièrement les fractures capitales, le col mandibulaire n'étant pas encore totalement constitué.

2. Diagnostic

Le diagnostic de fractures du massif facial est plus difficile chez l'enfant. Cette difficulté diagnostique s'explique par le caractère souvent moins déplacé des fractures, par la présence des germes dentaires au niveau de la mandibule et des maxillaires (artefacts conduisant à des faux négatifs), sur l'attitude souvent pusillanime à cet âge et sur la difficulté de réaliser des examens radiologiques, notamment tomodensitométriques, de bonne qualité (agitation, angoisse).

3. Principes thérapeutiques

Le traitement des fractures est plus volontiers conservateur, fonctionnel ou orthopédique. Cette attitude peu chirurgicale s'explique par les importantes capacités de remodelage chez l'enfant, n'imposant pas toujours une réduction parfaitement anatomique, par le caractère souvent moins déplacé des fractures, par les obstacles anatomiques particuliers à cet âge (germes dentaires) empêchant la mise en place de plaques d'ostéosynthèse et par les troubles de croissance que peut éventuellement entraîner la présence de matériel d'ostéosynthèse métallique. À ce titre, les matériaux résorbables présentent un avantage certain.

B. Chez le sujet âgé

Il existe fréquemment une édentation partielle ou totale, compensée ou non par des prothèses fixes ou amovibles, dont il faudra tenir compte lors de la prise en charge thérapeutique. Les prothèses amovibles, même fracturées, doivent être conservées et réparées. Elles seront utilisées en peropératoire pour servir de repère lors de la réduction des fractures perturbant l'occlusion.

Les os de la face sont globalement plus fragiles et, du fait de l'édentation, la mandibule et les maxillaires sont souvent atrophiques (cf. figure 4.24) et soumis à des contraintes mécaniques proportionnellement plus importantes. De plus, au niveau de la mandibule atrophique, les rapports anatomiques du canal mandibulaire sont modifiés (crestalisation). Les techniques d'ostéosynthèse doivent en tenir compte.

Enfin, l'état général et les antécédents parfois lourds des patients âgés en font des patients à risque, pour lesquels l'indication chirurgicale doit être particulièrement pesée en fonction du rapport bénéfice/risque.

IX. Conduite à tenir devant un traumatisé facial

Les objectifs thérapeutiques devant un traumatisé de la face sont :

- la prise en charge immédiate des situations d'urgence extrême ;
- la restauration morphologique et occlusale ;
- la restauration des fonctions de ventilation, de mastication, de déglutition et de phonation ;
- la préservation des fonctions sensitives et sensorielles.

A. Situations d'urgence extrême

1. Hémorragies extériorisées

L'hémorragie peut être extériorisée par un orifice (stomatorragie, épistaxis, otorragie), par une plaie, en distinguant un saignement artériel (sang rouge, saignement actif parfois en jet) d'un saignement veineux (sang foncé, en nappe) (figure 4.56). Son hémostase sera assurée sans tarder par compression ou clampage ou ligature d'un vaisseau bien identifié sous contrôle de la vue. Ces hémorragies peuvent être en partie dégluties, ce qui peut amener à les sous-estimer et exposer au risque de vomissements secondaires avec risque d'inhalation.

En cas d'épistaxis grave, les moyens d'hémostase sont quadruples :

- *comprimer les plaies* : tamponnement antérieur. Il consiste à tasser des mèches grasses dans les deux fosses nasales en les introduisant par les narines (figure 4.57). Il convient essentiellement de placer ces mèches sous l'auvent nasal, siège le plus fréquent des plaies.

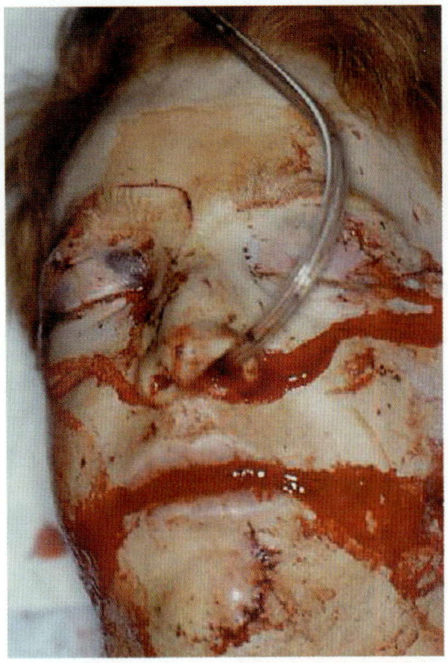

Fig. 4.56. **Complication hémorragique d'une fracture de l'étage moyen.**

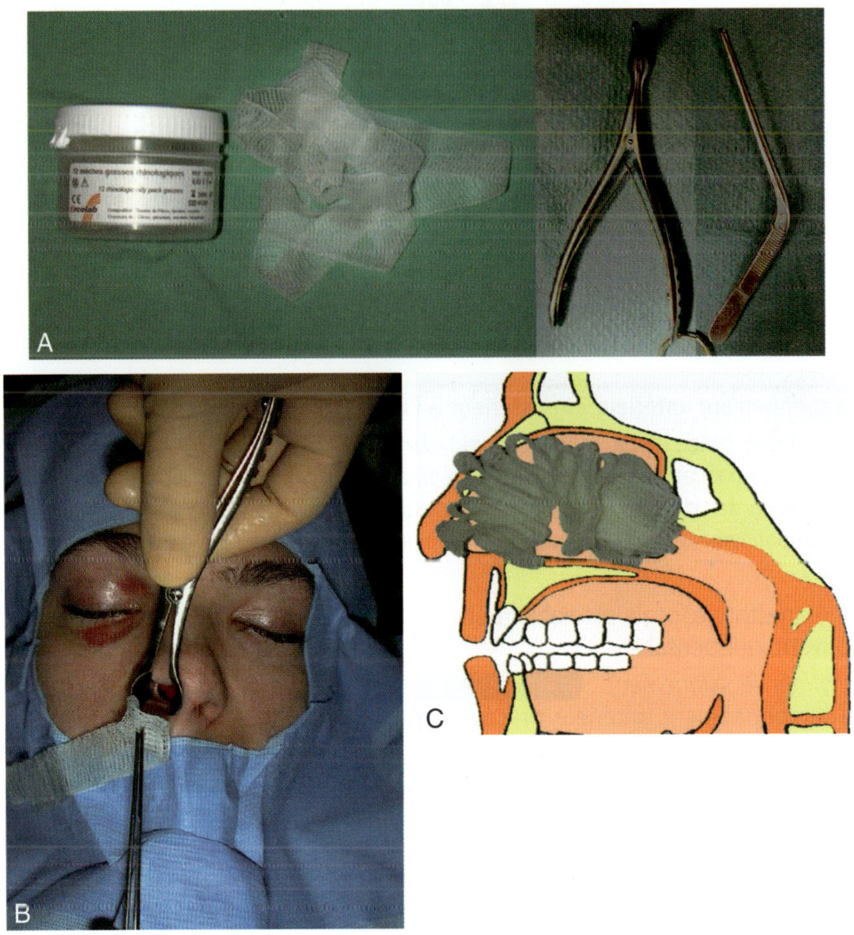

Fig. 4.57. **Tamponnement antérieur.**

a. Matériel nécessaire : mèche grasse, spéculum nasal, pincette contrecoudée. **b.** Vue peropératoire. **c.** Vue schématique du placement de la mèche.

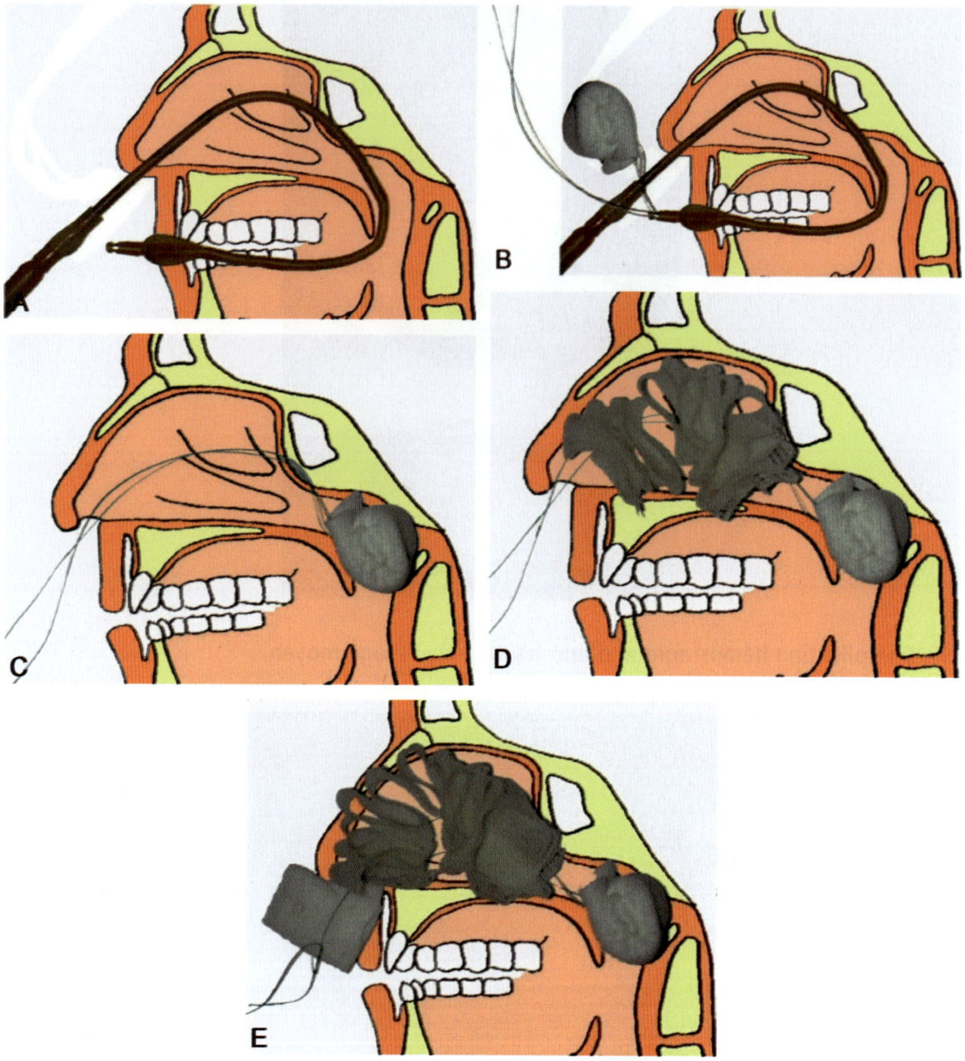

Fig. 4.58. Tamponnement antérieur et postérieur à l'aide de compresses et de mèches.
a. Introduction d'une sonde (type sonde urinaire) dans chaque narine et extériorisation par la bouche. **b.** Solidarisation d'un paquet de compresse à l'extrémité de la sonde. **c.** Retrait de la sonde et blocage des compresses au niveau des choanes (tamponnement postérieur). **d.** Réalisation d'un tamponnement antérieur. **e.** Fixation du tamponnement postérieur autour de la columelle par un nœud.

Une anesthésie locale préalable (pulvérisation d'un spray de Xylocaïne® naphazolinée) est souvent indispensable ;

- *confiner le saignement* : tamponnement antérieur et postérieur. Il consiste à compléter le tamponnement antérieur précédent par une obturation postérieure des choanes. Le saignement se trouve ainsi confiné dans les fosses nasales par définition inextensibles. L'obturation des choanes peut être obtenue soit par l'introduction par voie endobuccale de compresses tassées dans le nasopharynx (figure 4.58), soit, plus simplement, par l'introduction par voie endonasale d'une sonde à double ballonnet dans chaque narine (figure 4.59) ;
- *pratiquer une* embolisation sélective : en cas de persistance du saignement, une artériographie du système carotidien externe peut être réalisée, permettant d'effectuer une embolisation sélective des vaisseaux alimentant le saignement. La ligature par abord chirurgical de la carotide externe, longtemps recommandée, n'est plus réalisée en raison de son inefficacité et de la lourdeur du geste ;

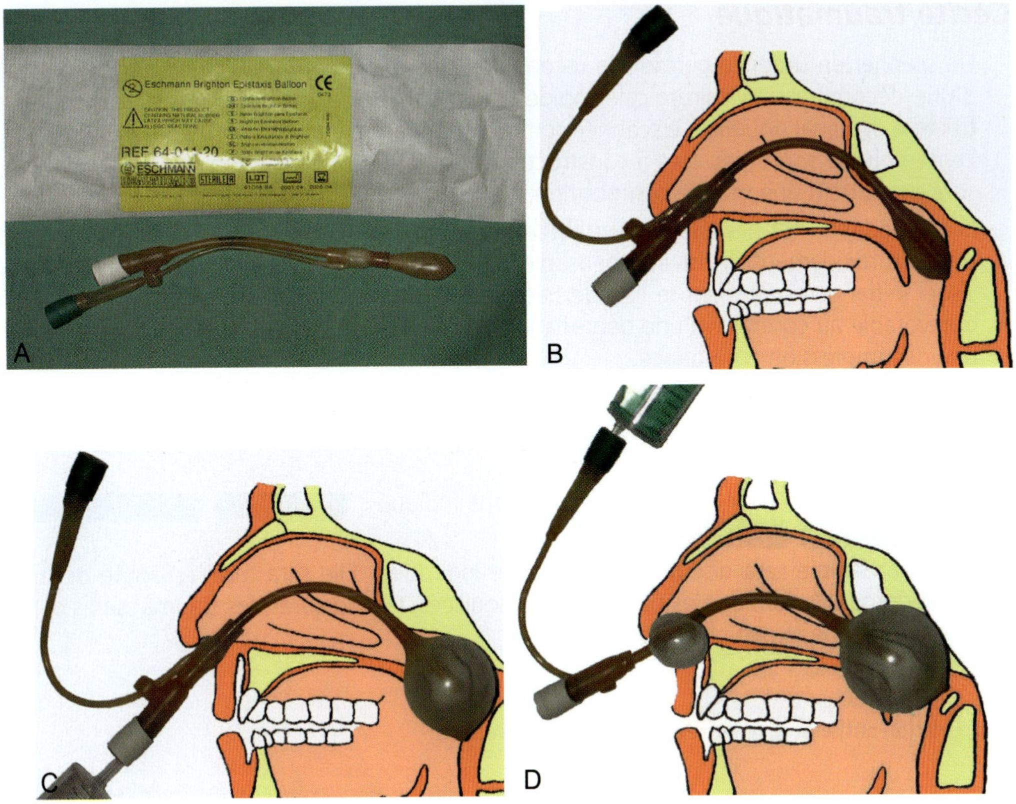

Fig. 4.59. Tamponnement antérieur et postérieur à l'aide de sondes à double ballonnet.

a. Sonde utilisée. Il faut une sonde par côté. **b.** Introduction d'une sonde dans chaque fosse nasale. **c.** Gonflage du ballonnet distal et blocage du ballonnet dans les choanes. **d.** Gonflage du ballonnet proximal à l'entrée de l'orifice pyriforme.

- *réduire la fracture* : les tranches osseuses d'une fracture saignent et participent au saignement actif à travers les plaies muqueuses. Le seul fait de réduire la fracture va permettre de tarir définitivement cette part du saignement. Ceci est valable non seulement pour les fractures du nez mais également pour toutes les fractures faciales.

2. Asphyxie

L'asphyxie peut être liée à une obstruction des voies aériennes supérieures par des caillots, des corps étrangers, des prothèses dentaires, une diminution de calibre de ces voies aériennes (hématome, glossoptose lors de fractures mandibulaires biparasymphysaires déplacées). Elle peut également résulter d'une inhalation (sang, dents, fragments de prothèse dentaire, vomissements).

La liberté des voies aériennes supérieures doit être systématiquement vérifiée et leur libération est une urgence : nettoyage à la compresse, aspiration, canule de Mayo. Si nécessaire, une intubation en urgence ou une trachéotomie doivent être envisagées.

Les traumatismes balistiques de la face, responsables de fracas faciaux et de délabrements complexes des parties molles, associent souvent urgences hémorragique et respiratoire.

3. Cécité traumatique

Un scanner en urgence permet de reconnaître une étiologie qui doit faire poser l'indication d'une décompression chirurgicale rapide : hématome ou œdème intraorbitaire compressif, fracture du canal optique. Le scanner doit permettre de suivre et d'analyser le nerf optique sur l'ensemble de son trajet. Des reconstructions sagittales obliques selon le plan neuro-optique sont à ce titre d'une grande contribution.

Si une sédation est nécessaire pendant le transport du blessé ou si son état neurologique se dégrade rapidement, il est indispensable d'obtenir des équipes médicales d'urgence l'état visuel initial du patient sur le lieu de l'accident. Une cécité immédiate est de pronostic très défavorable au contraire d'une dégradation progressive de l'acuité visuelle, qui peut imposer une décompression en urgence.

B. Traumatisme facial isolé

Un traitement médical est systématiquement indiqué : antalgiques, application de glace, hygiène buccale, alimentation liquide.

L'antibiothérapie sera discutée pour chaque indication. Elle sera mise en route de principe (antibioprophylaxie) dans les plaies faciales souillées, les morsures, les traumatismes dentaires isolés et dans les fractures ouvertes.

> La vaccination antitétanique sera systématiquement vérifiée.

1. Traumatismes mineurs

Il s'agit des plaies faciales simples, des traumatismes dentaires isolés, lésions qui seront habituellement traitées en ambulatoire.

2. Traumatismes de gravité intermédiaire

Plaies faciales nécessitant un traitement chirurgical sous anesthésie générale

Ce traitement doit idéalement être effectué dans les six heures qui suivent le traumatisme, si possible en milieu spécialisé.

Fractures des portions dentées de la mandibule

Après élimination d'un risque asphyxique et un bilan radiologique simple (orthopantomogramme, face basse), une antibiothérapie est mise en route par voie intraveineuse (fractures ouvertes) et le patient est laissé à jeun en raison de son passage prévisible au bloc opératoire dans les heures suivant son admission. Une ostéosynthèse par plaques vissées sous anesthésie générale et par voie endobuccale est actuellement le traitement de référence (figures 4.60 et 4.61). Les repères de réduction sont visuels (bon alignement des fragments osseux) et reposent sur la restauration de l'occlusion dentaire prétraumatique.

À défaut, un traitement orthopédique par blocage intermaxillaire (l'arcade dentaire maxillaire intacte servant d'attelle) peut être envisagé (figure 4.62 et cf. figure 4.12), éventuellement sous anesthésie locale, pour une durée moyenne de quatre à six semaines. Ce traitement imposera cependant une alimentation exclusivement liquide et, surtout, une surveillance postopératoire attentive, un déblocage en urgence pouvant être nécessaire en cas de vomissements pour éviter une inhalation. Une paire de ciseaux de type Beebee permettant de couper les fils d'acier doit être rapidement disponible au lit du patient puis à domicile pendant toute la durée du blocage.

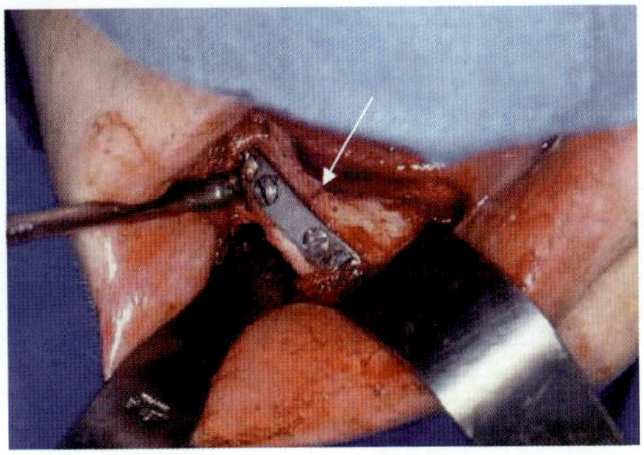

Fig. 4.60. **Ostéosynthèse d'une fracture de la branche horizontale de la mandibule par plaque miniaturisée.**

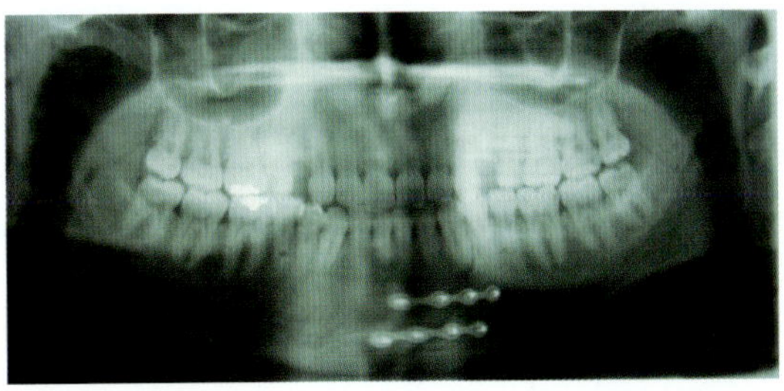

Fig. 4.61. **Ostéosynthèse d'une fracture de la branche horizontale (parasymphysaire).**

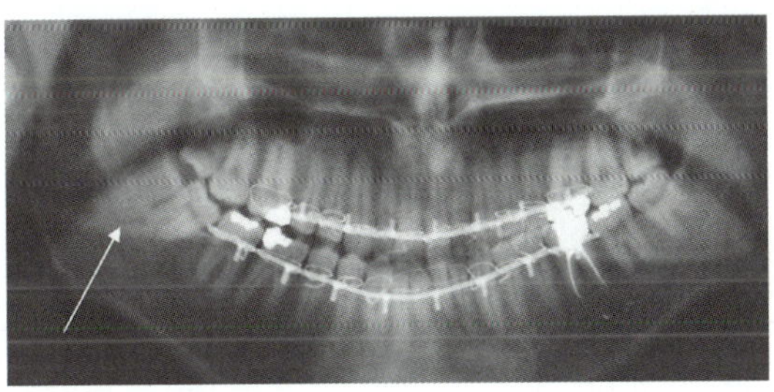

Fig. 4.62. **Blocage orthopédique par arcs maxillomandibulaires d'une fracture angulaire droite non déplacée.**

Chez l'enfant, l'ostéosynthèse doit être prudente du fait de la présence de germes dentaires ; un traitement orthopédique par blocage intermaxillaire voire simple contention monomaxillaire (ligature péridentaire, mise en place d'un arc dentaire ou d'une gouttière en résine) en cas de fracture peu déplacée et peu mobile est souvent préféré.

Une fracture non déplacée et non mobile peut simplement être traitée par mise en route d'une alimentation liquide et surveillance radioclinique régulière.

Fractures de la région condylienne

Le traitement peut être fonctionnel ou chirurgical en fonction de la hauteur du trait de fracture (fractures sous-condyliennes basse ou haute, fracture capitale), de l'importance du déplacement radiologique du fragment condylien (angulation sagittale, chevauchement frontal, bascule médiale) et donc du degré de raccourcissement du ramus, du degré de répercussion fonctionnel (importance du trouble de l'occlusion dentaire) et de l'âge du patient.

Les fractures sous-condyliennes basses déplacées de l'adulte avec troubles de l'articulé dentaire sont des indications chirurgicales. Les fractures capitales de l'enfant sont des indications au traitement fonctionnel. Entre ces deux cas extrêmes, l'attitude dépend essentiellement des équipes amenées à prendre le patient en charge.

Le traitement chirurgical a pour but de réaliser une réduction anatomique de la fracture par voie ouverte (cutanée ou endobuccale, éventuellement aidée par endoscopie) et de la fixer en bonne position à l'aide d'une ostéosynthèse stable (cf. figure 4.36). L'occlusion dentaire prétraumatique et la hauteur du ramus sont d'emblée restaurées. Ce traitement est systématiquement suivi d'une rééducation kinésithérapique active.

Le traitement fonctionnel consiste en une mobilisation active ou active-aidée (mise en place d'arcs dentaires et de tractions élastiques en propulsion de la mandibule, en particulier chez l'enfant peu collaborant) dès la sédation des douleurs. Les mouvements consistent en des séries pluriquotidiennes d'ouvertures buccales, de propulsions mandibulaires et de diductions en insistant sur la diduction du côté controlatéral à la fracture, la plus limitée. Une attention toute particulière doit être accordée à la symétrie des mouvements d'ouverture et de propulsion, de manière à éviter et à corriger les latérodéviations du côté de la fracture. L'objectif du traitement fonctionnel est la restauration d'une occlusion dentaire normale, d'une ouverture buccale supérieure à 40 mm et de mouvements de propulsion et de diduction le plus physiologiques possibles. La durée de ce traitement est de plusieurs semaines voire plusieurs mois. L'anatomie normale de la région condylienne est rarement obtenue, sauf parfois chez l'enfant.

La survenue possible de trouble de la croissance mandibulaire chez l'enfant impose une surveillance jusqu'à la puberté.

Les fractures trifocales de la mandibule (portion dentée et fracture bicondylienne) imposent au minimum une ostéosynthèse par plaque(s) vissée(s) de la fracture de la portion dentée pour permettre un éventuel traitement fonctionnel des fractures condyliennes.

Fractures de l'étage moyen de la face sans complication neuroméningée

Un bilan tomodensitométrique sera souvent nécessaire.

Compte tenu de l'œdème facial souvent important, il est parfois nécessaire de différer le traitement de quelques jours.

Seule la fracture en trappe du plancher de l'orbite avec incarcération du muscle droit inférieur est une urgence vraie.

Les fractures du nez sont traitées de manière orthopédique après fonte de l'œdème. Un délai d'attente maximal de dix jours doit cependant être respecté chez l'adulte (cinq jours chez l'enfant) en raison d'une consolidation très rapide de ces fractures.

Les fractures simples de l'os zygomatique qui sont stables après réduction orthopédique au crochet ne nécessitent pas d'ostéosynthèse.

Dans les fractures de Le Fort, l'ostéosynthèse doit être préférée au blocage intermaxillaire. La restauration de l'articulé dentaire prétraumatique est primordiale. Un blocage intermaxillaire peropératoire est habituellement nécessaire pour guider et maintenir la réduction pendant le temps d'ostéosynthèse. Les plaques seront préférentiellement positionnées au niveau des différents piliers de la face de manière à rétablir la hauteur de celle-ci (cf. figure 4.50).

En cas de diplopie, un abord (et une réparation si nécessaire) du plancher orbitaire sera réalisé.

3. Fractures graves

Il s'agit :

- soit d'une fracture panfaciale, associant une fracture de l'étage moyen de la face à une fracture de la mandibule ;
- soit d'une fracture irradiant vers les confins craniofaciaux avec complication neuroméningée.

Ces situations nécessitent un bilan d'imagerie très précis et, parfois, une prise en charge multidisciplinaire associant les neurochirurgiens en cas de brèche méningée, de fractures associées de la voûte crânienne ou de fracture complexes du sinus frontal.

C. Traumatismes associés

Le traumatisme facial peut être associé à un traumatisme crânien grave avec coma. Il faudra réaliser les gestes d'urgence et différer la prise en charge du traumatisme facial.

Un traitement simple consistant en une réduction de la ou des fractures et une stabilisation provisoire par blocage intermaxillaire peut être utile pour tarir une hémorragie massive en attendant l'amélioration de l'état général.

Dans le cadre d'un polytraumatisme, les priorités thérapeutiques seront à discuter avec les autres spécialistes concernés (neurochirurgiens, orthopédistes, chirurgiens viscéraux, anesthésistes-réanimateurs).

Points clés

- Extrême urgence :
  - asphyxie : assurer la liberté des voies aériennes ;
  - hémorragie : compression, tamponnement, recours à la radiologie interventionnelle, hémostase chirurgicale ;
  - cécité : drainage d'un hématome compressif, décompression du nerf optique, corticoïdes à fortes doses ;
  - incarcération musculaire intraorbitaire : désincarcération dans les meilleurs délais.
- Traumatisme mineur : prise en charge en ambulatoire.
- Traumatisme de gravité intermédiaire :
  - fractures simples de la mandibule ou de l'étage moyen ;
  - possibilité de prise en charge légèrement différée si nécessaire (œdème).
- Traumatisme grave :
  - fractures panfaciales ;
  - fractures des confins craniofaciaux ;
  - polytraumatisé.

Pour en savoir plus

Bouletreau, P., Ceruse, P., 2006. Fractures du nez. Stomatologie. 22-072-A-05. Encycl. Méd. Chir., Elsevier, Paris.

Brignol, L., Guyot, L., Chossegros, C., 2010. Fracture des maxillaires. Stomatologie, 22-071-A-10. Encycl. Méd. Chir., Elsevier, Paris.

Denhez, F., Giraud, O., 2005. Traitement des fractures de la mandibule. Stomatologie, 22-070-A-13. Encycl. Méd. Chir., Elsevier, Paris.

Denhez, F., Giraud, O., Seigneurie, J.-B., Paranque, A.-R., 2005. Fractures de la mandibule. Stomatologie, 22-070-A-12. Encycl. Méd. Chir., Elsevier, Paris.

Duhamel, P., Gauthier, J., Teyssères, N., Giraud, O., Denhez, F., Bey, E., 2008. Examen d'un traumatisé facial. Stomatologie, 22-068-A-05. Encycl. Méd. Chir., Elsevier, Paris.

Fonseca, R.J., Walker, R.V., Betts, N.J., Barber, H.D., Powers, M.P., 2005. Oral and maxillofacial trauma. third ed (2 vol.). Elsevier-Saunders, St. Louis, Missouri.

Giraud, O., Duhamel, P., Seigneurie, J.-B., Cantaloube, D., 2002. Traumatologie maxillofaciale : modalités thérapeutiques. Stomatologie, 22-068-A-10. Encycl. Méd. Chir., Elsevier, Paris.

Giraud, O., de Soultrait, F., Goasguen, O., Thiery, G., Cantaloube, D., 2004. Traumatismes craniofaciaux. Stomatologie, 22-073-A-10. Encycl. Méd. Chir., Elsevier, Paris.

Hollier, L.H., Thornton, J.F., 2007. Craniofacial trauma. Plast. Reconstr. Surg. 120 (Supplement. 27).

Meningaud, J.-P., Maladière, E., Bado, F., 1998. Plaies de la face et de la cavité buccale. Stomatologie, 22-067-B-10. Encycl. Méd. Chir., Elsevier, Paris.

Tardif, A., Misino, J., Péron, J.-M., 2004. Traumatismes dentaires et alvéolaires. Stomatologie, 22-067-A-05. Encycl. Méd. Chir., Elsevier, Paris.

CHAPITRE

5

Item 88 – UE 4 – Pathologie des glandes salivaires

Objectifs pédagogiques

- Diagnostiquer une pathologie infectieuse, lithiasique, immunologique et tumorale des glandes salivaires.

Item 88. Pathologies des glandes salivaires.

Item 99. Paralysie faciale.

Item 161. Oreillons.

Item 165. Infection à VIH.

Item 190. Lupus érythémateux disséminé. Syndrome des anti-phospholipides.

Item 192. Polyarthrite rhumatoïde.

Item 207. Sarcoïdose.

Item 216. Adenopathie superficielle de l'adulte et de l'enfant.

Item 295. Tumeurs de la cavité buccale, naso-sinusiennes et du cavum, et des voies aérodigestives supérieures.

Les glandes salivaires peuvent être le siège de différentes affections, de nature infectieuse, lithiasique, tumorale et immunologique. Il convient d'avoir présent à l'esprit que les infections des glandes salivaires peuvent être en rapport avec une pathologie générale ou bien locale, comme les infections d'origine lithiasique essentiellement — ces infections sont donc traitées dans la section consacrée aux lithiases.

I. Rappels anatomiques et physiologiques

Les glandes salivaires, annexées à la cavité buccale, produisent environ 1 litre de salive par jour. Cette salive, dont le pH est légèrement acide, contient de nombreux constituants (acides aminés, sels minéraux). Histologiquement, chaque glande possède un parenchyme sécréteur et des canaux excréteurs (figure 5.1).

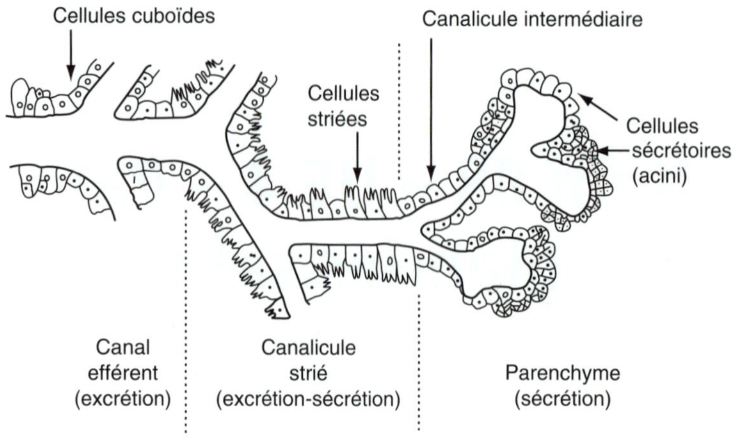

Fig. 5.1. Histologie des glandes salivaires.

A. Glandes du collier salivaire (glandes principales)

Leur sécrétion est réflexe, prandiale.

1. Glande parotide (salive séreuse)

Volumineuse, la glande parotide appartient anatomiquement au cou et se moule en arrière du ramus de la mandibule. Son canal excréteur (le conduit parotidien, ou canal de Sténon) chemine dans la paroi jugale pour s'ouvrir en regard de la deuxième molaire supérieure. Bilobée, la glande parotide se compose d'un lobe superficiel volumineux et d'un lobe profond peu développé. Ces deux lobes sont situés de part et d'autre du nerf facial (VII). Elle est innervée par le nerf auriculotemporal (*via* le nerf glossopharyngien).

2. Glande submandibulaire (salive séromuqueuse)

Unilobée, la glande submandibulaire est située dans la région sus-hyoïdienne latérale. Son canal excréteur (le conduit submandibulaire, ou canal de Wharton) traverse le plancher buccal pour s'aboucher près du frein de la langue (figure 5.2). Elle est innervée par le nerf lingual.

3. Glande sublinguale (salive muqueuse)

La glande sublinguale est située sous la muqueuse du plancher buccal et se draine directement dans la cavité buccale par plusieurs petits canaux excréteurs et, souvent, également par un canal principal s'abouchant à la portion antérieure du conduit submandibulaire. C'est la glande salivaire principale la plus petite. Elle partage son innervation avec la glande submandibulaire.

B. Glandes salivaires accessoires (salive muqueuse)

À sécrétion continue, les glandes salivaires accessoires sont disséminées sur toute l'étendue de la muqueuse buccale (lèvres, palais, langue).

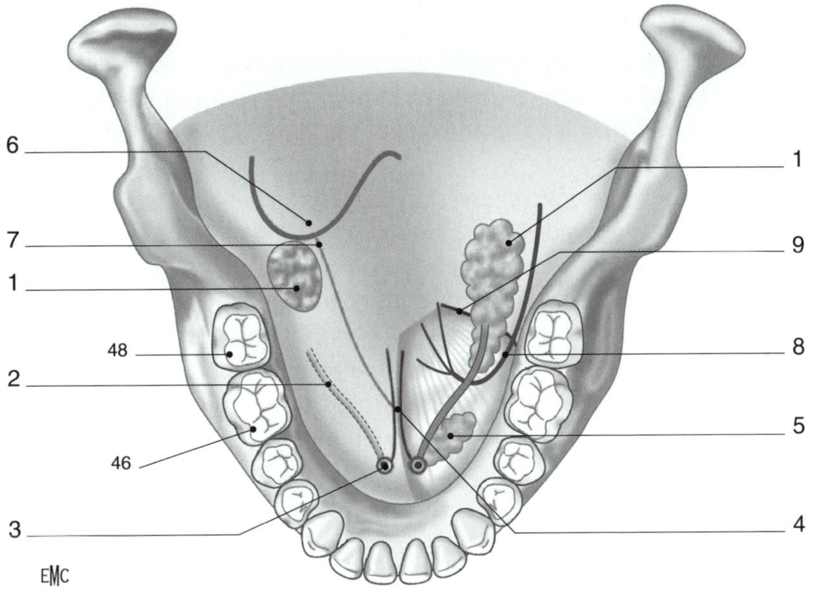

Fig. 5.2. Plancher buccal et glande submandibulaire.

1. Pôle supérieur de la glande accessible au doigt endobuccal. 2. Prolongement antéro-interne et conduit submandibulaire (ou canal de Wharton). 3. Ostium du conduit submandibulaire. 4. Frein de la langue. 5. Glande sublinguale (crête salivaire). 6. Repli palatoglosse. 7. Sillon pelvilingual. 8. Nerf lingual sous-croisant le conduit submandibulaire. 9. Bord postérieur du muscle mylohyoïdien.

II. Pathologie infectieuse

Les infections des glandes salivaires peuvent être en rapport avec une pathologie générale (oreillons, infection par le VIH, etc.) ou avec une pathologie locale (lithiase). Ces manifestations peuvent évoluer sur un mode aigu (virales, bactériennes, lithiasiques) ou chronique (parotidites récidivantes).

Toute sédimentation de la sécrétion salivaire et tout obstacle à l'excretion de la salive favorisent l'apparition d'infections qui peuvent se propager aux glandes salivaires par voie canalaire ascendante à partir de germes présents dans la cavité buccale. Parfois, l'infection peut atteindre les glandes salivaires par voie hématogène ou s'étendre à une glande salivaire à partir d'un processus de voisinage.

A. Infections virales

Les infections salivaires d'origine virale sont le plus souvent bilatérales puisqu'elles proviennent d'une cause générale.

1. Sialite ourlienne (virus des oreillons)

Autrefois principale cause des parotidites aiguës chez l'enfant, l'instauration de la vaccination (vaccin ROR) a presque complètement fait disparaître les formes infantiles. Le vaccin anti-ourlien, vivant atténué sur œuf, existe depuis 1968.

La prévention est fondée sur la vaccination, conseillée durant l'enfance. On recommande deux doses de vaccins. La première à douze mois (ROR) et la seconde au cours de la deuxième année, c'est-à-dire entre le treizième et le vingt-quatrième mois. Le taux de couverture vaccinale dépasse les 95 % dans les pays industrialisés, entraînant une réduction du même ordre de l'incidence de la maladie.

Clinique

L'incubation dure environ trois semaines (quinze à vingt-quatre jours).

Après une notion de contage, la phase d'invasion, de courte durée, se manifeste par une fièvre, un malaise, des otalgies. L'examen peut retrouver alors une douleur lors de la pression des glandes parotides.

La période d'état, qui dure environ une semaine, est marquée par une fièvre accompagnée de céphalées, d'une douleur irradiant vers les oreilles et de dysphagie ou d'odynophagie.

À l'inspection, il existe une tuméfaction uni- ou bilatérale (classique « faciès piriforme ») des glandes parotides. L'atteinte des deux parotides peut être simultanée mais est souvent décalée de plusieurs jours. On retrouve une rougeur à l'ostium du conduit parotidien et des adénopathies.

Le diagnostic est clinique; il est le plus souvent inutile de requérir des examens paracliniques.

La maladie confère une immunité à vie. Ainsi, un second épisode de parotidite aiguë chez l'enfant élimine ce diagnostic et fait évoquer un autre diagnostic (parotidite récurrente juvénile, essentiellement).

Complications

Elles surviennent le plus souvent chez l'adulte jeune, pas ou mal vacciné : orchite (uniquement après la puberté), méningite (la plus fréquente des complications, souvent de bon pronostic), pancréatite, surdité…

Paraclinique

Les examens paracliniques ne sont indiqués qu'en cas de doute diagnostique ou de complications.

La numération-formule sanguine est normale. Le taux d'amylase sanguin est augmenté, que l'atteinte soit parotidienne ou pancréatique. En cas de méningite, la ponction lombaire ramène un liquide clair (« eau de roche ») et son analyse montre un nombre de lymphocytes augmenté.

Le virus peut être isolé au niveau de la salive, du liquide cérébrospinal ou de l'urine. Il est rarement trouvé dans le sang. L'identification du virus est réalisée grâce aux techniques de PCR sur le tissu contaminé, avec un rendement bien supérieur à la simple mise en culture, notamment au niveau du liquide cérébrospinal.

La sérologie permet également de confirmer le diagnostic de la maladie en cas de doute. Les IgM sont détectables quelques jours après l'apparition des premiers signes. L'augmentation des IgG sur deux prélèvements séparés de quinze jours est également spécifique.

Évolution

Elle se fait vers la guérison totale dans la majorité des cas; parfois, elle peut laisser des foyers de nécrose pouvant faire le lit d'une parotidite chronique.

Traitement

Il n'y a pas de traitement spécifique des oreillons. Un traitement symptomatique par des antipyrétiques et des analgésiques, tels que le paracétamol par voie orale, suffit pour soulager la douleur.

2. Autres sialites virales

VIH

L'hyperplasie lymphoïde kystique est traitée dans la section consacrée à la pathologie salivaire d'origine immunologique.

Autres virus

Les autres sialites virales sont dues aux virus coxsackies, de la grippe, etc.

B. Infections bactériennes

Les infections bactériennes procèdent souvent d'une cause locale, lithiasique notamment, et sont proportionnellement plus fréquentes à la parotide.

1. Infections salivaires d'origine lithiasique

Elles sont étudiées dans la section consacrée aux lithiases : cf. *infra*.

2. Infections salivaires à pyogènes

Il s'agit d'une infection aiguë, souvent liée à une baisse du flux salivaire et de l'immunité.

Les infections salivaires à pyogènes sont une pathologie du sujet âgé et/ou de l'hospitalisé en réanimation (phase postopératoire, chirurgie abdominale majeure), s'inscrivant d'emblée dans un tableau clinique brutalement sévère.

Clinique

On retrouve :

- une tuméfaction douloureuse et inflammatoire de la région parotidienne, du pus sortant à l'ostium du conduit parotidien, spontanément ou lors de la palpation glandulaire ;
- de la fièvre ;
- chez un sujet fréquemment déshydraté (et/ou immunodéprimé et/ou sous neuroleptiques) ;
- présentant des pathologies associées : dénutrition, diabète, insuffisance rénale chronique, etc.

Paraclinique

Il faut rechercher une lithiase (échographie, scanner), surtout en cas de parotidite unilatérale. Si la recherche est négative, le diagnostic de parotidite à pyogènes est confirmé. On réalise aussi un prélèvement du pus sortant à l'ostium pour analyse bactériologique (culture souvent polymicrobienne avec prédominance de staphylocoques dorés et d'anaérobies).

Traitement

Une antibiothérapie adaptée (pénicilline + acide clavulanique ou céphalosporines de deuxième ou troisième génération) associée à une réhydratation et des soins de bouche suffisent à faire céder la parotidite. L'amélioration locale est en général rapide en 24 à 48 heures. Toutefois, le pronostic est assombri par l'état général des patients.

C. Parotidite récidivante de l'enfant (ou juvénile)

Clinique

La parotidite récidivante de l'enfant pose un problème car, lors du premier épisode, c'est le diagnostic d'oreillons qui est posé. Ces parotidites débutent chez l'enfant à partir de quatre à cinq ans et disparaissent classiquement à l'adolescence ; elles sont d'étiologie inconnue, souvent récidivantes (diagnostic posé avec la troisième poussée infectieuse) avec plusieurs épisodes infectieux chaque année, ce qui pose un problème de prise en charge et de séquelles fonctionnelles glandulaires.

Il s'agit d'une tuméfaction uni- ou bilatérale, le plus souvent asynchrone. La tuméfaction est inflammatoire et on voit sourdre du pus ou des bouchons mucofibrineux à l'ostium du conduit parotidien.

Douloureuses, elles s'accompagnent d'adénopathies cervicales satellites.

Paraclinique

La biologie retrouve une hyperleucocytose, un syndrome inflammatoire (CRP augmentée) ; la recherche de calcul par échographie est négative. On évite l'utilisation du scanner (radioprotection). La sialendoscopie permet de retrouver un aspect avasculaire de couleur jaunâtre du conduit parotidien.

Traitement

En cas de parotidite aiguë, on met en place une antibiothérapie adaptée associée à des anti-inflammatoires. Ce traitement est à renouveler à chaque épisode. Ceux-ci disparaissent classiquement à l'adolescence.

Le traitement préventif consisterait à effectuer une sialendoscopie, qui permet des dilatations canalaires sous pression, l'ablation de micropolypes, lavages des sécrétions muqueuses et instillation locale d'antibiotiques. Cette technique semble diminuer la fréquence des épisodes infectieux. Les instillations intracanalaires d'Hexabrix® sont encore effectuées par certains avec un résultat intéressant. Des massages visant à vider les glandes de leur salive stagnante peuvent être effectués quotidiennement par les patients.

III. Pathologie lithiasique

La lithiase salivaire est définie par la présence de calcul(s) dans le système canalaire excréteur des glandes salivaires.

Elle est observée à tout âge mais préférentiellement au-delà de trente ans.

La lithiase salivaire touche toutes les glandes salivaires mais préférentiellement la glande submandibulaire (85 %), plus rarement la parotide.

Il s'agit le plus souvent de calculs (sels de calcium) qui migrent avec le flux salivaire ; ces calculs peuvent être multiples.

L'étiologie exacte reste incertaine, même si le tabagisme et des antécédents lithiasiques personnels ou familiaux ont été rapportés.

Lorsque l'infection concerne la glande, on parle de *sialadénite* ; lorsqu'elle concerne le canal excréteur, on parle de *sialodochite*.

A. Clinique

1. Forme type : lithiase submandibulaire (+++)

Circonstances de découverte

La découverte de la lithiase peut être fortuite ou se faire à l'occasion de l'apparition de signes mécaniques, voire de complications infectieuses.

Découverte fortuite

À l'occasion d'un examen radiologique (panoramique dentaire, cliché de rachis cervical), il peut arriver qu'on découvre une petite tuméfaction du plancher buccal se projetant en regard du conduit submandibulaire.

Complications mécaniques (++)

Les signes mécaniques sont en général les premiers signes. Ils sont caractéristiques et rythmés par les repas :

- *hernie salivaire* : c'est un gonflement qui correspond à un blocage momentané et partiel de l'écoulement salivaire, majoré au début de repas. Elle se traduit par une tuméfaction douloureuse de la glande au niveau cervical (loge submandibulaire) s'accompagnant de sensation de pesanteur et de tension. À la fin du repas, un jet de salive sort sous la langue et la loge submandibulaire reprend une taille normale. Ces épisodes de tuméfaction récidivent de plus en plus souvent. Le rythme avec les repas, net au début de l'évolution, est moins typique avec le temps, la loge restant tendue ;
- *colique salivaire* : c'est une douleur survenant aux mêmes moments que la hernie salivaire, qu'elle accompagne le plus souvent.

Complications infectieuses

Les signes inflammatoires et infectieux surviennent après les épisodes d'accidents mécaniques, mais peuvent parfois être inauguraux. Ils peuvent concerner le canal (sialodochite), le plancher buccal antérieur (périsialodochite) ou, enfin, la glande (sialadénite) :

- *sialodochite* (ou whartonite) : c'est une infection à l'intérieur du conduit submandibulaire (ou canal de Wharton). Elle se traduit par une douleur vive, irradiant vers l'oreille, une fièvre souvent élevée, une dysphagie, une hypersialorrhée. Il n'existe pas de cordon reliant la tuméfaction à la table interne de la mandibule, éliminant ainsi une cellulite d'origine dentaire. Il existe une issue de pus au niveau de l'ostium du conduit submandibulaire, surtout après pression de la glande. Cette issue de pus signe le diagnostic. Ce pus pourra être prélevé pour examen bactériologique ;
- *périsialodochite* (abcès du plancher ou périwhartonite) : il s'agit d'un abcès péricanalaire caractérisé par des douleurs à la déglutition et, parfois, une otalgie, un trismus, une tuméfaction du plancher buccal. L'issue de pus par l'ostium est inconstante car l'infection est ici sortie du canal. On observe l'apparition de signes généraux avec exacerbation de la douleur. Sans traitement, une fistulisation du plancher buccal peut apparaître ;
- *sialadénite* : l'infection intracanalaire peut également se propager en arrière vers la glande pour réaliser un tableau de *submandibulite aiguë*. La région submandibulaire est chaude, tendue, douloureuse, le revêtement cutané est normal ou érythémateux, on note une fièvre à 38–39 °C, associée à une dysphagie importante avec otalgie et, parfois, à une issue de pus à l'ostium. L'évolution spontanée se fait vers la fistulisation en l'absence de traitement.

Outre la fistulisation, ces complications infectieuses peuvent évoluer en cellulite cervicale avec risque asphyxique et risque de choc septique par diffusion de l'infection.

Examen physique

Il doit être exobuccal et intrabuccal (à l'aide d'un abaisse-langue, d'un miroir et de lumière adaptée).

L'inspection exobuccale retrouve un gonflement de la glande, confirmée par la palpation.

L'inspection endobuccale recherche une rougeur de la crête salivaire signant une lithiase antérieure, ainsi qu'une issue de pus à l'ostium turgescent.

La palpation bidigitale (+++), avec un doigt endobuccal et un doigt cervical, de l'arrière vers l'avant doit rechercher le calcul (figure 5.3).

On examine également la glande controlatérale.

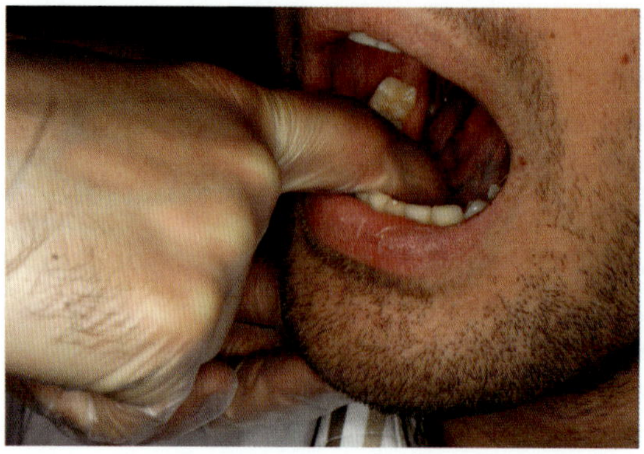

Fig. 5.3. Palpation bidigitale à la recherche d'une lithiase submandibulaire.

2. Lithiase parotidienne

Les caractéristiques de la lithiase parotidienne sont superposables à celles de la lithiase submandibulaire, si ce n'est qu'elle est cinq fois moins fréquente que la lithiase submandibulaire et que les accidents infectieux y sont prédominants car le canal est ici plus étroit. Bien évidemment, la topographie des manifestations est différente puisqu'elles se situent ici au niveau de la loge parotidienne.

Les signes sont les mêmes que la lithiase submandibulaire.

Complications mécaniques

Hernie et colique salivaires, rythmées par les repas, se manifestent en arrière du ramus mandibulaire et sous l'oreille externe.

Complications infectieuses (++)

Ici aussi, il peut s'agit de sialodochite, de sialadénite (parotidite) ou de périsialodochite (abcès de la joue). La sialodochite (ou sténonite) engendre une inflammation jugale sur le trajet du conduit parotidien (ou canal de Sténon), associée à l'issue de pus au niveau de l'ostium. La périsialodochite engendre une inflammation de toute la joue. La parotidite se situe en regard de la loge parotidienne et associe des douleurs et une inflammation parotidiennes.

3. Autres lithiases

Glande sublinguale

La lithiase y est très rare et se manifeste par une tuméfaction inflammatoire pelvibuccale au niveau de la partie latérale du plancher buccal (sublingualite).

Glandes salivaires accessoires

Rare également, la lithiase s'y manifeste par une tuméfaction inflammatoire d'une glande accessoire (lèvres essentiellement) dont l'orifice est centré par un calcul.

B. Paraclinique

Seule la découverte du calcul signe la lithiase. Lorsque les manifestations cliniques ne sont pas franches, des examens complémentaires sont nécessaires pour objectiver le calcul.

1. Radiographies sans préparation

Les clichés occlusaux dits « mordus endobuccaux » (antérieur et postérieur) permettent parfois de voir les calculs volumineux et suffisamment calcifiés au niveau des deux tiers antérieurs du conduit submandibulaire. Ces clichés, peu onéreux, ont malheureusement une sensibilité faible.

Systématique, le *panoramique dentaire* permet de visualiser les gros calculs et d'éliminer une pathologie non salivaire, dentaire notamment.

Pour les calculs submandibulaires, le résultat est une image ovalaire radio-opaque se projetant sur une ligne allant de l'angle mandibulaire à la région incisive.

Les clichés occlusaux et le panoramique dentaire sont des examens de débrouillage et, souvent, une échographie ou une scanographie non injectée sont nécessaires.

2. Échographie

L'échographie (+) est un examen simple, non invasif, qui visualise les calculs, radiotransparents ou pas, lorsqu'ils mesurent plus de 2 mm de diamètre. Le calcul apparaît comme une image hyperéchogène avec cône d'ombre postérieur. Mais cette technique opérateur-dépendante présente encore de trop nombreux faux négatifs et a peu de valeur localisatrice pour le chirurgien.

3. Scanographie

La scanographie (++) a une très grande sensibilité pour les calculs radio-opaques (figure 5.4) et une grande valeur localisatrice. Ces critères sont utiles pour orienter le geste du chirurgien. Dans quelques cas douteux, des clichés injectés peuvent être nécessaires pour éliminer une pathologie inflammatoire ou tumorale.

La scanographie est irradiante et plus coûteuse que l'échographie. Les clichés non injectés sont souvent suffisants ; ils évitent les confusions entre les calcifications salivaires et les vaisseaux injectés. Les clichés « *low dose* » ou avec un appareil de type « *Cone Beam* » permettent de limiter la dose d'irradiation et, pour le « *Cone Beam* », le coût de l'examen.

4. Sialographie

En pathologie lithiasique submandibulaire, elle n'est plus réalisée.

5. Sialendoscopie

Technique récente, réalisable sous anesthésie locale, la sialendoscopie (+++) permet de voir et d'enlever le calcul dans le même temps (figure 5.5).

Cette technique d'avenir a singulièrement diminué la morbidité de la chirurgie des lithiases salivaires.

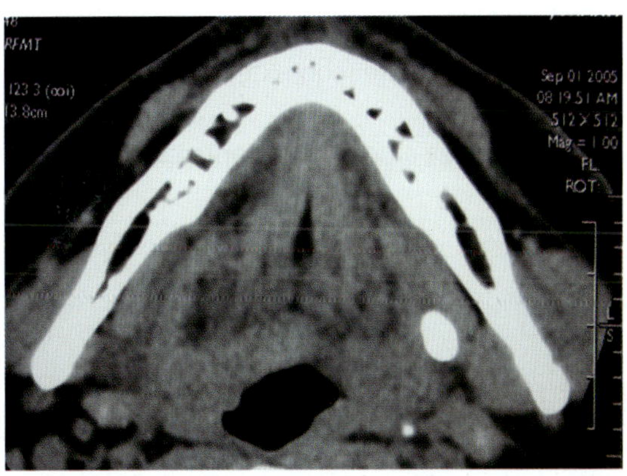

Fig. 5.4. Scanner : calcul de la glande submandibulaire gauche.

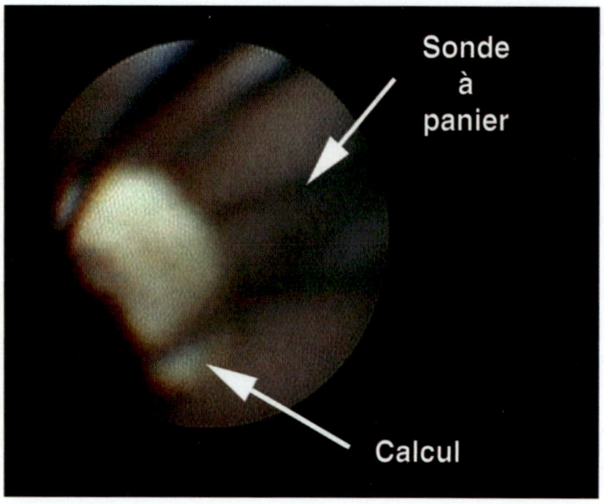

Fig. 5.5. Retrait d'un calcul par sialendoscopie.

6. IRM

Coûteuse, l'IRM n'apporte pas d'éléments supplémentaires en pathologie lithiasique par rapport au scanner, sauf chez l'enfant car, contrairement au scanner, elle n'irradie pas.

C. Diagnostic différentiel

1. De la lithiase submandibulaire

Le diagnostic est en général facile, fondé sur les accidents mécaniques et infectieux. La clinique est le plus souvent suffisante pour éliminer les autres diagnostics. En cas de doute, le scanner peut trancher avec :

- un accident mécanique, par compression extrinsèque du canal (cancer de l'ostium, prothèse dentaire inadaptée) ;
- un abcès d'origine dentaire (ici, la collection est adhérente à la mandibule).

2. De la lithiase parotidienne

Au stade de latence

- Calcification ganglionnaire.
- Calcification amygdalienne.
- Calcification veineuse.

Au stade des complications

- Parotidite aiguë suppurée de l'adulte (contexte étiologique : patient âgé déshydraté hospitalisé en réanimation notamment).
- Parotidite chronique à poussées aiguës récidivantes.
- Parotidite ourlienne.

D. Traitement

1. Lithiase submandibulaire

Le principe du traitement est tout d'abord d'extraire le calcul, si possible sous anesthésie locale ou, sinon, générale. L'accès buccal au calcul est préféré. Si le calcul est palpable, en fonction de la taille du calcul, on fera :

- calcul ≤ 3 mm : sialendoscopie seule ;
- 4 mm ≤ calcul ≤ 8 mm : sialendoscopie ± lithotripsie ou, sinon, « taille » endobuccale ;
- calcul > 8 mm : « taille » endobuccale.

Avec les progrès des techniques mini-invasives (sialendoscopie et lithotripsie), la submandibulectomie (anciennement appelée sous-maxillectomie) est devenue exceptionnelle, d'autant qu'elle peut occasionner une certaine morbidité (cicatrice, lésion du rameau mentonnier du nerf facial, dysesthésies du nerf lingual, diminution de la salivation).

En cas de poussée infectieuse, on met en place un traitement symptomatique par antibiothérapie adaptée (amoxicilline ou macrolides), antalgiques, antispasmodiques. Les formes collectées peuvent nécessiter un drainage chirurgical endo- ou exobuccal en urgence.

2. Lithiase parotidienne

Les principes du traitement sont les mêmes que pour la glande submandibulaire : extraction du calcul par sialendoscopie, destruction du calcul par lithotripsie. Mais, ici, l'abord chirurgical est d'indication bien moindre en raison de la présence du nerf facial au sein de la glande parotide (parotidectomie conservatrice du VII par voie de lifting).

La lithotripsie est ici également plus intéressante car les calculs sont moins denses et réagissent mieux que pour la glande submandibulaire.

IV. Pathologie tumorale

Les tumeurs des glandes salivaires représentent un chapitre important de la pathologie cervico-maxillo-faciale. Leur traduction clinique relativement univoque (nodule isolé et indolore) fait qu'en l'absence de données fournies par les examens complémentaires, l'exploration chirurgicale constitue le temps essentiel par l'examen anatomopathologique qu'elle autorise.

Sont présentées ci-après essentiellement les tumeurs de la glande parotide, les plus fréquentes, et dont la chirurgie d'exérèse est rendue délicate par la présence au sein de la glande du nerf facial et de l'artère carotide externe.

A. Épidémiologie

Les tumeurs des glandes salivaires constituent 5 à 8 % des tumeurs de la face et du cou. Toutes les glandes salivaires peuvent être intéressées par des tumeurs bénignes ou malignes. La glande le plus souvent touchée est la glande parotide (85 % des tumeurs salivaires, +++). Les autres glandes le sont plus rarement : 5 % à 10 % pour la glande submandibulaire et 10 % à 15 % pour les glandes salivaires accessoires.

Dans plus de 95 % des cas, ces tumeurs sont épithéliales :

- 66 % sont des tumeurs épithéliales bénignes, dont 50 % sont des adénomes pléomorphes ;
- 14 % sont des tumeurs à malignité intermédiaire : tumeurs mucoépidermoïdes et tumeurs à cellules acineuses ;
- 20 % sont des tumeurs malignes (carcinomes adénoïdes kystiques).

Mais la distribution est différente dans les deux groupes de glandes : les tumeurs des glandes salivaires principales sont trois fois sur quatre bénignes, alors que 60 % des tumeurs des glandes salivaires accessoires sont malignes.

Chez l'enfant, les deux tumeurs les plus fréquentes sont l'hémangiome pour les tumeurs bénignes et le rhabdomyosarcome embryonnaire pour les cancers.

Il n'y a pas de facteur de risque clairement identifié des tumeurs des glandes salivaires, mais il est admis que :

- l'irradiation (irradiés atomiques, radiothérapie de l'enfance, radiothérapie pour lymphome) est un facteur de risque des tumeurs des glandes salivaires, qu'elles soient bénignes ou malignes ;
- les tumeurs de Warthin surviennent fréquemment sur terrain tabagique ;
- certaines infections virales (VIH, EBV) sont associées à une augmentation de la fréquence des tumeurs salivaires.

B. Anatomopathologie

Les tumeurs des glandes salivaires sont classées en tumeurs épithéliales et en tumeurs non épithéliales (tableau 5.1).

C. Tumeurs de la glande parotide

Les tumeurs de la glande parotide sont dominées par l'adénome pléomorphe.

1. Clinique

Signes d'appel

Tuméfaction isolée de la région parotidienne apparue depuis plusieurs mois ou plusieurs années. Cette tumeur est située dans la loge parotidienne, c'est-à-dire en arrière du bord postérieur du ramus mandibulaire, en avant du bord antérieur du muscle sternocléidomastoïdien, au-dessous du méat auditif externe et au-dessus d'une ligne horizontale qui prolonge le bord basilaire du corpus mandibulaire. Dans les cas typiques, la tuméfaction parotidienne est pré- ou infra-auriculaire et peut soulever le lobule de l'oreille. Dans d'autres cas, plus rares, il peut s'agir d'une tumeur située dans le prolongement antérieur jugal ou encore d'une tumeur à expression pharyngée.

Tableau 5.1. **Classification OMS 2005 des tumeurs des glandes salivaires (version simplifiée)**

1. Tumeurs épithéliales	2. Tumeurs non épithéliales (rares)
a. Adénomes a1. Adénome pléomorphe (tumeur mixte) (+++) a2. Adénomes simples : – cystadénolymphome (+) – adénome oxyphile (oncocytome) – autres	**a.** Bénignes : hémangiome, schwannome **b.** Malignes : lymphome, sarcome, métastase intraparotidienne (d'un carcinome épidermoïde, d'un mélanome)
b. Tumeur mucoépidermoïde	
c. Tumeur à cellules acineuses	
d. Carcinomes d1. Carcinome adénoïde kystique (cylindrome) (++) d2. Adénocarcinome ; possiblement par transformation d'un adénome pléomorphe d3. Carcinomes épidermoïde, indifférencié, dans un adénome pléomorphe	

Signes d'examen

L'examen physique a deux objectifs principaux : affirmer la nature parotidienne de la masse et rechercher des signes de malignité.

Examen exobuccal

- Analyse de la tuméfaction parotidienne : l'examen précise son siège, sa forme, sa taille, sa consistance, sa mobilité par rapport aux plans profonds ostéomusculaires et superficiels cutanés. Le plus souvent, il s'agit d'une tumeur du lobe superficiel de la parotide, de forme arrondie ou bosselée, de taille modérée (1 à 3 cm), de consistance ferme ou élastique, non douloureuse, mobile par rapport aux plans superficiels et profonds. La fixité et l'extériorisation à la peau témoignent d'une tumeur maligne évoluée et non d'une tumeur mixte ; ce sont des facteurs de très mauvais pronostic.
- Analyse des autres glandes homolatérales ou controlatérales du collier salivaire.
- Analyse des adénopathies satellites prétragiennes ou jugulocarotidiennes (ganglion sous-digastrique), d'une paralysie faciale, d'un trismus, autant de symptômes évocateurs d'une affection maligne extériorisée.

Ces données sont consignées sur un schéma daté (++++).

Examen endobuccal

- Analyse du conduit parotidien (ou canal de Sténon) et de son ostium (en regard du collet de la deuxième molaire supérieure), de la salive qui s'en écoule ; celle-ci doit être claire et de débit normal (par comparaison avec le côté opposé).
- Analyse du prolongement pharyngien de la glande parotide, qui refoule la loge amygdalienne lorsqu'il est hypertrophié.

Signes d'évolution

- En cas de tumeur bénigne, l'évolution est progressive sur plusieurs années, la tuméfaction atteignant parfois un volume considérable, sans perte des caractères de bénignité (figure 5.6).

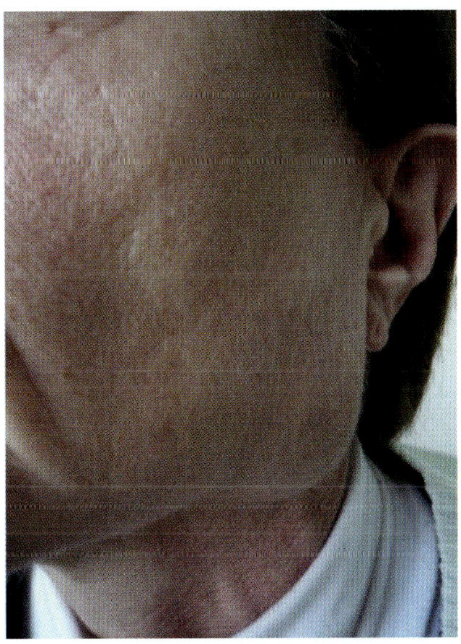

Fig. 5.6. Tumeur du pôle inférieur de la glande parotide gauche.

- En cas de tumeur maligne :
  - l'évolution peut, dans 50 % des cas, être d'allure bénigne (stade de bénignité apparente ou de malignité « enclose »);
  - l'évolution peut également être d'allure rapide (stade de malignité « extériorisée »), accompagnée des signes de gravité : douleurs, paralysie faciale (figure 5.7), trismus, adénopathie satellite.

Principales caractéristiques cliniques des tumeurs de la glande parotide

- Adénome pléomorphe :
  - adulte de 40–50 ans;
  - tuméfaction parotidienne unilatérale, connue, d'évolution lente, dure, indolore;
  - peau mobilisable en regard;
  - pas de paralysie faciale ni adénopathie.
- Cystadénolymphome :
  - sujet âgé et/ou fumeur;
  - tuméfaction ferme, multifocale voire bilatérale, poussées inflammatoires;
  - pas de paralysie faciale ni adénopathie.
- Carcinome adénoïde kystique :
  - adulte de 40–50 ans;
  - tuméfaction douloureuse, dure;
  - associée à une paralysie faciale et à des adénopathies cervicales.

2. Paraclinique

La confirmation histologique étant la règle, toute tumeur parotidienne unilatérale nécessite une parotidectomie superficielle chirurgicale avec examen histologique extemporané. Malgré ce, certains examens paracliniques sont habituellement prescrits pour :

- affirmer la localisation parotidienne de la masse tumorale;
- éliminer les tumeurs parotidiennes non chirurgicales (lymphome);
- rechercher des signes de malignité permettant la planification du traitement avant la chirurgie.

Panoramique dentaire

Utile pour éliminer une autre pathologie (dentaire), il permet parfois de mettre en évidence une lithiase salivaire, des calcifications glandulaires ou d'exceptionnelles images d'amputation ou d'empreinte extrinsèque du bord postérieur du ramus mandibulaire.

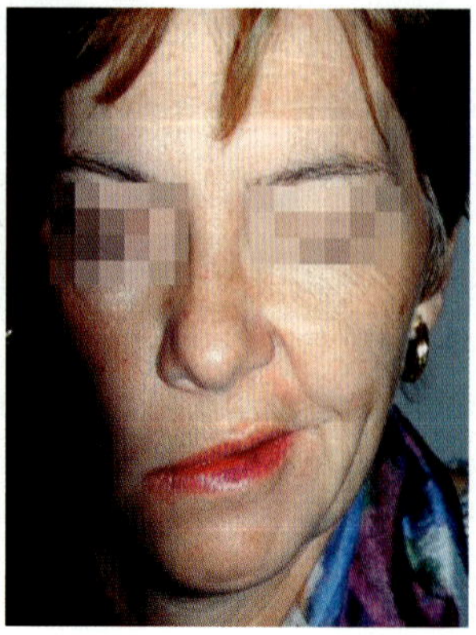

Fig. 5.7. Tumeur maligne de la glande parotide : paralysie faciale périphérique droite.

Échographie

Examen de débrouillage, elle précise la topographie intra- ou extraglandulaire des tuméfactions cervicales. L'image d'une tumeur parotidienne est hypoéchogène avec, parfois, aspect pseudokystique. Elle ne dispense pas du scanner ou de l'IRM qui restent incontournables avant l'exérèse chirurgicale.

Scanographie

Le scanner (+) est effectué sans puis avec une injection de produit de contraste par voie veineuse, ce qui nécessite certaines précautions (allergie à l'iode, créatininémie). Il comporte des coupes axiales et coronales.

Il précise les caractères de la tumeur (situation superficielle ou profonde, diamètre tumoral, limites nettes de bon pronostic ou irrégulières de moins bon pronostic, densité tumorale solide ou liquide), le nombre de tumeurs (tumeurs multifocales ou bilatérales) et l'extension locorégionale (extension osseuse, envahissement ganglionnaire).

De façon schématique, deux tableaux sont individualisés :

- tumeur bénigne : image lacunaire, unique, intraglandulaire, avec une capsule bien limitée et un refoulement du système canalaire et glandulaire (encorbellement) (figure 5.8) ;
- tumeur maligne : image inconstante d'extravasation, d'opacification hétérogène, d'amputation canalaire.

IRM

Non irradiante, non invasive, de résolution supérieure à celle de la scanographie, l'IRM (+++) permet de mettre en évidence des tumeurs de petite taille, parfois de localiser le nerf facial par rapport à la tumeur, de mettre en évidence des extensions péri-neurales et d'éliminer des images extraparotidiennes. Elle affirme la nature parotidienne de la masse.

Elle offre en outre une orientation diagnostique :

- adénome pléomorphe : masse homogène, bien circonscrite, hyposignal T1, hypersignal T2, polylobé, unifocal (figure 5.9) ;

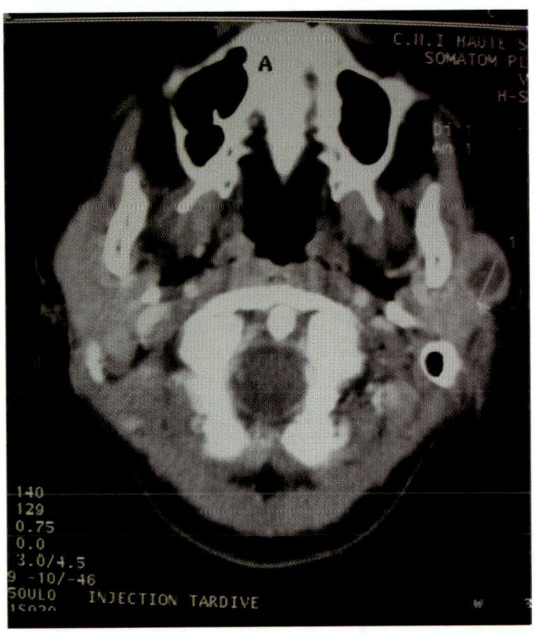

Fig. 5.8. Tomodensitométrie : adénome pléomorphe de la glande parotide.

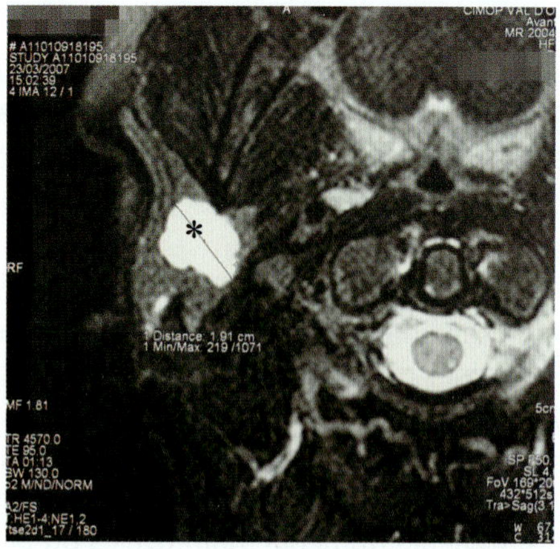

Fig. 5.9. **IRM (séquence T2) : adénome pléomorphe de la glande parotide.**

- cystadénolymphome : signal intermédiaire homogène en T1 et foyers hyperintenses en T2, kystique, multifocal, régulier ;
- tumeur maligne (cylindrome) : masse infiltrante à limites irrégulières, engainements péri-nerveux.

Scintigraphie (technétium 99m)

Elle est peu utilisée en pathologie tumorale. Parmi les tumeurs parotidiennes, seul le cystadénolymphome présente une hyperfixation.

TEP-scanner

Bien que non recommandé en routine dans le bilan des tumeurs malignes des glandes salivaires, le TEP-scanner a une bonne sensibilité diagnostique dans la mise en évidence des métastases ganglionnaires régionales et viscérales.

Histologie

La cytoponction à l'aiguille fine effectuée par un histologiste entraîné peut orienter le diagnostic. Elle n'a de valeur que positive et peut donner une indication pour la conduite à tenir lors de l'intervention. Elle ne fait pas l'unanimité auprès de toutes les équipes. La biopsie à l'aveugle doit être proscrite, car elle est dangereuse pour le nerf facial et expose au risque de dissémination tumorale et à la fistule salivaire.

La parotidectomie exploratrice avec examen histologique extemporané est le seul examen déterminant pour le diagnostic étiologique d'une tuméfaction parotidienne.

Elle nécessite un examen histologique définitif pour confirmer le diagnostic histologique, permettant un diagnostic de nature dans 100 % des cas et de préciser si la capsule tumorale a été rompue. La parotidectomie exploratrice permet d'effectuer dans le même temps le geste thérapeutique.

3. Diagnostic différentiel

Les tumeurs de la parotide doivent être distinguées d'autres lésions siégeant dans la loge ou hors de la loge parotidienne.

Toute tumeur parotidienne diagnostiquée doit bénéficier d'une IRM puis être enlevée pour être analysée.

Diagnostic différentiel des tumeurs de la parotide

- Lésions situées dans la loge, tissu glandulaire :
  - sialites (forme pseudo-tumorale de parotidite lithiasique localisée);
  - sialoses avec sialomégalie, d'origine nutritionnelle (sujet boulimique, diabétique), d'origine systémique (maladie de Gougerot-Sjögren, sarcoïdose).
- Lésions situées dans la loge, tissu non glandulaire :
  - adénopathies intraparotidiennes d'origine locorégionale : métastases de carcinomes épidermoïdes ou de mélanomes cutanés, tuberculose ganglionnaire;
  - hyperplasie lymphoïde kystique de l'infection par le virus VIH;
  - kystes et fistules latéraux du cou développés à partir de tissu persistant de la première fente branchiale;
  - autres tumeurs : angiomes, lymphangiomes, neurinomes.
- Lésions situées hors de la loge :
  - cutanées (kystes sébacés, lipomes, pilomatrixome);
  - musculaires (hypertrophie massétérine);
  - osseuses (tumeur du ramus mandibulaire, saillie de l'apophyse transverse de l'atlas);
  - articulaires temporomandibulaires (tumeurs bénignes ou malignes).

4. Traitement

Dans la majorité des cas, lorsque la tumeur est nodulaire et intraglandulaire, la *parotidectomie superficielle conservatrice du nerf facial avec biopsie extemporanée* est la règle. Cette parotidectomie est ensuite complétée à la demande selon le tableau clinique, selon le siège de la tumeur et, surtout, selon l'histologie.

Tumeur bénigne

- Cystadénolymphome : parotidectomie superficielle conservatrice du VII.
- Adénome pléomorphe : parotidectomie totale conservatrice du VII.
- Tumeur à malignité intermédiaire (tumeur mucoépidermoïde, à cellules acineuses) : parotidectomie complète, conservatrice du VII si possible (à distance de la tumeur).

Tumeur maligne

Ici, la parotidectomie totale est la règle. Le sacrifice du nerf facial (tronc ou branches) n'est indiqué que dans les cas où le nerf est envahi. En cas de sacrifice du nerf facial, sa réparation par greffe nerveuse peut être envisagée dans le même temps opératoire. Les exérèses larges avec ablation des structures tissulaires voisines (peau, muscle et os) posent des problèmes de reconstruction par lambeaux locorégionaux. Les ganglions de drainage doivent être enlevés dans le même temps opératoire (évidement ganglionnaire cervical unilatéral).

La radiothérapie peut être utilisée comme traitement complémentaire de la chirurgie pour les carcinomes épidermoïdes, en fonction des cas pour les adénocarcinomes et les carcinomes adénoïdes kystiques.

Complications des parotidectomies

Il faut avertir le patient du risque de survenue des complications suivantes.

Paralysie faciale

Fréquente (de 10 à 65 % selon les séries), elle régresse en règle si le nerf facial a bien été respecté, dans un délai de plusieurs mois ; si elle existe, toujours prévenir la kératoconjonctivite liée à la malocclusion palpébrale (prescription de collyre, occlusion palpébrale nocturne).

Syndrome de Frey

Fréquent (15 %), d'apparition tardive (supérieure à trois mois), il consiste en une rougeur et une sudation perprandiale de la région massétérine liées à la repousse aberrante des fibres parasympathiques. Le traitement repose sur des injections répétées de toxine botulique.

Cicatrice prétragienne

Elle reste très discrète, masquée dans les plis naturels.

Dépression résiduelle rétromandibulaire

Elle peut être comblée par une plastie musculaire ou aponévrotique.

Hypoesthésie du lobule de l'oreille

Elle est constante et définitive.

Fistule salivaire

Le risque théorique n'existe qu'en cas de parotidectomie incomplète. Elle est le plus souvent spontanément résolutive.

D. Tumeurs de la glande submandibulaire

De faible fréquence, les tumeurs de la glande submandibulaire prédominent chez la femme.

1. Clinique

- L'interrogatoire recherche :
  - des antécédents de lithiase salivaire (diagnostic différentiel avec une submandibulite chronique) ;
  - la durée et la rapidité d'évolution ;
  - la sensibilité, les douleurs, notamment au niveau de la langue et du nerf dentaire (V3), une maladresse linguale, qui doivent faire craindre un processus malin ;
  - des problèmes ou des soins dentaires récents (diagnostic différentiel).
- L'examen clinique :
  - il met en évidence le plus souvent une masse indolente, ferme, en dedans de la moitié postérieure de la branche horizontale de la mandibule ;
  - le signe du sillon : cette masse est séparée de la mandibule par un sillon plus ou moins marqué ;
  - l'orifice du conduit submandibulaire (ou canal de Wharton) est le plus souvent normal ; la salive est claire ; une salive hémorragique doit faire craindre la malignité ;
  - la muqueuse est le plus souvent normale ;
  - le palper bidigital (endo- et exobuccal) permet de bien localiser la masse dans la loge sous-maxillaire et d'en définir les contours et les limites.

- Les autres indicateurs de malignité sont :
  - l'induration et, plus rarement, l'hémorragie de contact ;
  - l'ulcération muqueuse ou cutanée ;
  - la mobilité dentaire en dehors de tout contexte de parodontopathie ou d'altération dentaire primitive ; très tardive, elle signe une tumeur évoluée (envahissement osseux) ;
  - la limitation de la protraction linguale (envahissement musculaire) ;
  - la paralysie du rameau mentonnier du nerf facial.

2. Paraclinique

Le panoramique dentaire permet de mettre en évidence une éventuelle lyse osseuse en regard de la tumeur. Il permet surtout d'éliminer une pathologie dentaire.

La scanographie ou, mieux, l'IRM ont supplanté la sialographie en pathologie tumorale (cf. *supra*, Tumeurs de la parotide).

3. Diagnostic différentiel

Le diagnostic différentiel se fait avec la pathologie lithiasique chronique, les adénopathies métastatiques (cancers de la cavité buccale) et, chez le sujet jeune, avec les kystes congénitaux du cou.

4. Traitement

L'exérèse chirurgicale est la règle. Elle permet d'obtenir le diagnostic histologique extemporanément. En raison de l'absence du nerf facial, la chirurgie de la glande submandibulaire est plus simple que la chirurgie parotidienne. Cette exérèse de la glande submandibulaire peut être complétée par un évidement ganglionnaire cervical si la tumeur est maligne à l'examen extemporané de la pièce d'exérèse.

Les dangers nerveux sont représentés ici par le rameau marginal du nerf facial, par le nerf lingual et, plus en profondeur, par le nerf hypoglosse (XII).

E. Tumeurs de la glande sublinguale

La glande sublinguale est le siège d'une « tumeur » particulière, la *grenouillette*, ou ranula — il s'agit en fait d'un faux kyste mucoïde (absence de paroi vraie), secondaire à l'obstruction d'un canal excréteur.

La grenouillette se manifeste par une tuméfaction bleutée et ovoïde du plancher buccal développée entre la face inférieure de la langue et l'arcade dentaire mandibulaire. Elle peut présenter un prolongement trans-mylohyoïdien, déformant la région submandibulaire.

La palpation montre une tuméfaction rénitente à contenu liquidien, indolore et isolée. L'évolution se fait par poussées qui sont entrecoupées d'épisodes de fistulisation buccale (écoulement de liquide filant évoquant du blanc d'œuf).

La paraclinique est inutile. Une éventuelle scanographie pourrait confirmer le diagnostic.

Le traitement est chirurgical. Il se fait par voie buccale, avec l'exérèse de la grenouillette dans sa totalité mais également exérèse de la glande sublinguale qui lui a donné naissance.

F. Tumeurs des glandes salivaires accessoires

Les tumeurs des glandes salivaires accessoires s'observent à tout âge, plus volontiers chez la femme de la cinquantaine.

La majorité est représentée par des lésions malignes avec une prédominance de carcinomes adénoïdes kystiques et d'adénocarcinomes.

Différentes formes topographiques existent. Les formes palatines sont les plus fréquentes; elles sont le plus souvent situées en regard des prémolaires. Le bilan s'attachera à mettre en évidence :

- un problème dentaire ou sinusien (diagnostic différentiel);
- une extension nasale (rhinoscopie);
- une extension osseuse ou sinusienne (tomodensitométrie).

Surveillance

- L'adénome pléomorphe justifie une surveillance postopératoire annuelle prolongée en raison du risque de récurrence.
- Les patients pris en charge pour tumeur maligne des glandes salivaires rentrent dans les protocoles habituels (surveillance trimestrielle pendant deux ans, puis semestrielle pendant trois ans, puis annuelle pendant au moins cinq ans) avec contrôle thoracique en cas de carcinome adénoïde kystique.

V. Pathologie immunologique

Les glandes salivaires peuvent être atteintes par des pathologies immunologiques, qui se manifestent le plus souvent par une hypertrophie d'une ou de plusieurs glandes salivaires et par un déficit salivaire. L'origine peut être nutritionnelle ou systémique.

On dénomme «sialadénoses» (ou sialoses) les pathologies chroniques des glandes salivaires, à l'exception des pathologies infectieuses, tumorales ou traumatiques. L'examen des glandes salivaires peut les retrouver augmentées de volume, indurées et sensibles à la palpation. Cette augmentation de volume peut être chronique ou épisodique. Les glandes parotides sont atteintes de manière préférentielle mais non exclusive.

A. Sialoses nutritionnelles

Les sialoses nutritionnelles se présentent comme une parotidomégalie bilatérale, souvent au sein d'un tableau d'hyperplasie intéressant toutes les glandes salivaires. Elles concernent les sujets gros mangeurs ayant une alimentation riche en amidon (pain, pommes de terre), les éthyliques et, paradoxalement, les sujets anorexiques (figure 5.10). On en rapproche les parotidomégalies du diabète et de la goutte.

B. Sialoses systémiques

1. Syndrome de Gougerot-Sjögren

Le syndrome de Gougerot-Sjögren est une pathologie inflammatoire auto-immune, caractérisée par une infiltration lymphoïde du système glandulaire exocrine (glandes lacrymales et salivaires, tube digestif, muqueuses génitales, arbre respiratoire) responsable d'un tarissement des sécrétions et d'un syndrome sec.

Y sont associés des signes de vascularite systémique et la présence dans le sérum de nombreux anticorps. La physiopathologie du syndrome de Gougerot-Sjögren reste inconnue mais associe probablement des facteurs génétiques et des facteurs environnementaux. Cette pathologie touche essentiellement les femmes entre quarante et cinquante ans.

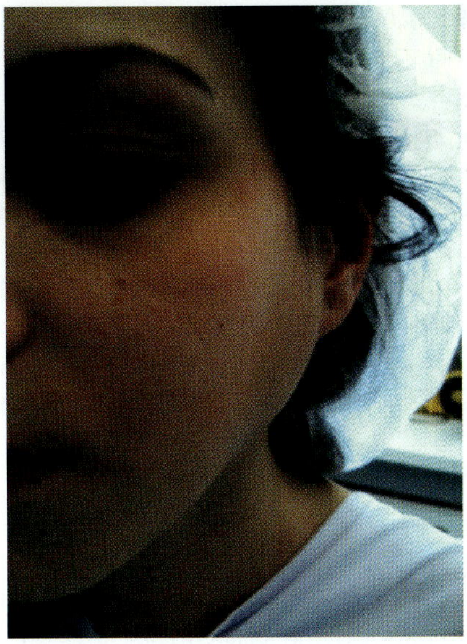

Fig. 5.10. Parotidomégalie nutritionnelle (anorexie).

Clinique

Ce syndrome est caractérisé par l'association :

- kératoconjonctivite sèche avec xérophtalmie (œil sec) : les patients se plaignent de brûlures oculaires ou d'une sensation de corps étranger. Sévère, cette sécheresse oculaire, peut provoquer une douleur profonde et permanente. La symptomatologie s'aggrave au cours de la journée ;
- xérostomie (bouche sèche) : elle survient dans 60 % des cas de syndrome de Gougerot-Sjögren environ. La symptomatologie est fonctionnelle : le symptôme de « bouche sèche » est le motif le plus fréquent de consultation. Il peut être remplacé ou associé à une dysphagie, une dysgueusie, des brûlures buccales, des difficultés à l'élocution prolongée.

Examen clinique :

- signes directs : muqueuse collante ou sèche, érythémateuse, vernissée, absence de lac salivaire sur le plancher buccal, faible quantité de salive émise à l'ostium des conduits salivaires lors de la pression glandulaire ;
- signes indirects : caries de collets, atrophie des papilles linguales, chéilite, signes de surinfection candidosique, symptomatologie de reflux gastro-œsophagien par perte de la protection liée au flux salivaire, nycturie ;
- sécheresse cutanée et des autres muqueuses (vaginale, etc.).

Il peut s'intégrer à une maladie systémique (généralement une polyarthrite rhumatoïde, mais aussi un lupus érythémateux disséminé, une sclérodermie, une thyroïdite de Hashimoto ou encore une cirrhose biliaire primitive) et on porte alors le diagnostic de syndrome de Gougerot-Sjögren « secondaire ». Sinon, il s'agit d'un syndrome de Gougerot-Sjögren « primitif » qui peut comporter d'ailleurs quelques manifestations viscérales auto-immunes (fibrose pulmonaire, tubulopathie).

Une des particularités évolutives est le risque de survenue d'un lymphome non hodgkinien, qui touche 5 à 10 % des malades suivis pendant plus de quinze ans.

Paraclinique

La xérostomie est confirmée par le test au sucre ; normalement un morceau de sucre placé sous la langue doit fondre en moins de trois minutes. Dans le cas d'un syndrome sec buccal, le morceau de sucre reste intact ou faiblement délité.

Un test à la fluorescéine doit être réalisé pour mettre en évidence une diminution du temps de rupture du film lacrymal, c'est le *break-up time* (BUT), signifiant une anomalie qualitative du film lacrymal.

Un autre test utilisé est le test de Schirmer : une bandelette de papier-filtre graduée est mise en place dans les culs-de-sac conjonctivaux inférieurs et on mesure le nombre de graduations imbibées à cinq minutes. En cas de sécheresse oculaire la bandelette est sèche ou peu imprégnée (< 5 mm).

Le déficit lacrymal peut être responsable d'une kératoconjonctivite, affection dépistée au biomicroscope après instillation de rose Bengale (coloration des érosions oculaires).

La biologie met en évidence une leucopénie, une hypergammaglobulinémie polyclonale avec augmentation de la VS. Des anticorps non spécifiques d'organe sont presque toujours retrouvés (facteur rhumatoïde, facteur anti-mitochondrie, anticorps anti-muscle lisse, facteurs antinucléaires anti-SSA, anti-SSB, anti-SSC).

La sialographie ne se fait plus.

L'IRM met en évidence une augmentation diffuse du volume glandulaire, parfois des sialectasies.

La scintigraphie montre, au terme de l'évolution, un « désert » scintigraphique (absence de captation du traceur par le parenchyme salivaire).

La biopsie des glandes salivaires accessoires (+++) (lèvres, palais) réalisée sous anesthésie locale, retrouve l'infiltrat inflammatoire lymphoplasmocytaire associé à une sclérose collagène (selon la classification de Chisholm, qui comporte cinq stades, les stades évocateurs étant au minimum les stades III et IV où les foyers (focus ou amas de plus de 50 cellules lymphocytaires agglomérées) sont égaux ou supérieurs à 1 tous les 4 mm^2. L'infiltration lymphocytaire est associée à une atrophie glandulaire et canalaire.

Le diagnostic positif se fait sur l'association des divers critères listés dans le tableau 5.2.

Tableau 5.2. Critères diagnostiques américano-européens du syndrome de Gougerot-Sjögren

Le diagnostic de syndrome de Gougerot-Sjögren est posé si quatre des six critères sont présents avec au moins les critères 5 et 6.

1. Symptômes oculaires (au moins un des trois critères ci-dessous) – Sensation quotidienne, persistante et gênante d'yeux secs depuis plus de 3 mois ? – Sensation fréquente et répétée de « sable dans les yeux » – Utilisation de larmes artificielles plus de trois fois par jour
2. Symptômes buccaux (au moins un des trois critères ci-dessous) – Sensation quotidienne de bouche sèche depuis plus de 3 mois – À l'âge adulte, glandes salivaires enflées de manière persistante ou récidivante – Consommation fréquente de liquides pour avaler des aliments secs
3. Signes cliniques ophtalmologiques (au moins un des deux tests positif) – Test de Schirmer inférieur à 6 mm en 5 minutes – Rose Bengale 4 au score de Van Bijsterveld
4. Atteinte des glandes salivaires (au moins un des trois tests ci-dessous positif) – Anomalies scintigraphiques – Anomalies sialographiques – Flux salivaire sans stimulation inférieur à 1,6 ml/15 minutes
5. Histopathologie – Score de Chisholm de grade III ou IV
6. Autoanticorps – Anti-Ro (SSA) – Anti-La (SSB)

Diagnostic différentiel : autres causes d'hyposialie

- Temporaires :
  - médicaments utilisés ponctuellement : antihistaminiques… ;
  - infections bactériennes ou virales (oreillons) ;
  - déshydratation ;
  - origine psychogène (anxiété, dépression).
- Durables :
  - médicaments (+++) : antidépresseurs, anticholinergiques, neuroleptiques, antihypertenseurs centraux, etc. ;
  - autres maladies systémiques : granulomatoses (sarcoïdose, tuberculose, lèpre), amylose, maladie du greffon contre l'hôte ;
  - syndromes lymphoprolifératifs ;
  - infections par le VIH, HTLV-1, VHC ;
  - diabète ;
  - mucoviscidose ;
  - irradiation de la tête et du cou ;
  - agénésie des glandes salivaires ;
  - vieillissement ;
  - affections du système nerveux central : maladie de Parkinson, sclérose en plaques.

Évolution

L'évolution se fait sur des années vers une aggravation progressive de la maladie, notamment de la sécheresse buccale et de la sécheresse oculaire, très désagréables, permanentes et qui obèrent la qualité de vie des patients.

Les possibilités de transformation en lymphome nécessitent une surveillance immuno-hématologique.

L'effet de la corticothérapie est passager et ne vaut pas les inconvénients buccaux de cette thérapie (candidose et caries, elles-mêmes aggravées par l'asialie).

Traitement

- Les sialagogues, en particulier les médicaments agonistes des récepteurs muscariniques M3 (chlorhydrate de pilocarpine, 1 gélule à 5 mg quatre fois par jour) ne sont efficaces que s'il reste encore du parenchyme glandulaire fonctionnel. Leur principal effet secondaire est la survenue de sueurs (plus rarement de flou visuel, de céphalées et de troubles digestifs) et ils sont contre-indiqués en cas de glaucome à angle fermé et d'asthme instable. Il ne faut pas oublier les « petits moyens » : chewing-gum sans sucre, eau citronnée, noyaux de fruits…
- Les larmes artificielles peuvent être utilisées sans restriction, en privilégiant les produits sans conservateurs et les présentations monodoses. En cas de sécheresse sévère, l'oblitération des points lacrymaux est indiquée.
- Les grosses poussées d'hypertrophie parotidienne peuvent être traitées par corticothérapie en cure courte de dix à quinze jours (0,25 à 0,5 mg/kg par jour).
- Les antipaludéens de synthèse (Plaquénil®) sont indiqués en cas de polyarthrite non érosive associée.

2. Maladie fibrosclérosante à IgG4

Initialement rapportée sous la forme de pancréatite « auto-immune », la maladie fibrosclérosante à IgG4 est typiquement caractérisée par un taux élevé d'IgG4 sérique (> 1,35 g/l) et histologiquement par un infiltrat lymphoplasmocytaire tissulaire riche en plasmocytes IgG4+ qui peut toucher tous les organes, particulièrement le pancréas mais aussi les voies biliaires, les glandes endocrines.

L'atteinte salivaire se caractérise par un gonflement induré uni- ou bilatéral des glandes submandibulaires (tumeur de Kuttner).

L'association de l'atteinte des glandes submandibulaires et des glandes lacrymales, définit la maladie de Mikulicz : elle se présente sous la forme de gonflements symétriques douloureux persistant plus de trois mois d'au moins deux glandes parmi des glandes lacrymales, les glandes parotides et submandibulaires. L'expression de « sialadénite liée aux IgG4 » est privilégiée pour cette atteinte. Les hommes sont préférentiellement touchés (sex-ratio de 3/1) dans leur sixième décennie. Le gonflement salivaire est permanent, alors que le syndrome sec est rare ou peu invalidant — contrairement au syndrome de Gougerot-Sjögren (gonflement salivaire intermittent, syndrome sec plus sévère).

Les anticorps anti-SSA et anti-SSB sont toujours négatifs, tandis que les anticorps antinucléaires peuvent être notés à des taux faibles.

La biopsie salivaire met en évidence un infiltrat lymphoplasmocytaire (plasmocytes IgG4+), une atrophie des acinus, des thromboses, une fibrose interlobulaire abondante.

La maladie fibrosclérosante à IgG4 est remarquablement corticosensible.

3. Sarcoïdose

La sarcoïdose est une maladie granulomateuse systémique chronique, caractérisée sur le plan histologique par un granulome non nécrosant à cellules géantes et épithélioïdes. Son étiologie est inconnue.

Les lésions principales sont pulmonaires et ganglionnaires. Un gonflement douloureux des glandes salivaires survient dans environ 4 % des cas. Le syndrome de Heerfordt associe à l'hypertrophie parotidienne, une uvéite (uvéoparotidite), une paralysie faciale, de la fièvre.

L'histologie fait le diagnostic.

4. Tuméfactions parotidiennes et virus VIH

Tout au long de l'infection par le virus VIH, des tuméfactions des loges salivaires peuvent se rencontrer. Il peut s'agir d'adénopathies contemporaines de la phase aiguë (primo-infection), d'adénopathies d'installation chronique (syndrome des adénopathies persistantes, ou ARC syndrome) ou de tuméfactions vraies des glandes salivaires, essentiellement parotidiennes.

L'échographie, la sialographie ou la TDM montrent soit un tissu homogène en cas de tuméfaction vraie soit un parenchyme troué de nombreuses cavités correspondant aux adénopathies nécrosées (ou images pseudo-kystiques salivaires). Ce dernier aspect correspond à l'*hyperplasie lymphoïde kystique*. C'est une affection bénigne qui n'est le plus souvent pas chirurgicale. Seuls les cas inesthétiques peuvent éventuellement conduire à une chirurgie réductrice (parotidectomie superficielle) chez les sujets cliniquement et biologiquement stabilisés (trithérapie).

L'histologie permet de mettre en évidence dans les formes diffuses une infiltration diffuse du parenchyme et, dans les hyperplasies lymphoïdes kystiques, des cavités bordées par un épithélium contenant un liquide brunâtre.

Au cours d'une infection à VIH, la parotide peut également être le siège d'un lymphome, d'une parotidite par infiltration lymphoïde.

Points clés

- Lithiase de la glande submandibulaire :
  - le diagnostic repose sur deux signes mécaniques : « hernie et colique » ;
  - et, secondairement, sur des signes infectieux locaux puis locorégionaux ;
  - les examens complémentaires cherchent à localiser le calcul (TDM).
- Tumeurs des glandes salivaires :
  - la plus fréquente : l'adénome pléomorphe parotidien, tumeur bénigne ;
  - toute parésie ou paralysie faciale, ainsi que toute tumeur devenant douloureuse doivent faire évoquer une tumeur maligne (carcinome adénoïde kystique) ;
  - examens : IRM, cytoponction, jamais de biopsie ;
  - parotidectomie superficielle conservatrice du VII avec examen extemporané devant toute tuméfaction parotidienne chronique.
- Les sialoses systémiques comprennent le syndrome de Gougerot-Sjögren, la maladie fibrosclérosante à IgG4, la sarcoïdose. Le syndrome de Gougerot-Sjögren associe xérosmie, kératoconjonctivite, sécheresse cutanée et des autres muqueuses. Il est fonctionnellement gênant et peut évoluer en lymphome, ce qui justifie une surveillance immuno-hématologique.

Pour en savoir plus

Collège des universitaires de maladies infectieuses et tropicales, 2014. « E. PILLY ». Maladies infectieuses et tropicales. CMIT. Alinéa Plus.

Sous UpToDate® : Salivary gland stones (Fazio SB et al.). Classification and diagnosis of Sjogren's syndrome (Fox R et al.). Overview of IgG4-related disease (Moutsopoulos HM et al.). Salivary gland tumors : Epidemiology, diagnosis, evaluation, and staging (Laurie SA et al.). Extrapulmonary manifestations of sarcoidosis (King T.E. Jr).

CHAPITRE

6

Item 295 – UE 9 – Tumeurs de la cavité buccale

Objectifs pédagogiques

- Diagnostiquer une tumeur de la cavité buccale, naso-sinusienne ou du cavum, ou des voies aérodigestives supérieures.

Item 73. Addiction au tabac.

Item 74. Addiction à l'alcool.

Item 85. Épistaxis.

Item 86. Trouble aigu de la parole. Dysphonie.

Item 97. Migraine, névralgie du trijumeau et algies de la face.

Item 201. Hémoptysie.

Item 216. Adénopathie superficielle de l'adulte et de l'enfant.

Item 248. Dénutrition chez l'adulte et l'enfant.

Item 270. Dysphagie.

Item 287. Épidémiologie, facteurs de risque, prévention et dépistage des cancers.

Item 289. Diagnostic des cancers : signes d'appel et investigations paracliniques; caractérisation du stade; pronostic.

Item 291. Traitement des cancers : chirurgie, radiothérapie, traitements médicaux des cancers (chimiothérapie, thérapies ciblées, immunothérapie). La décision thérapeutique pluridisciplinaire et l'information du malade.

Item 292. Prise en charge et accompagnement d'un malade cancéreux à tous les stades de la maladie dont le stade de soins palliatifs en abordant les problématiques techniques, relationnelles, sociales et éthiques. Traitements symptomatiques. Modalités de surveillance.

Item 295. Tumeurs de la cavité buccale, naso-sinusiennes et du cavum, et des voies aérodigestives supérieures.

Chirurgie maxillo-faciale et stomatologie

I. Généralités sur les cancers des voies aérodigestives supérieures

A. Épidémiologie

On dénombre, en France, environ 17 000 nouveaux cancers des voies aérodigestives supérieures (VADS) par an et la mortalité est très élevée, avec 10 500 décès. Ils sont plus fréquents en France que dans les autres pays du monde. Ils posent un problème de santé publique non seulement par le nombre de patients atteints, mais aussi par les tranches d'âge concernées (incidence rapidement croissante dès trente-cinq ans, pour atteindre son maximum à soixante ans) et par leur pronostic défavorable.

En France, les cancers des VADS représentent *10 % environ de l'ensemble des cancers*, avec une répartition géographique inégale : les départements de l'Ouest, du Nord et de l'Est sont les plus touchés.

La *prépondérance masculine* (90 % des cas concernent des hommes) reste écrasante bien que, depuis trente ans, le nombre de cancers des VADS chez la femme soit en constante augmentation. Chez l'homme, cette localisation au niveau des VADS se range en quatrième position en termes de fréquence, après la prostate, les bronches et le côlon-rectum.

Dans 90 % des cas, ces cancers sont en rapport avec une *intoxication alcoolo-tabagique*. Font exception les cancers du cavum (virus d'Epstein-Barr), les cancers des cavités aériennes paranasales (travailleurs du bois, ébénistes, menuisiers), certains cancers du larynx secondaires à un surmenage vocal chronique ou encore certains cancers de la cavité buccale en rapport avec des lésions muqueuses dysplasiques potentiellement malignes ou précancéreuses (leucoplasie et lichens buccaux atrophique et érosif).

L'atteinte cancéreuse des VADS peut être *multiple*, de façon *synchrone* (concernant plusieurs localisations en même temps) ou *métachrone* (décalée dans le temps). Pour les cancers des VADS habituels (à l'exception des cancers du cavum et des cavités paranasales), la recherche systématique d'un deuxième cancer avec biopsie des zones douteuses permet la détection d'une *deuxième localisation dans environ 20 % des cas*. L'avenir des malades porteurs d'un cancer des VADS demeure menacé, non seulement par une récidive de la tumeur primitive, mais également par l'émergence d'une deuxième localisation aux VADS, voire à l'arbre trachéobronchique ou à l'œsophage. Au-delà de cinq ans, le risque de deuxième cancer devient plus important que le risque de récidive de la tumeur initiale.

Principaux sites atteints

- Cavité buccale (25 % des cas).
- Oropharynx (25 %).
- Larynx (25 %).
- Hypopharynx (15 %).
- Cavum (7 %).
- Cavités nasales et paranasales (3 %).

B. Anatomopathologie

Les cancers des VADS sont, dans plus de 90 % des cas, des *carcinomes épidermoïdes*.

Les cancers des cavités sinusiennes paranasales sont, dans la moitié des cas, un carcinome glandulaire (adénocarcinome). Les cancers du cavum sont des carcinomes indifférenciés de type nasopharyngien (UCNT, *Undifferentiated Carcinoma of Nasopharyngeal Type*). Les formations lymphoïdes de l'anneau de Waldeyer (cavum, amygdales, base de langue) sont le siège de prédilection des lymphomes malins.

C. Particularités anatomiques des voies aérodigestives supérieures

Selon le siège tumoral initial et les structures envahies, la symptomatologie clinique et les séquelles thérapeutiques concerneront, à des degrés divers, les trois fonctions principales intéressant les VADS, la respiration, la déglutition et la phonation qui, toutes, retentissent sur la vie de relation.

Le drainage lymphatique du cou se fait en général dans le sens du courant lymphatique. L'envahissement ganglionnaire est en rapport avec la localisation de la tumeur primitive. C'est ainsi que, dans les localisations latéralisées, les adénopathies sont généralement homolatérales, mais on peut retrouver une bilatéralité en raison de drainages lymphatiques croisés. Lorsque la tumeur est médiane ou antérieure, les adénopathies sont souvent bilatérales. Les carcinomes de la base de la langue donnent volontiers des adénopathies bilatérales.

II. Prévention

La prévention repose sur la détection et l'éviction — lorsque cela est possible — des facteurs de risque et des lésions précancéreuses.

A. Facteurs de risque

Les facteurs de risque sont :

- l'alcool et le tabac : l'association des deux constituant indéniablement un facteur de risque majeur (cf. encadré et tableau 6.1) ;
- les irritations chroniques de la muqueuse : qu'elles soient mécaniques, par frottement sur une dent délabrée, une prothèse mal ajustée, ou par morsures répétées, ou qu'elles soient également thermiques (rôle de la chaleur des cigarettes, d'une alimentation brûlante, souffleurs de verre) ;
- les états carentiels ;
- les terrains immunodéprimés (greffés, VIH, etc.) ; le rôle défavorable des traitements immunosuppresseurs est à connaître ;
- le rôle des virus HPV (16 et 18), discuté dans le cancer de l'oropharynx, en particulier du sujet jeune ;
- le soleil dans le cancer de la lèvre inférieure.

La prévention est affaire d'éducation du public et de politique de santé.

Tableau 6.1. Risque relatif de cancers buccopharyngés en fonction de la consommation d'alcool et de tabac

		Alcool (g par jour)			
		0	**11,5**	**11,5–42,5**	**42,5**
Tabac (cig. par jour)	**0**	1	1,4	2,6	2,3
	< 20	1,5	1,7	1,7	4,1
	20–39	1,2	3,2	4,5	9,6
	≥ 40	2,4	3,2	8,2	15,5

D'après Rothmann K, Keller A. J Chron Dis, 1972 ; 25 : 711.

Modes d'action du tabac et de l'alcool dans la genèse des cancers buccopharyngés

- Le tabac agit :
  - par brûlure chronique ;
  - par ses composants toxiques (nicotine) ;
  - par ses composants cancérigènes (hydrocarbures).
- L'alcool agit, semble-t-il :
  - par action irritante locale directe par l'éthanol (directement proportionnelle à la prise d'alcool) ;
  - par la dégradation des moyens hépatiques, notamment, de résistance aux agressions externes et aux carences nutritionnelles (avitaminose A) ;
  - par son rôle de solvant des substances cancérigènes du tabac.

D'après Lefèbvre J-L, Adenis L. Rev Prat, 1995 ; 45 : 818-24.

B. Lésions précancéreuses (ou potentiellement malignes)

Les lésions précancéreuses précèdent dans 10 % à 15 % des cas la lésion cancéreuse. On distingue les lésions muqueuses blanches (le plus souvent) et rouges.

1. *Lésions muqueuses blanches*

Leucoplasie, ou leucokératose

La leucoplasie (figure 6.1) se caractérise par une plage blanchâtre, souple, ne se détachant pas au grattage et correspondant histologiquement à une accumulation de kératine (hyperkératose) en surface. Le tabac est le facteur étiologique le plus souvent identifié. Les localisations préférentielles sont le plancher buccal, la lèvre inférieure, la région rétrocommissurale labiale. Plus ces leucoplasies paraissent inhomogènes, plus elles sont suspectes.

Les érythroleucoplasies (rouges et blanches) ont un risque de dégénérer multiplié par 4.

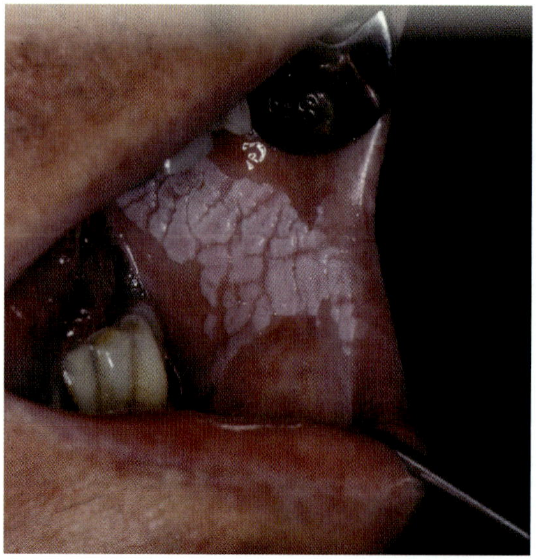

Fig. 6.1. **Leucokératose.**

Lichen buccal

Non tant le lichen plan typique, qui peut évoluer vers la chronicité ou même la guérison, que le *lichen érosif* (figure 6.2) ou *atrophique* qui évolue par poussées. Les localisations préférentielles sont la face interne de joue, la langue mobile, la gencive adhérente.

La survenue d'un placard érythémateux, irrégulier, parsemé de ponctuations grisâtres, adhérentes, fines et serrées est très évocatrice de cancer.

Le risque de dégénérer d'un lichen atrophique ou érosif est majoré lorsqu'il est situé sur la langue et le plancher et si une intoxication tabagique est associée.

Candidose chronique

Une candidose chronique (figure 6.3), notamment dans la forme hyperplasique, verruqueuse, voire pseudo-tumorale, est à surveiller. Il s'agit de lésion précancéreuse facultative et son potentiel de dégénérescence est discuté.

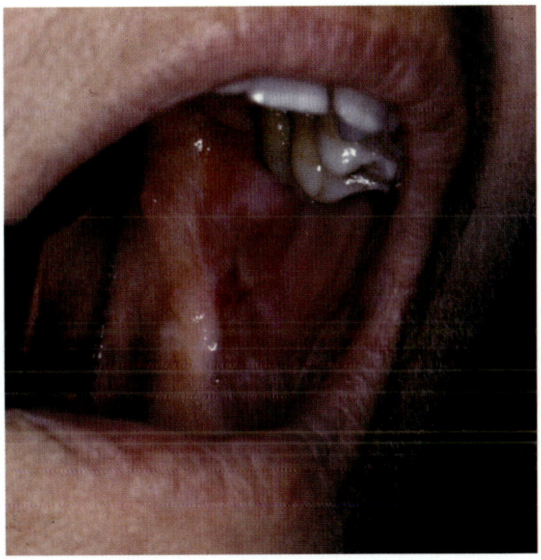

Fig. 6.2. Lichen buccal plan érosif de la joue.

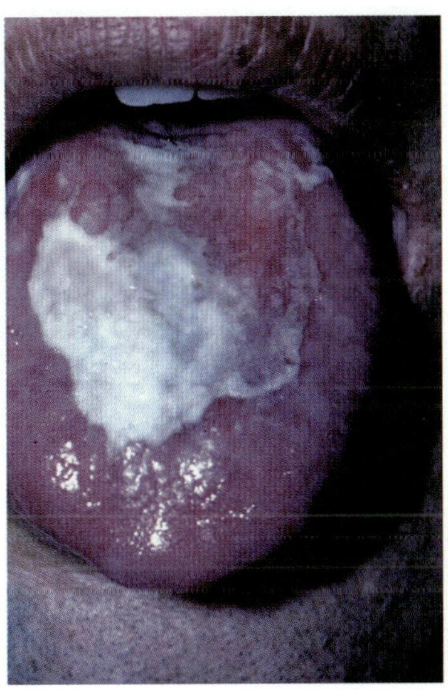

Fig. 6.3. Mycose linguale.

Papillomatose orale floride

Il s'agit d'une lésion précancéreuse « quasi obligatoire » qui atteint le sujet âgé (soixante à quatre-vingts ans), surtout la femme. Elle représente 1 à 3 % des cancers transformés. Pour certains, il s'agit d'un stade de cancer atténué.

Parfois dénommée kératose villeuse maligne, la papillomatose orale floride (figure 6.4) se présente sous la forme de touffes de fines villosités plus ou moins allongées, de couleur blanche ou rosée. Cette tumeur est extensive, très récidivante. Son diagnostic nécessite souvent trois ou quatre prélèvements successifs et très profonds. L'évolution vers un carcinome verruqueux est quasi inéluctable.

2. Lésions muqueuses rouges

Les lésions muqueuses rouges, ou érythroplasies de Queyrat (figure 6.5), sont moins fréquentes mais plus inquiétantes que les lésions blanches.

Il s'agit de lésions précancéreuses obligatoires.

Ce sont des plaques rouges souvent étendues, restant superficielles, d'aspect velouté à bords irréguliers. L'épithélium est atrophique et recouvre un réseau vasculaire télangiectasique. La lésion intraépithéliale précancéreuse correspond à une dysplasie sévère ou carcinome *in situ*. Dans 50 % des cas, cette lésion intraépithéliale est déjà associée à un carcinome épidermoïde infiltrant.

3. Chéilite actinique chronique

Il s'agit d'une lésion précancéreuse « facultative ». Elle atteint les sujets âgés (au-delà de cinquante ans) ayant été exposés au soleil durant plusieurs années (professions exposées aux intempéries et aux ultraviolets en altitude, en mer, exerçant des métiers d'extérieur — agriculteurs, ouvriers de chantier) et ayant un phototype clair. Cette lésion atteint surtout la lèvre inférieure (+++, plus exposée) et est responsable de 66 % des cancers des lèvres.

Cliniquement, il existe une desquamation réactionnelle de toute la lèvre inférieure, avec plaque grisâtre ou jaunâtre et atrophie muqueuse (figure 6.6).

Le risque de transformation est d'autant plus élevé que la chéilite survient en association à une intoxication tabagique et une mauvaise hygiène dentaire.

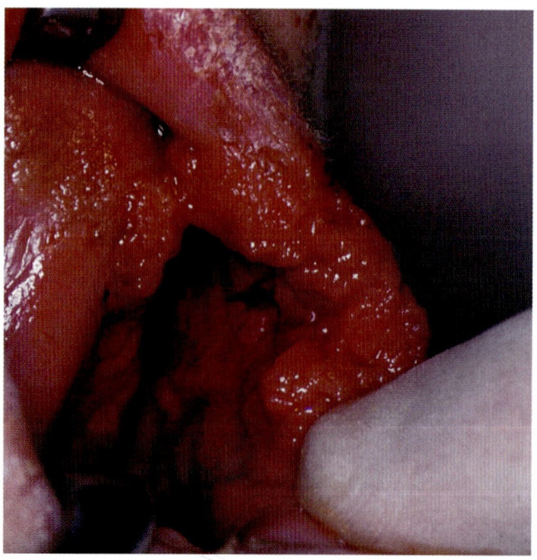

Fig. 6.4. Papillomatose orale floride.

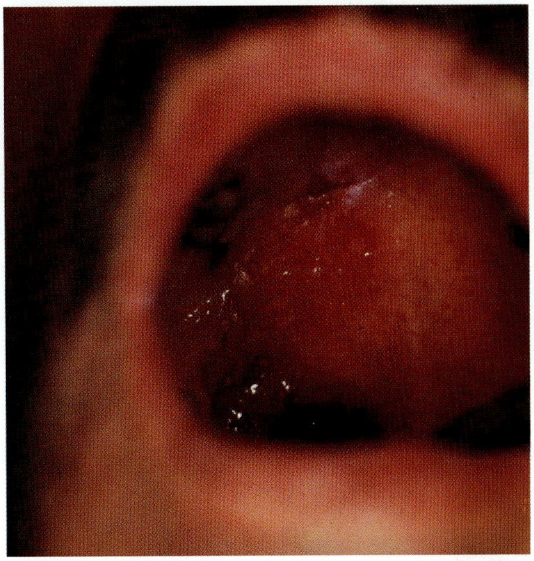

Fig. 6.5. Érythroplasie de Queyrat.

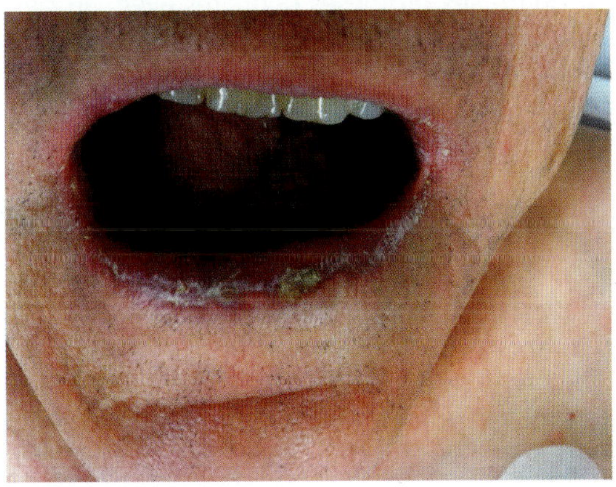

Fig. 6.6. Chéilite actinique labiale inférieure.

III. Diagnostic précoce

Les carcinomes de la cavité buccale passent, au début de leur évolution, presque toujours par un stade intraépithélial dénommé carcinome *in situ*. Il s'agit de lésions asymptomatiques mais déjà visibles, qui ne peuvent échapper à un examen attentif et systématique de la muqueuse buccale. Qu'elles apparaissent spontanément ou sur une lésion précancéreuse blanche ou rouge, toutes nécessitent un avis spécialisé et une biopsie dès que la lésion persiste plus de dix à quinze jours. C'est à ce stade initial qu'il faudrait faire le diagnostic; sinon, la lésion va évoluer et aboutir aux aspects cliniques classiques.

IV. Aspects cliniques classiques

A. Circonstances de découverte

Parfois, la découverte de la lésion est fortuite, faite par le patient lui-même, ou plus souvent par son chirurgien-dentiste ou son médecin lors d'un examen de la cavité buccale.

Au début, les signes d'appel sont frustes et discrets : simple gêne avec impression d'accrochage alimentaire, irritation sur une prothèse ou une dent délabrée agressive, « inflammation muqueuse » persistante, saignement gingival, dent mobile.

La persistance et la constance du signe, son unilatéralité et sa localisation toujours au même endroit doivent attirer l'attention.

Plus tard, apparaissent douleurs à la déglutition, souvent accompagnées d'otalgies réflexes, fétidité de l'haleine due à une infection à germes anaérobies fréquemment associée, dysphagie, dysarthrie, limitation progressive et inexorable de l'ouverture buccale ou de la protraction linguale, survenue d'une stomatorragie, autant de manifestations faisant présager la malignité lésionnelle.

L'état général est généralement conservé tant que l'alimentation reste possible.

B. Lésion muqueuse

La cavité buccale est examinée à l'aide d'un éclairage efficace (miroir frontal sur transformateur), le patient ayant quitté ses prothèses dentaires avec, au besoin, une anesthésie locale pour combattre les réflexes nauséeux. Elle s'intéresse à l'ensemble de la muqueuse buccale soigneusement déplissée et explorée dans ses moindres recoins. La tumeur peut se présenter sous différents aspects.

1. Ulcération

L'ulcération (figure 6.7) ne guérit pas, est sensible, voire, en cas de surinfection, douloureuse et s'accompagnant alors d'une haleine fétide. Elle est de forme variable et ses bords plus ou moins irréguliers, surélevés, parfois éversés présentent un versant externe recouvert de muqueuse saine ou inflammatoire. Le versant interne discrètement bourgeonnant, d'aspect framboisé et parfois recouvert d'un enduit gris verdâtre, se prolonge par le fond cruenté, sanieux de l'ulcération. Cette ulcération *saigne facilement* au contact et, surtout, repose sur

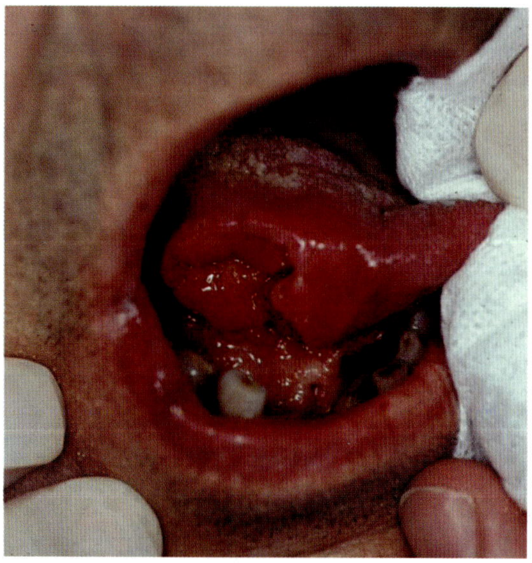

Fig. 6.7. Épithélioma (ou carcinome) épidermoïde : forme ulcéreuse.

une *base indurée* appréciée par la palpation. Cette induration *dépasse les limites visibles de la tumeur* qui sont plus ou moins nettes selon le degré d'infiltration de la tumeur dans les plans sous-jacents. Cette induration revêt une *valeur quasi pathognomonique de cancer.*

L'ulcération est parfois peu visible, dissimulée dans un sillon anatomique (formes fissuraires), dite aussi en « feuillets de livre » (figure 6.8).

L'induration en profondeur est un élément d'orientation diagnostique majeur, ainsi que la douleur et la diminution voire la perte de mobilité des éléments musculaires infiltrés par le cancer.

2. Tumeur bourgeonnante

Dénuée de muqueuse de recouvrement, friable, plus ou moins exubérante, hémorragique, elle a sa *base d'implantation plus étendue que la tumeur* qu'elle supporte et, là aussi, *indurée* (figure 6.9).

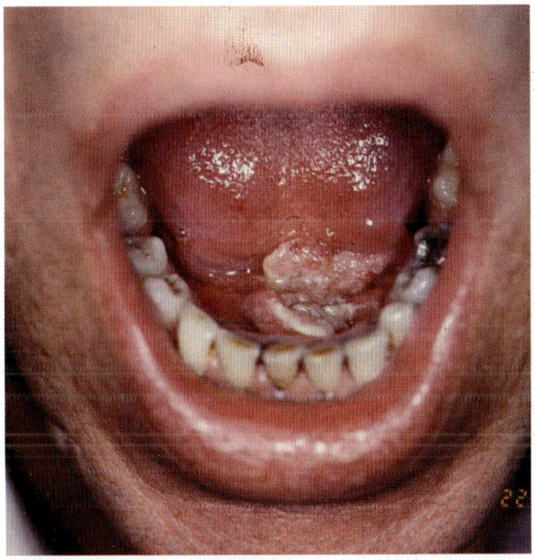

Fig. 6.8. Épithélioma épidermoïde : forme fissuraire.

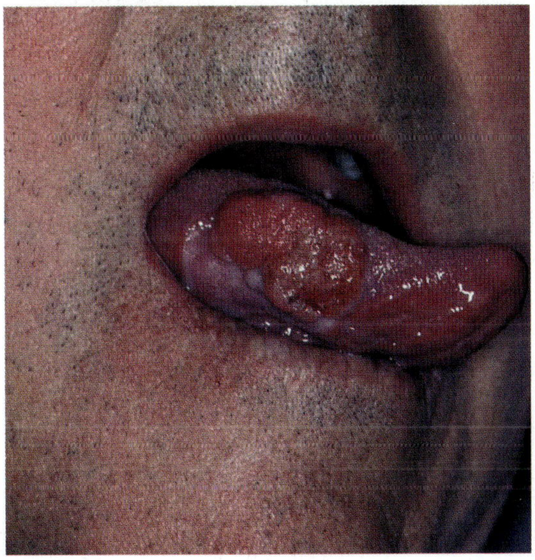

Fig. 6.9. Épithélioma épidermoïde : forme bourgeonnante.

3. Aspect mixte

Les formes mixtes ulcérobourgeonnantes résultent de la combinaison des deux formes précédentes (figure 6.10).

4. Nodule interstitiel

Longtemps recouvert de muqueuse saine, le nodule (figure 6.11), par sa dureté et son caractère infiltrant, doit donner l'alarme. Ces formes correspondent en général à une origine glandulaire. En augmentant de volume, ces tumeurs finissent par ulcérer le plan muqueux.

Les formes ulcérocroûteuses se rencontrent sur les lèvres.

C. Dissémination lymphatique régionale

En raison du caractère lymphophile des carcinomes de la cavité buccale, une adénopathie est trouvée dans près d'un cas sur deux dès la première consultation.

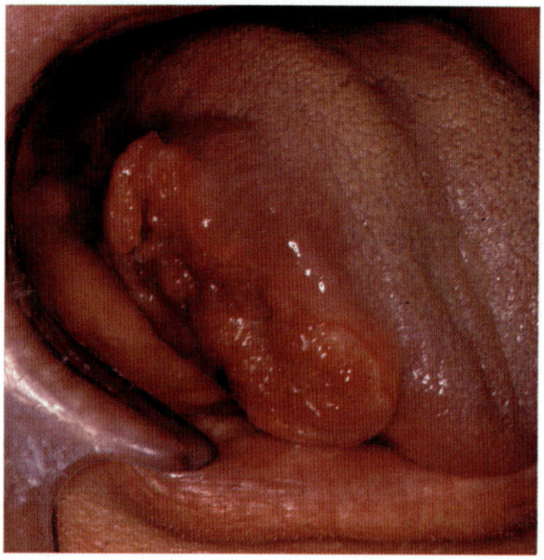

Fig. 6.10. **Épithélioma épidermoïde : aspect mixte ulcérobourgeonnant.**

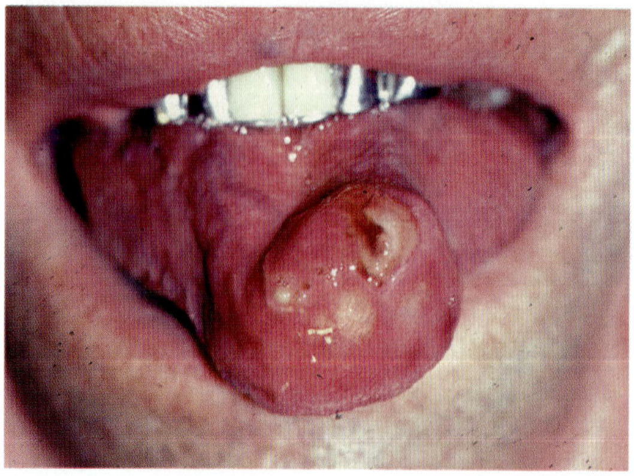

Fig. 6.11. **Épithélioma épidermoïde : forme nodulaire.**

Tous les territoires ganglionnaires cervicaux des deux côtés doivent être palpés : sous-mentonnier, submandibulaire, jugulocarotidien (particulièrement les relais sous-digastrique de Kuttner et sus-omo-hyoïdien de Poirier), spinal et cervical transverse.

En cas d'adénopathie, ses caractéristiques sont précisées :

- unique ou multiple ;
- homo-, contro- ou bilatéralité ;
- dureté ;
- dimension :
  - plus de 1 cm : vraisemblablement métastatique ;
  - plus de 3 cm : réputée en rupture capsulaire, de mauvais pronostic ;
- fixité, appréciée par rapport au plan profond (immobile en tous sens), à l'axe vasculaire (immobile verticalement mais mobile transversalement), à la peau ou, au contraire, parfaitement mobile sur tous les plans.

Il n'existe aucun parallélisme entre le volume tumoral et celui de l'adénopathie métastatique, celle-ci pouvant d'ailleurs être révélatrice de la tumeur primitive.

Les renseignements apportés par l'examen clinique concernant la tumeur et les ganglions sont rapportés sur un schéma daté et la lésion tumorale est, si possible, photographiée (+++).

D. Biopsie et examen anatomopathologique

Si, à ce stade, le diagnostic de cancer ne laisse cliniquement que peu de place au doute, il requiert une confirmation histologique.

L'étude histologique :

Biopsie et examen anatomopathologique sont un impératif médico-légal avant toute prise en charge thérapeutique.

- confirme la nature exacte de la tumeur (tumeur maligne) ;
- renseigne sur sa variété histologique (carcinome épidermoïde dans 90 % des cas) ;
- détermine :
  - son degré de différenciation ;
  - sa nature infiltrante ou non.

À défaut de valeur pronostique, le résultat de cette biopsie orientera les indications thérapeutiques.

Parmi les 10 % de cas qui ne sont pas des carcinomes épidermoïdes, 5 % sont des carcinomes glandulaires (adénocarcinome, carcinome adénoïde kystique, carcinome mucoépidermoïde), les 5 % restants concernent des tumeurs plus rares (sarcomes, lymphomes, tumeurs nerveuses, etc.).

E. Dissémination à distance par voie sanguine

Le poumon, le foie et le squelette osseux sont les organes cibles des cancers des VADS. Les métastases à distance sont présentes dans 40 % des cancers et apparaissent généralement dans les deux premières années. Elles sont très rares lors du diagnostic initial (moins de 10 %).

V. Bilan préthérapeutique

A. Bilan d'extension carcinologique et classification TNM

1. Extension locale et régionale

Son appréciation s'appuie sur le trépied :

- clinique;
- *scanner* (avec injection), en explorant la totalité des VADS depuis le cavum à la base du crâne, jusqu'à la trachée et l'œsophage cervical, à la base du cou et étendu au thorax :
  - il précise les caractéristiques de la tumeur (limites, nécrose tumorale, etc.), son extension éventuelle aux régions et structures voisines, notamment un envahissement osseux mandibulaire ou maxillaire;
  - il permet d'étudier le contenu des gouttières vasculonerveuses cervicales à la recherche d'adénopathies, d'un envahissement des vaisseaux jugulaires ou carotidiens;
  - il peut révéler une deuxième localisation synchrone;
- *panendoscopie* (ou polyendoscopie) des VADS : elle permet de préciser l'aspect de la tumeur, son extension, et de rechercher une deuxième localisation. L'œsophage sera examiné soit au cours de cette endoscopie sous anesthésie, soit à l'occasion d'une fibroscopie œsophagienne; l'arbre trachéobronchique est moins systématiquement exploré.

L'IRM est proposée pour mieux apprécier l'extension dans les tissus mous, en particulier pour les tumeurs de la base de langue (loge hyo-thyro-épiglottique) et du plancher postérieur; elle peut être aussi utile pour évaluer l'extension tumorale endo-osseuse, en particulier dans la médullaire mandibulaire.

Le TEP-scanner ne fait pas partie du bilan systématique des cancers de la cavité buccale.

2. Extension à distance

À la recherche de métastases viscérales :

- au poumon, par scanner thoracique systématique (à défaut, par radiographie pulmonaire);
- au foie, avec bilan hépatique sanguin, échographie (ou scanner) hépatique et demande d'α-fœtoprotéine en cas de suspicion lésionnelle;
- à l'os, uniquement en cas de signes d'appel : radiographies squelettiques orientées et scintigraphie osseuse.

Au terme de ce bilan clinique et scanographique, la tumeur sera classée selon la classification TNM de l'UICC (Genève, 1997, 2009).

Cette classification TNM (tableau 6.2) est complétée après chirurgie et examen histologique. On fait alors précéder le « T » et le « N » par un « p » (pTNM, *pathological Tumor-Node-Metatasis*).

Tableau 6.2. Classification TNM de l'UICC (Genève, 1997 revue en 2009)
TNM des cancers des lèvres et de la cavité orale (non applicable pour les autres localisations des VADS qui ont des critères spécifiques).

T (tumeur)		
T1	$T \leq 2$ cm	
T2	2 cm $< T \leq 4$ cm	
T3	$T > 4$ cm	
T4	Tumeur envahissant les structures adjacentes (par exemple, corticale osseuse, musculature extrinsèque de la langue, sinus maxillaire, peau)	
	T4a	Résécable
	T4b	Non résécable (atteinte de la base du crâne, de la carotide interne…)
N (*nodes*; adénopathies métastatiques)		
N0	Pas d'adénopathie métastatique	
N1	**$N \leq 3$ cm** Unique, homolatérale	
N2	**$N \leq 6$ cm**	
	N2a	3 cm $< N \leq 6$ cm Unique, homolatérale
	N2b	$N \leq 6$ cm Multiples homolatérales
	N2c	$N \leq 6$ cm Bilatérales ou controlatérales
N3	**$N > 6$ cm**	
M (métastase)		
M0	Absence de métastase viscérale	
M1	Présence de métastase viscérale	

B. Bilan dentaire

Le bilan dentaire s'appuie sur l'examen clinique stomatologique et sur un cliché panoramique. Il aboutit à une mise en état dentaire compatible avec les traitements préconisés. Il permet éventuellement la prise d'empreintes dentaires en prévision de la confection de prothèse-guide en cas de résection mandibulaire interruptrice, de plaque obturatrice palatine en cas de résection naso-sinuso-maxillaire ou, plus fréquemment, de gouttières fluorées en cas de radiothérapie avec conservation des dents.

C. Bilan général

Ce bilan a pour but de :

- détecter les tares associées pour parer si possible à leur décompensation et complications éventuelles au décours du traitement (cirrhose, delirium tremens, insuffisance respiratoire);
- évaluer l'état nutritionnel et physiologique, fréquemment altéré (prise en compte de l'index de Karnofsky); au minimum, il comportera un dosage de l'albuminémie;
- préparer au traitement à visée carcinologique;
- instaurer si nécessaire un traitement antalgique majeur et, éventuellement, préparer la prise en charge par une cellule de soins palliatifs.

D. Propositions thérapeutiques

Les propositions thérapeutiques seront formulées lors d'une consultation pluridisciplinaire obligatoire (chirurgien, radiothérapeute, oncologue).

Le patient sera informé (annonce du diagnostic) et éclairé sur les différentes possibilités thérapeutiques, si elles existent, et son consentement recueilli. Un protocole personnalisé de soins lui sera remis (+++).

Parfois nécessaire, un soutien psychologique est proposé ; il est souvent accepté.

VI. Formes topographiques

A. Cancers de la langue

1. Langue mobile

Son examen est facile : le diagnostic devrait être précoce. Malheureusement, la latence des symptômes fonctionnels est importante et le diagnostic fait de façon relativement univoque laisse peu de place au doute devant une ulcération ou un bourgeon exophytique reposant sur une base indurée plus ou moins étendue du bord ou du plancher de la langue.

Un diagnostic différentiel toutefois peut être évoqué : l'ulcération traumatique sur une dent délabrée ou un crochet de prothèse inadaptée. Mais l'ulcération est douloureuse et on ne retrouve pas la base indurée. Surtout, la guérison est acquise dans les dix à quinze jours qui suivent la suppression de la cause traumatisante.

Dans les formes tardives ou les formes fissuraires, la langue est plus ou moins fixée au plancher de bouche, entraînant une gêne à l'alimentation et une limitation de la protraction linguale avec déviation du côté tumoral.

2. Base de langue

Du fait de sa localisation postérieure, de la présence fréquente de réflexes nauséeux incoercibles, le diagnostic est souvent retardé (figure 6.12). Une sensation d'accrochage d'aliments toujours au même endroit pourrait mettre sur la voie du diagnostic précocement. Le plus souvent, le cancer est découvert à un stade évolué avec langue fixée, dysarthrie, otalgies réflexes et stomatorragies. Parfois, une tuméfaction cervicale chronique correspondant soit à une adénopathie cervicale sous-digastrique métastatique soit au pôle inférieur de la tumeur, en est le signe révélateur.

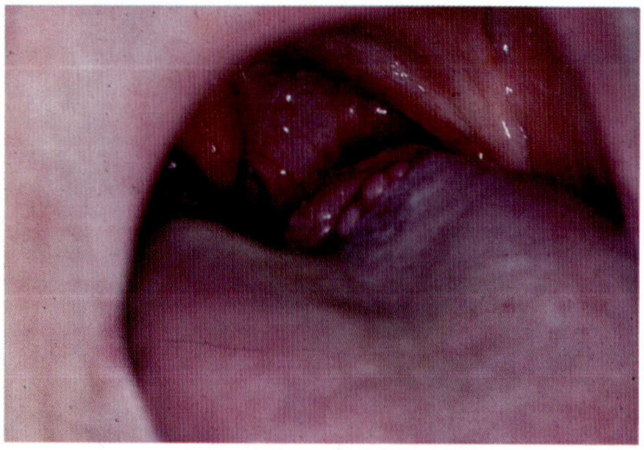

Fig. 6.12. **Carcinome de base de langue.**

Si le carcinome épidermoïde reste de loin le plus fréquent (80 % des cas), les tumeurs malignes développées sur les organes lymphoïdes de la base de langue ne sont pas rares. Très lymphophiles, les métastases ganglionnaires régionales sont souvent bilatérales.

Un diagnostic différentiel doit être absolument écarté avant la mise en œuvre de toute thérapeutique : la thyroïde ectopique qui n'aurait pas fait sa migration en position cervicale.

B. Cancers du plancher de bouche

Les cancers du plancher de bouche se présentent sous la forme ulcérée infiltrante, voire fissuraire, envahissant rapidement en dedans les muscles linguaux, en dehors la gencive et l'os mandibulaire.

Dans la localisation antérieure (cf. figure 6.8), il ne faut pas se laisser abuser par des manifestations à type de rétention salivaire qui pourraient donner le change pour une complication mécanique ou infectieuse d'une lithiase. L'examen endobuccal redresse le diagnostic.

Dans les localisations au plancher latéral et postérieur (figure 6.13), la symptomatologie est souvent dominée par une difficulté à la protraction de la langue, des difficultés de déglutition et un certain degré de dysarthrie. Les otalgies réflexes sont très fréquentes. L'apparition d'un trismus marque l'envahissement du muscle ptérygoïdien médial.

C. Cancer des gencives

Le cancer des gencives prend souvent l'aspect d'une *gingivite hyperplasique* attribuée à un état parodontal défectueux et à une hygiène buccodentaire insuffisante. Le diagnostic peut ainsi errer un certain temps du fait de la prépondérance de la composante inflammatoire ; mais l'aspect même, ulcérobourgeonnant, de la lésion, l'apparition d'une mobilité dentaire, d'une lyse osseuse précoce et surtout l'inefficacité des traitements proposés orientent vers le diagnostic de cancer que la *biopsie*, au moindre doute, confirmera.

Dans les formes *gingivomandibulaires* (figure 6.14), l'envahissement osseux peut être responsable d'une anesthésie dans le territoire du V3 (signe de Vincent). Dans la localisation *gingivomaxillaire* (figure 6.15) peut se poser la question du point de départ : cancer gingival

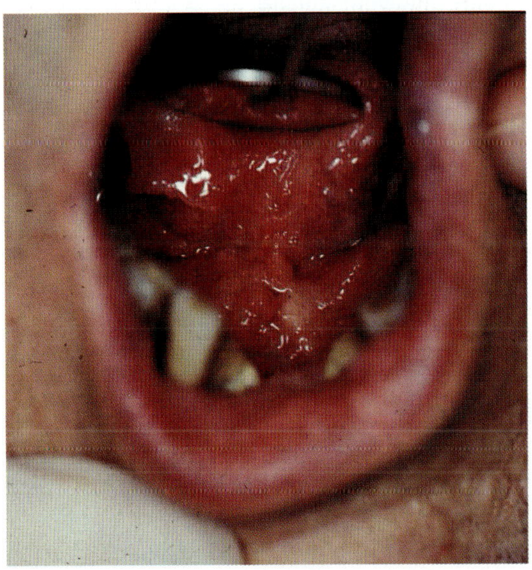

Fig. 6.13. **Carcinome épidermoïde du plancher antérieur.**

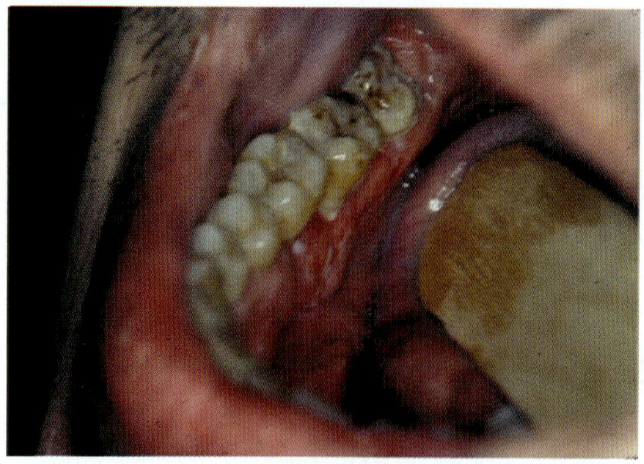

Fig. 6.14. **Carcinome épidermoïde gingivomandibulaire.**

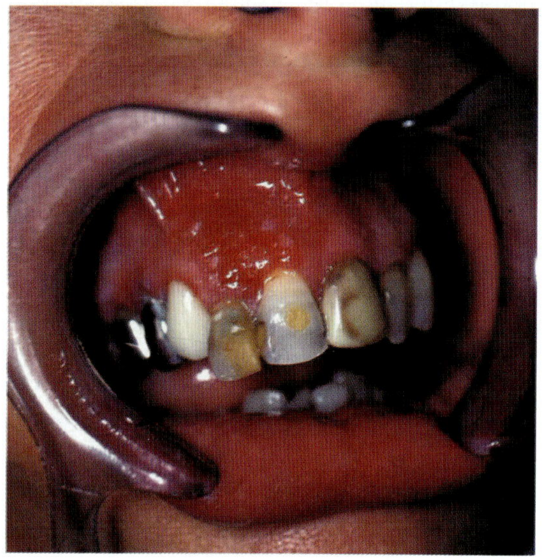

Fig. 6.15. **Carcinome épidermoïde gingivomaxillaire.**

envahissant l'os maxillaire ou cancer développé aux dépens de la mésostructure (sinus maxillaire) envahissant l'os maxillaire et s'extériorisant à la muqueuse gingivale. Les coupes scanographiques aideront à donner la réponse.

Il peut aussi s'agir d'une forme plus ou moins bourgeonnante, exophytique, d'aspect papillomateux, authentique *carcinome verruqueux*, correspondant dans sa variété très étendue à la dégénérescence d'une papillomatose orale floride.

D. Cancer de la commissure intermaxillaire (ou trigone rétromolaire)

Le revêtement muqueux est très proche de la mandibule : l'envahissement osseux est donc précoce. Les signes cliniques d'appel, algies mandibulaires, otalgies réflexes, trismus, dysphagie, traduisent l'extension rapide de cette tumeur aux structures voisines (muscles linguaux en dedans, muscles masticateurs en dehors, plancher de bouche, loge amygdalienne, fosse infratemporale, mandibule), qui sera précisée par le scanner.

E. Cancer de la face interne de joue

La forme végétante est la plus fréquente. Une origine traumatique (dent délabrée ou prothèse agressive) est souvent retrouvée. Du fait d'une extension rapide aux parties molles et d'une dissémination ganglionnaire cervicale précoce, le cancer de la face interne de joue est de mauvais pronostic.

D'autres fois, il s'agit d'une lésion ulcérée se développant sur une lésion précancéreuse blanche de dysplasie ou de lichen.

F. Cancers des lèvres (portion muqueuse)

Son siège de prédilection est le vermillon de la lèvre inférieure. Il se présente sous la forme d'une ulcération survenant sur une lésion précancéreuse d'aspect dyskératosique, souvent secondaire à la cigarette. Le diagnostic est précoce. Le pronostic est bon. L'extension ganglionnaire ne s'observe qu'en cas de prise en charge tardive.

En revanche, les atteintes des commissures labiales s'apparentent davantage sur les plans évolutif et pronostique aux cancers de la face interne de joue.

G. Cancer de l'amygdale palatine (tonsille)

Stricto sensu, ce cancer appartient à l'oropharynx. Le tableau peut initialement simuler celui d'une « angine » unilatérale traînante non fébrile. La découverte est trop souvent tardive, quand s'installent dysphagie, otalgie réflexe ou trismus gênant l'appréciation de la lésion bourgeonnante hémorragique ou surtout infiltrante. Il n'est pas rare non plus que le motif de la première consultation soit la découverte d'une adénopathie cervicale jugulocarotidienne souvent volumineuse et kystisée. La palpation endobuccale — lorsque les réflexes nauséeux ou le trismus n'empêchent pas cet examen — retrouve une amygdale indurée caractéristique. La biopsie apporte le diagnostic histologique : carcinome épidermoïde le plus souvent mais, dans 15 % des cas, il s'agit d'un lymphome malin dans cette localisation particulièrement lymphophile.

L'amygdale est un site souvent concerné par les doubles localisations métachrones.

H. Cancer du voile du palais

Le cancer du voile du palais, appartenant stricto sensu à l'oropharynx, se développe souvent en surface sur une lésion muqueuse rouge précancéreuse de type érythroplasie de Queyrat. D'autres fois, son aspect est verruqueux, succédant à une papillomatose orale floride. Cette localisation lymphophile s'accompagne d'adénopathies qui peuvent être d'emblée bilatérales.

VII. Moyens thérapeutiques

A. Chirurgie

1. Chirurgie de la tumeur primitive

Exérèse

L'exérèse peut être limitée ou étendue, plus ou moins conservatrice de la fonction selon l'étendue des lésions — exemples d'interventions : glossectomie partielle, hémiglossectomie, pelvectomie antérieure, hémi-glosso-pelvectomie, hémi-glosso-pelvi-mandibulectomie, buccopharyngectomie transmandibulaire, etc.

L'ablation tumorale peut s'accompagner d'exérèse osseuse avec ou sans interruption de la continuité — exemples d'interventions : mandibulectomie interruptrice ou non interruptrice, buccopharyngectomie avec résection terminolatérale de mandibule, etc.

Reconstruction

Une reconstruction est nécessaire en cas de pertes de substance muqueuse et/ou osseuse étendues. Elle se fait au moyen de lambeaux pédiculés régionaux ou par des transplants microanastomosés :

- lambeaux pédiculés :
  - lambeau nasogénien ;
  - lambeau myocutané de grand pectoral ;
  - lambeau myocutané de grand dorsal ;
  - lambeau de muscle temporal ;
- transferts microanastomosés :
  - lambeau antébrachial, dit aussi lambeau chinois ;
  - transfert composite ostéomusculocutané de fibula, de scapula, de crête iliaque ou musculocutané de grand dorsal.

En cas d'interruption de la continuité, la séquelle est la perte de la mastication et, accessoirement, une modification de l'esthétique du visage auxquelles on peut remédier en proposant tantôt un appareil-guide pour éviter les déviations mandibulaires, tantôt une réhabilitation osseuse microchirurgicale (transfert microanastomosé de crête iliaque ou de fibula).

L'exérèse chirurgicale s'accompagne d'une analyse histologique de la pièce qui détermine si les berges de la résection sont satisfaisantes (dites R0), envahies (microscopiquement : R1, macroscopiquement : R2). Dans les deux derniers cas, un traitement complémentaire est nécessaire : reprise chirurgicale si possible ou radiothérapie.

2. Chirurgie ganglionnaire

La chirurgie ganglionnaire est à la fois exploratrice et thérapeutique. Le type de curage (lymphadénectomie) est fonction de l'importance de l'extension ganglionnaire. Selon la localisation de la tumeur, le drainage lymphatique peut se faire de manière bilatérale, obligeant à pratiquer un curage bilatéral. Chaque fois que possible sur le plan carcinologique, sont réalisés des curages dits fonctionnels, car ils préservent des éléments tels que le muscle sternocléidomastoïdien, la veine jugulaire interne et le nerf accessoire.

Un *examen histologique extemporané* des relais ganglionnaires sous-digastrique et sus-omohyoïdien (voies de passage « obligatoires ») permet, pour certaines équipes, de déterminer s'il est nécessaire d'étendre le curage aux chaînes sous-jacentes.

La recherche du ganglion sentinelle, pratiquée dans certaines indications (petites tumeurs accessibles), est en cours d'évaluation.

Examen histologique du résultat du curage ganglionnaire

Une étude histologique conventionnelle précise :

- le nombre de ganglions identifiés ;
- le nombre de ganglions envahis : N^+ ;
- leur siège ;
- l'existence ou non d'une rupture capsulaire : R^+ ou R^-.

Une radiothérapie complémentaire est indispensable en cas de N^+ multiples ou en cas de R^+.

B. Curiethérapie sur la tumeur primitive

Utilisant l'iridium 192, la curiethérapie n'est applicable qu'à certaines localisations (lèvres, langue, plancher antérieur de bouche). Parmi les techniques d'irradiation, c'est la plus efficace localement, mais elle est contre-indiquée si la tumeur est au contact de l'os car, au-delà de 50 grays, elle provoque une ostéonécrose. Cette technique ne se pratique plus que dans quelques centres.

C. Radiothérapie externe exclusive

La radiothérapie externe exclusive est utilisée :

- sur la tumeur primitive : elle délivre une dose de 70 grays et est réservée aux grandes tumeurs (T3/T4, N2/N3). Actuellement sont utilisées des radiothérapies modifiées plus efficaces localement : bifractionnées avec doses totales augmentées, accélérées ou, surtout, avec traitement radiosensibilisant. Certaines équipes combinent radiothérapie externe (limitées à 40 grays) suivie de curiethérapie à 30 grays. La radiothérapie conformationnelle (IMRT) nouvelle vise à limiter les doses reçues par les tissus sains. Elle nécessite un appareillage adapté;
- sur les adénopathies cliniquement palpées et précisées par le scanner : celles-ci sont irradiées de la même manière que la tumeur primitive. En cas de cou N0, la dose est diminuée à 40 grays.

D. Association radiochirurgicale

Le plus souvent, à la chirurgie tumorale et ganglionnaire succède une radiothérapie externe sur le site tumoral et les aires ganglionnaires, à des doses adaptées en fonction du résultat histologique de la pièce opératoire.

Si les limites de résection sont douteuses ou insuffisantes, une dose de radiothérapie exclusive (dose entière) est appliquée.

En cas de poursuite évolutive ou de récidive, il est fait appel à la radiothérapie en rattrapage, qui est délivrée à dose entière. À l'inverse, la chirurgie peut être aussi de rattrapage après échec d'une radiothérapie exclusive à dose entière sur le site tumoral et les aires ganglionnaires. Dans ce domaine, des progrès chirurgicaux importants ont été réalisés grâce à l'utilisation de lambeaux pédiculés ou de transferts libres microanastomosés, rendant la chirurgie plus efficace avec une mortalité et une morbidité postopératoires réduites.

E. Chimiothérapie

Il n'existe pas actuellement de chimiothérapie curative des carcinomes épidermoïdes de la cavité buccale. Lorsqu'elle est instituée, elle associe actuellement le plus souvent le 5-fluoro-uracile, les dérivés du platine (cisplatine et carboplatine) et les taxanes (taxol). Il n'est pas prouvé que la chimiothérapie prolonge la survie et empêche ni même ralentisse la dissémination métastatique.

Concernant la cavité buccale, elle est utilisée associée à la radiothérapie comme sensibilisante de celle-ci (chimiothérapie et radiothérapie concomitantes), en palliatif, en traitement des métastases, ou dans le cadre d'essais thérapeutiques encadrés.

F. Traitements adjuvants

Les traitements adjuvants permettent de lutter contre la douleur sans attendre le traitement carcinologique : il faut d'emblée user d'antalgiques de classe II ou III jusqu'à effet antalgique total.

On peut corriger la dénutrition :

- par le traitement antalgique, qui autorise l'alimentation orale ;
- par hyperalimentation entérale (sonde gastrique si utile) ;
- par hyperalimentation parentérale (dans les grandes dénutritions).

On peut corriger les déséquilibres hépatiques qui peuvent accompagner une intempérance éthylique, corriger les éventuels troubles respiratoires par kinésithérapie, aérosols, bronchodilatateurs et antibiothérapie.

G. Indications thérapeutiques

Les indications thérapeutiques dépendent de l'aspect clinique de la tumeur (infiltrante ou végétante), de sa nature histologique et de son degré de différenciation, de l'existence ou non d'adénopathie cervicale métastatique et de l'orientation de l'équipe qui prend en charge le patient, certaines équipes privilégiant les agents physiques et d'autres étant plus chirurgicales. Schématiquement, les indications peuvent être regroupées de la manière suivante.

1. Concernant la tumeur

- Pour les T1/T2 distantes des structures osseuses : chirurgie ou curiethérapie.
- Pour les T1/T2 proche de l'os : chirurgie.
- Pour les T3/T4 : chirurgie, si elle est localement possible et « raisonnable », suivie de radiothérapie externe (l'exérèse tumorale étant généralement considérée comme systématiquement limite).

En cas de contre-indication opératoire (tare, état général du malade ; à un moindre degré, âge ou refus du patient) : radiothérapie externe seule ou chimioradiothérapie concomitante.

2. Concernant les aires ganglionnaires

L'attitude décidée est celle qui correspond au traitement de la tumeur primitive :

- curage ganglionnaire si la chirurgie est décidée pour la tumeur primitive ;
- radiothérapie externe des aires de drainage lymphatique si une radiothérapie externe de la tumeur primitive est décidée ;
- curage ganglionnaire systématique en cas de curiethérapie sur la tumeur primitive en cas de cou N0 ; en revanche, en cas d'adénopathie palpable, la curiethérapie est généralement abandonnée au profit de la chirurgie qui traite dans le même temps la tumeur et les aires ganglionnaires.

VIII. Surveillance

La surveillance répond à un double objectif.

A. Détection et gestion des complications post-thérapeutiques immédiates, précoces et des séquelles

Différents cas sont à prendre en compte dans la détection et la gestion des complications et des séquelles :

- la décompensation d'une tare ;
- les complications de la radiothérapie : dermite, mucite, hyposialie, mycose, odontonécrose, ostéoradionécrose (cf. encadré 6.1) ;

Encadré 6.1

Complications et séquelles des irradiations sur les VADS

Mucite et dermite

Elles apparaissent dès le quinzième jour après le début de la radiothérapie. Variable, la mucite va de l'érythème non douloureux n'entravant pas l'alimentation (grade 1) à de très nombreuses ulcérations saignantes accompagnées de sévères douleurs empêchant de s'alimenter et même de boire, obligeant à une alimentation entérale ou parentérale (grade 4).

Hyposialie

La diminution de la sécrétion salivaire est secondaire à l'irradiation des glandes salivaires se trouvant dans le champ d'irradiation :

- 50 % en cas d'irradiation des aires ganglionnaires ;
- 80 % en cas de tumeurs de l'oropharynx ;
- 100 % en cas de tumeurs de la cavité buccale ou du cavum.

Éviter cette complication n'est à l'heure actuelle pas possible. Si les doses n'ont pas été trop élevées, la salive revient progressivement en six à douze mois. Outre ce désagrément, cette hyposialie entraîne fréquemment des pathologies dentaires (caries puis odontonécrose). Cette dernière complication est devenue, sinon moins fréquente, du moins retardée grâce à une prophylaxie fluorée systématique (applications de gel fluoré dans des gouttières réalisées sur mesure) pendant quelques minutes tous les jours tant que la salive reste anormale (en pratique, à vie). Traitements palliatifs et substituts de salive restent extrêmement décevants.

Agueusie

Conséquence directe de l'irradiation sur les bourgeons du goût et de l'asialie, elle intervient dans l'inappétence fréquente rencontrée chez ces patients.

Mycoses

Elles représentent un risque permanent et très fréquent. Elles cèdent à un traitement antifongique (traiter le patient et les prothèses mobiles).

Complications dentaires

Elles apparaissent après la radiothérapie (délai d'au moins un an) et concernent les dents situées dans le volume d'irradiation, mais aussi celles situées en dehors de lui (conséquence de l'hyposialie). Il s'agit de caries du collet, de fracture par fragilisation de la dentine, d'une abrasion progressive, d'une coloration noire des dents (« dents d'ébène ») avec comme terme ultime un effritement des dents par odontonécrose.

Ostéoradionécrose mandibulaire

Liée à la thrombose vasculaire qui fragilise l'os, c'est la complication la plus redoutable, car cette nécrose osseuse est en général extensive. Elle est fonction de la dose de radiothérapie, de l'âge, de l'hygiène buccodentaire, de l'existence de gestes agressifs ou intempestifs sur la mandibule (extractions dentaires postérieures à l'irradiation), de la poursuite du tabagisme. Elle est spontanée dans 50 % des cas et, sinon, provoquée par un geste chirurgical (extraction en terrain irradié, par exemple). Les symptômes associent douleur souvent très intense, trismus et signes radiologiques caractéristiques (ostéolyse mal limitée, fracture pathologique, séquestre). Une récidive locale doit toujours être discutée en cas de symptômes atypiques. Devant l'insuffisance habituelle du traitement médical (antibiotiques, oxygénothérapie hyperbare pour quelques centres), le recours à la chirurgie est nécessaire (curetage osseux étendu, voire mandibulectomie interruptrice). Cette complication peut apparaître précocement (trois mois après la fin de l'irradiation) et reste un risque permanent à long terme (dix ans).

La prévention de l'ostéoradionécrose mandibulaire repose sur :

- avant irradiation : soins et hygiène buccodentaire avec détartrage ; avulsion de toute dent non correctement traitable ou siège d'une parodontopathie ;
- à vie : fluoration des dents conservées ; avulsions dentaires sous antibiothérapie et avec fermeture muqueuse étanche.

Limitation de l'ouverture de bouche par myosite rétractile des muscles masticateurs

Elle est douloureuse et invalidante, gênant l'alimentation et entravant le port des prothèses dentaires.

Réhabilitation dentaire prothétique difficile (et parfois impossible)

En raison de l'asialie et de l'absence de dents restantes.

Ulcérations torpides et nécroses muqueuses

En rapport avec un trouble trophique post-radique, elles sont à distinguer d'une récidive — ce qui nécessite un « œil expérimenté » — afin d'éviter les gestes agressifs (biopsie intempestive) favorisant l'extension rapide de ces ulcérations jusque parfois aux gros vaisseaux du cou qu'elles peuvent ulcérer, provoquant des hémorragies cataclysmiques (ruptures de carotides) terminales.

- les difficultés et altérations de déglutition, d'élocution, pour lesquelles l'aide d'une rééducation orthophonique ou kinésithérapeutique est utile;
- la réhabilitation dentaire et de la fonction manducatrice, la prise en charge par une diététicienne;
- les séquelles neuromusculaires et trophiques : lymphœdème (drainage), algodystrophie cervicobrachiale (kinésithérapie); la prescription de séances de kinésithérapie post-thérapeutiques s'impose souvent;
- l'encadrement psychologique si nécessaire pour le patient, et sa famille parfois;
- l'aide aux sevrages alcoolique et tabagique;
- la réinsertion dans la vie sociale et professionnelle;
- la demande d'invalidité : commission des droits et de l'autonomie des personnes handicapées (CDAPH, anciennement COTOREP) et d'affection longue durée (ALD) par le médecin traitant.

B. Surveillance carcinologique

La surveillance carcinologique doit veiller à :

- la détection d'une poursuite évolutive, d'une récidive, d'une deuxième localisation métachrone aux VADS;
- la recherche de métastases viscérales : surveillance pulmonaire systématiquement tous les six mois dans les deux premières années puis annuelle ou en fonction des signes d'appel.

Cette surveillance est au mieux assurée de manière coordonnée par chacun des intervenants, généraliste qui se trouve en situation de proximité, chirurgien, radiothérapeute.

Rythme de surveillance, à titre d'exemple

- Consultation tous les mois la première année (consultation spécialisée trimestrielle).
- Tous les deux mois la deuxième année (consultation spécialisée trimestrielle).
- Tous les trimestres à la troisième année.
- Tous les semestres à partir de la quatrième année.
- Tous les ans à partir de la cinquième année.

IX. Résultats

A. Survie

À cinq ans, la survie est approximativement :

- selon le T :
  - T1/T2 : 45 %;
  - T3/T4 : 15 % à 20 %;
- selon le N :
  - N0 : 40 %;
  - N^- : 50 %.
  - N^+ : 25 % (dont N^+/R^- : 30 %, et N^+/R^+ : 15 %).

B. Confort et qualité de vie

Le confort et la qualité de vie dépendent des séquelles des traitements : gêne à la phonation, à la mastication et à la déglutition, diminution ou perte du goût, manque de salive invalidant, douleurs, modification de l'image de soi, de l'aspect extérieur, etc.

Toutes ces difficultés ont été longtemps considérées comme étant le prix à payer pour la guérison. Actuellement, on s'attache à en réduire la fréquence et la lourdeur; c'est ainsi que d'importants progrès ont été accomplis en matière de chirurgie plus conservatrice, de reconstructions plus sophistiquées, de protocoles de préservation de l'organe ou de la fonction, de traitements antalgiques, de prise en charge psychologique, d'hospitalisation à domicile, de qualité des soins palliatifs, etc.

Points clés

- Les cancers des VADS sont d'une grande fréquence.
- Le diagnostic repose sur la clinique.
- Rôle majeur du tabac avec potentialisation alcool-tabac.
- Toute lésion indurée et/ou saignant au contact doit la faire considérer comme un cancer jusqu'à preuve du contraire.
- La confirmation histologique est indispensable.
- Prévenir les complications de toute irradiation de l'extrémité céphalique par soins et hygiène, avulsions dentaires nécessaires et fluoration.

Pour en savoir plus

Barthélémy, I., Sannajust, J.-Ph, Revol, P., Mondié, J.-M., 2005. Cancers de la cavité buccale : préambule, épidémiologie, étude clinique. Stomatologie, 22-063-A-10. Encycl. Méd. Chir., Elsevier, Paris.

Cancer des voies aérodigestives supérieures. Guide ALD. HAS, novembre 2009.

CHAPITRE

7

Item 304 – UE 9 – Tumeurs des os de la face primitives et secondaires

Objectifs pédagogiques

- Diagnostiquer une tumeur des os primitive et secondaire.

Item 46. Développement buccodentaire et anomalies.

Item 73. Addiction au tabac.

Item 74. Addiction à l'alcool.

Item 287. Épidémiologie, facteurs de risque, prévention et dépistage des cancers.

Item 289. Diagnostic des cancers : signes d'appel et investigations paracliniques; caractérisation du stade; pronostic.

Item 291. Traitement des cancers : chirurgie, radiothérapie, traitements médicaux des cancers (chimiothérapie, thérapies ciblées, immunothérapie). La décision thérapeutique pluridisciplinaire et l'information du malade.

Item 292. Prise en charge et accompagnement d'un malade cancéreux à tous les stades de la maladie dont le stade de soins palliatifs en abordant les problématiques techniques, relationnelles, sociales et éthiques. Traitements symptomatiques. Modalités de surveillance.

Item 304. Tumeurs des os de la face primitives et secondaires.

Les tumeurs osseuses des os de la face, principalement maxillomandibulaires, sont très fréquentes. La distinction classique entre tumeur bénigne et tumeur maligne, pratique sur le plan didactique, se heurte parfois à de grandes difficultés thérapeutiques. De plus, la nature histologique bénigne ou maligne de certaines tumeurs est loin d'être toujours évidente.

I. Aspects cliniques et radiologiques

Les manifestations cliniques des tumeurs osseuses, quelle que soit leur nature, sont en général assez simples.

Chirurgie maxillo-faciale et stomatologie

A. Signes d'appel

Les signes d'appel consistent essentiellement en :

- tuméfaction, déformation osseuse, visible ou palpable;
- douleur, en général peu intense;
- signes éventuels de compression des organes de voisinage (exophtalmie, obstruction nasale, larmoiement, sinusite) ou des nerfs à trajet intraosseux (essentiellement paresthésie ou anesthésie dans le territoire du nerf alvéolaire inférieur);
- retentissement de la lésion sur les dents : absence d'une ou plusieurs dents sur l'arcade, malposition dentaire, mobilité dentaire; il convient d'apprécier également la vitalité des dents dans la région atteinte;
- infection par les germes de la cavité buccale en cas de rupture d'un kyste;
- fracture pathologique, éventualité rarement rencontrée à la face;
- en cas de tumeur maligne, altération de l'état général qui peut être au premier plan.

La tumeur peut être de découverte fortuite, sur un bilan radiologique réalisé pour d'autres raisons, en particulier en prévision d'un traitement orthodontique ou d'avulsions dentaires.

Critères cliniques de malignité

- Évolution tumorale rapide.
- Mobilité et chute dentaire.
- Anesthésie trigéminée.
- Douleurs.
- Ulcération cutanée ou endobuccale.
- Trismus.
- Atteinte de l'état général.

B. Aspects radiologiques

1. Radiographie

C'est la radiographie, en premier lieu l'orthopantomogramme, qui permet d'affirmer l'existence d'une tumeur osseuse et d'en suspecter la nature bénigne ou maligne, rarement de l'identifier.

Cette radiographie permet d'évaluer l'état de la denture (dent absente, surnuméraire, ectopique, dysplasique, cariée), le stade de dentition (déciduale, permanente), les articulations temporomandibulaires (ATM), les structures osseuses mandibulaire (situation et trajet du nerf mandibulaire) et maxillaire (développement et transparence des sinus maxillaires).

L'interprétation doit être systématique :

- denture :
  - compter les dents absentes et en chercher la raison; en l'absence d'agénésie ou d'avulsion, on dénombre 20 dents en denture déciduale, 32 en denture permanente;
  - si c'est un enfant, compter les germes dentaires;
  - analyser les dents traitées;
- mandibule :
  - étudier l'anatomie de l'ATM;
  - repérer le nerf alvéolaire inférieur (V3) : origine, trajet intraosseux, émergence;
  - étudier l'aire de projection des glandes submandibulaires et parotides et le trajet des canaux excréteurs à la recherche de calcifications;

- maxillaire :
  - étudier les dents antrales (première et deuxième molaire, prémolaires) et les éventuels dépassements intrasinusiens de traitements endocanalaires;
  - étudier le développement des sinus maxillaires, qui doivent être symétriques.

Critères radiographiques de malignité

- Image mal limitée à contours flous et irréguliers.
- Lyse de la corticale à l'emporte-pièce sans refoulement ni amincissement.
- Réaction périostée intense et radiaire (spicules).
- Envahissement des structures voisines.
- Lyse alvéolaire péri-dentaire (dents flottantes).

Les radiographies occlusales et rétroalvolaires complètent la radiographie panoramique en permettant une analyse plus fine des rapports entre tumeurs et racines dentaires.

2. Scanner

Une tomodensitométrie sera demandée :

- pour préciser, dès que nécessaire, les rapports de la tumeur avec les structures anatomiques avoisinantes (sinus maxillaire, cavité orbitaire, fosses nasales, canal du nerf alvéolaire inférieur);
- pour préciser les relations de la tumeur avec les racines dentaires (denta-scanner);
- pour préciser l'extension tumorale, à la fois en endo-osseux et dans les parties molles;
- lorsque la lésion a un caractère pluriloculaire ou mal limité et/ou lorsqu'il existe une suspicion de destruction corticale (cf. encadré 7.1).

La tomographie à faisceau conique (CBCT), ou « *Cone Beam* », permet d'étudier les structures calcifiées mais est peu performante pour l'étude des tissus mous.

3. IRM

Une IRM sera demandée pour :

- préciser l'extension tumorale à la fois dans et en dehors de l'os (évaluation endomédullaire de la tumeur, repérage des métastases intraosseuses : *skip metastasis*);
- avoir un élément de référence permettant d'évaluer éventuellement le comportement de la tumeur avant et après chimiothérapie (comparaison du volume tumoral et du pourcentage de la prise de contraste dans la tumeur).

4. Scintigraphie

Une scintigraphie au technétium 99 avec balayage corporel sera demandée dès qu'il existe une suspicion de tumeur poly-ostotique.

Dans le cadre des lésions lytiques, il convient d'éliminer une image particulière, celle de la *cavité idiopathique de Stafne*, qui se traduit par une image claire, au-dessous du canal dentaire, dans la région angulaire de la mandibule, arrondie ou ovalaire, ou bien par une image réalisant une encoche à concavité inférieure échancrant le bord basilaire de la mandibule. Cette image correspond à une perforation osseuse contenant généralement des lobules de glande submandibulaire.

Dans le cadre des images condensantes, il ne faut pas confondre tumeur et *dystrophie osseuse de la maladie de Paget du sujet âgé*, pouvant intéresser, en dehors de la voûte crânienne, surtout le maxillaire et entraînant un élargissement osseux avec déformations faciales et possibilité de compression nerveuse.

Encadré 7.1

Analyse d'une zone d'ostéolyse

La grande majorité des tumeurs osseuses, entraînant une destruction localisée de l'os, se traduisent sur la radiographie par une diminution de l'opacité des tissus osseux par rapport au tissu normal avoisinant. On observe donc une *zone d'ostéolyse*, ou *lacune osseuse*. Devant une telle image, il faut s'astreindre à répondre à une série de questions.

La lésion est-elle mono-ostotique ou poly-ostotique ?

Un certain nombre de tumeurs sont potentiellement poly-ostotiques[1] : dysplasie fibreuse, granulome éosinophile, myélome par exemple.

S'agit-il d'une lésion isolée ou bien plusieurs images lacunaires existent-elles sur la mandibule et/ou le maxillaire ?

On peut rencontrer plusieurs lésions du même type géographiquement distinctes. Cet aspect évoque surtout le chérubinisme (ou chérubisme), les kystes épidermoïdes (dans le cadre d'un syndrome de Gorlin), l'histiocytose X ou les lymphomes.

La localisation de la tumeur permet-elle une orientation diagnostique ?

Seules quelques rares lésions tumorales ont une localisation caractéristique :

- kyste du canal nasopalatin, kyste médian mandibulaire ou palatin, par exemple ;
- tumeur nerveuse le long du trajet du canal dentaire inférieur.

Les limites de la lésion paraissent-elles nettes, bordées d'un liseré d'ostéocondensation ou sont-elles floues ?

Une lésion bénigne ou peu agressive est caractérisée par un passage brusque de la lésion au tissu normal, indiquant soit que le processus pathologique est bien contenu par l'organisme, soit que la lésion n'a pas naturellement tendance à l'envahissement. À l'inverse, une lésion osseuse de type agressif est typiquement caractérisée par une lésion à contours mal définis. La transition entre l'os atteint et l'os sain se fait graduellement, sur quelques millimètres, indiquant que le processus pathologique est mal circonscrit. Cet aspect radiographique est souvent associé à une tendance à l'envahissement et à une progression rapide.

Le contenu paraît-il homogène ou hétérogène ?

Le contenu des images lytiques est souvent hétérogène, soit par une coexistence de formation kystique et de masse tumorale, soit qu'il subsiste des travées osseuses, soit qu'il existe des zones calcifiées ou des zones de tonalité dentaire (cémentaire ou dentinaire).

Quel est l'état de la corticale osseuse ?

Les tumeurs bénignes amincissent puis effacent la corticale sous la pression de la lésion, qui demeure enclose sous une coque conjonctivopériostée. Les tumeurs malignes détruisent la corticale, le périoste et envahissent les parties molles.

Existe-t-il une réaction périostée ?

Une réaction périostée en réponse à un processus bénin est typiquement bien organisée, lisse et régulière : la formation osseuse a eu le temps de se structurer et de se remodeler. Les réactions périostées de type spiculé, voire en « rayons de soleil », traduisent une lésion hautement évolutive et donc une suspicion de malignité.

Existe-t-il une extension aux parties molles ?

L'extension aux parties molles se rencontre naturellement dans les tumeurs malignes (carcinome et tous types de sarcome), mais aussi dans certaines tumeurs bénignes (améloblastome, par exemple).

La lésion a-t-elle des relations avec un germe dentaire ou une dent incluse ?

La présence d'une dent incluse au sein ou au voisinage d'une image lacunaire n'entraîne pas obligatoirement le diagnostic de kyste dentigère, même s'il s'agit du cas le plus fréquent. De nombreuses lésions s'accompagnent fréquemment de dent incluse (améloblastome, kyste épidermoïde).

Les dents voisines sont-elles refoulées ?

Pratiquement tous les kystes et toutes les tumeurs bénignes peuvent entraîner un refoulement des dents voisines.

Y a-t-il une rhizalyse (lyse des racines dentaires) ?

Les rhizalyses sont très banales dans les tumeurs bénignes et elles peuvent se voir également dans les tumeurs malignes.

[1] Lésion mono-ostotique : sur un seul os. Lésion poly-ostotique : sur plusieurs os.

Points clés du diagnostic radiographique d'une tumeur osseuse maxillomandibulaire

- Tonalité de l'image : radiotransparente, radio-opaque, mixte.
- Caractère unique ou multiple.
- Caractère uni- ou multiloculaire.
- Contours nets ou flous, avec liseré radio-opaque ou radiotransparent.
- Localisation particulière faisant évoquer un diagnostic unique (kyste nasopalatin...).
- Rapport avec les structures voisines (V3, sinus maxillaires, orbites, racines).
- Retentissement dentaire de la lésion (déplacement, rhizalyse, inclusion).
- Signes associés : réaction périostée (appositions, spicules...), fracture, lyse corticale.

II. Examen anatomopathologique

L'histoire clinique et les documents radiographiques sont, dans certains cas, suffisants pour établir le diagnostic d'une lésion dysplasique ou tumorale bénigne et il est alors légitime de s'abstenir de biopsie préalable à un geste thérapeutique.

Il conviendra cependant dans tous les cas de figure d'envisager une vérification anatomopathologique de la pièce d'exérèse lorsqu'une indication chirurgicale est posée.

Mais, chaque fois qu'il existe un doute diagnostique et, bien sûr, chaque fois qu'il s'agit d'une lésion dont les caractéristiques peuvent faire évoquer la malignité, même si le diagnostic paraît certain, la biopsie est une stricte obligation.

III. Les principales tumeurs et leurs traitements

La description présentée ici est volontairement restreinte aux lésions les plus fréquentes ou graves.

A. Kystes

Par définition, on parle de kystes pour des cavités intraosseuses dont la paroi est revêtue d'épithélium et dont le contenu est secrété par le tissu de revêtement.

On distingue les kystes d'origine dentaire (de loin les plus fréquents) et les kystes d'origine non dentaire.

1. Kystes d'origine dentaire

Kystes inflammatoires (kyste radiculodentaire ou apical, kyste latéral et kyste résiduel)

Les kystes inflammatoires sont les plus fréquents. À l'occasion d'une infection dentaire (carie, pulpite, puis nécrose), un granulome se forme à l'apex d'une racine : il s'agit d'une prolifération épithéliale réactionnelle sous l'aspect d'une petite image radioclaire. Parfois, la lésion est située le long de la racine de la dent (abouchement d'un canal aberrant ou perforation instrumentale).

Radiologiquement, on découvre une image lacunaire radioclaire, homogène, bien limitée, de taille très variable (figure 7.1). Il existe habituellement une fine bordure d'ostéocondensation

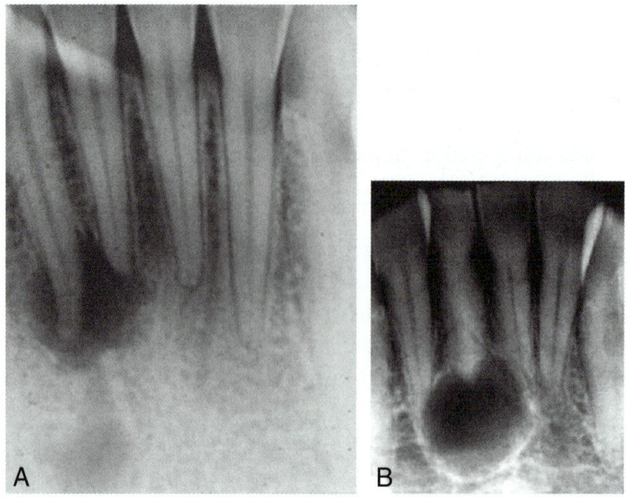

Fig. 7.1. Kyste radiculodentaire.

a. Granulome apical. **b.** Kyste radiculodentaire typique de petit volume.

en périphérie. Cette lacune apparaît appendue à une dent ou à un groupe de dents. Parfois, la lacune apparaît isolée car la dent causale a déjà été avulsée (kyste résiduel).

Le traitement habituel est l'énucléation chirurgicale, associée au traitement de la dent causale (avulsion ou obturation radiculaire avec résection apicale).

Kystes dentigères (ou kystes folliculaires ou kystes péricoronaires ou kystes coronodentaires)

Les kystes dentigères sont également très fréquents. Des débris épithéliaux ou des cordons épithéliaux reliant le follicule dentaire à la lame épithéliale se différencient en cavités kystiques.

Radiologiquement, on note une image radiotransparente arrondie à limites nettes, avec ou sans liséré de condensation périphérique, entourant la couronne d'une dent incluse ou l'ensemble d'un germe (figure 7.2).

Kystes épidermoïdes (ou kératokystes)

Les kystes épidermoïdes dérivent des restes épithéliaux de la lame dentaire qui unissent la gencive à l'organe en cloche.

Radiologiquement, on note une image lacunaire uni- ou multiloculaire, entourée le plus souvent d'une ligne de condensation osseuse.

Ce kyste épidermoïde peut faire partie d'un syndrome de Gorlin associant kystes épidermoïdes maxillomandibulaires, nævomatose basocellulaire et anomalies osseuses.

2. Kystes d'origine non dentaire

Kystes fissuraires

Les kystes fissuraires sont des kystes par inclusion épithéliale au niveau des fentes faciales embryonnaires.

Le diagnostic est suspecté sur la topographie :

- siégeant entre l'incisive latérale et la canine supérieure, on trouve le kyste globulomaxillaire, donnant classiquement une image lacunaire bien limitée, en « poire » (figure 7.3) ;
- sur la ligne médiane peuvent se rencontrer des kystes médians maxillaires ou médians mandibulaires (image lacunaire elliptique à grand axe vertical entre les incisives centrales) ou un kyste médian palatin.

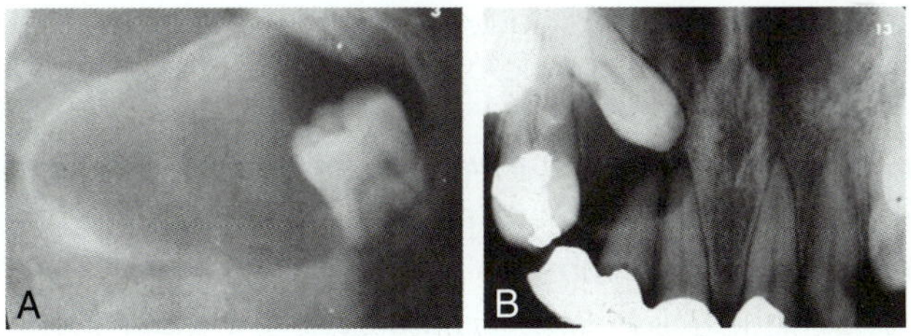

Fig. 7.2. **Kyste dentigère.**

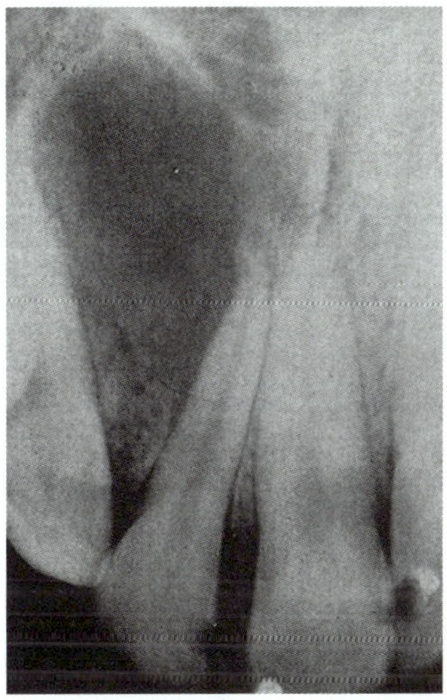

Fig. 7.3. **Kyste globulomaxillaire.**

Le diagnostic est conforté par le fait qu'il n'existe radiologiquement aucune relation vraie avec les dents et que les tests de vitalité de ces dents sont positifs.

Kystes du canal nasopalatin (ou kystes du canal incisif)

L'origine des kystes du canal nasopalatin reste discutée, attribuée le plus souvent à la prolifération des débris épithéliaux, parfois au recouvrement du canal incisif.

Ils se traduisent radiologiquement par une image lacunaire médiane rétro-incisive supérieure, classiquement en forme de cœur, le plus souvent cerclée d'un liseré dense.

B. Tumeurs bénignes d'origine dentaire

On distingue : les tumeurs épithéliales, les tumeurs mésenchymateuses et les tumeurs à double composante.

1. Tumeurs épithéliales d'origine dentaire

Améloblastomes

Les améloblastomes sont des tumeurs qui dérivent des améloblastes (cellules de l'émail). Ces améloblastes ont perdu leur capacité à fabriquer de l'émail.

L'âge de survenue de cette tumeur est de quinze à trente ans. Elle atteint la mandibule dans 85 % des cas, surtout dans la région angulomandibulaire.

Les améloblastomes se présentent cliniquement comme des tumeurs bénignes, à développement progressif, à point de départ endo-osseux. La tumeur finit par souffler les corticales et s'extériorise.

On note : douleurs, mobilité dentaire, éventuellement fracture spontanée puis, tardivement, ulcération avec bourgeonnement tumoral au niveau de la cavité buccale.

Radiologiquement (figure 7.4), on observe :

- soit une image kystique uniloculaire, à contours nets, associée éventuellement à des dents incluses, pouvant être fort trompeuse ;
- soit des images multiloculaires : images lacunaires multiples, séparées les unes des autres, ou images en « bulles de savon », ou images en « nid d'abeille » ;
- soit une vaste image lacunaire avec quelques cloisons de refend.

Les améloblastomes ne sont pas entourés d'une capsule. Il existe des pseudopodes tumoraux intraosseux s'infiltrant dans les canaux de Havers. Après effraction corticale, l'envahissement des parties molles par la tumeur se fait par invasion et non par refoulement, modalité d'invasion des tumeurs malignes, ce qui fait qu'on considère que les améloblastomes sont des tumeurs bénignes à malignité locale. Il n'y a jamais de métastase dans les améloblastomes. En revanche, cette tumeur peut dégénérer en une véritable tumeur maligne : l'épithélioma adamantin, tumeur qui, elle, donne des métastases fréquentes, en particulier par voie sanguine. Le risque de dégénérescence est de plus en plus fréquent au fur et à mesure des récidives.

Le traitement est exclusivement chirurgical. Cette modalité implique un bilan d'extension correct de la tumeur intraosseuse, avec en particulier un examen tomodensitométrique et/ou une IRM.

2. Tumeurs mésodermiques d'origine dentaire

On distingue les myxomes et les fibromyxomes odontogènes, les fibromes odontogènes, les cémentoblastomes, les cémentomes et les dysplasies cémento-osseuses péri-apicales.

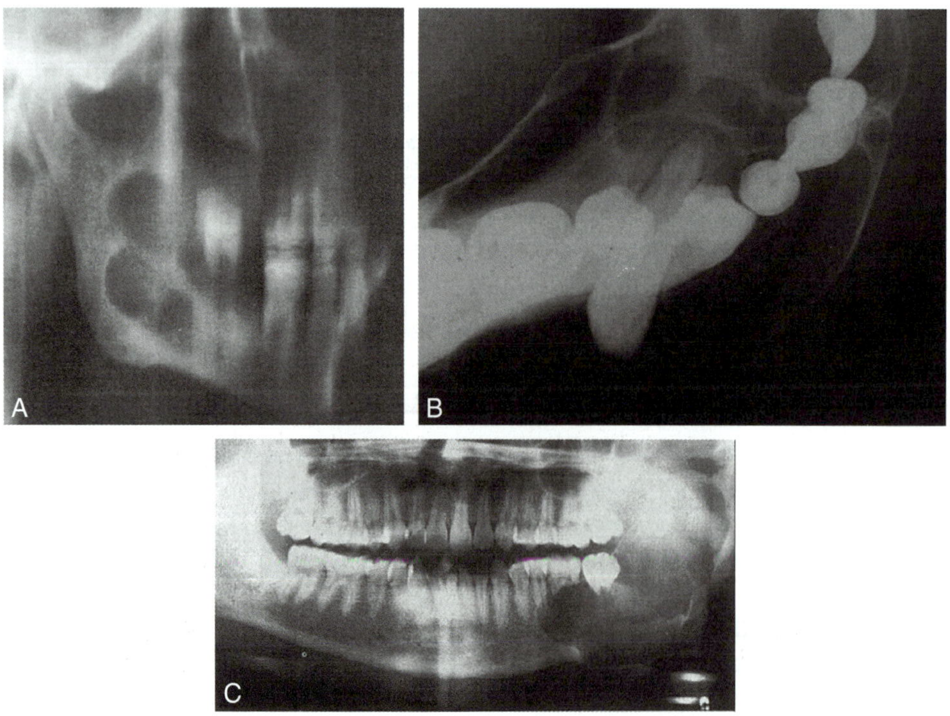

Fig. 7.4. Améloblastome.

Ce sont des tumeurs peu fréquentes, souvent de diagnostic fortuit sur radiographie. Elles nécessitent en général une exérèse en os sain exceptée pour la dysplasie cémento-osseuse qui nécessite une simple surveillance.

3. Tumeurs épithéliales et mésenchymateuses d'origine dentaire

Les plus fréquentes tumeurs de ce type sont les *odontomes* : il s'agit d'hamartomes de survenue fréquente, en général avant l'âge de vingt ans.

Au premier stade, il existe des zones radioclaires bien délimitées, puis on note une individualisation progressive d'opacité de type dentaire aboutissant à une masse compacte très dense entourée d'un halo clair périphérique (figure 7.5). Le traitement est l'énucléation chirurgicale simple.

C. Tumeurs bénignes d'origine non dentaire

La classification de ces tumeurs repose sur l'identification macroscopique et microscopique du tissu reproduit par la tumeur.

Nous ne ferons que les citer, car leur aspect clinique et radiologique ainsi que leur traitement sont identiques à ceux rencontrés dans les localisations sur d'autres os.

1. Tumeurs osseuses

On distingue l'ostéome ostéoïde, l'ostéoblastome et l'ostéome de localisation craniofaciale fréquente. La découverte d'ostéomes multiples de la face doit faire suspecter un syndrome de Gardner. Cette pathologie de transmission autosomique dominante associe des ostéomes multiples, une polypose rectocolique à haut risque de dégénérescence, des tumeurs des parties molles (tumeurs desmoïdes, kystes épidermiques) et des anomalies dentaires (dents surnuméraires, odontomes).

Remarque : Le torus palatin ou mandibulaire est une exostose fréquente de localisation unique médiopalatine, ou sur le bord lingual du secteur prémolaire à la mandibule.

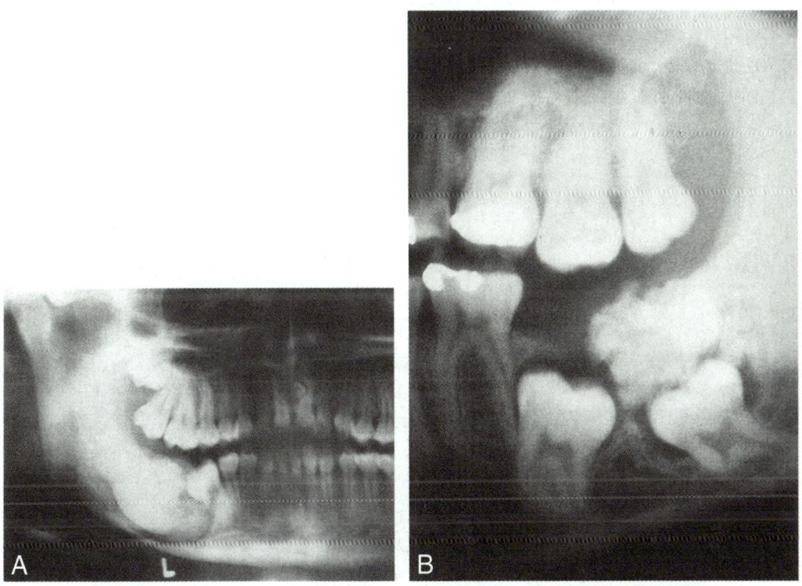

Fig. 7.5. Odontomes.
a. Odontomes complexes. **b.** Odontomes composés.

2. Tumeurs cartilagineuses

On distingue : le chondrome, l'ostéochondrome (maladie exostosante et ostéogénique solitaire), le chondroblastome et le fibrome chondromyxoïde.

3. Tumeurs conjonctives (fibromes)

Parmi les tumeurs conjonctives, la dysplasie fibreuse est de localisation craniofaciale très fréquente (figure 7.6). Il s'agit d'une lésion fibro-osseuse dont les signes d'appel peuvent être une déformation faciale, rarement des douleurs. À la radiographie, la trame osseuse est hétérogène avec des plages radiotransparentes asymétriques. La TDM montre une hyperdensité en verre dépoli. La scintigraphie est utile pour rechercher une atteinte poly-ostotique.

4. Tumeurs à cellules géantes

On y trouve tumeurs à myéloplaxes, granulome central réparateur à cellules géantes et le chérubinisme (localisation essentiellement angulomandibulaire, parfois maxillaire).

5. Divers

Citons également les tumeurs vasculaires (angiomes qui posent des problèmes particuliers au niveau facial, cf. chapitre 9), les tumeurs nerveuses, les lipomes intraosseux, les kystes anévrismaux et les kystes osseux essentiels.

D. Tumeurs malignes d'origine non dentaire

1. Sarcomes ostéogéniques (ostéosarcomes)

Il s'agit de tumeurs primitives de l'os dont les cellules tumorales élaborent du tissu osseux ostéoïde. L'ostéogenèse tumorale est prévalente pour le diagnostic, même si, dans certaines zones, s'associe une formation de tissu chondroblastique ou fibroblastique.

Plus de la moitié des cas s'observe entre dix et vingt ans. Les symptômes d'alarme habituels sont la douleur et l'apparition d'une tuméfaction.

Radiologiquement, les signes de malignité sont caractéristiques dans les formes évoluées : remaniement osseux diffus sans limites nettes, comportant des plages d'ostéolyse ou de condensation, rupture corticale, éperon périosté et image d'ostéogenèse anarchique en « feu d'herbe » (figure 7.7).

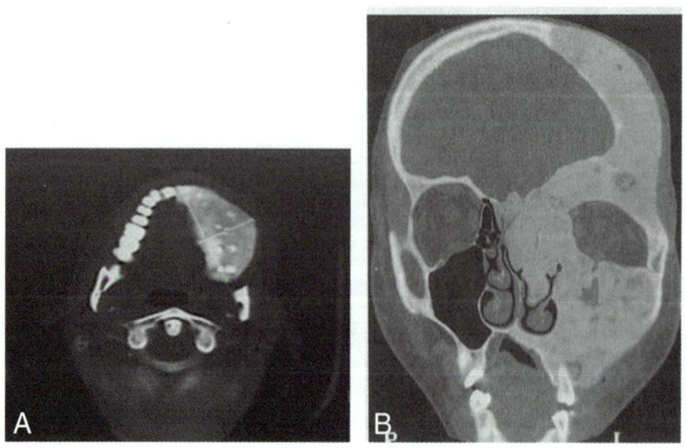

Fig. 7.6. Dysplasie fibreuse.

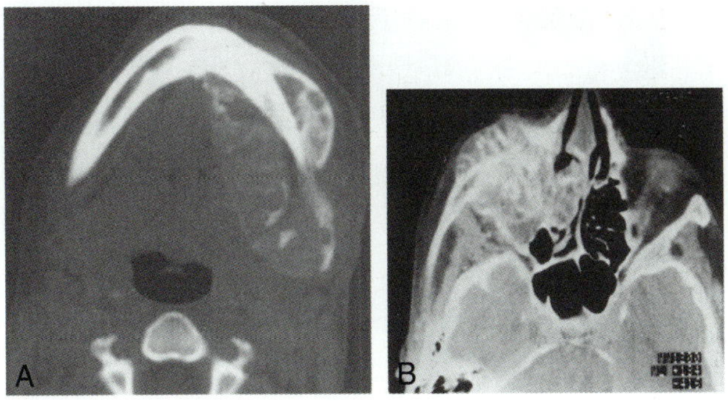

Fig. 7.7. **Ostéosarcome.**

Le traitement repose, dans les formes localisées opérables, sur une chimiothérapie première, suivie par une chirurgie d'exérèse. Selon la réponse histologique, la chimiothérapie postopératoire est variable, associée ou non à une radiothérapie.

2. Chondrosarcomes

Cette tumeur maligne primitive de l'os produit du cartilage tumoral. Ce contingent cartilagineux peut être exclusif ou s'associer à un contingent fibroblastique d'importance variable, mais il n'y a jamais de production de tissu osseux tumoral.

Les localisations crâniennes ou maxillaires sont peu fréquentes. C'est une tumeur qui survient surtout après l'âge de quarante ans.

Radiologiquement, l'aspect classique est une lacune centrale plus ou moins volumineuse, polylobée et irrégulière, la corticale étant grignotée par sa face profonde.

Le traitement repose essentiellement sur une chirurgie (urgente), adaptée suivant le grade histologique.

3. Fibrosarcomes

Le fibrosarcome est une tumeur maligne primitive dont la différenciation cellulaire se fait uniquement vers le tissu fibroblastique sans aucune tendance à l'élaboration du tissu ostéocartilagineux.

La symptomatologie ne présente aucune spécificité. L'image radiologique habituelle est lytique : ostéolyse ou lacune géodique. La prise en charge est identique à celle de l'ostéosarcome.

4. Tumeurs d'Ewing

Ce sont des tumeurs très rares au niveau de la face. Elles intéressent surtout l'enfant et l'adolescent.

Outre le bilan local habituel comprenant tomodensitométrie et IRM, un bilan d'extension générale doit être effectué : scintigraphie au technétium, tomodensitométrie du thorax, biopsie au trocart et ponction médullaire multiple, recherche d'une translocation chromosmique t(11 ; 22) ou t(21 ; 22). Une cryoconservation du sperme est effectuée si possible.

Le traitement repose, dans les formes localisées opérables, sur une chimiothérapie première, suivie par une chirurgie d'exérèse. Selon la réponse histologique, la chimiothérapie postopératoire est variable, associée ou non à une radiothérapie.

5. Hématosarcomes

La maladie de Hodgkin et le lymphome malin peuvent intéresser l'os, donnant des images de type perméatif. La localisation osseuse est un des éléments de l'affection. Un cas particulier

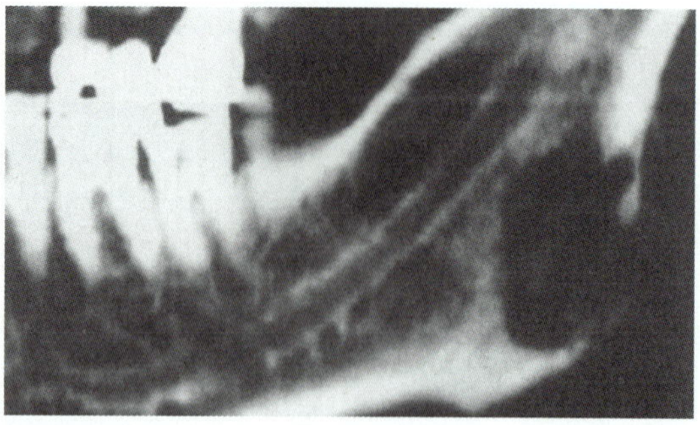

Fig. 7.8. Lésion métastatique.

est représenté par le *lymphome de Burkitt*, avec ses larges zones d'ostéolyse, avec rupture des corticales et présence de spicules osseux perpendiculaires au périoste.

Les *myélomes multiples* (maladie de Kahler) peuvent réaliser de volumineuses tumeurs, se traduisant par des lésions ostéolytiques multiples sans liseré d'ostéocondensation périphérique, sans lésion d'ostéoporose diffuse.

6. Lésions métastatiques

Les maxillaires et, surtout, la mandibule peuvent être le siège de lésion métastatique. Elles se traduisent le plus généralement par des lésions lytiques plus ou moins bien limitées, avec de fréquentes ruptures de corticale et, parfois, des réactions périostées qui s'étendent sous forme de condensation dans des structures adjacentes (figure 7.8). Rarement, ces métastases donnent des images ostéocondensantes ou mixtes (prostate, sein, poumon).

E. Tumeurs malignes d'origine dentaire

Il s'agit du carcinome et du sarcome odontogénique. Ces tumeurs sont exceptionnelles.

Points clés

- Les tumeurs maxillomandibulaires sont fréquentes et essentiellement bénignes. Les kystes et tumeurs odontogéniques en font l'originalité.
- Leur présentation clinique est souvent univoque (processus tumoral d'allure bénigne), contrastant avec l'extrême variété des tissus qui les composent.
- Le diagnostic se fait en trois temps : clinique, radiologique puis histologique.
- Ces tumeurs ne doivent jamais être négligées car, mêmes bénignes, elles peuvent poser de réels problèmes d'exérèse.
- Imagerie : orthopantomogramme systématique.
- Demande d'examen tomodensitométrique :
  - pour préciser, dès que nécessaire, les rapports de la tumeur avec les structures anatomiques avoisinantes;
  - pour préciser les relations de la tumeur avec les racines dentaires et le V3;
  - pour préciser l'extension tumorale, à la fois en endo-osseux et dans les parties molles, lorsque la lésion a un caractère pluriloculaire ou mal limité et/ou lorsqu'il existe une suspicion de destruction corticale.
- Demande d'IRM :
  - pour visualiser l'extension tumorale à la fois dans et en dehors de l'os;
  - pour préciser les rapports de la tumeur avec l'extrémité articulaire;
  - pour un élément de référence permettant d'évaluer éventuellement le comportement de la tumeur avant et après chimiothérapie.

- Demande de scintigraphie au technétium 99 avec balayage corporel : dès qu'il existe une suspicion de tumeur poly-ostotique.
- Demande de TEP-scanner : à discuter dans les tumeurs malignes.
- Les questions à se poser devant une image lytique maxillomandibulaire :
  - La lésion est-elle mono-ostotique ou poly-ostotique ?
  - S'agit-il d'une lésion isolée ou bien plusieurs images lacunaires existent-elles sur la mandibule et/ou le maxillaire ?
  - Les limites de la lésion paraissent-elles nettes, bordées d'un liseré d'ostéocondensation, ou sont-elles floues ?
  - Le contenu paraît-il homogène ou hétérogène ?
  - Quel est l'état de la corticale osseuse ?
  - Existe-t-il une réaction périostée ?
  - Existe-t-il une extension aux parties molles ?
  - Quelles sont les relations de la tumeur avec les racines dentaires ?
  - La lésion a-t-elle des relations avec un germe dentaire ou une dent incluse ?
  - Y a-t-il une rhizalyse ?
- L'image lytique la plus fréquemment retrouvée se situe en région angulomandibulaire. Elle comprend souvent une dent incluse. Les trois diagnostics à évoquer sont :
  - le kyste dentigère ;
  - le kératokyste ;
  - l'améloblastome.

Pour en savoir plus

Brygo, A., Leroy, X., Maes, J.-M., Ferri, J., 2006. Tumeurs et pseudo-tumeurs non odontogènes bénignes des maxillaires. Stomatologie, 22-062-H-10. Encycl. Méd. Chir., Elsevier, Paris.

Favre-Dauvergne, E., Auriol, M., Le Charpentier, Y., 1995. Tumeurs odontogéniques. Stomatologie, 22-062-F-10 Encycl. Méd. Chir., Elsevier, Paris.

Piette, E., Reychler, H., 1991. Traité de pathologies buccale et maxillo-faciale. De Boeck Université, Bruxelles.

CHAPITRE

8

Item 299 – UE 9 – Tumeurs cutanées

Objectifs pédagogiques

- Diagnostiquer une tumeur cutanée, épithéliale ou mélanique.
- Planifier le suivi du patient.

Item 287. Épidémiologie, facteurs de risque, prévention et dépistage des cancers.

Item 289. Diagnostic des cancers : signes d'appel et investigations paracliniques; caractérisation du stade; pronostic.

Item 291. Traitement des cancers : chirurgie, radiothérapie, traitements médicaux des cancers (chimiothérapie, thérapies ciblées, immunothérapie). La décision thérapeutique pluridisciplinaire et l'information du malade.

Item 292. Prise en charge et accompagnement d'un malade cancéreux à tous les stades de la maladie dont le stade de soins palliatifs en abordant les problématiques techniques, relationnelles, sociales et éthiques. Traitements symptomatiques. Modalités de surveillance.

Item 299. Tumeurs cutanées, épithéliales et mélaniques.

I. Nævus

Le nævus est une tumeur mélanocytaire bénigne fréquente dont la multiplication dès l'enfance est fonction de l'exposition solaire et de caractéristiques individuelles.

A. Formes cliniques

1. Nævus commun

Pigmentés ou tubéreux, ils apparaissent dès quatre à cinq ans. En général inférieurs à 10 mm (figure 8.1).

2. Nævus bleu

Les nævus bleus sont le plus souvent situés au niveau du visage ou de la face d'extension du membre supérieur. Le problème principal est le diagnostic différentiel avec un mélanome (figure 8.2).

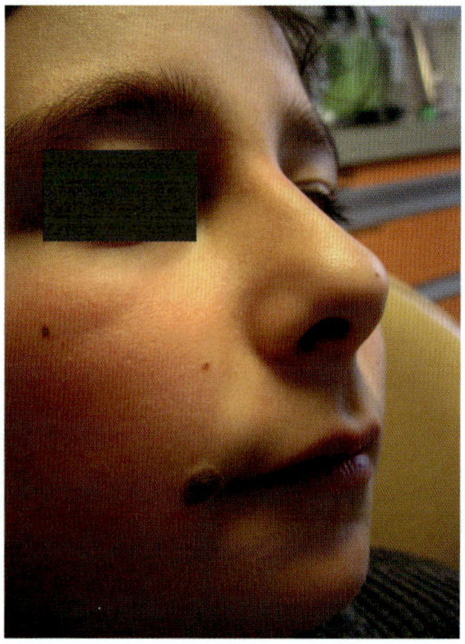

Fig. 8.1. **Nævus commun.**

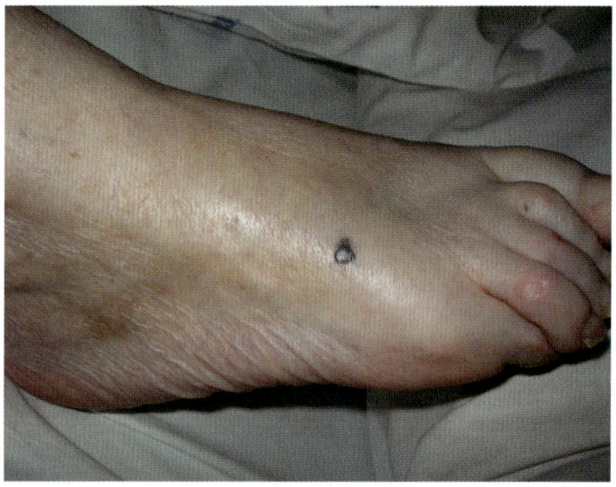

Fig. 8.2. **Nævus bleu.**

3. Nævus achromique

Ces naevus prédominent au niveau de la face ou sur le tronc.

4. Nævus cliniquement atypiques

Ils ont des caractéristiques proches de celles qui font craindre un mélanome : taille supérieure à 5 mm, couleur rosée ou brune, asymétrie des bords, forme irrégulière, couleur inhomogène… Leur exérèse ne s'impose qu'en cas de doute avec un mélanome. Les sujets présentant de telles lésions en grand nombre seraient plus à risque de développer un mélanome (figure 8.3).

5. Formes topographiques

Nævus du lit de l'ongle, nævus des muqueuses et des extrémités (figure 8.4).

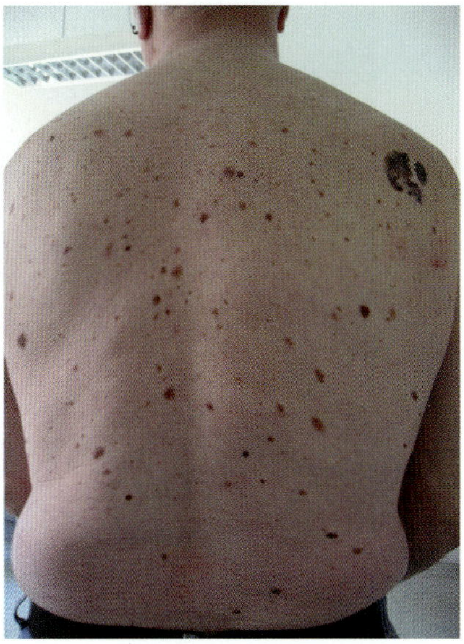

Fig. 8.3. Multiples nævus atypiques et mélanome scapulaire droit.

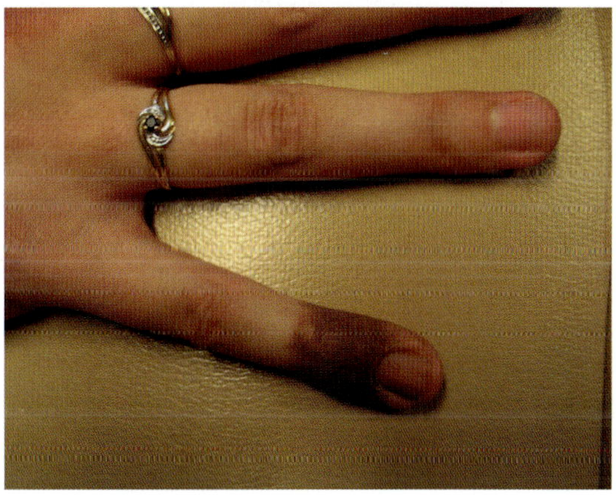

Fig. 8.4. Nævus de l'extrémité de l'auriculaire droit.

6. Nævus congénitaux

Ils concernent moins de 1 % des naissances. Les nævus congénitaux géants sont considérés comme des précurseurs potentiels de mélanome, avec un risque de transformation entre 5 et 20 % (figure 8.5). Le risque de transformation des nævus congénitaux de petite taille semble très faible et comparable à celui des nævus communs.

B. Facteurs favorisants

Les facteurs favorisants sont :

- le phototype I et II;
- l'exposition solaire;
- la dépression immunitaire.

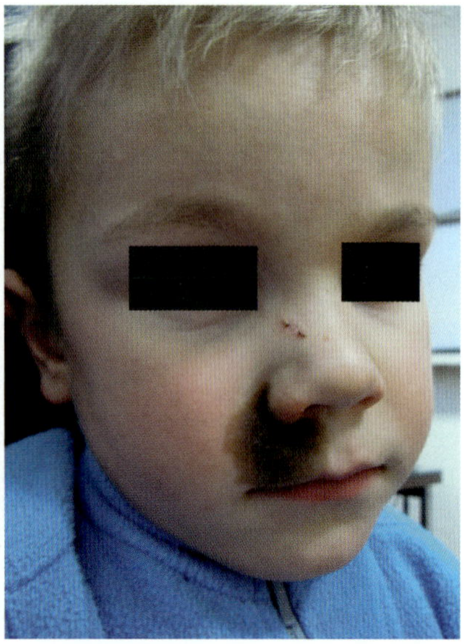

Fig. 8.5. **Nævus congénital labial supérieur.**

C. Risque de transformation en mélanome

Il s'agit d'un événement exceptionnel (inférieur à 1 pour 100 000 nævus). Le risque est plus élevé pour les nævus géants congénitaux.

Marqueurs de risque de mélanome

Les nævus communs sont des marqueurs de risque de mélanome :

- s'ils sont en grand nombre (supérieur à 50);
- s'ils sont de grande taille (supérieur à 5 mm);
- lors de la présence d'un grand nombre de nævus atypiques;
- s'il y a des antécédents familiaux de mélanome;
- chez les sujets à peau blanche.

D. Exérèse

L'exérèse est réalisée :

- en cas de doute avec un mélanome;
- à la demande du patient pour des raisons esthétiques ou si le nævus est régulièrement traumatisé.

Le risque de rançon cicatricielle doit être expliqué au patient, en particulier au niveau du visage.

L'exérèse doit passer à 2 mm des limites macroscopiques de la lésion et un examen histologique de la pièce opératoire sera systématiquement demandé (figure 8.6).

L'exérèse systématique préventive de tous les nævus communs n'est pas indiquée.

L'exérèse préventive précoce des nævus congénitaux géants est souhaitable mais pas toujours réalisable. Elle serait plus facile dans les premiers mois de vie.

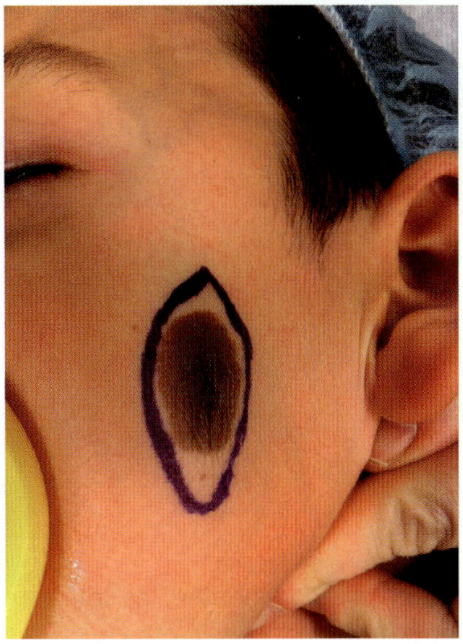

Fig. 8.6. **Résection de nævus congénital.**

E. Surveillance

Il n'y a pas lieu de surveiller médicalement tous les individus mais il faut enseigner l'autosurveillance et insister sur la nécessité de consulter rapidement devant une lésion inhabituelle.

Il faut également insister sur la nécessité de la photoprotection, particulièrement durant l'enfance et l'adolescence.

II. Mélanome

A. Incidence et mortalité

En France, l'incidence du mélanome est estimée à cinq à dix nouveaux cas pour 100000 personnes par an. Elle double environ tous les dix ans dans les pays à population blanche et la mortalité tend à augmenter (1,2 à 1,5 pour 100000 en France).

Le mélanome est la plus sévère des tumeurs cutanées malignes et la première cause de décès par cancer cutané en France. Les localisations au niveau de la tête et du cou représentent 15 à 20 % des cas.

B. Facteurs de risque

On retrouve les facteurs de risque suivants :

- l'exposition de la peau aux rayons ultraviolets solaires ou artificiels (expositions intermittentes et intenses aux UVB d'une peau non protégée et les brûlures solaires dans l'enfance) ;
- les phototypes I et II ;
- le syndrome du nævus atypique (plus de 50 nævus, souvent > 6 mm, avec des bords irréguliers et polychromes, pouvant siéger en peau non exposée au soleil) ;

- les nævus congénitaux géants;
- le nombre de nævus sur la totalité de la surface corporelle constitue un facteur de risque (plus de 50 nævus de diamètre de 2 à 3 mm);
- antécédents familiaux de mélanome : un antécédent familial, en particulier dans la parenté du premier degré, augmente de deux à trois fois le risque de survenue d'un mélanome;
- antécédents personnels de mélanome : ils constituent un facteur de risque pour la survenue d'une deuxième localisation.

Le mélanome cutané se développe le plus souvent *de novo*, plus rarement après dégénérescence de nævus préexistants.

C. Diagnostic

1. Critères cliniques

En présence d'une lésion cutanée pigmentée, les critères « ABCDE » doivent faire suspecter sa malignité (figures 8.7 et 8.8).

Critères diagnostiques des mélanomes : « ABCDE »

- **A** → **A**symétrie.
- **B** → **B**ords irréguliers, encochés ou polycycliques.
- **C** → **C**ouleur inhomogène.
- **D** → **D**iamètre supérieur à 6 mm (critère non spécifique).
- **E** → **E**volution récente documentée (extension en taille, en forme, couleur et relief).

2. Diagnostic positif

Le diagnostic du mélanome, suspecté cliniquement par l'inspection parfois aidée du dermatoscope, est affirmé par l'examen anatomopathologique qui va conditionner la prise en charge ultérieure.

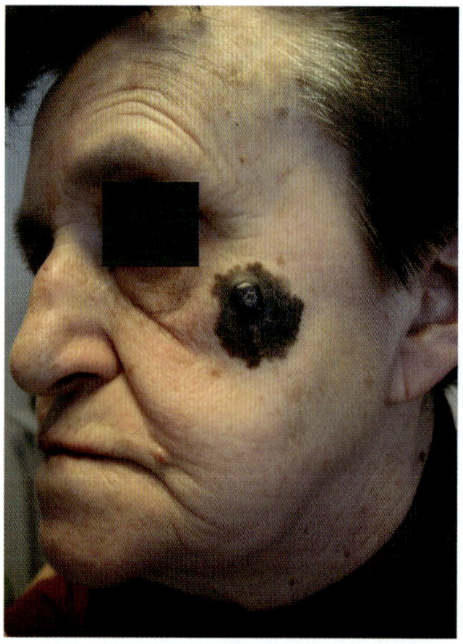

Fig. 8.7. **Mélanome jugal.**

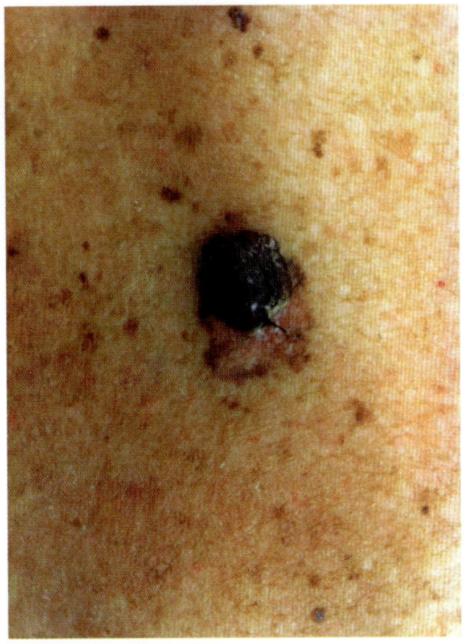

Fig. 8.8. **Abécédaire du diagnostic de mélanome.**

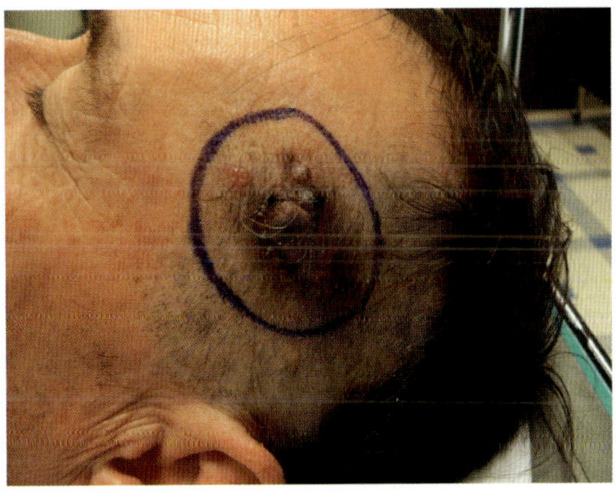

Fig. 8.9. **Biopsie exérèse à visée diagnostique.**

Toute lésion suspecte de mélanome doit être excisée en vue d'un examen anatomopathologique (figure 8.9). L'exérèse doit être chirurgicale et complète, emportant la tumeur dans sa totalité et orientée.

Une simple biopsie peut être effectuée devant une lésion suspecte de grande taille dont l'exérèse totale exposerait à de grands délabrements.

L'analyse anatomopathologique permet d'établir le diagnostic de mélanome et de donner l'élément pronostique essentiel pour guider la stratégie thérapeutique : l'épaisseur tumorale en millimètres, ou *indice de Breslow*.

3. Types anatomocliniques

Mélanome à extension superficielle

Le mélanome à extension superficielle (SSM) est la plus fréquente des variétés de mélanomes (70 % des cas). L'âge moyen de survenue se situe entre quarante et cinquante ans. Ses sites de prédilection sont les membres inférieurs chez la femme et le dos chez l'homme (figure 8.3).

Mélanome de Dubreuilh

Il représente 4 à 10 % des cas et se présente sous forme de macules brunâtres au niveau des zones photoexposées des sujets de plus de soixante ans. Il touche essentiellement la femme (figure 8.10).

Mélanome acral lentigineux

Il siège principalement sur les zones palmoplantaires, le lit et le pourtour unguéal. L'aspect initial est celui d'une macule brune à bords généralement déchiquetés (figure 8.11).

Mélanome nodulaire

Il représente 15 à 30 % des mélanomes. Sa progression est d'emblée verticale. Il se présente sous forme d'un nodule arrondi, de couleur bleue ou noire, à croissance rapide (figure 8.12).

Mélanome desmoplastique

La tête et le cou sont les sites de prédilection de ces lésions survenant en général sur les zones photoexposées, sous la forme d'une plaque indurée ou d'un nodule achromique.

Mélanome des muqueuses

Il représente 5 % des mélanomes et n'est pas lié à l'exposition solaire. Le siège est en général les muqueuses anorectale et nasale, parfois buccale (figure 8.13).

D. Particularités des mélanomes cervicocéphaliques

Les mélanomes cervicocéphaliques représentent 15 à 20 % des mélanomes et concernent essentiellement le sujet âgé de sexe masculin. L'âge moyen de survenue se situe dans la sixième décennie. Ils se développent essentiellement au niveau de la joue. Le drainage lymphatique des mélanomes de la tête et du cou se distingue par sa complexité et son caractère imprévisible. Il existe une plus grande tendance à la récidive, avec une survie plus faible par rapport aux autres localisations. Ces récidives sont essentiellement locorégionales. Le pronostic de ces localisations est plus péjoratif que celui des mélanomes des membres, avec une probabilité de survie à cinq ans variant de 55 à 70 %. Le pronostic semble être plus sombre pour les mélanomes du scalp et de l'oreille.

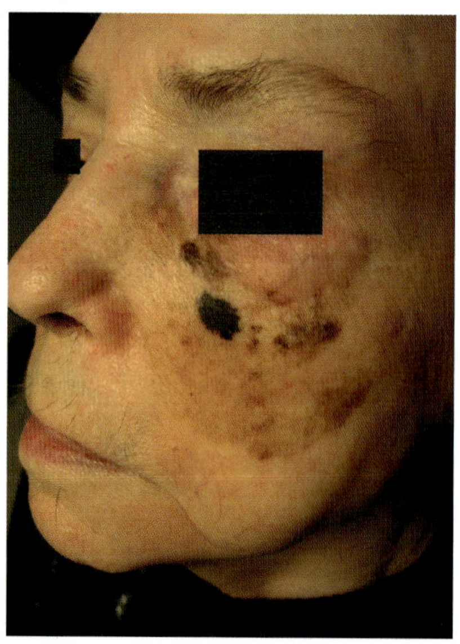

Fig. 8.10. **Mélanome de Dubreuilh.**

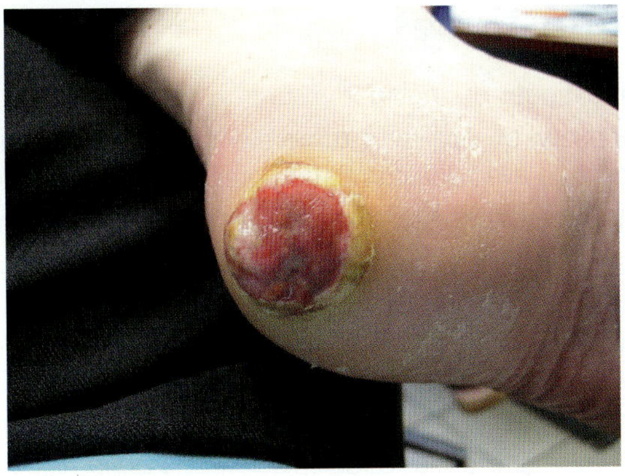

Fig. 8.11. Mélanome acral du talon.

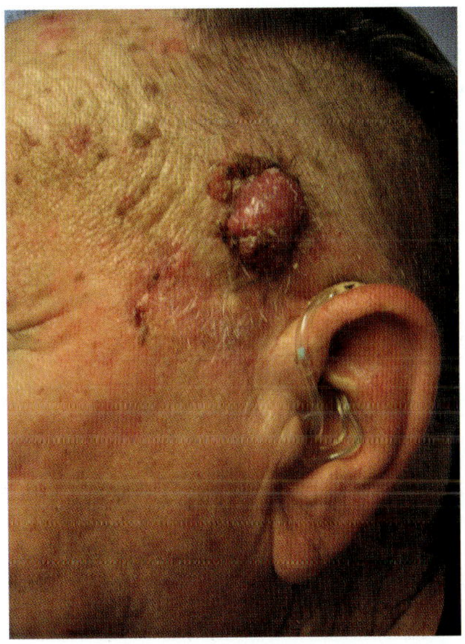

Fig. 8.12. Mélanome nodulaire.

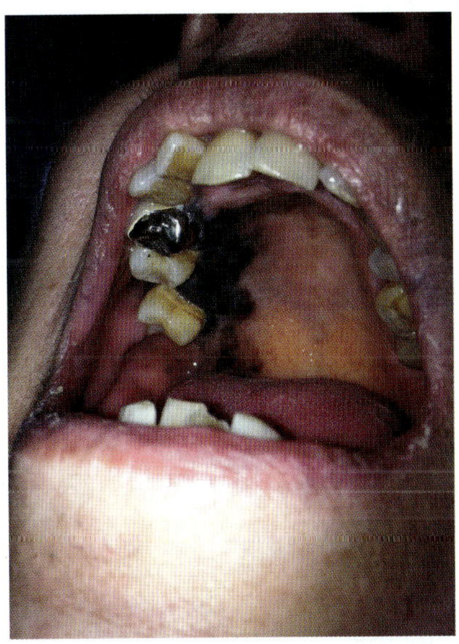

Fig. 8.13. Mélanome buccal.

E. Facteurs pronostiques

Les facteurs pronostiques du mélanome sont :

- l'indice de Breslow, ou épaisseur tumorale mesurée histologiquement, qui est le principal critère pronostique avec une corrélation presque linéaire entre épaisseur et mortalité ;
- l'ulcération (clinique ou histologique), un des facteurs pronostiques les plus importants avec l'indice de Breslow ;
- l'index mitotique pour les tumeurs de faible épaisseur ;
- le statut histologique du ganglion sentinelle : l'exérèse du ganglion sentinelle n'est pas recommandée de façon systématique en France ; elle peut être indiquée en option pour les mélanomes supérieurs à 1 mm d'épaisseur dans le cadre d'essais cliniques ;
- le sexe, l'âge et le site de la lésion : le sexe masculin, les localisations axiales (tête, cou, tronc) et l'âge avancé seraient des facteurs de mauvais pronostic ;
- l'atteinte ganglionnaire régionale : en cas d'atteinte ganglionnaire, le nombre de ganglions envahis, le caractère microscopique ou macroscopique de cette atteinte sont des facteurs déterminants ; l'existence d'une rupture capsulaire majore le caractère péjoratif ;
- l'atteinte métastatique à distance : le pronostic est en règle très mauvais ; les facteurs pronostiques les plus importants sont le nombre de sites métastatiques, le site de survenue de la métastase et le taux de LDH plasmatique.

F. Principes thérapeutiques

1. Prévention

La prise en charge thérapeutique du mélanome au stade local reste actuellement le meilleur garant de la guérison et plaide en faveur du développement de mesures de prévention. Celles-ci vont encourager d'une part la photoprotection et d'autre part le dépistage des lésions suspectes et des formes familiales.

Le rôle des dermatologues est essentiel dans cette activité de dépistage. Depuis 1998, les journées annuelles de sensibilisation et de dépistage contribuent à enseigner l'autosurveillance des nævus.

2. Bilan d'extension

Il s'agit d'un examen clinique complet :

- interrogatoire : facteurs de risque cutanés (expositions solaires, phototype, antécédents personnels et familiaux de cancers cutanés) ;
- examen clinique exhaustif :
  - examen et palpation de tout le tégument à la recherche d'une extension locale, d'une lésion cutanée à distance, d'un second mélanome ou d'une autre tumeur cutanée ;
  - palpation des aires ganglionnaires : recherche d'un envahissement ganglionnaire ;
  - examen général à la recherche d'un signe clinique d'appel d'envahissement à distance.

Il n'existe aucun consensus sur le bilan radiologique initial. Les examens d'imagerie seront adaptés aux facteurs pronostiques du mélanome. Le scanner « corps entier » avec produit de contraste est souvent proposé.

Tableau 8.1. Classification AJCC 2009 pour les mélanomes

Stades	Critères
IA	Breslow ≤ 1 mm, sans ulcération et avec un index mitotique < $1/mm^2$
IB	Breslow ≤ 1 mm, avec ulcération ou avec un index mitotique ≥ $1/mm^2$ Breslow 1,01–2 mm, sans ulcération
IIA	Breslow 1,01–2 mm, avec ulcération Breslow 2,01–4 mm, sans ulcération
IIB	Breslow 2,01–4 mm, avec ulcération Breslow > 4 mm, sans ulcération
IIC	Breslow > 4 mm, avec ulcération
IIIA	Tumeur sans ulcération, métastases microscopiques dans 1, 2, ou 3 ganglions lymphatiques régionaux
IIIB	Tumeur sans ulcération, métastases macroscopiques dans 1, 2, ou 3 ganglions lymphatiques régionaux ou métastases « en transit » Tumeur avec ulcération, métastases microscopiques dans 1, 2, ou 3 ganglions lymphatiques régionaux ou métastases « en transit »
IIIC	Tumeur avec ulcération, métastases macroscopiques dans 1, 2, ou 3 ganglions lymphatiques régionaux Tumeur avec ou sans ulcération, métastases dans 4 ganglions lymphatiques régionaux ou plus ou métastases « en transit » avec métastase(s) ganglionnaire(s) régionale(s)
IV	Métastases à distance

Le scanner « corps entier » avec produit de contraste est aussi de mise en cas de récidive locale cutanée ou ganglionnaire, de localisations viscérales, avant toute décision thérapeutique, afin d'éliminer d'autres métastases.

Avec les résultats de l'examen anatomopathologique et du bilan d'extension initial, le stade de la maladie peut être défini selon la classification AJCC 2009 (tableau 8.1).

La conduite à tenir en matière de traitement et de suivi se discute en réunion de concertation pluridisciplinaire (RCP).

3. Traitement chirurgical

Exérèse chirurgicale de la tumeur primitive

Le traitement du mélanome localisé est chirurgical et tient compte de la valeur de l'indice de Breslow qui a été déterminé lors de la biopsie-exérèse (tableau 8.2).

Tableau 8.2. Marges chirurgicales conseillées d'après l'épaisseur tumorale selon Breslow

Épaisseur selon Breslow	Marges chirurgicales conseillées
Intraépidermique	0,5 cm
0-1 mm (pT1)	1 cm
1,01-2 mm (pT2)	1–2 cm
2,01- 4 mm (pT3)	2 cm
> 4 mm (pT4)	2–3 cm

Évidement ganglionnaire

Le curage de principe n'est pas indiqué chez les patients N0.

L'exérèse du ganglion sentinelle n'est pas systématique. Elle peut être proposée dans le cadre d'essais thérapeutiques ou de protocoles d'évaluation pour les mélanomes supérieurs à 1 mm ou ulcérés.

En cas d'adénopathie régionale, un curage cervical ganglionnaire complet homolatéral à l'adénopathie est réalisé.

Chirurgie des métastases

La résection chirurgicale des métastases du foie, du cerveau ou du poumon est indiquée devant une localisation unique, de croissance lente et survenant après un intervalle long.

4. Traitement médical

Interféron alpha

Son indication reste discutée en traitement adjuvant à faible dose pour les mélanomes de stade II dont l'indice de Breslow est au-delà de 1,5 mm et à forte dose pour les mélanomes de stade III (atteinte ganglionnaire).

Chimiothérapie

Elle est indiquée dans les mélanomes de stade IV dont le pronostic reste sombre malgré les progrès thérapeutiques. Le mélanome malin est modérément chimiosensible. Les deux molécules les plus employées sont la dacarbazine (Déticène®) et la fotémuscine.

Thérapies ciblées

Ces traitements ont pour but de cibler le désordre moléculaire associé à une mutation génétique. Le vémurafenib est la première molécule de thérapie ciblée à avoir été autorisée en France pour le traitement des mélanomes métastatiques et non opérables. Elle est prescrite aux seuls patients qui sont porteurs d'une mutation de l'oncogène *BRAF* (50 % des cas environ).

5. Radiothérapie

Elle peut être indiquée :

- en postopératoire sur le lit de curage ganglionnaire ;
- en palliatif pour le traitement de récidive locale, de métastases en transit ou de métastases non opérables (cerveau).

G. Surveillance

Ses buts sont de :

- dépister une récidive locale ou ganglionnaire ;
- dépister un second mélanome malin ;
- traiter les effets iatrogènes des traitements.

Le rythme est défini par le stade du mélanome (conférence de consensus : tableau 8.3).

Le risque de récidive du mélanome justifie une surveillance à vie, excepté pour les mélanomes de faible épaisseur (Breslow < 0,75 mm).

Tableau 8.3. Modalités de surveillance après exérèse d'un mélanome primitif

Mélanome *in situ*	Surveillance clinique tous les 6 mois pendant 2 ans, puis une fois par an pendant 5 ans + autosurveillance
Indice de Breslow < 1,5 mm	Surveillance clinique tous les 6 mois pendant 10 ans, puis une fois par an toute la vie
Indice de Breslow > 1,5 mm **Ou, si régression, quelle que soit l'épaisseur**	Surveillance clinique tous les 3 mois pendant 5 ans, tous les 6 mois pendant les 5 ans suivants, puis une fois par an toute la vie

III. Carcinome à cellules de Merkel

Il s'agit d'une tumeur rare de la peau développée à partir des cellules neuroendocrines cutanées. Elle survient préférentiellement chez les personnes âgées ou immunodéprimées et se localise le plus souvent en zone photoexposée, notamment sur le visage.

Il s'agit d'une tumeur agressive sur le plan locorégional et comportant un risque élevé de métastases à distance.

A. Facteurs de risque

Les principaux facteurs de risque de cette tumeur cutanée sont l'âge avancé, l'exposition solaire, l'immunodépression.

La prise en charge du carcinome de Merkel n'est pas consensuelle et ne fait l'objet que de recommandations.

B. Diagnostic

La présentation clinique du carcinome de Merkel n'est pas spécifique. Il s'agit en général d'un nodule saillant ou d'une plaque indurée, rouge violacée, avec des télangiectasies superficielles (figure 8.14).

Le diagnostic positif repose sur l'analyse anatomopathologique d'une biopsie ou d'une pièce d'exérèse.

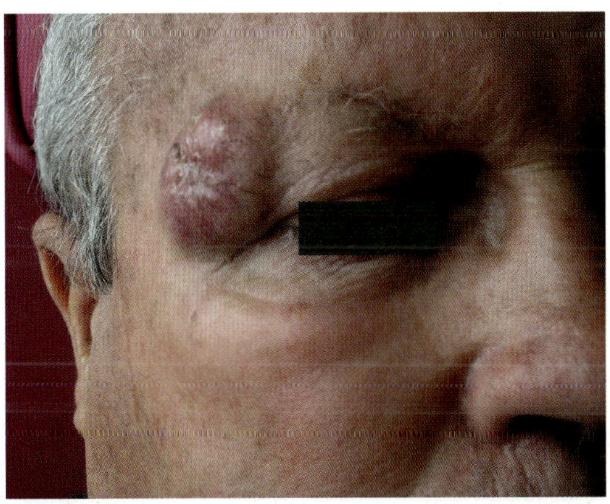

Fig. 8.14. Carcinome à cellules de Merkel.

C. Bilan d'extension initial

Il s'agit essentiellement de l'examen clinique :

- examen clinique complet du tégument ;
- examen des aires ganglionnaire ;
- examen général à la recherche de métastases à distance.

Le scanner du massif facial, cervical et thoraco-abdomino-pelvien est recommandé.

La biopsie du ganglion sentinelle est recommandée au moment de la reprise chirurgicale de la lésion afin de préciser le stade du carcinome de Merkel.

D. Facteurs pronostiques

Il s'agit essentiellement de la taille de la tumeur primitive et de son extension.

E. Traitement

La conduite à tenir en matière de traitement et de suivi se discute en réunion de concertation pluridisciplinaire (RCP).

1. Traitement chirurgical

Il s'agit du traitement de référence. Il consiste en une exérèse large de la tumeur, jusqu'au fascia, avec des marges de 2 à 3 cm lorsque la localisation le permet. Au niveau cervicocéphalique, des marges de 1 cm ou l'utilisation de la chirurgie micrographique de Mohs peuvent être employées.

La reconstruction doit privilégier les sutures directes ou greffes qui favorisent la surveillance ultérieure.

Dans le même temps opératoire et si la topographie de la lésion le permet, chez des patients N0, il est recommandé de réaliser la biopsie-exérèse du ganglion sentinelle.

En cas d'atteinte ganglionnaire clinique ou radiologique et en l'absence de métastases à distance, un curage ganglionnaire est indiqué.

2. Radiothérapie

Afin de diminuer les récidives locales, la radiothérapie externe est recommandée de façon systématique sur le lit d'exérèse chirurgicale. Elle peut s'associer à une radiothérapie sur le premier relais ganglionnaire quand le ganglion sentinelle n'a pas été prélevé.

Une irradiation complémentaire du territoire de drainage ganglionnaire est systématique en cas d'envahissement.

La radiothérapie exclusive peut être employée chez les patients inopérables et comme traitement palliatif de certains sites métastatiques.

3. Chimiothérapie

Elle est employée uniquement en cas de métastases à distance. Les deux protocoles employés sont carboplatine-étoposide et cyclophosphamide-doxorubicine-vincristine.

F. Surveillance

Il est conseillé d'instaurer une surveillance clinique tous les trois mois pendant deux ans puis tous les six mois pour une durée totale de cinq ans. On peut y associer une échographie des aires ganglionnaires de drainage et une TDM « corps entier » en cas d'atteinte ganglionnaire initiale.

IV. Dermatofibrosarcome de Darier-Ferrand

Il s'agit d'une tumeur rare, de malignité intermédiaire et de développement lent, caractérisée par son agressivité locale et sa tendance aux récidives en l'absence de chirurgie adaptée.

C'est une tumeur de l'adulte jeune (entre vingt et quarante ans) avec une légère prédominance masculine. Sa pathogénie est inconnue. Une anomalie génétique présente dans 95 % des cas a toutefois été découverte en 1990, avec la mise en évidence soit d'une translocation des chromosomes 17 et 22, soit de la formation d'un anneau chromosomique. Le rôle des traumatismes est évoqué chez 20 % des patients, certaines tumeurs se développant sur des cicatrices chirurgicales ou de brûlures.

A. Diagnostic

Cette tumeur débute le plus souvent par une plaque unique indurée, érythémato-violacée ou de couleur chair. Après plusieurs années d'évolution, l'aspect clinique est celui d'une plaque bosselée d'un ou plusieurs nodules saillants (figure 8.15).

Les localisations préférentielles sont le tronc (47 %) (figure 8.16), les extrémités proximales (38 %) ou la région cervicocéphalique (15 %).

Le diagnostic positif repose sur l'analyse anatomopathologique d'une biopsie.

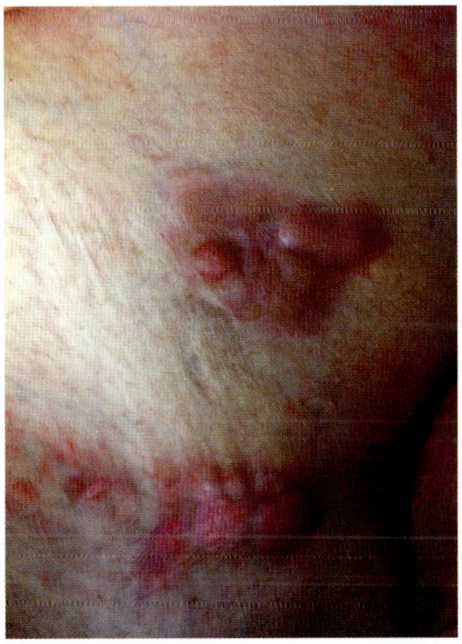

Fig. 8.15. Dermatofibrosarcome de Darier-Ferrand.

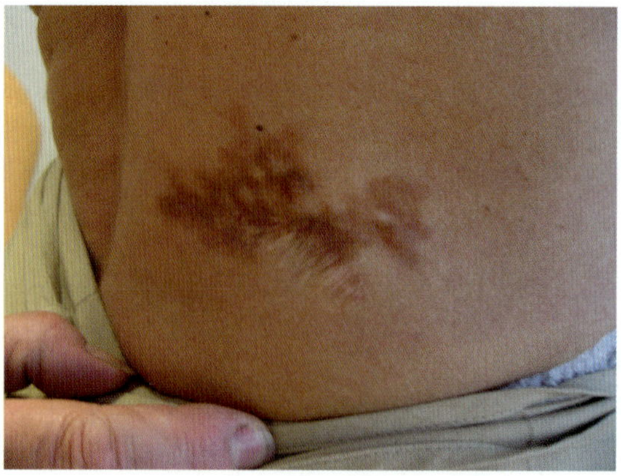

Fig. 8.16. **Dermatofibrosarcome de Darier-Ferrand lombaire, ancien.**

B. Évolution

L'évolution est fréquemment émaillée de récidives, dont la fréquence dépend des marges de l'exérèse initiale. Les métastases sont rares (5 %), essentiellement pulmonaires. Elles surviennent après des récidives multiples avec en général transformation sarcomateuse de plus haut grade de malignité.

C. Traitement

La conduite à tenir en matière de traitement et de suivi se discute en réunion de concertation pluridisciplinaire (RCP).

Le traitement de référence a longtemps été une exérèse chirurgicale avec des marges de 3 à 5 cm. Cette exérèse doit emporter le plan aponévrotique en profondeur. Actuellement, la technique de Mohs sur coupes en paraffine permet une épargne tissulaire avec la réalisation de marges de 2 cm, notamment au niveau de la face.

Un traitement ciblé par imatinib (Glivec®) est en cours d'évaluation pour diminuer le volume de certaines lésions. Il s'agit d'un inhibiteur spécifique de l'activité tyrosine kinase du récepteur du PDGF (l'imatinib interagit avec le site de fixation de l'ATP de la tyrosine kinase et empêche ainsi la phosphorylation des substrats). Cet inhibiteur a pour indication thérapeutique principale la leucémie myéloïde chronique à chromosome Philadelphie.

La gravité du dermatofibrosarcome de Darier-Ferrand est conditionnée par le risque de récidive et par la nécessité d'une exérèse chirurgicale large.

V. Carcinome basocellulaire

Les carcinomes basocellulaires (CBC) sont des tumeurs malignes épithéliales des cellules basales du revêtement cutané.

A. Incidence et mortalité

Les CBC représentent 70 % des carcinomes cutanés. L'incidence a doublé en vingt ans et varie selon les régions et l'âge de la population concernée, elle est évaluée à 80 à 150 nouveaux cas par an pour 100 000 habitants — l'imprécision est liée au manque de registre national sur ces cancers. La malignité du CBC est essentiellement locale, la tumeur ne métastasant que de manière exceptionnelle.

B. Facteurs de risque

Les facteurs de risque sont :

- les expositions solaires courtes mais intenses et répétées (vacances, sport) sur phototype clair de type I ou II (sujets à peau claire, à cheveux blonds et roux, avec des yeux clairs et une incapacité à bronzer) ;
- l'âge, avec un âge moyen au moment du diagnostic de soixante-six ans et une incidence qui augmente fortement après quatre-vingt-cinq ans ;
- certaines anomalies génétiques liées à des troubles de réparation de l'ADN (xeroderma pigmentosum) ou par mutation du gène *Patched* dans la nævomatose basocellulaire (syndrome de Gorlin, où les CBC peuvent être associés à des kystes des mâchoires) ; ces formes sont à rechercher lorsqu'on observe des CBC de survenue précoce, avant quarante ans ;
- l'immunodépression, également en cause dans la genèse des CBC : on observerait jusqu'à dix fois plus de CBC chez les patients greffés du rein.

C. Diagnostic

1. Diagnostic positif

L'aspect typique est celui d'une lésion de croissance lente, perlée, en relief, arrondie, rouge ou rosée avec des télangiectasies. En début d'évolution, lorsque la lésion est de petite taille, l'aspect est variable, parfois une simple érosion.

2. Formes cliniques

CBC nodulaire

C'est l'aspect classique du sujet âgé et de siège facial. La lésion est arrondie avec un bord périphérique constitué de perles (bordure perlée) parfois associé à une ulcération centrale (figure 8.17, a et b). Il peut être pigmenté comme les autres formes d'ailleurs (aspect tatoué) (figure 8.17c).

CBC superficiel (pagétoïde)

La lésion est plane, érythémateuse, à bords nets et d'évolution lente. On peut observer des squames ou des croûtes mais pas de perles. Cette lésion se voit plus volontiers sur le tronc que sur le visage (figure 8.18).

CBC sclérodermiforme

L'aspect est celui d'une plage dépolie, blanche, dure et mal limitée. La localisation est préférentielle au niveau des orifices de la face (nez, paupière, oreille). Ce type est plus rare mais plus grave en raison du diagnostic tardif et d'une extension plus importante que les autres formes (figure 8.19).

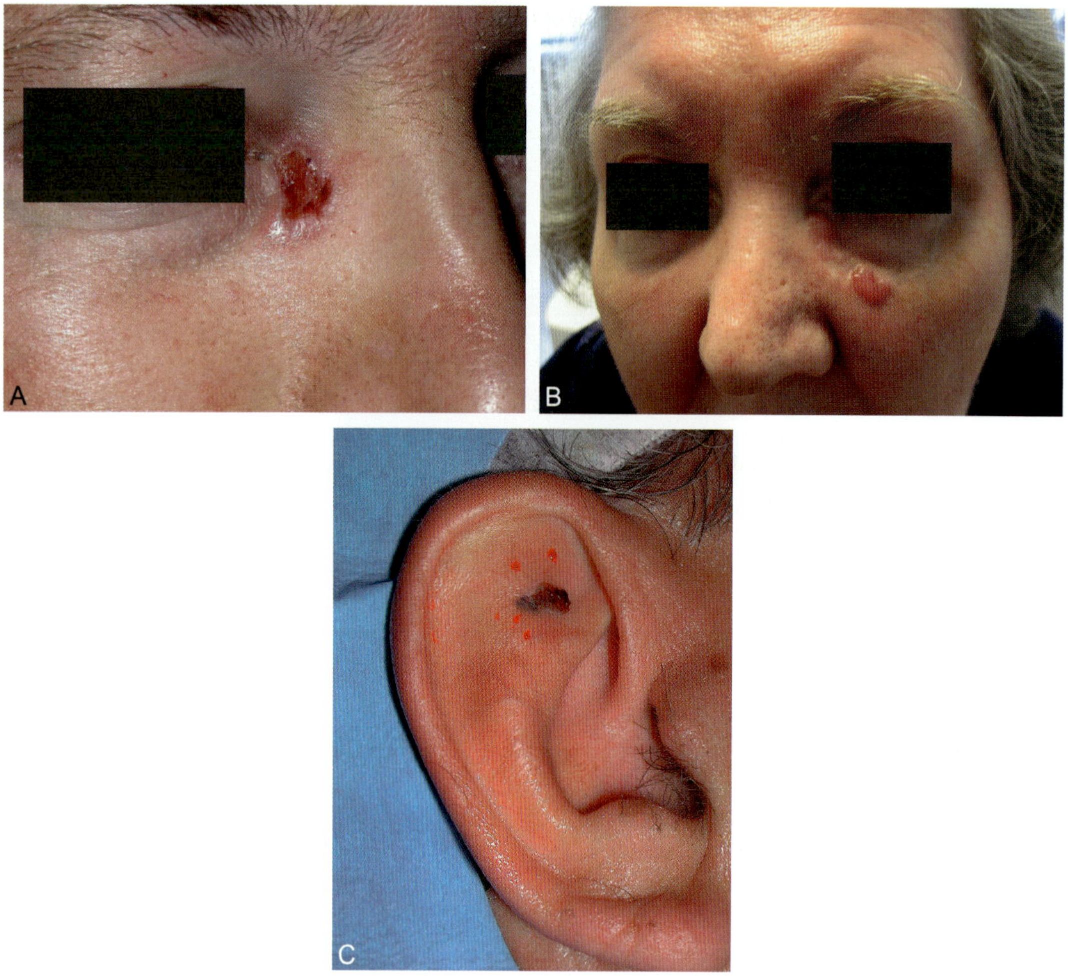

Fig. 8.17. Carcinomes basocellulaires.
a. Forme ulcérée à bordure perlée. **b.** Forme nodulaire. **c.** CBC tatoué.

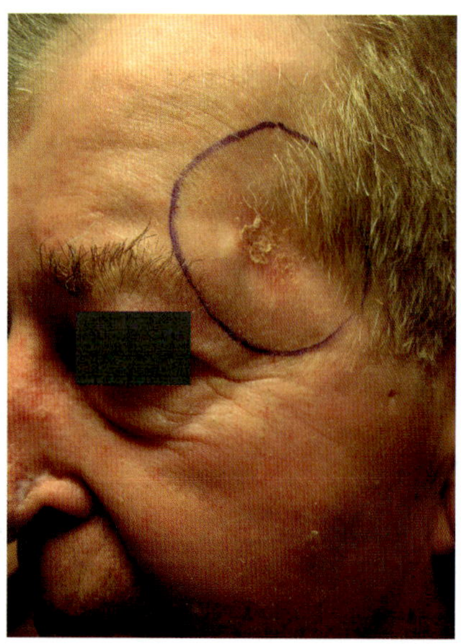

Fig. 8.18. Carcinome basocellulaire pagétoïde.

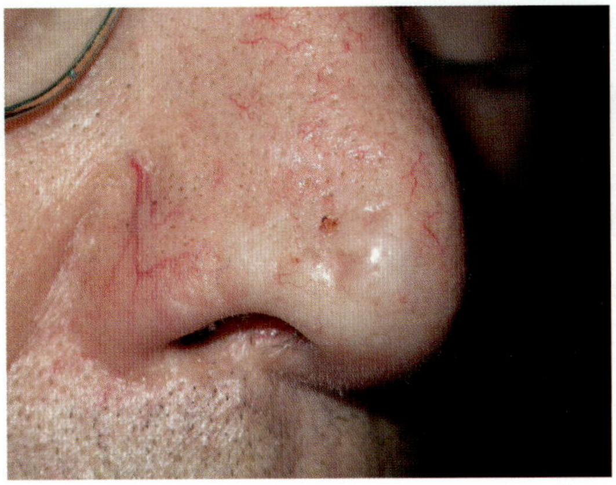

Fig. 8.19. **Carcinome basocellulaire sclérodermiforme.**

3. Biopsie

Le diagnostic est clinique dans l'immense majorité des cas, mais une biopsie à visée diagnostique peut être effectuée en cas de doute ou en cas de taille importante nécessitant une exérèse totale délabrante, par exemple dans la région orbitopalpébrale.

4. Diagnostic histologique

L'analyse retrouve une prolifération de cellules basaloïdes dans le derme sous forme d'amas avec un agencement variable et une disposition palissadique des noyaux en périphérie. On décrit histologiquement quatre sous-types correspondant aux trois formes cliniques (nodulaire, superficiel, sclérodermiforme) auxquels on ajoute un sous-type infiltrant.

D. Bilan d'extension

Le pronostic du CBC est essentiellement local, apprécié par l'examen clinique. Dans les formes extensives péri-orificielles (nez, paupière, oreille), l'imagerie par tomodensitométrie et/ou IRM permet de faire un bilan plus précis de l'extension anatomique (lyses osseuses, infiltration profonde).

On recherche à l'examen d'autres lésions cutanées sur le visage et le reste du corps.

Le CBC n'ayant pas de diffusion métastatique, il n'est pas indiqué de faire un bilan d'extension général à la recherche de métastases à distance.

E. Pronostic

Le CBC est exceptionnellement responsable de décès, qui se voient dans les formes très évoluées localement sur des sujets fragiles.

Le problème essentiel de la prise en charge du CBC est celui de la récidive locale qui peut avoir une rançon cicatricielle et/ou fonctionnelle au niveau du visage.

Il existe des facteurs de mauvais pronostics (à haut risque de récidive) qui sont :

- la localisation péri-orificielle au niveau du visage ;
- les formes mal limitées et la forme sclérodermiforme ;

- la taille supérieure à 1 cm des localisations péri-orificielles au niveau du visage et supérieure à 2 cm dans les autres localisations (figure 8.20) ;
- la forme récidivée.

F. Principes thérapeutiques

1. Traitement chirurgical

La chirurgie est le traitement de référence de première intention.

L'ablation chirurgicale de la tumeur avec des marges d'exérèses suffisantes avec leur contrôle histologique permet un taux élevé de guérison.

Modalités

La chirurgie se réalise sous anesthésie locale, locorégionale ou générale en fonction de l'étendue de la lésion et du terrain.

Technique

On réalise l'ablation de la tumeur en prenant des marges carcinologiques allant de 5 à 10 mm en fonction des facteurs de risque de récidive. La tumeur est repérée avec des fils sur les limites d'exérèse pour l'analyse des berges.

Lorsque la perte de substance ainsi engendrée est de petite taille, on réalise une suture directe. Lorsque la lésion est plus importante, on a recours à des procédés de réparation (greffes cutanées, lambeaux), souvent dans un deuxième temps opératoire après contrôle des marges d'exérèse.

Analyse histologique

La pièce d'exérèse est analysée au laboratoire. Le compte rendu doit mentionner la variété histologique, des facteurs éventuels d'agressivité (différenciation pilaire, par exemple), le caractère complet ou non de l'exérèse et les marges de peau saine.

Dans certains cas, on procède à une analyse extemporanée durant l'intervention chirurgicale, pour avoir le résultat immédiat des limites d'exérèse et ainsi réparer en même temps la perte

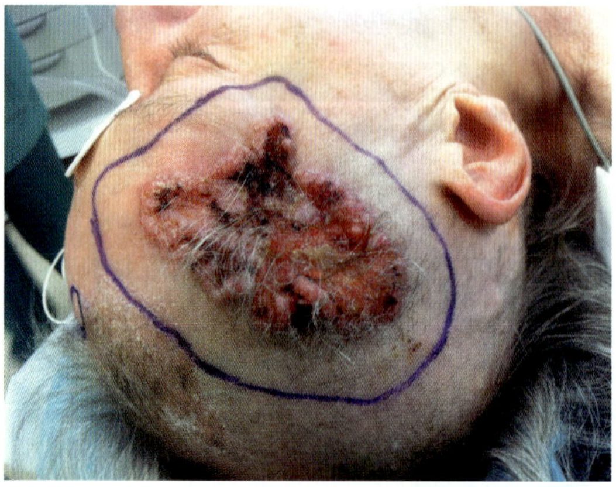

Fig. 8.20. Carcinome basocellulaire évolué.

de substance créée par l'ablation tumorale. Cette technique est utilisée par exemple lors de la prise en charge de CBC des paupières, car il faut réparer en même temps l'anatomie et la fonction palpébrale pour avoir une protection du globe oculaire.

La technique de Mohs, ou chirurgie micrographique, est une variante qui consiste à analyser pendant l'intervention toutes les berges de l'ablation tumorale jusqu'à avoir du tissu sain. Cette technique est peu développée en France en raison de difficultés techniques et de la durée d'intervention qui est allongée.

2. Autres méthodes thérapeutiques

Radiothérapie

La radiothérapie est une alternative à la chirurgie et permet un contrôle local satisfaisant dans les formes où la chirurgie est contre-indiquée, impossible ou en complément d'une exérèse incomplète. Une biopsie est nécessaire avant le traitement. Différentes modalités sont possibles (rayons X, curiethérapie, radiothérapie de haute énergie).

Cryochirurgie, curetage-électrocoagulation

Ces techniques sont utilisables pour les CBC de petite taille, superficiels et dans les zones à faible risque de récidive.

Imiquimod (Aldara®)

Il s'agit d'un traitement local par une application quotidienne de crème avant le coucher pendant six semaines, cinq fois par semaine. L'imiquimod est indiquée dans le traitement des petits CBC superficiels de l'adulte, à distance des zones péri-orificielles du visage.

Citons aussi la photothérapie, thérapeutique qui peut être utile pour certains CBC superficiels.

G. Surveillance

La surveillance est clinique, à la recherche d'une récidive locale, de l'apparition d'un nouveau CBC ou d'un autre cancer cutané en cas d'exposition solaire. Le rythme de la surveillance est annuel pendant cinq ans. Une éducation du patient est nécessaire pour dépister des CBC de petites tailles et réaliser une éviction solaire.

VI. Carcinome épidermoïde cutané (spinocellulaire)

A. Incidence

Les carcinomes épidermoïdes cutanés (CEC), ou spinocellulaires, regroupent les tumeurs épithéliales malignes cutanées primitives qui expriment une différenciation malpighienne.

L'incidence annuelle du CEC en France est estimée à 30 pour 100 000 dans la population générale. L'âge moyen de découverte est de soixante-seize ans. Il apparaît le plus souvent chez l'homme. La prévalence et l'incidence du CEC augmentent du fait du vieillissement de la population et des habitudes d'exposition solaire.

B. Facteurs de risque

L'exposition solaire cumulative (dose totale d'UV reçue au cours de la vie) est le principal facteur causal des CEC. Ils surviennent essentiellement sur les zones photoexposées, c'est-à-dire le visage et le dos des mains.

Les autres facteurs de risque sont :

- l'âge, l'héliodermie (vieillissement cutané lié au soleil);
- les phototypes I et II;
- certaines affections génétiques (xeroderma pigmentosum, nævomatose basocellulaire);
- l'immunosuppression acquise (VIH, traitements immunosuppresseurs, etc.);
- la radiodermite;
- la dermatose inflammatoire chronique;
- les plaies chroniques (ulcère, cicatrice de brûlure);
- l'exposition aux carcinogènes chimiques (tabac, goudrons, arsenic, etc.);
- l'infection par les papillomavirus humains;
- les antécédents personnels de cancer cutané.

C. Précurseurs des carcinomes épidermoïdes cutanés

Les CEC peuvent survenir *de novo* ou, le plus souvent, marquer l'évolution de lésions considérées comme des précurseurs (dites lésions précancéreuses). Ces précurseurs sont :

- la kératose actinique;
- les leucoplasies muqueuses;
- la maladie de Bowen, ou carcinome *in situ* ou carcinome intraépithélial.

D. Diagnostic

1. Précurseurs des CEC

Kératose actinique

Le diagnostic de kératose actinique est habituellement clinique. Elle est photo-induite. C'est la plus fréquente des lésions précancéreuses. Elle siège sur les zones photoexposées (visage, dos des mains). Les lésions sont squameuses voire croûteuses, souvent multiples, érythémateuses et saignant facilement au grattage. Histologiquement, le diagnostic repose sur la présence d'anomalies de l'architecture épidermique et des kératinocytes.

Leucoplasies muqueuses

Elles résultent d'un phénomène de kératinisation de la muqueuse (lèvres), souvent dû au tabac et aux UV (cf. chapitre 6). Ce sont des lésions blanchâtres bien limitées, souples, asymptomatiques, adhérentes, ne saignant pas au contact (figure 8.21).

Maladie de Bowen

La maladie de Bowen est un carcinome épidermoïde intraépithélial (*in situ*). La population la plus concernée est la septième décennie et le sexe féminin. Les formes génitales sont fortement liées aux papillomavirus humains. Au niveau cutané, la lésion est souvent unique et bien limitée, ayant l'aspect d'une plaque érythémateuse plus ou moins pigmentée, squameuse ou croûteuse (figure 8.22). La progression vers un carcinome invasif se traduit cliniquement par l'apparition sur le placard d'une tumeur souvent ulcérée. Histologiquement, l'épiderme est désorganisé et constitué sur toute son épaisseur de kératinocytes atypiques, qui ne franchissent pas la lame basale.

2. Carcinome épidermoïde primitif cutané

Le siège peut être cutané ou muqueux. La lésion est volontiers croûteuse, indurée et avec une ulcération centrale, mais parfois végétante ou bourgeonnante (figure 8.23). Il existe des

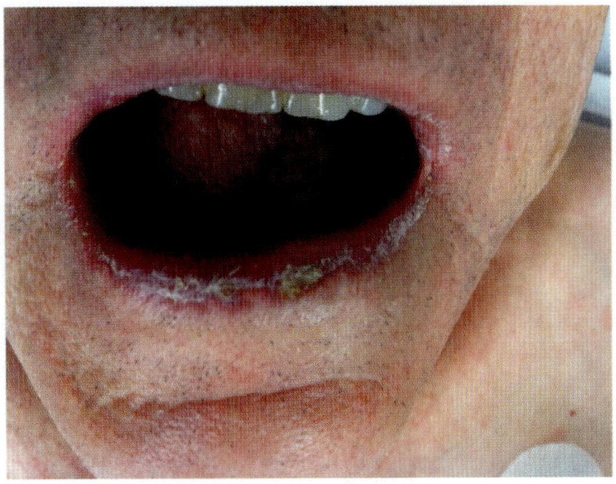

Fig. 8.21. **Chéilite actinique.**

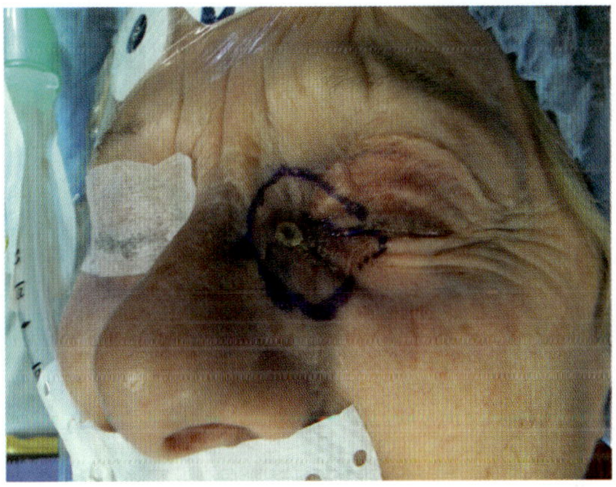

Fig. 8.22. **Maladie de Bowen.**

formes ulcérobourgeonnantes. L'examen clinique s'attache à examiner l'induration, la fixité aux plans profonds, les signes d'envahissement profond (perte de mobilité, déficit nerveux…). Les aires de drainage de la face seront systématiquement examinées (aire cervicoparotidienne et occipitale en cas d'atteinte du cuir chevelu) à la recherche d'une adénopathie palpable (figure 8.24).

Le diagnostic est confirmé par preuve histologique sur biopsie lésionnelle. L'analyse anatomopathologique met en évidence :

- une prolifération des cellules kératinocytaires de grande taille organisées en lobules ou travées mal limités ; la tumeur envahit le derme à profondeur variable et, éventuellement, l'hypoderme au sein d'un stroma inflammatoire ;
- des différenciations kératinisantes sous forme de globes cornés ;
- des mitoses nombreuses et des atypies cytonucléaires.

E. Évolution

1. Locale

L'évolution est agressive, soit par infiltration en profondeur soit par diffusion le long des vaisseaux ou des nerfs.

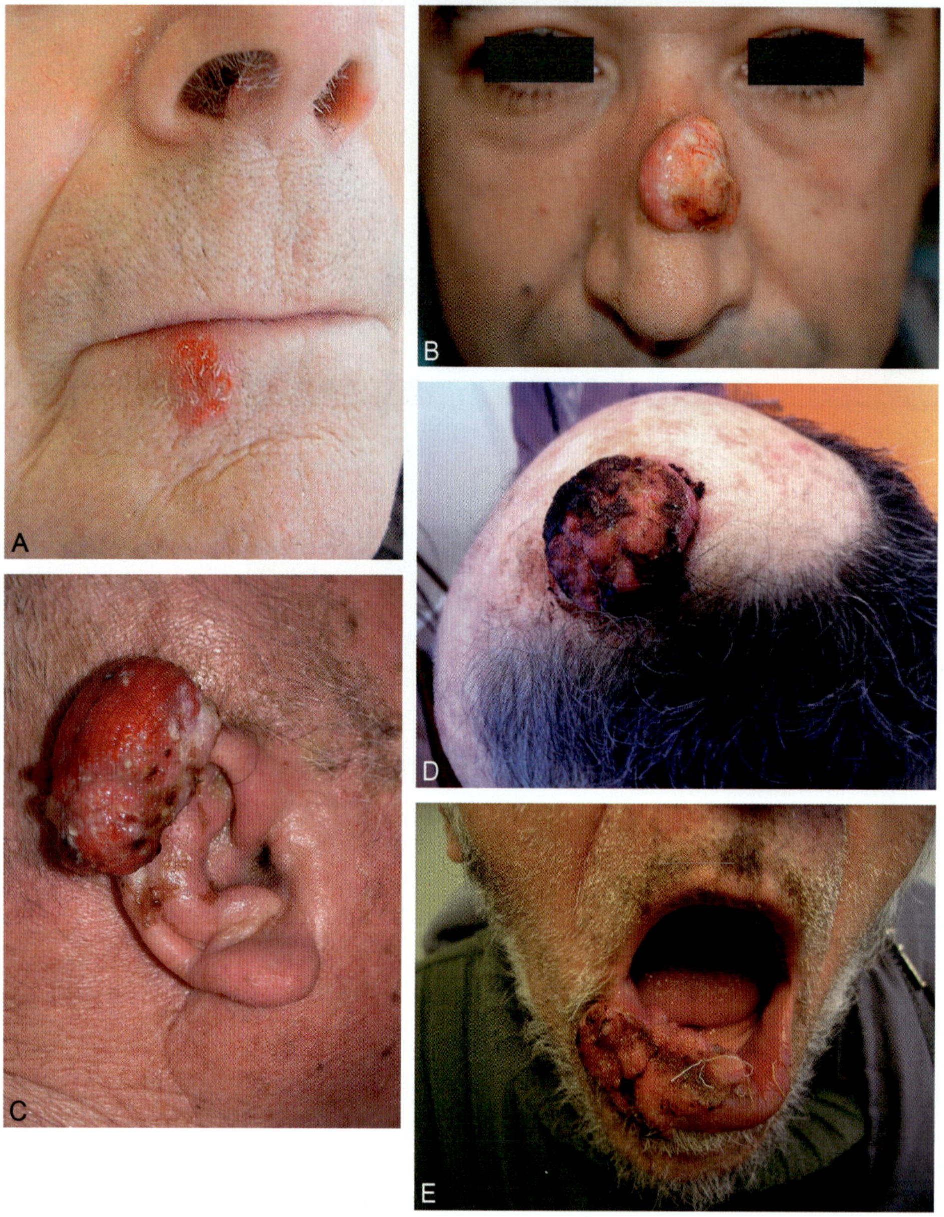

Fig. 8.23. Carcinomes épidermoïdes cutanés (spinocellulaires).

a. Forme ulcérée, lèvre inférieure cutanée. **b.** Forme nodulaire, pyramide nasale. **c.** Forme bourgeonnante du pavillon de l'oreille. **d.** Forme bourgeonnante du cuir chevelu. **e.** Forme ulcérobourgeonnante labiale cutanéomuqueuse.

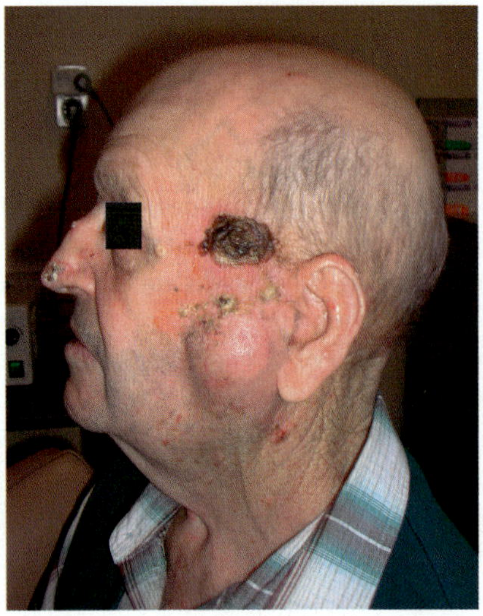

Fig. 8.24. Carcinome épidermoïde cutané (spinocellulaire) temporal avec adénopathie parotidienne métastatique.

2. À distance

Les CEC sont des lésions lymphophiles : la dissémination par voie lymphatique est responsable de 80 % des localisations métastatiques. Le risque métastatique est évalué à environ 2 % à cinq ans :

- métastases ganglionnaires (2 % pour les formes cutanées, 20 % pour les formes muqueuses);
- métastases par dissémination hématogène.

3. Récidive locale

Après le primotraitement, ce risque est de 5 à 10 %. La récidive devra systématiquement être recherchée dans la surveillance.

La survenue de métastases ou d'une rechute est souvent en rapport avec une prise en charge initiale tardive ou inadaptée.

F. Pronostic

Les facteurs de mauvais pronostic (risque d'évolution vers une rechute ou une métastase) sont cliniques ou histologiques (cf. encadré et tableau 8.4).

Tableau 8.4. Classification pronostique des CEC et risque de récidive

Groupe 1	Absence de critères de mauvais pronostic	Risque très faible de récidive et/ou de métastases
Groupe 2	Au moins un critère de mauvais pronostic	Risque de récidive et/ou de métastases allant de « moyen » à « très haut »

Facteurs de mauvais pronostic des CEC

Facteurs de mauvais pronostic cliniques :

- localisation sur une zone à risque élevé :
  - *risque faible* : zones photoexposées (en dehors des lèvres et oreilles), autre localisation de l'extrémité céphalique, du tronc et des membres;
  - *risque élevé* : zones péri-orificielles, cuir chevelu, zones non insolées, radiodermite, cicatrice de brûlures, ulcères ou inflammation chronique.
- taille : > 1 cm sur les zones à risque élevé, > 2 cm sur les zones à risque faible;
- infiltration en profondeur : adhérence au plan profond;
- signes neurologiques d'envahissement (anesthésie du trijumeau, paralysie faciale);
- récidive locale;
- immunodépression.

Facteurs de mauvais pronostic histologiques :

- épaisseur > 3 mm;
- invasion : profondeur histologique;
- degré de différenciation cellulaire « moyen » à « non différencié »;
- invasion péri-nerveuse;
- formes histologiques à haut risque : desmoplastiques > mucoépidermoïdes > acantholythiques.

G. Principes thérapeutiques

1. Prévention

L'exposition solaire pendant l'enfance et l'adolescence joue un rôle important dans l'apparition d'un CEC, ce qui incite à promouvoir la photoprotection à ces âges de la vie.

L'information et les conseils de prudence vis-à-vis du soleil doivent être renouvelés pendant toute la vie, en particulier chez le sujet à risque :

- prudence en milieu de journée (entre 12 h et 16 h), surtout chez les jeunes enfants;
- protection vestimentaire;
- utilisation de produits de protection solaire, néanmoins considérée comme dernière ligne de protection;
- limiter l'utilisation de lampes à bronzer.

2. Dépistage

Le dépistage du CEC ou de ses précurseurs est recommandé après cinquante ans chez les sujets à risque. Le bénéfice d'un tel dépistage en termes de santé publique n'est pas connu. L'examen de la peau peut être réalisé à l'occasion de toute consultation médicale. Le rythme optimal de cet examen n'est pas connu.

3. Prise en charge des précurseurs des CEC

Kératose actinique

La kératose actinique peut évoluer vers la disparition apparente spontanée, la persistance ou la progression vers un CEC. Le traitement est principalement dermatologique et non chirurgical, par l'utilisation de la cryothérapie, de pommade au 5-FU, la photothérapie dynamique.

Leucoplasies muqueuses

Leur traitement est la destruction (chirurgie, électrocoagulation, laser).

Maladie de Bowen

- Exérèse complète avec analyse anatomopathologique systématique.
- Cryothérapie après obtention d'un diagnostic histologique sur biopsie préalable.
- Crèmes au 5-FU, photothérapie dynamique ou imiquimod après obtention d'un diagnostic histologique sur biopsie préalable pour les lésions de grande taille.

4. Prise en charge du carcinome épidermoïde cutané infiltrant

La conduite à tenir en matière d'explorations et de traitement se discute en réunion de concertation pluridisciplinaire (RCP), sauf pour les CEC de groupe 1.

Bilan initial

Pour les CEC du groupe 1 et carcinome *in situ*, on pratique un examen clinique de la totalité du tégument (second cancer, phototype, héliodermie) et une palpation des aires ganglionnaires de drainage. Une échographie de l'aire ganglionnaire peut compléter cet examen clinique. Aucun autre examen paraclinique n'est justifié.

Pour les CEC du groupe 2, l'examen clinique recherche des localisations métastatiques. Une échographie locorégionale de la zone de drainage peut être proposée. Tout autre examen n'est justifié que devant des signes cliniques d'appel ou par une décision en RCP en cas de critères de mauvais pronostic nombreux. Un scanner cervicofacial sera prescrit en cas d'adénopathie palpable ou de lésion volumineuse (à la recherche d'adénopathies et pour évaluer l'infiltration locale).

Traitement

Traitement chirurgical

L'exérèse chirurgicale est le traitement de référence (cf. encadré).

Il existe trois impératifs à respecter :

- carcinologique : exérèse complète avec marges de sécurité (tableau 8.5) ;
- fonctionnel : au niveau péri-orificiel (notamment labial et palpébral), les procédés de reconstructions font appel à des lambeaux cutanés locaux de voisinage préservant la fonction en comblant la perte de substance liée à l'exérèse. En cas de lésion particulièrement volumineuse, les procédés de reconstruction font appel à des lambeaux régionaux pédiculés ou des lambeaux libres microanastomosés ;
- esthétique : ce facteur doit toujours être pris en considération en cas de reconstruction faciale (mais il n'intervient qu'en dernier, après la prise en compte de l'impératif carcinologique et fonctionnel).

Tableau 8.5. Marges chirurgicales des CEC

Type de CEC	Marges chirurgicales conseillées
Tumeurs du groupe 1	4 à 6 mm
Tumeurs du groupe 2	Supérieure à 6 mm (1 cm si possible)

Connaissances

Radiothérapie : radiothérapie externe ou curiethérapie interstitielle

Tous les CEC traités par radiothérapie doivent avoir préalablement une confirmation diagnostique histologique. La radiothérapie n'est pas recommandée en première intention si une chirurgie d'exérèse simple peut être réalisée et sur certaines zones : main, pied, jambe, organes génitaux. Elle est contre-indiquée en cas de maladie génétique prédisposante.

Chimiothérapie systémique

Elle n'a qu'une place limitée, réduite aux échecs de la chirurgie et de la radiothérapie. Le cisplatine est la molécule de référence.

Carcinomes épidermoïdes cutanés : indications thérapeutiques

Pour les CEC du groupe 1

L'avis d'une RCP n'est pas nécessaire.

La biopsie n'est recommandée qu'en cas de doute diagnostique.

L'exérèse chirurgicale avec réparation immédiate avec analyse anatomopathologique de la pièce opératoire orientée est de première intention.

Pour les CEC du groupe 2

L'avis de la RCP est indispensable.

La biopsie préalable est recommandée.

L'exérèse chirurgicale avec analyse anatomopathologique de la pièce opératoire orientée est de première intention.

La prise en charge ganglionnaire n'est pas systématique. En RCP, en fonction des critères pronostiques et de l'imagerie préopératoire éventuelle, on pourra décider d'une procédure du ganglion sentinelle (non validé pour l'instant) ou d'un curage des aires ganglionnaires de drainage.

En cas de chirurgie non réalisable d'emblée (risque de troubles fonctionnels majeurs, refus), on pratique une biopsie systématique avec analyse anatomopathologique. On proposera après discussion en RCP une radiothérapie ou radiochimiothérapie.

Pour les CEC métastatiques

- Métastase en transit : exérèse chirurgicale, radiothérapie adjuvante à discuter.
- Métastase ganglionnaire : on réalisera un curage ganglionnaire complet, radiothérapie adjuvante du relais ganglionnaire.
- Métastase à distance : chirurgie, radiothérapie, chimiothérapie.

H. Surveillance

1. Carcinome in situ et CEC du groupe 1

On réalisera un examen clinique tous les ans pendant au moins cinq ans. Aucun examen paraclinique n'est recommandé.

2. CEC du groupe 2

On réalisera un examen clinique tous les trois mois puis tous les six mois pendant au moins cinq ans.

Une échographie locorégionale de la zone de drainage est préconisée tous les six mois au début de la surveillance sur les lésions avec facteurs de mauvais pronostic. Tout autre examen n'est justifié que sur point d'appel clinique.

Points clés

- L'incidence des cancers de la peau est en augmentation constante en raison des habitudes d'expositions solaires et du vieillissement de la population.
- La chirurgie est le traitement de référence des cancers cutanés.
- Les marges d'exérèse chirurgicale sont adaptées au type histologique de la lésion.
- En fonction du type, de l'existence de critères de gravité ou de contre-indication chirurgicale, la prise en charge thérapeutique doit être discutée en RCP.
- Une surveillance prolongée est nécessaire pour s'assurer de l'absence de récidive.

Pour en savoir plus

Actualisation de la revue de la littérature d'une recommandation en santé publique sur « la détection précoce du mélanome cutané ». Recommandations en santé publique. HAS, janvier 2013.

Carcinome épidermoïde cutané : prise en charge diagnostique et thérapeutique. Recommandations de bonnes pratiques. INCa et HAS, juillet 2010.

Mélanome cutané, mars 2012. Guide maladie chronique. HAS.

Prise en charge diagnostique et thérapeutique du carcinome basocellulaire de l'adulte. Recommandations de bonne pratique. HAS, mars 2004.

CHAPITRE

9

Item 111 – UE 4 – Angiomes de la face et de la cavité buccale

Objectifs pédagogiques

- Diagnostiquer les différents types d'angiomes.

Item 31. Évaluation et soins du nouveau-né à terme.

Item 46. Développement buccodentaire et anomalies.

Item 54. L'enfant handicapé : orientation et prise en charge.

Item 111. Hémangiomes et malformations vasculaires cutanées.

Item 344. Infection aiguë des parties molles.

Le mot « angiome » (*angioma* des Anglo-Saxons) est un terme générique, impropre aux yeux des spécialistes, encore que largement utilisé, et qui recouvre un ensemble pathologique soit tumoral soit malformatif, dont le seul point commun est qu'il affecte le système vasculaire (artère, veine, vaisseau lymphatique). Ces anomalies vasculaires recouvrent un large champ pathologique et sont soit visibles soit cachées (viscérales). De mieux en mieux connues sur le plan physiopathologique, elles ont largement bénéficié des développements de l'imagerie médicale et de la radiologie interventionnelle, même s'il demeure nombre d'impasses thérapeutiques. Cette pathologie a très tôt suscité la constitution de consultations multidisciplinaires dédiées.

I. Nomenclature

Il est devenu classique et commode, avec Mulliken et Glowacki (1982), d'opposer les tumeurs vasculaires (essentiellement l'hémangiome infantile) aux malformations vasculaires (tableau 9.1).

A. Hémangiome infantile

L'hémangiome infantile (figure 9.1) est la tumeur bénigne la plus fréquente du jeune enfant (10 % des enfants en sont porteurs). Visible ou non à la naissance (20 % à 50 % des cas), l'hémangiome se développe dans les premiers mois de la vie, se stabilise au bout de six à douze

Tableau 9.1. Caractères spécifiques comparés des hémangiomes et des malformations vasculaires de la face

Hémangiome	Malformations vasculaires (capillaire, lymphatique, veineuse, complexe)
3 femmes pour 1 homme	1 femme pour 1 homme
Grande fréquence : 10 % des nourrissons	Rareté : 1 enfant sur 1 000
Invisible à la naissance (60 %)	Présente mais non toujours révélée à la naissance
Émergence postnatale Croissance : 6 à 12 mois	Évolution liée aux traumatismes, aux infections ou bien spontanée
Involution : 1 à 10 ans Séquelles possibles	Pas d'involution Tendance à l'aggravation par poussées
Pas ou peu d'indications à l'exploration radiographique (échographie, Doppler couleur, rarement IRM)	Rôle important de l'imagerie (échographie et IRM), afin de différencier les malformations à haut débit de celles à bas débit Plus rarement utiles : scanner, artériographie
Peu d'effets sur le squelette sous-jacent (effet de masse)	Effets sur le squelette : soit distorsion, doit hypertrophie, soit hypotrophie et lyse osseuse
	CIVL pouvant évoluer en CIVD en cas d'agression de la malformation
Histologie : hyperplasie endothéliale ; $GLUT1^{+}$ dans 100 % des cas	Histologie : formes capillaires, veineuses, lymphatiques, artérioveineuses ou combinées ; $GLUT1^{-}$ dans 100 % des cas
Thérapeutique : – abstention – lasers (ulcérations ou télangiectasies résiduelles) – médicale, traitements pharmacologiques des formes graves – chirurgie précoce ou de séquelles	Thérapeutique : – abstention – lasers – radiologie interventionnelle – chirurgie

CIVL, coagulation intravasculaire localisée ; CIVD, coagulation intravasculaire disséminée.

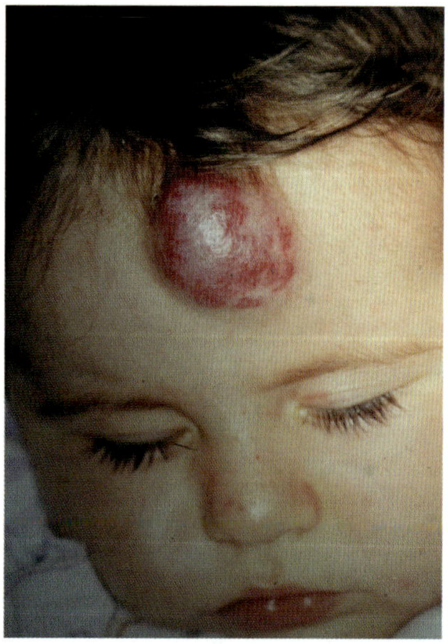

Fig. 9.1. Hémangiome frontal.

mois, puis régresse lentement en un à dix ans selon les cas. La face est volontiers touchée. La fille est le plus souvent affectée (sex-ratio : trois filles pour un garçon). L'évolution particulière des hémangiomes leur fait affecter le qualificatif d'« immature ». L'histologie de ces tumeurs est caractérisée par une multiplication cellulaire endothéliale formant des capillaires au cours de la phase de prolifération. L'hémangiome peut simuler une malformation artérioveineuse en écho-Doppler, mais l'artériographie — qui n'est plus nécessaire au diagnostic — montre un blush tumoral dense.

L'attente de l'involution habituellement spontanée de ces tumeurs est justifiée pour les lésions de petite taille (80 % des hémangiomes ont moins de 2 cm).

La chirurgie peut être indiquée pour des raisons vitales, fonctionnelles, esthétiques ou psychologiques.

B. Malformations vasculaires

Simples ou combinées, les malformations vasculaires sont présentes dès la naissance mais se révèlent en règle générale beaucoup plus tard.

Liées à une anomalie de structure de la morphogenèse vasculaire, elles évoluent de manière proportionnée, affectées par les traumatismes, les infections, certaines perturbations hormonales.

Elles n'ont aucune tendance à la régression spontanée.

Simples, ces malformations sont superficielles et/ou profondes, de révélation parfois tardive. Elles affectent, selon les cas, préférentiellement le réseau capillaire, veineux, artériel ou lymphatique.

Des formes histologiquement mixtes, *combinées*, existent : malformations lymphatiques et veineuses (malformations veinolymphatiques), malformations artérioveineuses, malformations veineuses et capillaires (malformations capillaroveineuses), par exemple. Ces malformations sont hémodynamiquement différenciées selon qu'il y règne un bas débit sanguin, cas le plus fréquent (capillaires, veineux, lymphatiques), ou un haut débit (malformations hémodynamiquement actives avec fistules artérioveineuses).

Combinées et complexes, les malformations vasculaires réalisent divers syndromes : syndrome de Sturge-Weber-Krabbe à l'étage encéphalique, syndrome de Cobb (angiomatose cutanéo-vertébro-méningo-médullaire) au niveau du tronc, syndrome de Klippel-Trenaunay avec gigantisme progressif du membre. Ces malformations peuvent être disséminées ; c'est le cas de la maladie de Rendu-Osler, du syndrome de Bean, etc.

Cette classification permet, avec l'expérience clinique de ces tumeurs vasculaires ou de ces malformations vasculaires, de porter un diagnostic cliniquement correct dans plus de 95 % des cas et d'orienter ensuite, sans excès, les éventuels bilans nécessaires.

II. Caractéristiques cliniques

L'observation clinique de la lésion, mais surtout l'anamnèse, la reconstitution de son développement et de son histoire sont habituellement suffisantes pour affirmer le type d'anomalie vasculaire rencontrée et écarter le diagnostic de tumeur ou d'anomalie d'autre origine.

Les techniques d'imagerie sont complémentaires : choisies en fonction des arguments de l'examen clinique, elles participent le plus souvent, au moins dans les malformations vasculaires, au traitement et à la surveillance.

A. Hémangiomes infantiles (anciennement « angiomes » immatures)

Dix pour cent des enfants en sont porteurs, soit à la naissance (20 % à 50 % d'entre eux) soit peu de temps après (quelques jours à quelques semaines). Ces hémangiomes sont toujours présents avant l'âge d'un an. La prédominance féminine est nette (trois filles pour un garçon pour les formes banales, sept filles pour un garçon pour les formes graves). À la naissance, la peau peut être normale ou marquée par des taches pâles ou des macules télangiectasiques rouges. L'hémangiome se développe en quelques semaines, s'étendant plus ou moins rapidement, puis il se stabilise vers trois à six mois le plus souvent et jusqu'à l'âge d'un an parfois, avant de se résorber lentement sur plusieurs années.

Selon que l'atteinte est superficielle, sous-cutanée ou mixte, on distingue :

- l'hémangiome cutané pur : c'est la « fraise » tubéreuse, de couleur rouge vif ; plus ou moins saillant et étendu, il peut être localisé, arrondi ou segmentaire, parfois très diffus ;
- l'hémangiome sous-cutané pur : il se présente comme une masse homogène sous-cutanée chaude, de consistance ferme et élastique, ne pouvant jamais être dépressible, posant parfois des problèmes de diagnostic différentiel avec une malformation lymphatique, une encéphalocèle ;
- l'hémangiome mixte : forme la plus fréquente, elle associe les deux aspects ; la nappe tubéreuse est soulevée par la composante sous-cutanée.

Les examens complémentaires ont deux indications :

- l'appréciation de l'extension et du retentissement local ou général de l'hémangiome ;
- le diagnostic positif dans certaines formes sous-cutanées pures.

La place essentielle revient à l'échographie-Doppler couleur : l'hémangiome immature se présente sous la forme d'une masse d'échogénicité variable, mais toujours très hypervascularisée (de multiples artères et veines sont présentes à l'intérieur du tissu tumoral). Le nombre des pédicules est variable, de même que les vitesses systoliques qui sont la plupart du temps très élevées ; la valeur de l'index de résistance est en règle générale assez basse malgré l'absence de shunt artérioveineux. Chez le nourrisson, la présence d'une telle masse permet d'éliminer une malformation vasculaire. Le seul diagnostic différentiel reste celui d'une tumeur maligne vascularisée (le rhabdomyosarcome, par exemple). L'IRM sert à préciser l'extension des hémangiomes volumineux au niveau de la face, de l'orbite, de la base du crâne ou du cou. L'artériographie ne doit plus être réalisée.

1. Formes cliniques

Des formes cliniques sont distinguées :

- selon la taille et le volume : 80 % des hémangiomes ont moins de 2 cm de diamètre ; tout peut se rencontrer cependant et des formes étendues mettant en jeu le pronostic vital (insuffisance cardiaque) recouvrent plusieurs territoires anatomiques ;
- selon le nombre : il n'y a pas de relation entre le nombre d'angiomes et la gravité de la maladie. Unique ou multiple, voire dispersé en miliaire, l'hémangiome crée des tableaux variés. L'association à des hémangiomes viscéraux (sous-glotte, foie) péjore le pronostic ;
- selon la topographie : la localisation faciale concerne 45 % des nourrissons ; elle engendre des conséquences par son développement, son évolution ou ses séquelles :

- *au niveau des paupières* : l'atteinte palpébrale (figure 9.2) est un exemple où l'intervention doit être précoce. Gênant la vision, soit par appui sur la cornée soit par occlusion de l'axe visuel, l'hémangiome peut engendrer un trouble de réfraction (astigmatisme) et une amblyopie ;
- *au niveau du nez* : l'angiome « Cyrano » (figure 9.3), caractéristique, nécessite souvent une chirurgie précoce, car la tumeur déplace alors les cartilages alaires. Dans ce cas, l'acte chirurgical est précoce, vers deux à trois ans, et il repositionne éventuellement le squelette cartilagineux nasal ; la prescription très précoce d'un bêtabloquant de type propanolol dès le début des poussées dans les localisations à risque a été un grand progrès : on devrait voir diminuer fortement les indications chirurgicales ;
- *au niveau des lèvres* : le caractère infiltrant de l'hémangiome est responsable d'une macrochéilie disgracieuse, de type tumoral protrusif (angiome « tapir »), à la lèvre supérieure, et retentit sur la disposition dentoalvéolaire. En cas d'hémangiome de lèvre inférieure, le poids de la tumeur et l'hypotonie labiale engendrée par l'infiltration musculaire angiomateuse créent une expansion labiale inférieure parfois considérable (figure 9.4) ; elle ne s'oppose plus à la poussée linguale physiologique et favorise l'éversion alvéolodentaire inférieure ;

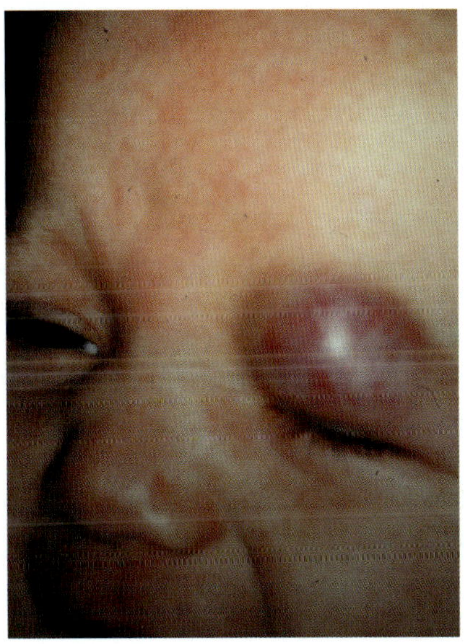

Fig. 9.2. Hémangiome palpébral.

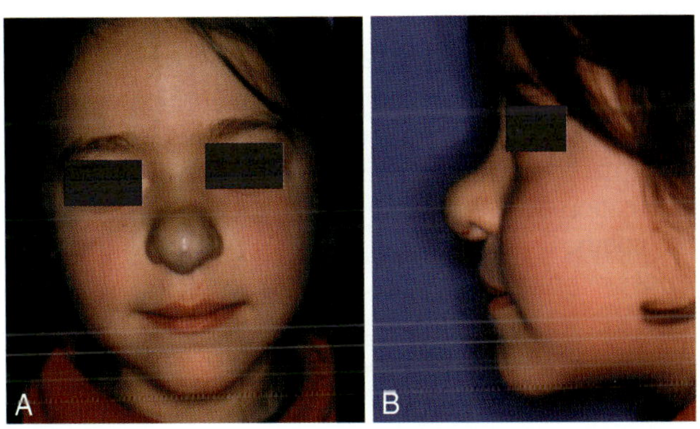

Fig. 9.3. Angiome « Cyrano ».

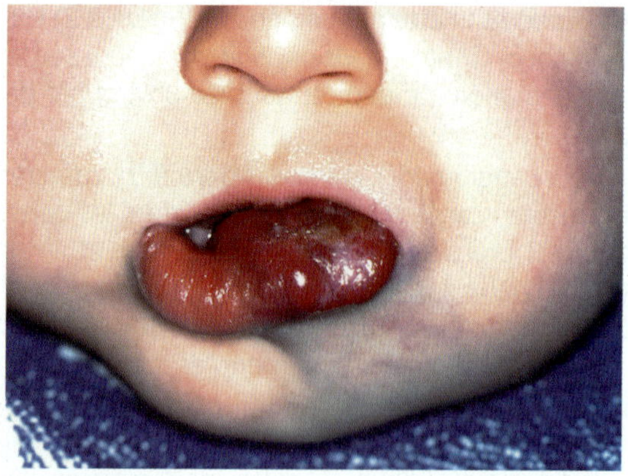

Fig. 9.4. Hémangiome labial inférieur.

- *au niveau du cuir chevelu* : la localisation est banale et ne s'associe pas à une localisation intracrânienne; le risque hémorragique à cet endroit (fontanelle) n'est pas plus important;
- *au niveau du pavillon de l'oreille* : l'obstruction du conduit auditif externe peut perturber l'équilibre des pressions au niveau du tympan (risque d'otite externe); l'exposition du cartilage entraîne fréquemment une chondrite.

2. Formes associées

Le syndrome de Kasabach-Meritt, avec sa thrombopénie majeure, est à tort rapporté à l'hémangiome infantile. Il complique un autre type de tumeur vasculaire infantile, très rare et très différente de l'hémangiome.

Il existe un autre type de tumeur vasculaire dont les caractéristiques cliniques sont similaires, mais qui est présente à la naissance à son volume maximal : c'est l'*hémangiome congénital*. Il en existe deux types :

- le RICH (*Rapid Involuting Congenital Hemangioma*), qui involue rapidement;
- le NICH (*Non Involuting Congenital Hemangioma*), dont le traitement est chirurgical.

3. Formes évolutives

Si l'involution spontanée en quelques années est la marque pathognomonique de l'hémangiome, tout peut se rencontrer, de la restitution *ad integrum* sans trace séquellaire jusqu'à l'évolution létale en dépit des traitements.

Deux particularités de la maladie sont notables au niveau de la face : l'hémorragie, la nécrose.

Cinquante pour cent des angiomes immatures superficiels de l'enfant évoluent vers une séquelle minime qui ne nécessite pas de correction. Dans les autres cas, la résorption existe mais des séquelles cutanées et sous-cutanées signent la maladie. Le blanchiment de la peau recouvre une modification de la texture des tissus sous-cutanés, donnant une peau inélastique et un résidu fibroadipeux.

B. Malformations vasculaires

Classer les malformations vasculaires selon leur hémodynamique est commode. Les modalités évolutives et thérapeutiques sont différentes dans chaque groupe.

1. Malformations vasculaires inactives, à bas débit

Les malformations vasculaires inactives affectent schématiquement le réseau capillaire, le tissu veineux ou le système lymphatique.

Malformations vasculaires de type capillaire

Les angiomes plans (« taches de vin ») constituent l'archétype des malformations vasculaires, marque indélébile d'un handicap particulier s'ils touchent la face (figure 9.5). Présent dès la naissance sous la forme d'une nappe plane rouge, l'angiome subsistera toute la vie. Bien plus, avec l'âge, suivant en taille l'évolution de la croissance, l'angiome s'épaissit, s'assombrit. La texture se modifie et à la peau lisse se substitue un revêtement grenu, violacé, porteur de nodules rouges.

La topographie volontiers métamérique de cette malformation (liée au développement des crêtes neurales) la rend d'autant plus facile à identifier.

Syndrome de Sturge-Weber-Krabbe

L'atteinte du territoire trigéminée V1 (front et paupière supérieure) doit faire évoquer un syndrome de Sturge-Weber-Krabbe : cette angiomatose encéphalotrigéminée (associant des anomalies méningo-oculo-cutanées) complique 10 % des angiomes plans de territoire V1. La gravité de l'épilepsie qu'elle entraîne est volontiers compliquée d'hémiplégie. La surveillance clinique avec examen oculaire, électroencéphalogramme, scanographie et IRM est nécessaire, et un traitement précoce anticomitial doit être institué. Parallèlement, un dépistage de glaucome doit être entrepris.

Malformations veineuses

Elles sont veineuses et capillaroveineuses et correspondent à une malformation infiltrante qui s'aggrave peu à peu. Le sang stagne alors dans des lacs interconnectés, malformés, qui gonflent dès lors que le retour veineux est empêché (manœuvre de Valsalva, déclivité). Les lésions cutanées et muqueuses sont bleues, molles, dépressibles, froides. Elles gonflent en position déclive et à l'effort. Elles croissent avec l'âge. Aucun *thrill* ni souffle n'est retrouvé. Des calcifications intralésionnelles (phlébolithes) sont parfois révélées par la palpation et/ou la radiographie sans préparation. Les malformations veineuses ne présentent aucune topographie élective. Elles infiltrent volontiers les zones temporales et massétérines. Elles déforment la

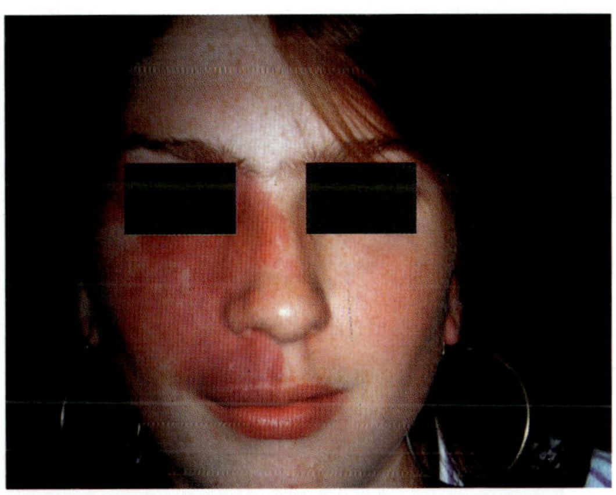

Fig. 9.5. Malformation capillaire.

langue, les joues, le voile du palais. Le diagnostic, habituellement clinique, peut être confirmé par l'échographie couleur : les malformations se présentent sous la forme de cavités anéchogènes ou très hypoéchogènes, mal limitées, avec un flux veineux très lent, difficile à mettre en évidence par des manœuvres de chasse musculaire. L'IRM est le meilleur outil de diagnostic, qui montre un hypersignal très évocateur en séquence pondérée T2 ; cette séquence permet également de préciser l'extension en profondeur de la malformation. Scanner et artériographie ont très peu d'indication ici.

Selon la topographie et la taille, le retentissement de la malformation veineuse est différent :

- la localisation labiale (figure 9.6), plus ou moins étendue à la langue, au palais et à la joue, est volontiers source d'incompétence labiale ;
- l'atteinte linguale constitue l'une des causes organiques de macroglossie ;
- l'atteinte pharyngolaryngée est révélée rapidement par des conséquences fonctionnelles sur la respiration (syndrome d'apnée du sommeil), la phonation et la déglutition ;
- la localisation orbitaire s'étend volontiers aux tuniques de l'œil (sclérotique, conjonctive) mais, malgré son volume (exophtalmie de décubitus), elle n'occasionne pas de compression du globe ;
- les malformations cervicales accompagnent parfois une ectasie (cavernome) ;
- les localisations temporomassétérines sont la forme la plus courante ;
- l'existence intracrânienne d'anomalies du développement veineux cérébral est observée dans 20 % des cas et ne présente pas de risque neurologique ;
- des défects osseux sont présents dans 20 % des cas de malformations veineuses de la tête, sans conséquence pathologique.

L'évolution de la maladie est liée à son caractère localisé ou systématisé : il est admis que son développement s'effectue jusqu'à la puberté, ce qui oblige dans les formes graves à intervenir tôt.

Au-delà, l'évolution continue de se faire, mais plus lentement. Le retentissement esthétique et fonctionnel est à la mesure de cette extension et de cette évolution.

Malformations lymphatiques

Les malformations lymphatiques se manifestent sous deux formes cliniques essentielles : la forme kystique et la forme tissulaire.

Soixante-dix pour cent des malformations lymphatiques touchent la face et le cou. Le plus souvent présentes dès la naissance (deux cas sur trois), elles peuvent être décelées au cours du diagnostic anténatal : les formes kystiques cervicales graves, de diagnostic échographique, constituent avant tout un facteur de dystocie. Le pronostic vital est parfois lié aux infiltrations muqueuses (langue, larynx) des formes tissulaires, la clé diagnostique de cette atteinte étant l'IRM anténatale.

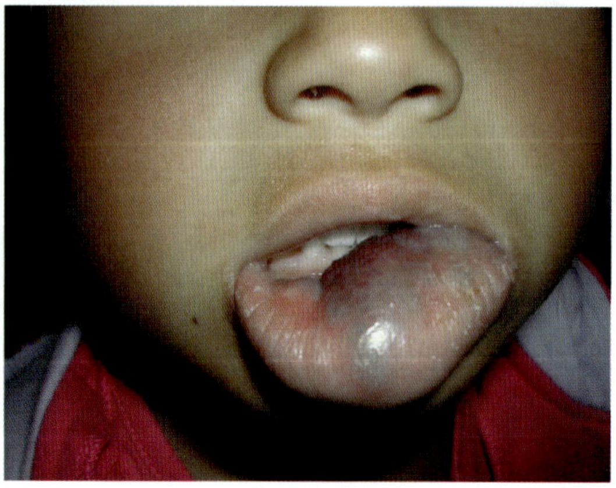

Fig. 9.6. Malformation veineuse labiale inférieure.

Cliniquement, ces deux formes différentes, qui peuvent être associées chez un même patient, sont exposées séparément.

Malformation lymphatique macrokystique (« cystic hygroma » des Anglo-Saxons)

D'apparition précoce (90 % d'entre elles sont révélées avant l'âge de deux ans), elle se présente comme une tuméfaction molle, limitée, transilluminable. Sa consistance à peine rénitente n'est pas influencée par l'effort ou la position du sujet. La peau en regard est le plus souvent normale. La topographie est cervicale, parotidienne ou axillaire le plus fréquemment. L'évolution de ce qu'on appelait le « lymphangiome kystique » est caractéristique mais capricieuse : elle présente soit une involution, très rare, soit une aggravation volontiers rythmée par une hémorragie ou une infection ; à l'issue d'un banal épisode de rhinopharyngite par exemple, la tuméfaction augmente, rouge, chaude, sous tension, douloureuse, majorant ainsi ses conséquences fonctionnelles (troubles oculaires, gêne respiratoire, déformation osseuse).

Le traitement médical (corticothérapie et antibiothérapie) est rapidement indispensable et efficace.

Dans cette forme kystique, le diagnostic est clinique, d'autant plus aisé que la masse est superficielle et volumineuse. Plus petite ou plus profonde, la malformation se présente à l'échographie comme un ensemble de cavités anéchogènes, plus ou moins cloisonnées, sans aucun flux visible. Le scanner ou l'IRM sont réalisés dans les formes étendues pour apprécier l'extension en profondeur ou rechercher des localisations médiastinales.

Malformation lymphatique diffuse infiltrante (microkystique)

Associé ou non à la forme macrokystique et partageant la même origine embryologique, le lymphangiome céphalique diffus (et/ou microkystique) infiltre volontiers langue, joue, plancher buccal et muqueuse pharyngolaryngée profonde (figure 9.7). Le diagnostic néonatal n'est pas toujours évident, notamment dans les formes linguales pures : il peut s'agir d'une macroglossie avec revêtement muqueux superficiel caractéristique constitué de multiples vésicules lymphatiques donnant un aspect framboisé. Mais il peut s'agir d'une lésion muqueuse isolée s'étendant d'autant plus qu'un geste local (coagulation) peut l'attiser. Les vésicules sont claires ou hématiques en fonction des poussées.

L'exacte extension de la malformation s'apprécie grâce à l'endoscopie et à l'IRM.

Le mode évolutif par poussées inflammatoires risque d'avoir un retentissement important, fonctionnel, psychologique et esthétique. Il est difficile d'apprécier le potentiel évolutif propre : les poussées inflammatoires diminuent parfois à l'âge adulte — mais, à cet âge, les conséquences osseuses sont fixées.

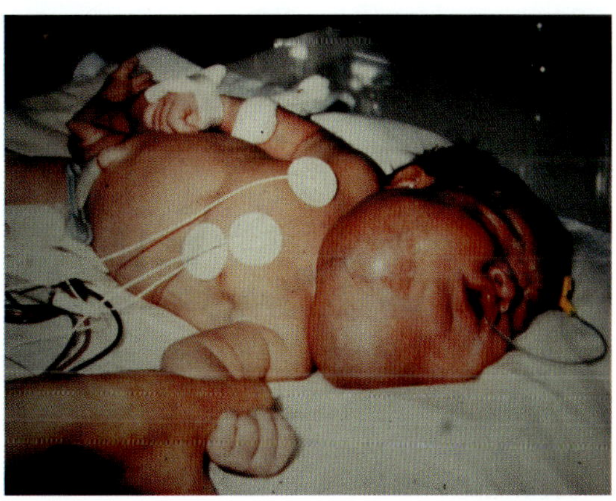

Fig. 9.7. Malformation lymphatique micro- et macrokystique géante.

2. Malformations vasculaires actives, à haut débit : fistules et malformations artérioveineuses

Définies comme un hémodétournement capillaire par shunt artérioveineux, ces malformations (figure 9.8), heureusement rares, sont très graves. On distingue :

- la *fistule artérioveineuse* (FAV), qui est un shunt entre une seule artère et une seule veine ;
- la *malformation artérioveineuse* (MAV), qui est faite de shunts multiples, aboutissant à un peloton vasculaire intermédiaire (nidus) se drainant par une ou plusieurs veines.

Cliniquement, ces malformations se traduisent par une tuméfaction cutanée et sous-cutanée rouge, chaude, *battante*, *pulsatile* avec, à l'auscultation, un *souffle* et, à la palpation, un *thrill*. La peau peut être rosée ou rouge, simulant chez le tout jeune enfant un angiome plan.

L'anomalie peut être visible dès la naissance ou se révéler précocement. Elle apparaît le plus souvent plus tard, au décours de facteurs déclenchants (traumatisme, puberté, grossesse), qui sont dans 20 % des cas des facteurs d'évolution.

On distingue quatre stades évolutifs : dormance, expansion, destruction et destruction avec défaillance cardiaque.

La gravité de la maladie tient pour une part dans le caractère capricieux de cette évolution, que rien ne laisse prévoir et dont les conséquences peuvent être létales. C'est la raison pour laquelle le diagnostic doit être très tôt établi à l'aide des techniques d'imagerie.

À l'échographie-Doppler, on retrouve une augmentation de la taille et du nombre des structures vasculaires en regard de la malformation, avec des courbes vélocimétriques artérielles assez voisines de ce qu'on rencontre dans les hémangiomes. L'IRM et le scanner (figure 9.9) ont l'intérêt de visualiser l'extension et les signes indirects de la malformation (comblement d'espaces graisseux, atteinte osseuse). L'angio-IRM et surtout l'*artériographie* sont indispensables pour faire la cartographie de la lésion, distinguer les malformations à petit shunt (multitude d'afférences et nidus vermiculaires) au potentiel évolutif grave des malformations à gros shunt (artères élargies, nidus limité) et, le cas échéant, participer au traitement (figure 9.10).

Le caractère relativement localisé des malformations artérioveineuses (limitation à un organe ou une partie d'organe) constituerait un élément pronostique favorable, si l'évolution de la maladie n'était inexorable, accélérée par le traumatisme ou l'imprégnation hormonale. La tumeur peut entraîner des déformations majeures, des nécroses, des troubles trophiques, des douleurs, des hémorragies, etc. Le retentissement cardiaque par hyperdébit est le fait des mal-

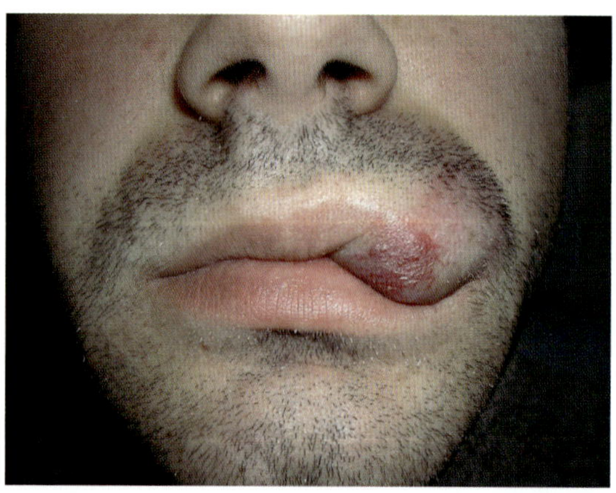

Fig. 9.8. **Malformation artérioveineuse.**

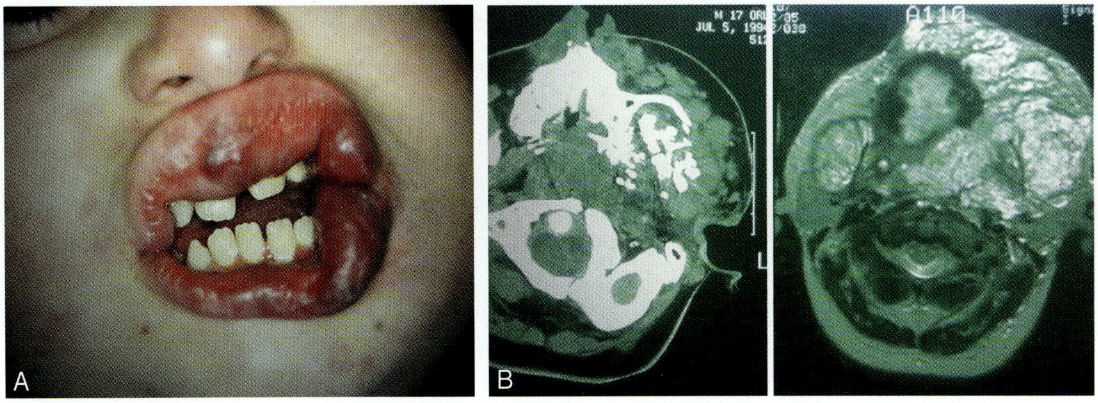

Fig. 9.9. Malformation artérioveineuse.

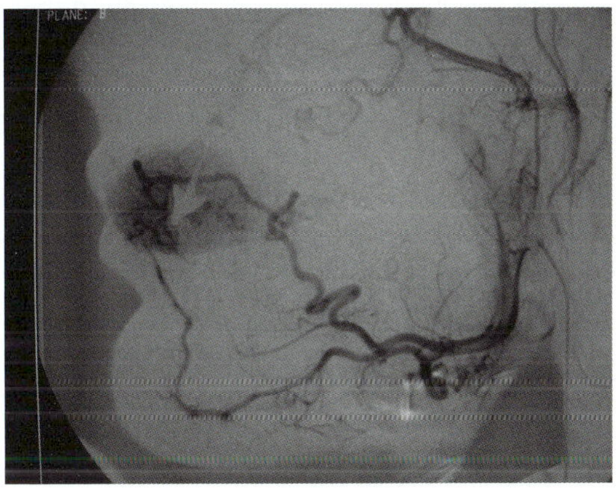

Fig. 9.10. Artériographie sélective de la malformation artérioveineuse du patient de la figure 9.8.

formations volumineuses (2 % des malades). Des thérapeutiques inadaptées ajoutent encore aux complications propres des malformations artérioveineuses.

Deux formes cliniques faciales doivent être individualisées :

- le *syndrome de Bonnet, Dechaume et Blanc* (ou *de Wyburn-Mason*) : grave, il associe à une malformation artérioveineuse médiofrontale ou jugale, une extension profonde, rétinienne et encéphalique ; le risque hémorragique (épistaxis incoercible) est majeur ;
- les *malformations artérioveineuses intramandibulaires* : elles sont source de lyses osseuses diffuses et se compliquent d'hémorragie dentaire spontanée ou, après geste endobuccal, d'hémorragie cataclysmique pouvant aboutir au décès si le patient n'est pas orienté vers un service de radiologie interventionnelle.

Les malformations artérioveineuses ont donc un comportement évolutif particulier. Leur reconnaissance précoce est indispensable pour éviter les erreurs de prise en charge.

Nombre d'observations témoignent que des erreurs de traitement génèrent des complications et des impasses thérapeutiques.

3. *Malformations vasculaires complexes et combinées*

Systématisée ou non, la malformation vasculaire visible peut être le marqueur d'une lésion profonde au pronostic plus grave.

Malformations vasculaires complexes systématisées

À l'étage craniofacial ont été cités le syndrome de Sturge-Weber-Krabbe dans la section des angiomes plans et le syndrome de Bonnet-Dechaume-Blanc dans celle des malformations artérioveineuses.

Le syndrome de Protée est un désordre polymalformatif consistant en des nappes de malformations capillaires, des masses lymphangiomateuses et lipomateuses, avec souvent une macrocéphalie, des macromélies asymétriques, « au hasard », et des hamartomes divers. L'IRM est nécessaire pour faire la part entre les masses lipomateuses et les masses vasculaires.

Malformations vasculaires disséminées

On distingue la maladie de Rendu-Osler et le *blue-rubber-bleb nevus*.

La maladie de Rendu-Osler est une forme familiale pouvant atteindre deux cas pour 100000 naissances; elle s'accompagne d'atteintes muqueuses diffuses avec épistaxis, d'atteintes digestives avec hémorragie digestive, mais également d'hématurie, voire de métrorragie. Des malformations artérioveineuses pulmonaires ou cérébrales peuvent être associées aux télangiectasies.

Le *blue-rubber-bleb nevus*, ou syndrome de Bean, est une angiomatose diffuse cutanéodigestive avec de multiples nodules veineux compressibles sous une peau claire. Les lésions sont associées à des lésions muqueuses digestives, sources d'hémorragie. Le diagnostic est posé par endoscopie digestive.

Points clés

- L'hémangiome est une tumeur vasculaire qui se développe par prolifération capillaire, dans la période postnatale immédiate, plus rarement en anténatal.
- La malformation vasculaire est une atteinte congénitale de la structure même d'un vaisseau, et donc également de sa fonction.
- L'existence de consultations multidisciplinaires favorise leur prise en charge, évite les excès d'explorations coûteuses ou irradiantes et les erreurs thérapeutiques parfois source de poussées évolutives ou d'aggravation.
- La reconnaissance exacte du diagnostic doit permettre de décider de la meilleure thérapeutique.

Pour en savoir plus

American Academy of Dermatology Guidelines/Outcomes Committee, 1997. Guidelines of care for hemangiomas of infancy. J. Am. Acad. Dermatol. 37, 631–637. http://www.ncbi.nlm.nih.gov/pubmed/9344205.

Enjolras, O., Deffrennes, D., Borsik, M., et al., 1998. Les tumeurs et les règles de prise en charge chirurgicale. Ann. Chir. Plast. Esthet. 43, 455–490.

Jackson, I.T., Carreno, R., Potparic, Z., et al., 1993. Hemangiomas, vascular malformations and lymphovenous. Malformations : classification and methods of treatment. Plast. Reconstr. Surg. 91, 1216–1230.

Mulliken, J.B., Glowacki, J., 1982. Hemangiomas and vascular malformations in infants and children. A classification based on endothelial characteristics. Plast. Reconstr. Surg. 69, 412–420.

Padwa, B.L., Hayward, P.G., Ferraro, N.F., et al., 1995. Cervicofacial lymphatic malformation : clinical course, surgical intervention and pathogenesis of skeletal hypertrophy. Plast. Reconstr. Surg. 95, 951–960.

Picard, A., Soupre, V., Diner, P.A., et al., 2002. Chirurgie précoce des hémangiomes immatures à l'aide d'une dissection à ultrasons. À propos de 81 cas. Rev. Stomatol. Chir. Maxillofac. 103, 10–21.

Société Suisse de Pédiatrie, 2009. Propranolol – Un nouveau traitement pour les hémangiomes infantiles. Paediatr. 20, 29–31. http://www.swiss-paediatrics.org/paediatrica/vol20/n2/index.htm.

Vazquez, M.-P., Diner, P.-A., Picard, A., et al., 2002. Les lèvres angiomateuses. Ann. Chir. Plast. Esthet. 47, 561–579.

CHAPITRE

10

Item 344 – UE 11 – Infections aiguës des parties molles d'origine dentaire

Objectifs pédagogiques

- Diagnostiquer et traiter une infection aiguë des parties molles (origine dentaire).
- Identifier les situations d'urgence et celles nécessitant une hospitalisation, initier la prise en charge.

Item 46. Développement buccodentaire et anomalies.

Item 145. Infections naso-sinusiennes de l'enfant et de l'adulte.

Item 149. Endocardite infectieuse.

Item 270. Dysphagie.

Item 344. Infection aiguë des parties molles.

I. Anatomie et physiologie dentaire

A. Anatomie de l'organe dentaire

À la description classique de la dent, formée d'une couronne, d'une racine et creusée d'une cavité pulpaire, s'est substitué le concept plus large d'organe dentaire, formé de l'*odonte* (ou dent anatomique) et de ses tissus de soutien, ou *parodonte* (figure 10.1).

1. Odonte

L'odonte est constitué de trois éléments : l'émail, la dentine et la pulpe.

L'*émail* est une substance très dure, acellulaire, formée de prismes minéraux (calcium et phosphate sous forme de cristaux d'hydroxyapatite) à partir d'une matrice organique. La salive est un élément majeur de protection de l'émail en tamponnant l'acidité endogène et exogène.

La *dentine* est le constituant principal de l'odonte. Elle participe à la constitution des deux unités anatomiques de la dent, la couronne et la racine :

- la *couronne*, intraorale, où la dentine est recouverte par l'émail ;
- la *racine*, intraosseuse, où la dentine est recouverte de cément.

Chirurgie maxillo-faciale et stomatologie

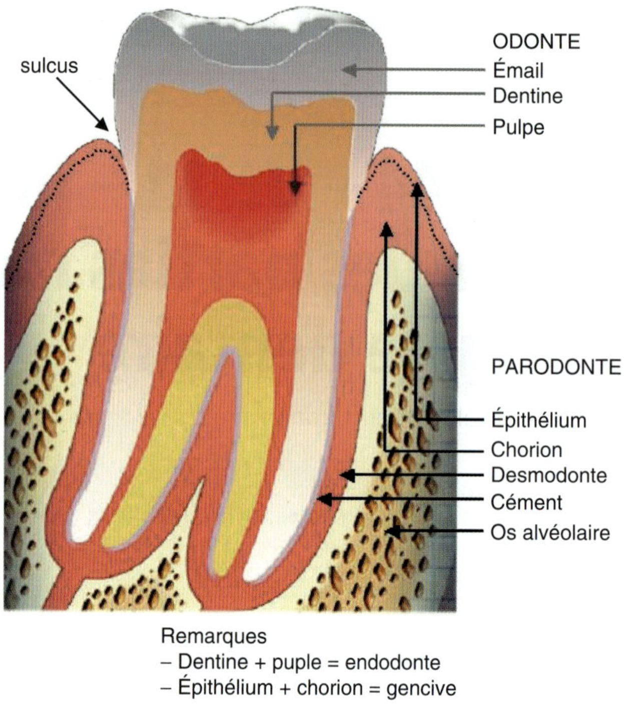

Fig. 10.1. Anatomie de l'organe dentaire.

Entre couronne et racine, le collet de la dent est serti par l'attache épithélioconjonctive de la gencive (joint d'étanchéité vis-à-vis du milieu buccal).

La *pulpe dentaire*, tissu conjonctif bordé par les odontoblastes, comporte un axe vasculo-nerveux terminal pénétrant par les orifices apicaux de la dent. L'innervation est fournie par les branches terminales du nerf trijumeau (V2 pour les dents maxillaires, V3 pour les dents mandibulaires).

2. Parodonte

Appareil de soutien de la dent, le parodonte est formé par quatre éléments : la gencive, le desmodonte, le cément et l'os alvéolaire.

La *gencive* comprend deux parties : le chorion qui, à son tour, est recouvert d'un épithélium.

Le *desmodonte* (ou ligament alvéolodentaire ou périodonte) est un véritable appareil suspenseur et amortisseur de la dent. Siège de la proprioception, il est formé de nombreux trousseaux fibreux unissant le cément radiculaire à l'os alvéolaire.

Le *cément*, sécrété par les cémentoblastes, est une substance ostéoïde adhérant à la dentine radiculaire.

Les *processus alvéolaires* des maxillaires et de la mandibule sont creusés d'alvéoles tapissées par une couche d'os compact, la *lamina dura*, structure modifiée en radiologie dans certaines pathologies (hyperparathyroïdie). L'*os alvéolaire* est formé pour l'essentiel d'os spongieux entouré de deux corticales fines. *Cet os alvéolaire, qui supporte les dents, « naît et meurt » avec elles.* Les racines des dents s'enchâssent dans les alvéoles maxillaires et mandibulaires auxquelles elles sont solidarisées par le desmodonte.

Le sillon gingivodentaire (*sulcus*) sépare la gencive de la couronne dentaire. Sa profondeur varie selon les dents et leurs faces de 0,5 à 2 mm. Son fond est occupé par une attache épithélioconjonctive, véritable barrière entre le parodonte profond et la flore bactérienne orale.

B. Physiopathologie de l'infection dentaire

Les lésions dentaires et parodontales peuvent aboutir à la formation de foyers infectieux. Deux mécanismes sont possibles : la voie endodontique et la voie parodontale (figure 10.2).

Voie endodontique (caries et leur évolution naturelle)

Carie de l'émail (I) → Carie de la dentine (II) → Pulpite (« rage de dents ») (III) → Nécrose pulpaire (mortification de la pulpe dentaire) (IV) → Parodontite apicale d'origine endodontique (V) → Complications infectieuses.

Voie sulculaire (ou parodontale) marginale

Parodontopathie (« déchaussement dentaire ») → Nécrose pulpaire (mortification de la pulpe dentaire) → Parodontite apicale → Complication infectieuse.

Tout traumatisme dentaire, même minime, peut entraîner une nécrose pulpaire qui peut s'installer progressivement et ne se déclarer que secondairement.

II. Lésions dentaires

A. Carie

1. Définition

La carie représente une des plus fréquentes pathologies au monde. Il s'agit d'une protéolyse microbienne de l'émail et de la dentine (souvent due à *Streptococcus mutans*) liée au développement et à la stagnation de la plaque dentaire.

2. Étiologie

Le milieu buccal rassemble les conditions idéales pour la vie microbienne (humidité, température, etc.). La flore est constituée d'une association de germes aérobies et de germes anaérobies.

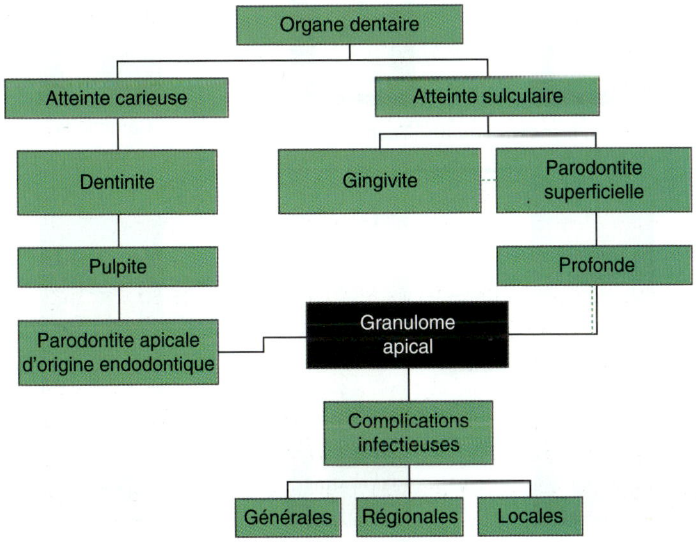

Fig. 10.2. Les deux voies de propagation de l'infection dentaire.

Connaissances

Ce sont souvent des germes commensaux non pathogènes, mais certains sont opportunistes, devenant pathogènes lors de conditions favorisantes (*Streptococcus*, *Peptostreptococcus*, *Bacteroides*, etc.). La virulence des germes peut être exacerbée par l'altération de l'état général, la mauvaise hygiène buccodentaire, le tabac, l'hyposialie, etc.

3. Clinique

Plusieurs formes cliniques sont distinguées (figure 10.3).

Carie de l'émail

La carie de l'émail est asymptomatique ou peut se traduire par une réaction exacerbée aux tests thermiques. On retrouve souvent une simple rugosité à l'inspection et au sondage : le premier stade est représenté par la tache blanche, le deuxième par la tache brune.

Carie de la dentine (dentinite)

L'atteinte de la dentine est marquée par une douleur brève, plus ou moins intense, inconstante et localisée à la dent. Cette douleur est provoquée par le froid et le chaud, les aliments sucrés ou acides. L'examen met en évidence une cavité laiteuse ou claire ou une lésion gris noirâtre ou brune dans laquelle on peut enfoncer une sonde dentaire, qui rencontre une dentine ramollie. La vitalité pulpaire est conservée : les tests de vitalité déclenchent une douleur localisée à la dent (test avec microcourant électrique avec un *pulp-tester*).

4. Paraclinique

Le cliché rétroalvéolaire et le panoramique, ou orthopantomogramme dentaire, montrent la lésion carieuse sous forme d'une lacune radiotransparente et permettent surtout l'exploration parodontale et apicale (granulome ou kyste péri-apical).

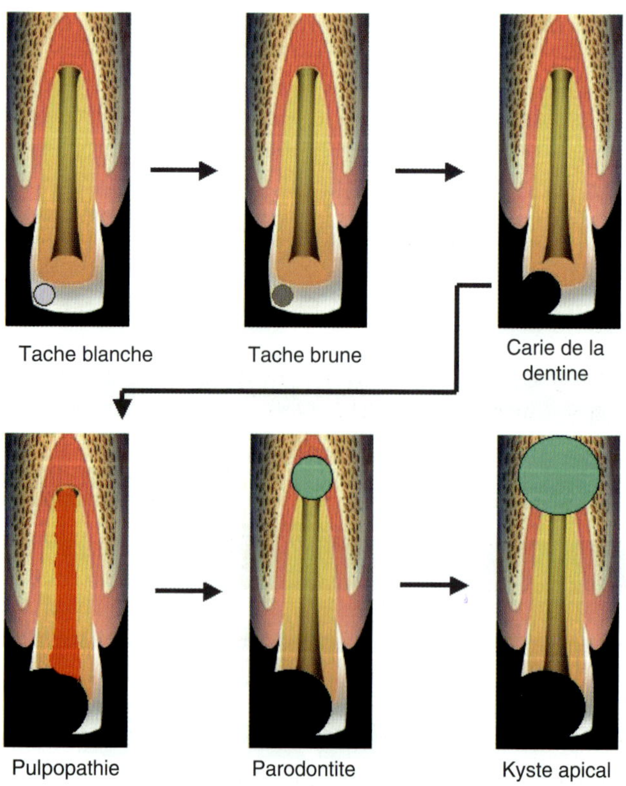

Fig. 10.3. Génie évolutif de la carie dentaire.

5. Évolution

En l'absence de traitement, l'évolution naturelle se fait vers une inflammation de la pulpe dentaire, ou pulpopathie, conséquence de la carie pénétrante de la pulpe. Cette évolution peut être lente ou rapide.

B. Pulpopathies

1. Pulpite aiguë

La pulpite aiguë fait suite à la dentinite. Il s'agit de l'inflammation de la pulpe dentaire (paquet vasculonerveux) contenue dans le canal dentaire. Elle est réversible lorsque le traitement adéquat est rapidement mis en place. Elle devient irréversible lorsqu'il y a nécrose de la pulpe dentaire (*mortification dentaire)*. Sur le plan clinique, il existe une douleur spontanée, continue, violente et mal localisée (« rage de dent »).

2. Pulpite chronique

Une pulpite aiguë peut aboutir à la chronicité si le traitement odontologique adéquat n'a pas été mis en place. Sur le plan clinique, il n'y a habituellement pas de douleur spontanée, mais une douleur qui peut être déclenchée par la mastication. L'examen endobuccal met en évidence une lésion ulcérative profonde de la dent ou une lésion hyperplasique (polype pulpaire). Les tests de vitalité, le plus souvent négatifs (aucune douleur provoquée par la stimulation au *pulp-tester*), traduisent une nécrose ou gangrène pulpaire.

C. Parodontites

Il s'agit des atteintes inflammatoires du parodonte. C'est le stade local de la diffusion de l'infection dentaire dans l'organisme.

1. Desmodontite (périodontite ou monoarthrite dentaire)

La desmodontite est définie comme une inflammation du ligament alvéolodentaire, ou desmodonte. Elle peut faire suite, mais non exclusivement, à une pulpite ayant entraîné une mortification dentaire. Elle peut être aiguë ou passer à la chronicité.

Desmodontite aiguë

La desmodontite aiguë se manifeste cliniquement par une douleur spontanée, lancinante, pulsatile, permanente avec recrudescence nocturne continue, avec une irradiation régionale (dans le territoire du nerf trijumeau), majorée par le chaud, le décubitus et la percussion axiale. Elle siège sur une dent souvent légèrement mobile. Cette douleur peut être minorée par le froid. L'interrogatoire peut retenir la sensation d'une « dent longue » ou « élastique » (douleur provoquée par le contact de la langue ou de la dent antagoniste). L'examen endobuccal met souvent en évidence une carie hyperdouloureuse et une inflammation locale. Les tests de vitalité pulpaires sont négatifs car la dent est mortifiée.

En l'absence de traitement, l'évolution se fait vers la chronicité ou la suppuration parodontale avec signes généraux.

Desmodontite chronique

La desmodontite chronique est non douloureuse. À l'examen clinique endobuccal, il existe souvent une dyschromie dentaire et, quelquefois, une voussure palatine ou mandibulaire et/ou une fistule. Les tests de vitalité sont négatifs.

Les clichés radiographiques standards (clichés rétroalvéolaires, panoramique dentaire) montrent un épaississement du ligament alvéolodentaire sous la forme d'une clarté anormalement épaisse autour des racines de la dent incriminée.

2. Granulomes et kystes apicaux dentaires

Il s'agit de l'atteinte osseuse alvéolaire située au contact de l'apex dentaire avec formation d'un tissu de granulation pouvant contenir des germes (foyer infectieux latent). Par définition, une lacune osseuse de moins de (ou égale à) 5 mm est dénommée *granulome* et une lacune osseuse de plus de 5 mm est dénommée *kyste*. Ils sont l'évolution commune de la carie ou de la desmodontite.

Le panoramique dentaire (ou des clichés rétroalvéolaires) montre une image radiotransparente (clarté) localisée autour de l'apex, dénommée granulome ou kyste apical en fonction de la taille (figure 10.4).

D. Principes du traitement

1. Prévention

Prévenir l'apparition de caries dentaires est fondamental pour éviter ou diminuer les infections dentaires. L'hygiène buccodentaire comporte : le brossage dentaire postprandial dès l'âge de deux ou trois ans, la réduction de la consommation des sucres cariogènes (surtout en dehors des repas), la fluoration (pour les enfants et les patients irradiés) et le contrôle régulier de l'état dentaire (une consultation annuelle chez le chirurgien-dentiste traitant).

2. Traitement curatif

Le traitement des caries des dents définitives ***et*** des dents déciduales (dents de lait) doit être systématique. Un traitement conservateur doit être privilégié autant que possible. Tout abcès doit être traité.

L'antibiothérapie est indiquée dès le stade de pulpite.

Un traitement antalgique efficace est important, car il s'agit souvent de pathologies très douloureuses. Il ne faut donc pas hésiter à utiliser des antalgiques de classes II et III.

La prescription d'anti-inflammatoires (anti-inflammatoires non stéroïdiens ou corticoïdes) est contre-indiquée.

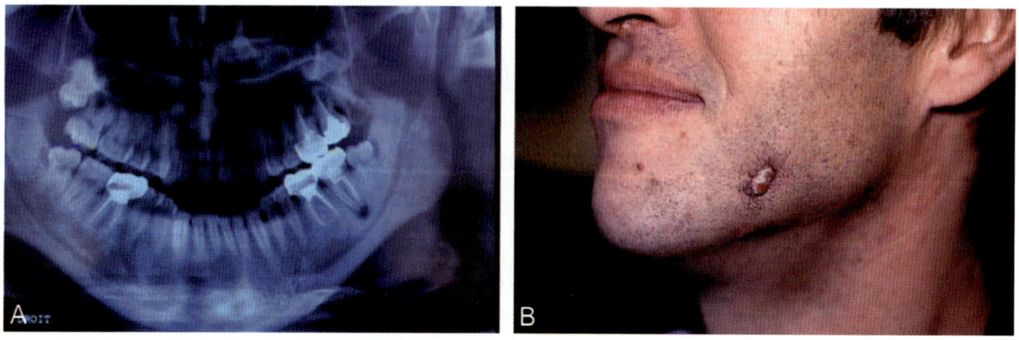

Fig. 10.4. Granulome apical sur la dent n° 37 à l'origine de la fistule cutanée.

En effet, les anti-inflammatoires masquent les signes de l'inflammation et favorisent l'évolution vers des complications septiques locales ou générales graves (cellulites cervicofaciales d'origine dentaire, greffes septiques à distance).

III. Lésions gingivales, ou parodontopathies

Les parodontopathies sont des maladies inflammatoires d'origine bactérienne affectant les tissus de soutien de la dent. Selon le tissu concerné, il s'agit de : *gingivite* (gencive), *parodontite* (cément et desmodonte), *alvéolyse* (os alvéolaire) (tableau 10.1).

Très fréquentes, elles constituent un véritable fléau par l'édentation précoce qu'elles entraînent (plus fréquente qu'avec les caries) et par leurs complications infectieuses (identiques à celles des caries évoluées : complications locales, locorégionales et à distance).

L'agression bactérienne est le premier et indispensable facteur de développement de la maladie parodontale.

A. Gingivite tartrique

1. Physiopathologie

Le tartre est constitué par la plaque dentaire calcifiée. L'inflammation est liée à l'irritation locale due au tartre, qui constitue un support idéal pour la flore pathogène buccale. L'inflammation et les bactéries provoquent une protéolyse, entraînant une fragilisation et une destruction plus ou moins localisée de la gencive. La cause est une hygiène buccale médiocre, souvent associée à une consommation alcoolo-tabagique.

2. Clinique

L'examen clinique est marqué par l'existence d'une couche de tartre plus ou moins épaisse, attachée à la gencive, qui est rouge, inflammatoire, plus ou moins hypertrophiée, saignant

Tableau 10.1. Clinique des différentes lésions de l'organe dentaire

Douleur	Inspection	Vitalité	Percussion	Diagnostic
Absente	Tache blanche	Normale	Normale	Carie de l'émail réversible (stade I)
	Tache brune			Carie de l'émail irréversible (stade II)
Provoquée Cédant à l'arrêt de la stimulation	Dentine altérée	Tests douloureux	Indolore, sonorité claire	Carie de la dentine (stade III)
Spontanée ou provoquée Pulsatile	Cavité carieuse profonde	Tests très douloureux	Transversale douloureuse	Pulpite, ou « rage de dent » (stade IV)
Spontanée, augmente au contact, continue Impression de dent longue	Cavité carieuse profonde, mobilité douloureuse de la dent, œdème gingival	Absente	Axiale douloureuse	Parodontite apicale aiguë (stade V)
Modérée ou absente	Légère mobilité	Absente	Ébranlement perçu dans la région apicale	Parodontite apicale chronique
Douleurs à type d'agacement et gingivorragies	Gencives rouges, œdématiées, mobilité dentaire, rétraction gingivale	Normale (sauf en phase terminale)	Plus ou moins douloureuse	Parodontite d'origine sulculaire

au moindre contact (au brossage des dents, ce qui inquiète souvent les patients) et sensible. Les localisations les plus fréquentes des poches de gingivite tartrique se situent au niveau du collet lingual des incisives (souvent inférieures) et du collet vestibulaire des molaires supérieures.

3. Évolution

En l'absence de traitement de la gingivite tartrique, l'évolution spontanée vers une lyse de la gencive, ou parodontolyse, est inéluctable. Cette parodontolyse peut évoluer vers une gingivostomatite ulcéreuse.

4. Traitement

Il faut envisager :

- une prévention : l'arrêt du tabac s'impose; un brossage pluriquotidien soigneux doit être institué;
- un traitement curatif : le traitement local consiste en un ou deux détartrages annuels, la réalisation régulière de bains de bouche, l'application de gels gingivaux.

B. Gingivite ulcéro-nécrotique

La gingivite ulcéro-nécrotique survient chez des patients immunodéprimés.

L'examen clinique met en évidence une gingivorragie, des pétéchies (pouvant être liées à une thrombopénie), une hypertrophie gingivale ou des gencives blanches (liée à l'anémie).

Les lésions de gingivite ulcéro-nécrotique doivent faire rechercher une hémopathie.

C. Gingivite odontiasique

Il s'agit d'une complication liée à l'éruption dentaire, l'entité classique étant la péricoronarite de la dent de sagesse inférieure chez l'adulte. Le tableau est très algique avec des signes locaux inflammatoires, douleurs irradiées (odynophagie) et adénopathie cervicale réactionnelle.

D. Hypertrophies gingivales

Les hypertrophies gingivales sont fréquentes et peuvent être :

- idiopathiques (congénitale, liée au développement dentaire);
- hormonales (puberté, pilule de contraception, grossesse);
- carentielles (carence en vitamine C ou scorbut);
- iatrogènes par traitement antiépileptique (phénytoïne, Di-Hydan®), antihypertenseur (nifédipine, Adalate®) ou immunosuppresseur (ciclosporine) (figure 10.5);
- l'expression d'une hémopathie (leucémie).

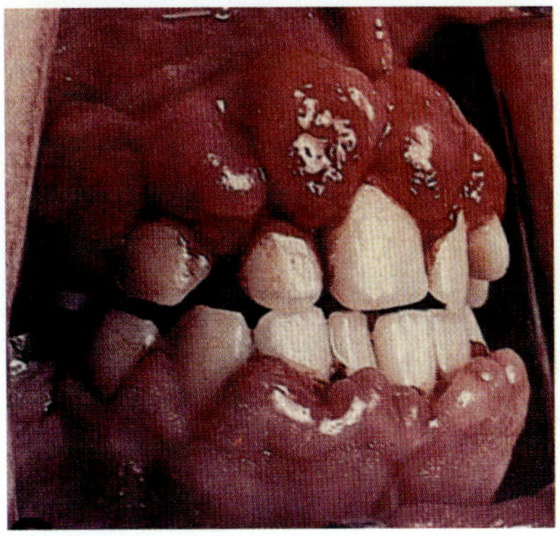

Fig. 10.5. **Hypertrophie gingivale (ciclosporine).**

IV. Complications locales, régionales et à distance des foyers infectieux dentaires et gingivaux

Les complications des foyers infectieux dentaires peuvent être :

- locales : pyorrhée alvéolodentaire, abcès sous-périosté, ostéite, stomatite érythémato-ulcéreuse, fistules faciales, granulome apical, puis kyste apical ;
- régionales :
  - sinusite maxillaire d'origine dentaire ;
  - cellulite (extension de l'infection dans l'espace celluloadipeux de la face et du cou) localisée ou diffuse, adénite, adénophlegmon, ostéite ;
  - thrombophlébite (veine faciale, sinus caverneux) ;
- à distance :
  - complications cardiaques (endocardite bactérienne), ophtalmiques (uvéite, kératite), métastases septiques à distance (abcès du système nerveux central, pleuropulmonaire, osseux, rénal) ;
  - complications générales (fièvre prolongée inexpliquée, septicémie, méningite).

A. Sinusite maxillaire d'origine dentaire

La sinusite maxillaire d'origine dentaire (SMOD) est une réaction inflammatoire de la muqueuse du sinus maxillaire consécutive à une infection d'origine dentaire.

Forme étiologique fréquente (40 %) de sinusite maxillaire, elle s'oppose aux sinusites d'origine nasale dont elle partage une partie de la symptomatologie par une atteinte *unilatérale*.

Le traitement impose, sous peine d'échec, de traiter *conjointement* sinus et dent.

C'est, en règle, une atteinte chronique du sinus maxillaire, pouvant évoluer par poussées de réchauffement qui récidivent après l'arrêt du traitement antibiotique. L'important dans cette pathologie unilatérale est d'éliminer un cancer du sinus maxillaire.

1. Les dents sinusiennes

Les dents en rapport intime avec le plancher du sinus maxillaire sont les *prémolaires supérieures* et les *molaires supérieures* (par ordre de fréquence : les 6, les 5, les 7, puis les 4) (figure 10.6a). La mince couche d'os spongieux séparant les apex dentaires de la muqueuse sinusienne diminue avec l'âge et avec l'édentement (procidence du sinus, classique après la perte des premières molaires).

2. Étiologie

Foyers dentaires

Il s'agit d'une infection endodontique ou parodontale d'une dent sinusienne aboutissant à sa mortification.

Causes iatrogènes

Les causes iatrogènes sont possibles, notamment après avulsion d'une dent maxillaire (communication buccosinusienne) ou dépassement de pâte lors de l'obturation d'une dent sinusienne.

3. Diagnostic de sinusite

Signes d'appel

Les signes d'appel, qui témoignent d'une poussée de surinfection ou d'une rétention, sont :

- une rhinorrhée purulente, *unilatérale et fétide* (cacosmie subjective de la flore anaérobie d'origine dentaire : seul le patient perçoit une odeur nauséabonde) ;
- une douleur maxillodentaire unilatérale et une obstruction nasale, inconstantes.

Ces signes évoquent l'atteinte sinusienne ; leur *unilatéralité* oriente vers l'étiologie dentaire (80 % des cas unilatéraux).

Examen clinique

Examen facial

L'examen facial recherche une douleur élective à la pression de la paroi antérieure du sinus maxillaire, sous l'émergence du nerf infraorbitaire (fosse canine). La sensibilité dans le territoire du nerf infraorbitaire est conservée (diagnostic différentiel avec les cancers du sinus maxillaire).

Examen rhinologique

L'examen rhinologique au speculum (après mouchage) montre une congestion de la muqueuse et des sécrétions purulentes sous le cornet moyen.

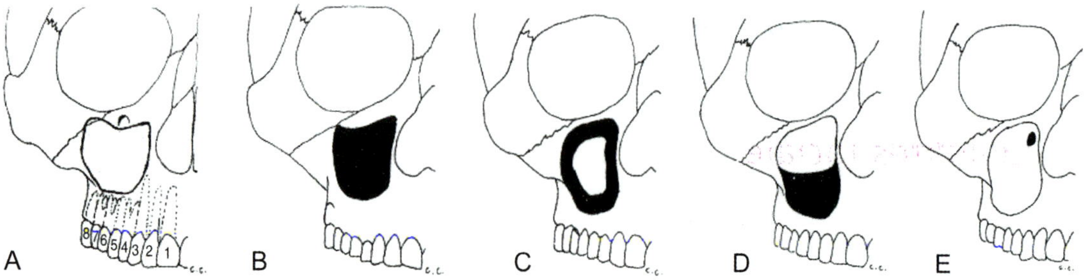

Fig. 10.6. Sinusite maxillaire d'origine dentaire.

a. Dents « sinusiennes ». **b** à **e.** Différents aspects radiologiques des sinusites maxillaires d'origine dentaire.

4. Diagnostic de l'étiologie dentaire

Examen clinique

On recherche un foyer infectieux (caries, parodontopathie) au niveau des dents sinusiennes avec, surtout, des signes de *mortification*. En pratique, seules les dents intactes réagissant aux tests de vitalité sont considérées comme hors de cause.

Parfois ne persiste qu'une communication buccosinusienne après avulsion ancienne. Dans ces cas, la manœuvre de Valsalva permet d'observer la communication sous la forme d'une fuite d'air lors de l'expiration contrariée par le nez.

Du pus au niveau du cavum, sur la paroi postérieure du pharynx peut être observé (jetage postérieur).

Examens paracliniques

Ils sont dominés par l'examen radiographique, qui explore les deux pôles sinusien et dentaire de l'affection.

Technique

On distingue :

- le cliché sinusien standard (Blondeau), remplacé actuellement par le scanner sinusien (coupes axiales et coronales), beaucoup plus précis, ou encore par la tomographie informatisée (« *Cone Beam* ») qui à l'avantage de diminuer les radiations ; ces examens explorent le contenu sinusien et les parois osseuses ;
- pour la recherche du foyer dentaire, l'orthopantomogramme (ou des clichés rétroalvéolaires), qui complète le bilan.

Résultats

Au niveau sinusien :

- la sinusite maxillaire d'origine dentaire se traduit par l'existence d'un niveau hydroaérique plus ou moins associé à un épaississement en cadre de la muqueuse du sinus (figure 10.6, b à e) ;
- signe négatif essentiel : les parois osseuses sont intactes.

Au niveau dentaire, l'atteinte de l'organe dentaire se traduit par des radio-clartés :

- radio-clarté coronaire d'une carie ;
- radio-clarté péri-radiculaire d'une parodontite marginale ;
- radio-clarté péri-apicale d'une parodontite apicale (granulome ou kyste).

5. Traitement

Le traitement, médicochirurgical, porte toujours sur la sinusite et sur sa cause dentaire.

B. Cellulites faciales

Les cellulites faciales constituent de loin la première complication des foyers infectieux dentaires et représentent une cause d'urgence fréquente en chirurgie maxillofaciale.

1. Mécanisme

Position des dents

La situation des apex dentaires par rapport aux tables osseuses et aux insertions musculoaponévrotiques détermine la localisation des cellulites.

Tissu celluleux

Le tissu celluleux est compartimenté en régions par des muscles et des cloisons musculoaponévrotiques. Celles-ci s'insèrent sur le maxillaire et la mandibule. Ces espaces, ou loges celluloadipeuses faciales, sont en continuité avec la région submandibulaire puis le reste de la région cervicale; enfin, les loges cervicales communiquent avec les régions médiastinales. C'est en suivant ces espaces que l'infection se propage.

Germes

Ce sont ceux qu'on retrouve habituellement dans la cavité buccale. L'infection est donc polymicrobienne, avec des germes aussi bien aérobies qu'anaérobies. Les germes anaérobies ont la propriété de produire des enzymes protéolytiques et des gaz qui « dissèquent » le tissu conjonctif.

Voie d'entrée

Les germes gagnent les parties molles de la face à partir d'une ostéite qui s'est constituée à partir du foyer péri-apical (d'origine endodontique ou parodontale).

Non traitée ou mal traitée, une desmodontite peut donner lieu à un abcès au travers de l'os alvéolaire et aboutir sous le périoste, formant ainsi l'abcès sous-périosté. Lorsque le périoste est traversé, on passe de l'abcès sous-périosté à l'abcès sous-muqueux si les racines sont courtes comme chez les enfants (parulie). Il s'agit d'une tuméfaction tendue, fluctuante, se situant au niveau de la table osseuse, en regard de l'apex de la dent. La douleur est fonction de la distension des tissus mous. Des signes généraux sont possibles (fièvre +++).

2. Formes cliniques

Chez l'adulte dont les dents ont terminé leur évolution, on rencontre divers tableaux cliniques.

Cellulites aiguës

Plusieurs stades peuvent être distingués.

Premier stade : cellulite séreuse (non collectée)

C'est la forme de début. On retrouve les signes d'une desmodontite ou d'une infection apicale avec une tuméfaction douloureuse aux limites imprécises qui comble le sillon et efface les méplats. La peau est tendue, chaude, légèrement érythémateuse (figure 10.7); les mouvements mandibulaires ou linguaux sont gênés à la suite de l'infiltration des tissus par le processus infectieux. Les signes généraux commencent à s'installer (fébricule, céphalées) et, en l'absence de thérapeutique, la cellulite séreuse évolue vers la *suppuration*.

Deuxième stade : cellulite suppurée ou cellulite collectée

La tuméfaction a tendance à se limiter; la peau devient rouge, tendue, luisante, chaude, la masse adhère au plan osseux (figure 10.8). Le palper bidigital met en évidence une fluctuation signant la collection. La douleur est plus importante qu'au stade précédent; elle est intense, continue, lancinante, à prédominance nocturne, entraînant l'insomnie, entravant l'alimentation, la déglutition et l'élocution. Le trismus, secondaire à la contraction douloureuse des

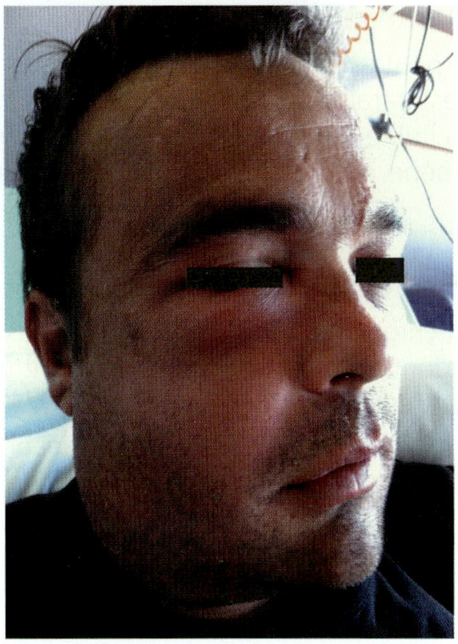

Fig. 10.7. Cellulite génienne en voie de collection.

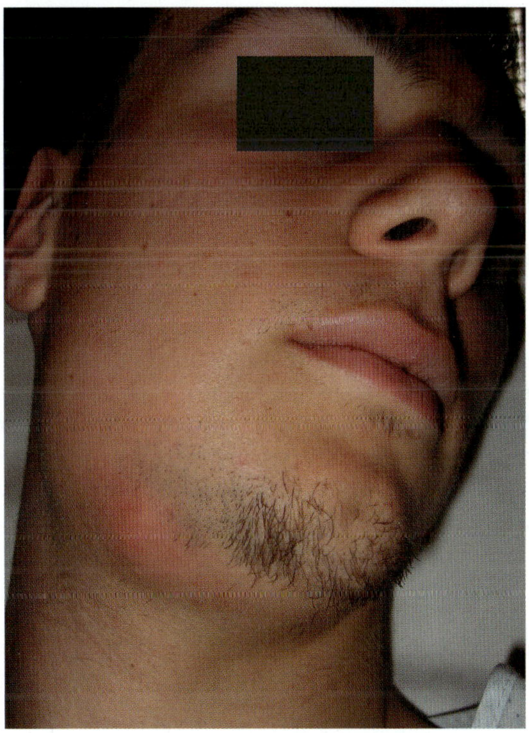

Fig. 10.8. Cellulite submandibulaire collectée.

muscles masticateurs, infiltrés, est d'autant plus marqué que la dent causale est postérieure. D'autres signes sont possibles, suivant la localisation et la gravité : dysphagie, salivation abondante, insomnie, fièvre à 38–39 °C, fatigue. Sans traitement, soit la collection évolue vers une fistulisation en bouche ou à la peau, facteur de passage à la chronicité de la cellulite, soit l'infection diffuse vers les régions voisines : c'est la cellulite diffusée qui témoigne de la gravité de l'infection.

Troisième stade : cellulite gangreneuse ou cellulite diffusée

Heureusement rare, elle peut apparaître d'emblée (fasciite nécrosante) ou faire suite aux stades précédents. Elle est caractérisée par une nécrose extensive des tissus. En plus des signes cliniques de la cellulite suppurée, on palpe des crépitations dues à la présence de gaz. La ponction ramène du pus brunâtre et fétide; la culture retrouve des germes anaérobies.

Cellulites subaiguës et chroniques

Les cellulites subaiguës et chroniques résultent des cellulites suppurées mal traitées, soit évoluées spontanément soit dont le traitement a été insuffisant (défaut de traitement de l'infection et/ou de sa porte d'entrée).

Elles se présentent sous la forme d'un nodule d'aspect variable, indolore à la palpation, adhérant à la peau, avec présence d'un cordon induré le reliant à la zone en cause. Dans les formes chroniques, il faut citer la cellulite actinomycosique due à un anaérobie, l'*Actinomyces israeli*. Le pus qui s'écoule de la fistule contient des grains jaunes.

La chronicité peut aussi se traduire par une fistule cutanée, témoin de la persistance d'un foyer infectieux péri-apical.

Signes locaux de gravité

En dehors des signes généraux graves, il est essentiel de dépister l'installation de signes locaux de gravité dont la constatation permet d'anticiper une évolution pouvant mettre en jeu le pronostic vital ou fonctionnel :

- un érythème qui, à partir de la tuméfaction, tend à s'étendre vers la partie basse du cou, vers les creux supraclaviculaires ou l'incisure jugulaire du sternum;
- une tuméfaction suprahyoïdienne latérale qui tend à progresser vers la région cervicale médiane, voire vers le côté opposé;
- une crépitation neigeuse au palper de la tuméfaction;
- une tuméfaction du plancher oral, parfois associée à un œdème lingual qui font craindre une obstruction des voies aériennes;
- une déglutition salivaire douloureuse s'accompagnant d'un trismus;
- une tuméfaction jugale qui ferme l'œil du patient et fait craindre un abcès péri-orbitaire.

Le terrain sur lequel se développe l'infection constitue aussi un critère de gravité à prendre en compte : immunodépression, tares associées, cardiopathies valvulaires (cf. encadré 10.1), etc.

La constatation d'un ou plusieurs de ces signes impose l'hospitalisation en urgence.

C. Thrombophlébites faciales et craniofaciales

Les thrombophlébites faciales et craniofaciales sont observées de façon exceptionnelle. Elles associent un syndrome septicémique à la constatation de :

- un œdème important gagnant l'angle interne de l'œil et surtout la paupière supérieure (signe d'alarme capital);
- une exophtalmie;
- une induration douloureuse du cordon veineux angulaire à la palpation;
- l'atteinte des nerfs III, IV et VI, marquée par un ptosis, un strabisme et une diplopie;
- l'atteinte méningée, se manifestant par des céphalées, des nausées, des vomissements et une raideur de la nuque.

Ce tableau classique est celui de la *thrombose du sinus caverneux*.

Encadré 10.1

Patients à risque d'endocardite

Classification des cardiopathies à risque d'endocardite infectieuse

Cardiopathies à haut risque

- Prothèse valvulaire intracardiaque (mécanique ou bioprothèse), quel que soit l'orifice porteur. Les endocardites malignes lentes sur prothèse représentent le quart des endocardites, avec une mortalité lourde de 20 % à 30 %, où l'étiologie dentaire représente 50 % des endocardites tardives.
- Patient en attente de remplacement valvulaire.
- Cardiopathies congénitales cyanogènes, même après *n* shunts palliatifs ou corrections incomplètes.
- Antécédents d'endocardite infectieuse.

Cardiopathies à risque

- Valvulopathies aortique (insuffisance aortique, rétrécissement aortique) et mitrale (insuffisance mitrale), à l'exception du rétrécissement mitral-prolapsus valvulaire mitral avec insuffisance mitrale et/ou épaississement valvulaire.
- Cardiopathie congénitale non cyanogène (communication interventriculaire), sauf la communication interauriculaire.
- Cardiopathie obstructive.

Cardiopathies sans risque particulier d'endocardite infectieuse

- Communication interauriculaire.
- Prolapsus valvulaire mitral sans insuffisance mitrale ou à valves fines.
- Cardiopathies ischémiques : angine de poitrine, infarctus du myocarde.
- Cardiopathie hypertensive.
- Cardiopathie dilatée.
- Patient opéré de pontage aortocoronarien, de shunt gauche/droit, sans communication résiduelle.
- Patient porteur de stimulateur cardiaque ou de défibrillateur implantable.
- Manœuvres de cardiologie interventionnelle (valvuloplastie percutanée, prothèse endocoronaire).
- Affections vasculaires périphériques : artérite, phlébite.

Gestes buccodentaires et patients à risque (conférence de consensus)

Chez les patients à haut risque d'endocardite, les pulpopathies, les parodontopathies, les traumatismes dentaires nécessitent l'extraction.

Les prothèses sur dents dépulpées, les implants et la chirurgie parodontale sont formellement déconseillés.

Lors de la préparation à une chirurgie de remplacement valvulaire, les malades entrent dans la catégorie à haut risque d'endocardite maligne lente : seules sont conservées les dents pulpées présentant un traitement endodontique parfait, sans élargissement desmodontal, remontant à plus d'un an, et au parodonte intact ; toutes les autres dents dépulpées dont le traitement endodontique est incomplet, les dents dont le support parodontal est pathologique, les racines et les apex persistants seront extraits au moins quinze jours avant l'intervention cardiaque.

Antibioprophylaxie des endocardites infectieuses

Les cardiopathies sans risque particulier d'endocardite infectieuse ne nécessitent pas d'antibioprophylaxie spécifique.

Les cardiopathies à risque d'endocardite infectieuse (à haut risque ou à risque) nécessitent une antibioprophylaxie lors de la réalisation des gestes à risque, en particulier dentaire.

D. Complications générales

1. Endocardite infectieuse

Le rôle des foyers infectieux dentaires est primordial dans l'installation d'une endocardite infectieuse (maladie d'Osler) (cf. encadré 10.1). L'endocardite infectieuse est parfois consécutive à un essaimage microbien venu d'un foyer parodontal ou survenant après une extraction dentaire, chez un patient porteur d'une cardiopathie à risque d'endocardite infectieuse.

2. Autres complications générales des foyers infectieux dentaires

- *Fièvre prolongée inexpliquée au long cours* : en présence d'une fière chronique apparemment isolée, il est indispensable de rechercher un foyer infectieux, notamment dentaire.
- *Manifestations rhumatologiques* : arthrites, notamment sur prothèse.

- *Manifestations ophtalmiques* : uvéites, ptosis, voire amauroses brutales doivent faire rechercher un foyer dentaire.
- *Manifestations rénales* : glomérulonéphrite proliférative.
- *Manifestations pulmonaires* : des suppurations pulmonaires aiguës ou chroniques peuvent succéder à des infections buccodentaires, soit par bactériémie, soit par inhalation de produits septiques.
- *Manifestations digestives* : les foyers buccodentaires peuvent être à l'origine de troubles digestifs de type gastrite, entérite, colite.
- *Manifestations neurologiques septiques* : parmi les troubles nerveux d'origine dentaire, il faut citer les algies de la face (cf. chapitre 12); les abcès du cerveau d'origine dentaire ne sont pas exceptionnels et s'expliquent par le même processus étiopathogénique que les thrombophlébites ou par des embolies.

Points clés

- **Fréquence des infections d'origine dentaire.**
- **Nécessité de leur prévention par hygiène locale et contrôle dentaire.**

Pour en savoir plus

Nicot, R., Hippy, C., Hochart, C., Wiss, A., Brygo, A., Gautier, S., Caron, J., Ferri, J., Raoul, G., 2013. Les anti-inflammatoires aggravent-ils les cellulites faciales d'origine dentaire ? Revue. Stomatol. Chir. Maxillo-faciale Chir. Orale 114, 304–309.

Peron, J.-M., Mangez, J.-F., 2002. Cellulites et fistules d'origine dentaire. Stomatologie. 22-033-A-10. Encycl. Méd. Chir., Elsevier, Paris.

CHAPITRE

11

Items 152, 164 – UE 6 – Pathologie non tumorale de la muqueuse buccale

Objectifs pédagogiques

- Devant des ulcérations et érosions des muqueuses orales :
  - argumenter les principales hypothèses diagnostiques ;
  - justifier les examens complémentaires pertinents.
- Diagnostiquer et traiter une infection cutanéomuqueuse à *Candida albicans*.

Item 110. Dermatose bulleuse touchant la peau et/ou les muqueuses externes.

Item 152. Infections cutanéomuqueuses et des phanères, bactériennes et mycosiques de l'adulte et de l'enfant.

Item 160. Exanthèmes fébriles de l'enfant.

Item 164. Infections à herpès virus de l'enfant et de l'adulte immunocompétents.

Item 295. Tumeurs de la cavité buccale, naso-sinusiennes et du cavum, et des voies aérodigestives supérieures.

Item 344. Infection aiguë des parties molles.

I. Ulcération ou érosion des muqueuses orales

La démarche diagnostique suppose de savoir reconnaître la véritable lésion initiale qui, si elle n'est pas l'érosion ou l'ulcération, peut être aussi diverse qu'une vésicule, une bulle, un érythème caustique, un aphte ou une lésion inflammatoire ou tumorale. L'anamnèse et l'examen clinique, préalables à des explorations paracliniques sélectives éventuelles, restent donc la clé du diagnostic.

Deux diagnostics dominent par leur fréquence la pathologie ulcéreuse de la muqueuse buccale : les ulcérations traumatiques et les aphtes. Les diagnostics différentiels de ces affections sont orientés différemment selon que l'ulcération est unique ou qu'on observe plusieurs éléments. Schématiquement, on recherchera surtout une tumeur ulcérée dans le premier cas, les pathologies systémiques ou infectieuses dans le second cas.

A. Définitions

- Une *érosion* se définit comme une perte de substance superficielle, épithéliale, mettant plus ou moins à nu la partie superficielle du chorion. Elle est souvent post-vésiculeuse, post-bulleuse ou post-traumatique et guérit généralement sans cicatrice.
- Une *ulcération*, plus profonde, concerne le chorion moyen et profond, avec risque de cicatrice.

B. Diagnostic

Le diagnostic d'une ulcération ou d'une érosion est clinique ; le diagnostic de la cause peut nécessiter d'autres examens complémentaires.

1. Interrogatoire

L'âge, les antécédents personnels (maladies, épisodes antérieurs similaires, prise médicamenteuse), les notions de signes fonctionnels (douleur, gêne à l'élocution ou l'alimentation) et de signes associés éventuels (lésions cutanées, adénopathies douloureuses ou non) doivent être précisés.

La durée et l'évolution (aiguë ou chronique) sont des éléments d'orientation essentiels, ainsi que la notion de récurrence.

2. Examen clinique

La lésion elle-même est caractérisée (tableau 11.1) :

- par son caractère primaire ou secondaire (succédant à une autre lésion) ;
- par son caractère souple ou induré, inflammatoire ou non, nécrotique ou non, surinfecté ou non ;
- par sa topographie, sa taille et le nombre de localisations : l'examen des autres muqueuses et de tout le tégument est requis.

L'examen général est dirigé par l'anamnèse et l'aspect lésionnel, vers la recherche d'adénopathies, de lésions dermatologiques ou de toute symptomatologie associée suggestive d'un tableau infectieux ou syndromique.

Tableau 11.1. Caractéristiques des ulcérations buccales

	Forme	Bords	Fond	Base
Aphte commun	Arrondie ou ovalaire	Réguliers Halo rouge	Plat, fibrineux Jaune	Souple
Aphte géant	Arrondie ± irrégulière	Réguliers Halo rouge		
Aphte creusant	Irrégulière	Œdématiés Halo rouge	Irrégulier Nécrotique	Souple ±
Ulcération traumatique	Variable, souvent allongée	Plats ou œdématiés Pas de halo rouge	Fibrineux	Souple ±
Carcinome	Le plus souvent irrégulière	Surélevés, indurés	Végétant, nécrotique ±	Indurée, plus large que l'ulcération

3. Examens complémentaires

L'anamnèse et l'étude clinique permettent de limiter les examens au strict nécessaire dans le registre suivant :

- prélèvements locaux dans une hypothèse infectieuse : examen direct et cultures (virologique, bactériologique, mycologique);
- examen cytologique (cytodiagnostic) ou histologique (biopsie) avec, éventuellement, examen en immunofluorescence directe;
- sérodiagnostics d'infections bactériennes ou virales : en dehors du sérodiagnostic de la syphilis, ils sont demandés au cas par cas, en fonction du diagnostic envisagé.

C. Diagnostic étiologique

1. Ulcération unique

Aphte

Aphte isolé commun

L'aphte isolé commun (figure 11.1) est une ulcération de petite taille, de forme arrondie ou ovalaire, à fond jaune cerné d'un bord rouge régulier, non indurée, douloureuse, évoluant en huit à dix jours.

Aphtose idiopathique bénigne

L'aphtose idiopathique bénigne est la forme la plus fréquente : le patient, régulièrement, présente un ou quelques aphtes banals. Il existe souvent une réactivation par certains contacts alimentaires (agrumes, tomate, noix, gruyère).

Aphte géant

L'aphte géant (figure 11.2) est une variante. Sa taille est supérieure à 1 cm, la forme est plus ou moins régulière et ses bords sont quelquefois œdématiés. Il dure souvent plus d'un mois.

Aphte creusant

L'aphte creusant (ou nécrotique) a un fond nécrotique et, si le bord est irrégulier, il n'est ni dur ni éversé. La base est œdématiée mais souple. Il dure plus d'un mois et laisse des cicatrices.

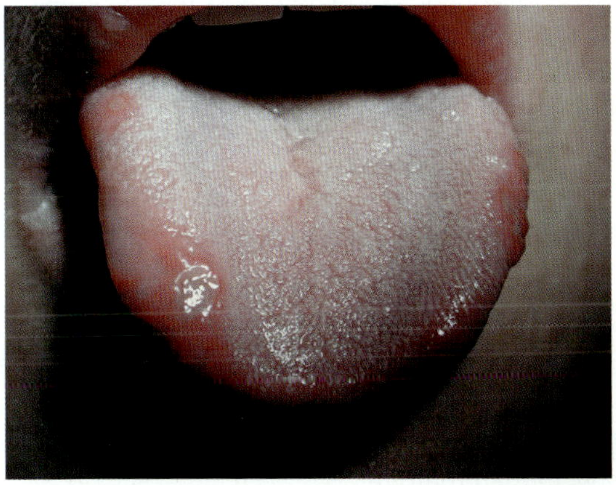

Fig. 11.1. Aphte banal.

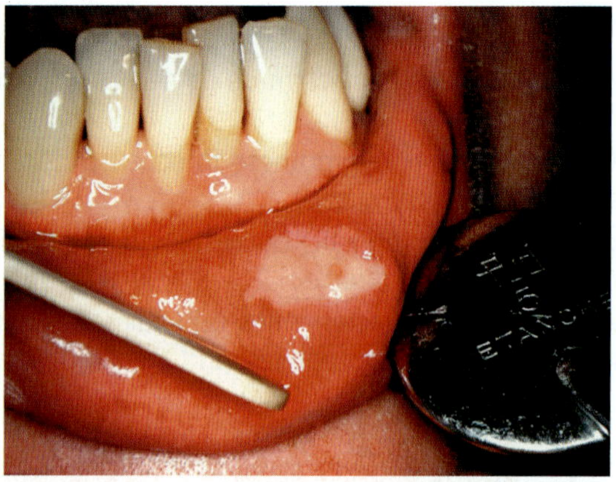

Fig. 11.2. Aphte géant.

Aphte géant et aphte creusant doivent faire rechercher une positivité de la sérologie VIH.

Ulcération traumatique

Souvent douloureuse, elle est envisagée sur :

- l'aspect (contours géographiques, bords réguliers, absence de halo érythémateux, œdème périphérique et sous-jacent, base souple, nécrose jaunâtre) (figure 11.3);
- la topographie;
- l'anamnèse (bord ou crochet de prothèse inadaptée, dent cariée, couronne défectueuse, morsure, hygiène buccodentaire agressive, contact caustique).

Les ulcérations traumatiques ou chimiques doivent guérir en huit à quinze jours après suppression de la cause : en l'absence de guérison, le passage à la chronicité doit faire suspecter un phénomène d'entretien, par complication infectieuse, ou un carcinome.

Il convient d'évoquer une pathomimie devant une ulcération sans étiologie évidente chez un patient en difficulté psychologique. Ce diagnostic sera un diagnostic d'élimination, après contrôle histologique.

Carcinome épidermoïde

Une ulcération buccale chronique et indolore doit faire évoquer un carcinome épidermoïde ulcéré (figure 11.4) : la lésion est de taille et de forme variables, irrégulières, les bords sont surélevés, éversés, durs, le fond est granité ou végétant ou bourgeonnant.

La base est indurée, dépassant l'ulcération.

La lésion saigne au contact.

Elle peut survenir sur un terrain particulier (lésion précancéreuse leucoplasique ou lichen ancien), avec influence de cofacteurs (tabac, alcool, mauvaise hygiène buccodentaire).

Autres tumeurs ulcérées

Ces ulcérations n'ont pas le caractère typique des carcinomes épidermoïdes, en particulier en ce qui concerne le terrain.

Dans le cas du lymphome malin non hodgkinien, la tumeur est congestive, sans induration. L'ulcération a un aspect inflammatoire.

Dans le cas des tumeurs salivaires, la localisation au palais est très fréquente. Un nodule sous-muqueux, souvent bien circonscrit, est sous-jacent à l'ulcération.

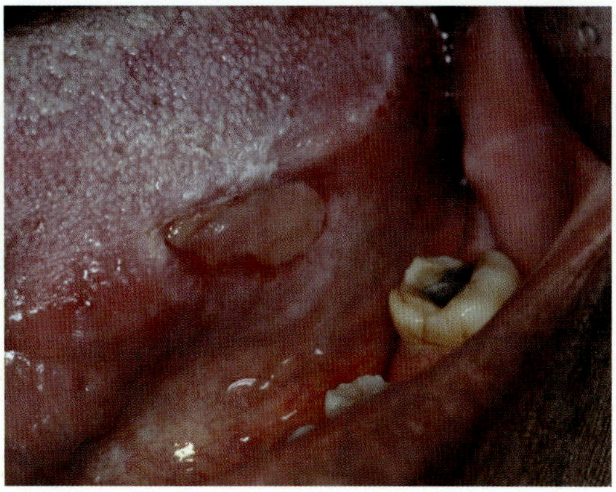

Fig. 11.3. **Ulcération traumatique.**

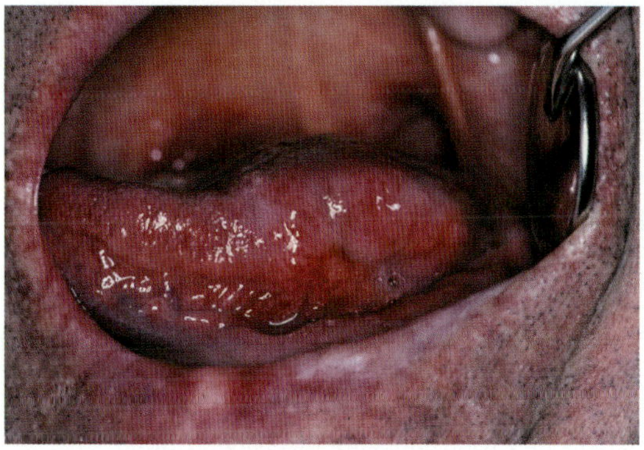

Fig. 11.4. **Carcinome épidermoïde lingual.**

Autres ulcérations uniques exceptionnelles

Syphilis primaire

Le chancre syphilitique d'inoculation apparaît trois semaines après le contage : c'est une érosion indolore, localisée surtout à la lèvre ou à la langue, propre et bien limitée, à bord régulier avec, quelquefois, un halo érythémateux. Le fond est plat et lisse, avec un exsudat gris (fourmillant de tréponèmes). L'induration de la base est peu épaisse (dite en « carte de visite »). La présence d'une adénopathie satellite est constante. Le chancre syphilitique est parfois multiple, avec d'autres localisations possibles (génitale ou anale).

La gomme ulcérée du voile du palais, dont les bords sont « à pic », est observée dans la syphilis tertiaire.

Tuberculose

L'ulcération buccale tuberculeuse, très douloureuse, siège souvent au niveau de la langue. Le contour est irrégulier, le fond est irrégulier, jaunâtre. Elle est à distinguer de l'aphte géant (absence de halo rouge). La base est empâtée, ferme, mais non dure. Une adénopathie satellite est constante. Les réactions tuberculiniques sont très fortement positives. Les lésions pulmonaires sont souvent évidentes à la radiographie.

Lymphoréticulose bénigne d'inoculation (ou maladie des griffes du chat)

Le chancre d'inoculation (griffure) est situé sur la gencive, nécrotique, quelquefois retrouvé en présence d'une volumineuse adénopathie cervicale chronique qui peut en imposer pour une tuberculose. La ponction ramène une goutte de suc ou un pus stériles.

Autres ulcérations infectieuses

Les autres ulcérations infectieuses sont très rares et sont surtout observées chez les malades immunodéprimés : ulcération à cytomégalovirus (CMV) ou histoplasmose.

Ulcérations et érosions buccales

- Lésion unique :
  - aphte, commun, géant, creusant ;
  - ulcération traumatique ;
  - carcinome épidermoïde ;
  - autres tumeurs malignes : lymphome malin non hodgkinien, tumeurs salivaires ;
  - syphilis primaire, tertiaire ;
  - tuberculose ;
  - maladie des griffes du chat ;
  - infection à CMV ;
  - histoplasmose.
- Lésions multiples :
  - aphtose multiple, commune, miliaire, géante, multipolaire ;
  - lichen plan buccal érosif ;
  - ulcérations post-vésiculeuses : herpès, varicelle, zona ;
  - virus coxsackies (herpangine, syndrome pied-main-bouche) ;
  - primo-infection par le VIH ;
  - ulcérations post-bulleuses : érythème polymorphe, Stevens-Johnson, maladies bulleuses auto-immunes (pemphigus, pemphigoïde cicatricielle) ;
  - autres causes plus rares : agranulocytoses (hémopathies, chimiothérapies), syndrome de Zinsser-Engman-Cole, maladie de Crohn, gingivite ulcéronécrotique.

2. Ulcérations multiples

Aphtoses multiples

Aphtose multiple commune

Les éléments typiques (cf. « Aphte isolé ») mesurent moins de 1 cm. Il n'y a pas de fièvre, ni d'adénopathie. La durée de chaque élément est de huit jours, mais l'évolution décalée des aphtes (jusqu'à dix, simultanés ou successifs) prolonge la poussée sur plusieurs semaines.

Aphtose miliaire

Les éléments sont typiques mais de petite taille (2 à 5 mm), nombreux (dix à cent éléments). Quelquefois, un ou deux éléments sont plus importants. L'aspect de l'éruption est très proche de celui de l'herpès buccal (érosions arrondies post-vésiculeuses), mais il n'y a pas de syndrome général, pas de ganglion et, surtout, on ne retrouve aucune lésion péribuccale évocatrice de l'éruption herpétique. En cas de doute, on recherche l'effet cytopathogène d'un frottis du fond d'une ulcération, positif dans l'herpès, négatif dans l'aphtose miliaire.

Aphtose géante

Le diagnostic d'aphtes géants repose sur l'aspect d'une lésion typique (ulcération arrondie de plus de 1 cm, régulière, entourée d'un liseré érythémateux, à base souple). Le problème posé par les aphtes géants multiples est celui du contexte de survenue :

- sans particularité (péri-adénite de Sutton) ;
- par prise médicamenteuse (nicorandil, antirétroviraux) ;

- par la présence d'une grande aphtose récurrente multipolaire (maladie de Behçet);
- surtout, par la survenue d'une grande aphtose, souvent nécrotique, du sida.

Les localisations au palais doivent être distinguées de la sialométaplasie nécrosante, très rare, où la notion de vomissements est habituellement retrouvée (anorexie, grand alcoolisme). Un bourrelet périphérique peut aussi évoquer un carcinome.

Le caractère bipolaire d'une aphtose (orogénitale) impose de rechercher des éléments suggestifs d'une maladie de Behçet (aphtes plus graves, pseudofolliculites cutanées, hypersensibilité aux points d'injection, uvéite antérieure, atteinte neurologique ou articulaire, phlébite superficielle, terrain génétique HLA-B5).

Lichen buccal

Le lichen buccal atteint de façon prépondérante les femmes et peut se localiser au niveau de la muqueuse buccale comme au niveau de la peau. Le mécanisme de son apparition n'est pas connu mais il pourrait s'agir d'une réaction inflammatoire de l'organisme contre la muqueuse buccale déclenchée par différents stimulus.

Généralement non douloureux, il peut se révéler par une sensation de brûlure ou de goût métallique dans la bouche. Il prend, le plus souvent, un aspect de stries blanchâtres entrelacées, localisées au niveau de la face interne des joues. Au niveau lingual, il se présente plus volontiers sous la forme de plaques kératosiques. Des érosions douloureuses peuvent apparaître lors des poussées.

L'aspect de ce lichen est toutefois très variable : il peut s'agir en effet d'une zone rouge érodée, d'une zone fibreuse, atrophique, ou encore pigmentée et même d'une vésicule.

Le diagnostic est assuré, en dehors des formes blanches réticulées typiques, par une biopsie.

Certaines formes sont susceptibles de dégénérer en carcinome épidermoïde, ce qui implique la mise en place d'une surveillance semestrielle.

Ulcérations virales (post-vésiculeuses)

Herpès

Il s'agit de la cause virale la plus fréquente (+++) : l'érosion est polycyclique et succède à un bouquet de vésicules sur une base érythémateuse. L'évolution est suintante et douloureuse, parfois croûteuse ou aphtoïde, accompagnée parfois d'adénopathies satellites et d'une fébricule.

La forme majeure de gingivostomatite fébrile érosive est caricaturale d'une primo-infection herpétique.

La forme récurrente d'érosions récidivant au même site, en particulier sur la lèvre, sous l'effet de facteurs déclencheurs (épisodes d'affections fébriles, exposition solaire, stress, menstruation) est une évidence diagnostique. Les récurrences herpétiques sont rarement strictement muqueuses; elles surviennent plus souvent sur le vermillon des lèvres et autour. En cas de doute, le diagnostic est assuré formellement par la recherche du virus en culture (résultat en 24 à 48 heures), qui permet de préciser la souche en cause, HSV-1 (*herpes simplex virus*) étant plutôt impliqué dans les lésions buccales et HSV-2 dans les lésions génitales. Le sérodiagnostic (IgM) n'a d'intérêt que pour la primo-infection.

Autres infections virales

Les autres infections virales peuvent induire des érosions ou des ulcérations buccales qui ne sont en général pas au premier plan :

- varicelle et zona : les lésions sont similaires à celles de l'herpès, mais plus étendues, endojugales, d'évolution aphtoïde pour la varicelle, ou avec regroupement lésionnel sur le territoire muqueux des nerfs V (trijumeau), VII (facial) ou IX (glossopharyngien) en accompagnement d'un zona cutané;
- ulcérations buccales liées aux virus coxsackies : herpangine, syndrome main-pied-bouche;
- toutes les infections virales peuvent s'accompagner de lésions ulcérées des muqueuses.

Ulcérations post-bulleuses

Toute lésion érosive persistante ou récidivante peut être la conséquence d'une nécrose épithéliale intervenant dans le cadre d'une toxidermie, d'un érythème polymorphe ou d'une maladie bulleuse auto-immune.

Les lésions sont volontiers recouvertes de lambeaux persistants du toit des bulles, formant des pseudomembranes nécrotiques ou des croûtes sur les lèvres.

Érythème polymorphe et syndrome de Stevens-Johnson

Ces dermatoses aiguës érythématobulleuses (figure 11.5), parfois récidivantes, peuvent être de localisation muqueuse prédominante. Les lésions muqueuses sont douloureuses, de siège diffus dans la cavité buccale, avec prédominance de l'atteinte labiale. Le diagnostic clinique est évident en présence des lésions cutanées caractéristiques en cocarde (au niveau des paumes de mains en particulier). En cas d'atteinte muqueuse grave, la cause est surtout médicamenteuse : toxidermie aux sulfamides, anti-inflammatoires non stéroïdiens, antibiotiques, barbituriques.

Dans le syndrome de Stevens-Johnson, les croûtes labiales et cutanées sont hémorragiques. L'atteinte oculaire peut entraîner la cécité; l'atteinte pulmonaire ou rénale est mortelle dans 10 % des cas.

Maladies bulleuses auto-immunes

Les lésions muqueuses peuvent être le mode de début plus ou moins étendu (érosion isolée ou stomatite érosive) d'une maladie bulleuse cutanéomuqueuse auto-immune, dont le diagnostic repose sur la clinique, la biopsie et la recherche d'anticorps.

La plus fréquente des causes est le *pemphigus*, maladie cutanéomuqueuse à bulles flasques par clivage interkératinocytaire (ou acantholyse).

Dans la *pemphigoïde cicatricielle*, les lésions siègent essentiellement sur la gencive, évoquant une gingivite desquamative, quelquefois une gingivite ulcéronécrotique. Les érosions suivies d'atrophie confèrent une rougeur diffuse à la muqueuse avec, quelquefois, de petites bulles encore intactes et des cicatrices au niveau des muqueuses libres. L'atteinte oculaire doit être recherchée. L'immunofluorescence directe signe le diagnostic sur une biopsie de muqueuse non ulcérée (bande d'anticorps au niveau de la lame basale).

Autres causes peu fréquentes

Des stomatites érosives surviennent au cours d'hémopathies à la suite d'agranulocytoses (stomatite avec pseudomembranes) ou de chimiothérapies (Adriamycine®, Méthotrexate®).

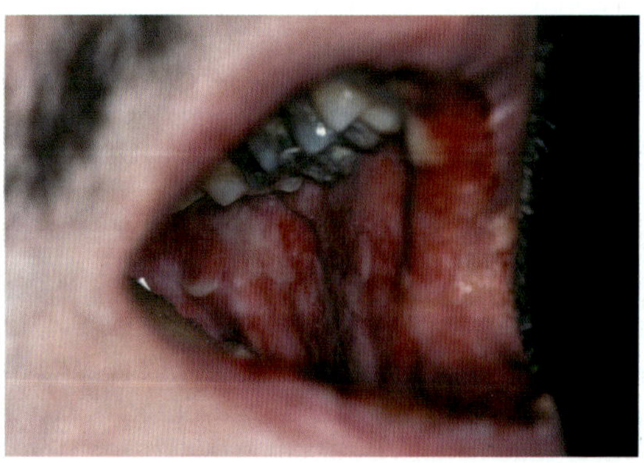

Fig. 11.5. Érythème polymorphe.

La maladie de Crohn peut s'exprimer par des ulcérations inflammatoires aphtoïdes, buccales ou péri-anales. En l'absence de manifestation digestive, seule l'histologie permet d'orienter le diagnostic avec le constat de granulomes épithélioïdes non caséeux.

Les gingivites ulcéro-nécrotiques à germes banals sont surtout observées chez les immunodéprimés. Elles commencent par l'amputation nécrotique d'une languette interdentaire. Puis elles s'étendent horizontalement à toute l'arcade, en hauteur à toute la gencive attachée, en profondeur à l'os sous-jacent dénudé, puis nécrosé. La gingivite ulcéro-nécrotique doit être distinguée des aphtes nécrotiques ou ulcères nécrotiques gingivaux observés dans le sida, ainsi que des lésions gingivales de l'histiocytose langerhansienne (histiocytose X) qui procèdent de l'atteinte osseuse en premier lieu (granulome éosinophile).

D. Conclusion

En pratique, devant une érosion ou une ulcération muqueuse, ce sont l'anamnèse et l'analyse précise de la lésion élémentaire et de sa topographie, en prenant en considération le profil évolutif, qui donneront des orientations diagnostiques distinctes (figure 11.6).

Une ulcération chronique est toujours suspecte d'une nature carcinomateuse et impose toujours une biopsie. Une ulcération orale aiguë est aussi bien suggestive d'une cause extrinsèque traumatique ou chimique que d'une origine virale ou médicamenteuse.

Compte tenu des remaniements infectieux ou inflammatoires qui ne manquent pas de survenir sur les muqueuses, il faut une grande précision dans la démarche diagnostique pour dégager l'essentiel de l'anamnèse et de la sémiologie, en faisant préciser plus particulièrement l'aspect lésionnel initial de la lésion.

Points clés

- L'érosion et l'ulcération sont des lésions élémentaires de diagnostic clinique, de causes très diverses.
- L'aphte est une forme particulière d'ulcération buccale caractérisée par son fond jaunâtre et son halo inflammatoire rouge.
- Une ulcération buccale chronique et indolore doit faire éliminer un carcinome épidermoïde.
- Une ulcération traumatique disparaît en huit à quinze jours après suppression de la cause.

II. Infections cutanéomuqueuses à *Candida albicans*

A. Épidémiologie

Les *Candida* sont des champignons microscopiques appartenant aux levures. Ces organismes unicellulaires se multiplient par bourgeonnement. Seul *Candida albicans* est un saprophyte exclusif des muqueuses (respiratoires, vaginales, digestives) et n'est jamais trouvé sur la peau saine. Les autres espèces peuvent se trouver normalement sur la peau et les muqueuses.

C'est toujours sous l'influence de facteurs favorisants que la levure *Candida albicans* passe de l'état saprophyte à l'état parasitaire.

Les modalités d'infestation sont :

- rarement, la voie exogène, telle que la contamination du nouveau-né ou du nourrisson par la mère atteinte de vaginite candidosique (candidose néonatale) ;
- surtout, la voie endogène par porte d'entrée digestive ou génitale.

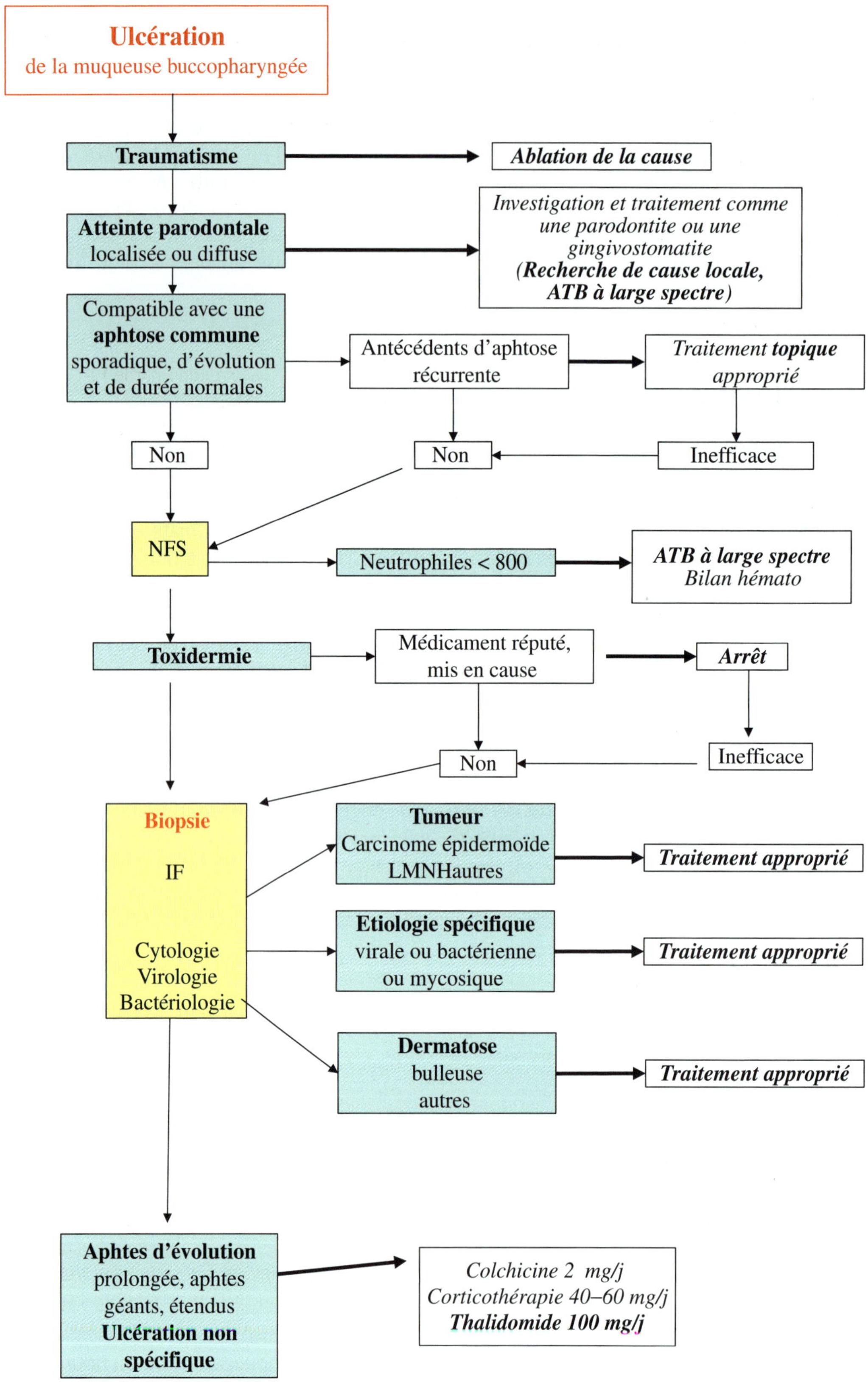

Fig. 11.6. Conduite à tenir devant une ulcération de la muqueuse buccopharyngée.

ATB, antibiothérapie ; NFS, numération-formule sanguine ; IF, immunofluorescence ; LMNH, lymphome malin non hodgkinien.

Sur terrain immunodéprimé, *Candida albicans* est responsable de septicémies ou de lésions viscérales profondes.

Facteurs favorisant les candidoses cutanéomuqueuses

- Facteurs locaux :
  - humidité, macération ;
  - irritations chroniques, pH acide (prothèses dentaires) ;
  - xérostomie ;
  - mucite post-radique.
- Facteurs généraux :
  - terrain : immunosuppression, congénitale ou acquise (thérapeutique, infection par le VIH), cancer, diabète, dénutrition, hypovitaminoses, grossesse, âges extrêmes de la vie ;
  - médicaments : antibiotiques généraux (à large spectre), œstroprogestatifs, corticoïdes.

B. Diagnostic positif

Le diagnostic positif repose sur deux arguments :

- l'aspect clinique, en règle très évocateur et suffisant au diagnostic, même si les manifestations cliniques revêtent des aspects très différents selon que l'infection est aiguë ou chronique et selon la topographie ;
- la confirmation biologique par l'examen mycologique, de technique simple et de résultat rapide.

1. Aspects cliniques

Les manifestations cliniques peuvent revêtir des aspects différents : formes aiguës, subaiguës, chroniques. Les formes diffuses sont beaucoup moins fréquentes et se rencontrent en règle générale chez le nourrisson et le jeune enfant. Les formes accompagnées d'une candidose viscérale sont exceptionnelles et s'observent chez le petit enfant et, surtout, en contexte d'immunodépression.

Forme aiguë : le muguet

Il s'agit d'une inflammation candidosique aiguë, qui est la manifestation la plus commune des candidoses buccopharyngées. Le muguet touche essentiellement le nourrisson et le jeune enfant, à un moindre degré le vieillard.

Phase de début

Elle dure deux à trois jours et réalise une stomatite érythémateuse diffuse (figure 11.7) : sensation de sécheresse buccale, de douleurs à type de cuisson, de goût métallique et de gêne à la mastication. Des troubles de la succion sont observés chez le nouveau-né. À l'examen, la muqueuse apparaît desséchée, rouge, douloureuse. La langue est plus ou moins dépapillée. L'érythème touche la face dorsale de la langue, la voûte du palais et les faces internes des joues (macules coalescentes).

Phase d'état

Elle correspond à la période où la surface rouge se recouvre de taches blanchâtres dont le raclage léger permet de détacher les couches superficielles qui deviennent gris jaunâtre. Les signes fonctionnels sont moins intenses, semblables à ceux de la phase de début.

Évolution

Sous traitement, l'évolution est rapidement favorable. Sans traitement, la guérison spontanée est possible, mais un passage à la chronicité ou une extension au pharynx, responsable d'une dysphagie nette, peuvent être observées. L'atteinte œsophagienne est plus rare que les stomatites et peut se développer en l'absence de lésions buccales cliniquement décelables. Elle doit faire rechercher une immunodépression, notamment une infection par le VIH (figure 11.8). Elle est classique au cours ou au décours des radiothérapies sur les voies aérodigestives supérieures.

Formes cliniques

- Forme érythémateuse pure (phase de début).
- Forme pseudomembraneuse.
- Formes localisées : ouranite superficielle (palais), glossite dépapillée centrale, forme localisée à la face intérieure d'une joue.
- Formes associées à une candidose viscérale ou cutanée.
- Atteinte concomitante du pharynx et du larynx.

Formes chroniques en foyers

Les différentes formes chroniques de la candidose peuvent être isolées ou associées les unes aux autres (foyers multiples).

Perlèche

Il s'agit d'une forme localisée au pourtour buccal et essentiellement aux commissures labiales (chéilite angulaire) (figure 11.9). Elle est fréquente chez l'édenté, favorisée par la macération dans le pli commissural, lui-même accentué par la diminution de la hauteur faciale liée à la perte dentaire. Elle est très fréquente chez tous les patients souffrant de bavage quelle qu'en soit la cause. Cliniquement, la perlèche se présente sous forme d'une fissure de la commissure labiale, avec un fond du pli rouge, macéré puis desquamatif ou croûteux et, parfois, débord sur la peau adjacente. Elle est souvent entretenue par un tic de léchage.

Glossite losangique médiane

Elle siège en avant du « V » lingual sous forme d'une zone médiane dépapillée, rouge carminée, plus ou moins indurée en superficie (figure 11.10). La lésion est légèrement surélevée, mamelonnée, mais parfois elle est un peu déprimée. La forme est grossièrement losangique ou ovalaire. Une ouranite en miroir est souvent associée.

Langue noire villeuse

La langue noire villeuse est souvent iatrogène : antiseptiques prolongés, antibiothérapie à large spectre, psychotropes modifiant le flux salivaire, au cours ou au décours d'une radiothé-

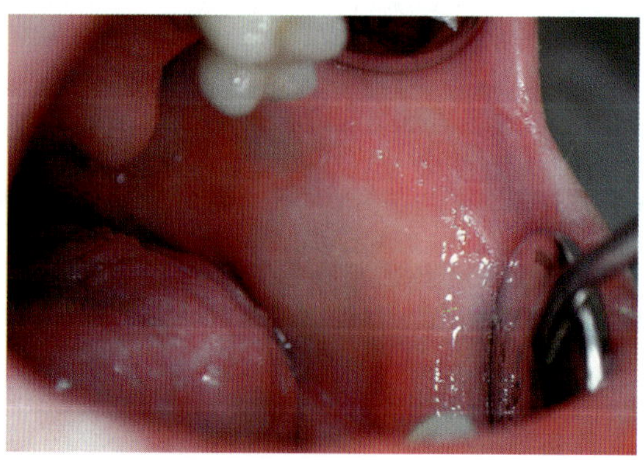

Fig. 11.7. **Stomatite érythémateuse à *Candida*.**

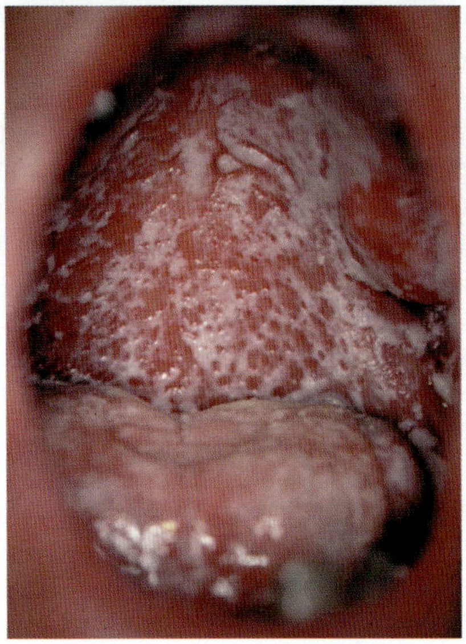

Fig. 11.8. **Muguet profus chez un patient immunodéprimé.**

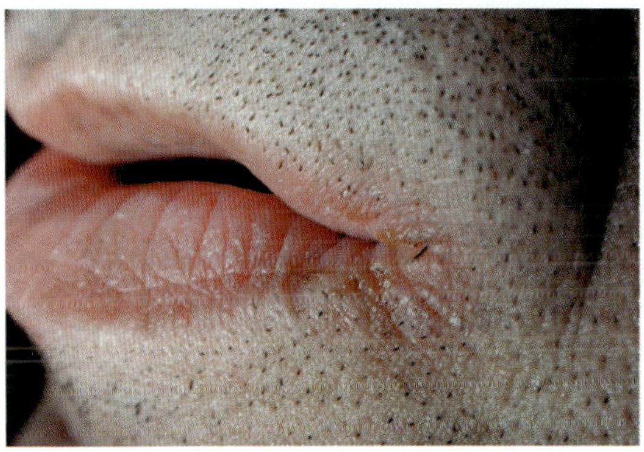

Fig. 11.9. **Perlèche.**

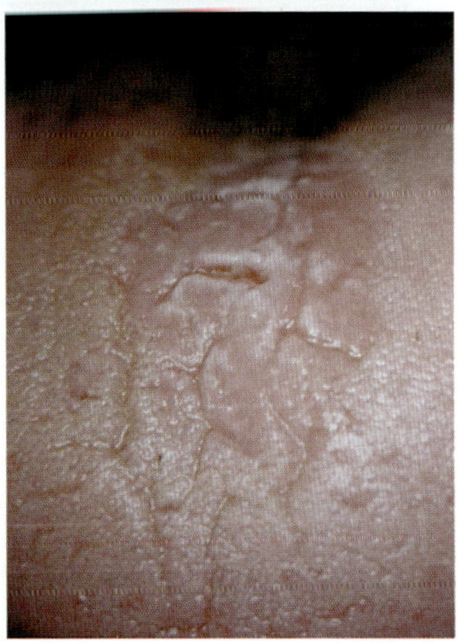

Fig. 11.10. **Glossite losangique médiane.**

rapie sur la sphère orofaciale; mais elle peut aussi apparaître sans raison apparente. Dans ce cas, la langue noire villeuse peut persister pendant des années et disparaître comme elle est venue. Ce n'est pas une candidose.

La langue présente un aspect chevelu qui traduit l'hypertrophie et l'hyperkératinisation des papilles filiformes linguales. La couleur jaune brun à noir intense (figure 11.11) s'explique par des pigments alimentaires, tabagiques ou résultant de leur oxydation et de celle de la kératine. Un prélèvement par grattage de la surface linguale ramènera une abondante flore saprophyte. Parfois, une candidose peut se surajouter à cette affection, *Candida* ne faisant alors que profiter de conditions locales favorables à son développement.

Ce trouble est asymptomatique; il a pour seule conséquence un préjudice esthétique avec sa composante psychologique. Le grattage de la langue à la curette après anesthésie de contact règle le problème… au moins temporairement.

Forme chronique diffuse : muguet chronique

Le muguet peut passer à la chronicité, réalisant une stomatite intéressant la langue, le palais et les joues, évoluant par poussées déclenchées par certains aliments ou médicaments (antibiotiques, corticoïdes). Les signes fonctionnels sont très discrets en dehors des poussées et se limitent à une sensation de cuisson, de picotements et de sécheresse buccale. Parfois, un onyxis ou une vulvite associés sont présents.

2. Diagnostic biologique

La technique de diagnostic est simple, avec un prélèvement par écouvillon sec frotté fortement au niveau d'un placard blanchâtre, d'une plaque érythémateuse linguale ou au niveau des sillons d'une perlèche. Parfois, il est nécessaire de procéder à un raclage appuyé par un abaisse-langue ou une spatule.

L'examen direct recherche des levures bourgeonnantes. La présence de pseudofilaments ou de filaments est un élément de pathogénicité.

La levure pousse rapidement en 24 heures sur milieux spécifiques (milieu de Sabouraud), ce qui permet l'isolement et l'identification de l'agent pathogène avec appréciation du nombre

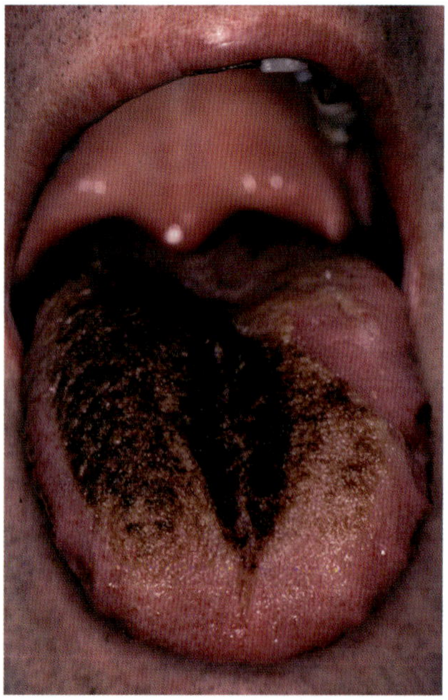

Fig. 11.11. Langue noire villeuse.

de colonies et fongigramme. Les levures étant saprophytes des muqueuses, l'interprétation de l'examen mycologique prend en compte l'espèce isolée, ainsi que l'abondance et la rapidité de pousse des levures, voire la présence de pseudo-filaments à l'examen direct.

L'examen mycologique n'est pas toujours pratiqué en routine, en raison d'un diagnostic clinique souvent évident et du fait que le traitement d'épreuve antifongique local permet de traiter aisément les lésions candidosiques.

Toutefois, dans les cas difficiles (aspect clinique atypique, diagnostic différentiel nécessaire, lésions récidivantes malgré un traitement adéquat, etc.), le prélèvement mycologique est indispensable.

> **Exemple d'ordonnance pour recherche de *Candida***
> Prélèvement à faire réaliser le matin, strictement à jeun et sans brossage dentaire ni bain de bouche préalable, au laboratoire d'analyses médicales de votre choix.
> Effectuer un grattage de la face dorsale de la langue à la recherche d'une candidose : identification et analyse quantitative (nombre de colonies).

C. Diagnostic différentiel

Les diagnostics différentiels les plus courants sont envisagés par ordre de fréquence et selon la topographie.

1. Principaux diagnostics différentiels pour une stomatite érythémateuse ou un muguet

- Le lichen plan buccal, qui siège essentiellement sur les muqueuses jugales postérieures et la langue ; les lésions ne se mobilisent pas au grattage ; l'histologie permet le diagnostic.
- La langue géographique.
- La langue noire villeuse.
- La leucoplasie, souvent dans un contexte de tabagisme, en absence de signes fonctionnels ; l'histologie permet le diagnostic.
- Une glossodynie où seuls les signes fonctionnels sont présents en l'absence de lésions muqueuses.

2. Diagnostics différentiels pour une perlèche

- Les perlèches à streptocoques (+++) ou à staphylocoques : très douloureuses, elles répondent mal à l'antifongique seul ; d'autres lésions cutanées par auto-ensemencement sont à rechercher.
- La syphilis secondaire : des plaques muqueuses buccales, dites « plaques fauchées », accompagnent des lésions cutanées génitales et péri-anales riches en tréponèmes.
- L'herpès récurrent : caractérisé par la présence de vésicules puis de croûtes, spontanément résolutives en quelques jours.

D. Traitement

1. Principes

Il est indispensable de rechercher les facteurs favorisants et, dans la mesure du possible, de les éradiquer, un traitement antifongique seul ne permettant pas d'obtenir une guérison durable.

Le traitement des candidoses est en règle générale local, excepté dans certaines formes récidivantes ou graves ou étendues qui nécessitent l'utilisation d'un antifongique systémique.

En raison de l'excellente activité antifongique, des traitements courts de quinze jours sont habituellement suffisants.

2. Voie locale

On peut utiliser l'amphotéricine B (Fungizone®, suspension buvable), la nystatine (Mycostatine®, suspension buvable ou ovules gynécologiques), le miconazole (Daktarin®, gel buccal) à garder en bouche le plus longtemps possible et à distance des repas, l'action de ces antifongiques étant due à leur contact avec les levures. Des soins de bouche avec une solution alcalinisante (bicarbonate de sodium à 14 %) sont à conseiller avant chaque administration d'un antifongique.

3. Voie générale

La voie générale est choisie en deuxième intention, en cas d'inefficacité, de récidives, de faible observance (mauvais goût, troubles gastro-intestinaux, intolérance) ou de formes graves ou étendues survenant dans un contexte de déficit immunitaire génétique ou acquis.

Le fluconazole (Triflucan®, 100 mg par jour pendant une semaine) est l'antifongique systémique de choix et est très bien toléré. *Candida albicans* est exceptionnellement résistant à cette molécule.

Points clés

- Les candidoses sont des infections opportunistes dues à des champignons levuriformes, du genre *Candida*, dont l'espèce *C. albicans* est responsable de la plupart des manifestations pathologiques chez l'homme.
- *Candida albicans* existe à l'état saprophytique sur les muqueuses digestives et génitales. Les candidoses à *C. albicans* sont donc presque toujours muqueuses avant d'être cutanées.
- Le diagnostic de candidose repose sur l'examen clinique. La confirmation par l'examen mycologique, dont les résultats sont rapides, est utile dans les cas atypiques ou certaines topographies.
- L'examen histologique est souvent nécessaire dans les formes papillomateuses et hyperkératosiques, à la recherche de carcinome verruqueux ou de cancérisation.
- La prophylaxie et le traitement des candidoses ne se réduisent pas au seul traitement par voie locale ou générale mais s'associent à une enquête étiologique à la recherche de facteurs favorisants.

Pour en savoir plus

Piette, E., Reychler, H., 1991. Traité de pathologies buccale et maxillo-faciale. De Boeck Université, Bruxelles.

Spirglas, H., Ben Slama, L., 1999. Pathologie de la muqueuse buccale. Elsevier, Paris.

CHAPITRE

12

Item 97 – UE 4 – Diagnostic différentiel des migraines, névralgies trijéminales, algies de la face : douleurs buccales

Objectifs pédagogiques

- Devant des douleurs buccales, argumenter les principales hypothèses diagnostiques et justifier les examens complémentaires pertinents.
- Les douleurs buccales étant parfois difficiles à distinguer d'une algie faciale, il semble pertinent de détailler les diagnostics différentiels.

Item 88. Pathologies des glandes salivaires.

Item 97. Migraine, névralgie du trijumeau et algies de la face.

Item 145. Infections naso-sinusiennes de l'adulte et de l'enfant.

Item 152. Infections cutanéomuqueuses et des phanères, bactériennes et mycosiques de l'adulte et de l'enfant.

Item 160. Exanthèmes fébriles de l'enfant.

Item 164. Infections à herpès virus de l'enfant et de l'adulte immunocompétents.

Item 295. Tumeurs de la cavité buccale, naso-sinusiennes et du cavum, et des voies aérodigestives supérieures.

Item 330. Orientation diagnostique et conduite à tenir devant un traumatisme craniofacial.

Item 344. Infection aiguë des parties molles.

Les douleurs buccales et les algies de la face représentent un motif fréquent de consultation non seulement pour le chirurgien maxillofacial mais également pour le médecin généraliste. Si les causes en sont nombreuses et parfois intriquées, les douleurs buccales restent majoritairement d'origine dentaire.

I. Rappel anatomique

A. Cavité buccale

La cavité buccale représente le premier segment du tube digestif. Elle reconnaît comme limites (cf. figure 2.17a au chapitre 2) :

- en haut, le palais ;
- en bas, la langue et le plancher de la bouche ;
- latéralement, la face interne des joues ;
- en avant, les lèvres ;
- en arrière du « V » lingual et du palais dur, l'oropharynx.

B. Innervation sensitive de la face

L'innervation sensitive de la face est sous la dépendance des branches terminales du nerf trijumeau (V^e paire crânienne) composées de deux racines, l'une motrice, l'autre sensitive. Les corps cellulaires des neurones sensitifs sont localisés dans le ganglion trigéminal (ou ganglion de Gasser). Il en émerge trois branches terminales : le nerf ophtalmique (V1), le nerf maxillaire (V2) et le nerf mandibulaire (V3).

Quelques afférences sensitives empruntent le trajet du nerf facial (VIIe paire crânienne), le nerf glossopharyngien (IXe paire crânienne) et le nerf vague (X^e paire crânienne), et participent à la sensibilité de l'oropharynx (surtout de la base de langue) et aussi de la zone de Ramsay-Hunt (conque de l'oreille externe) (cf. figures 1.13 et 1.30 au chapitre 1).

Objectifs de la démarche diagnostique devant une douleur buccale

- Préciser la douleur.
- Effectuer un examen clinique minutieux.
- Choisir l'examen radiologique le plus adapté en première intention.
- Connaître les principales causes des douleurs buccales et des algies faciales.

II. Examen devant une douleur buccale

A. Interrogatoire

1. Caractéristiques de la douleur

- Topographie : son caractère uni- ou bilatéral, son point de départ, ses irradiations.
- Date et circonstances d'apparition (facteur causal initial).
- Facteurs déclenchants selon le tissu à l'origine de la douleur (dent, glande salivaire, nerf, appareil manducateur, etc.).
- Type (lourdeur, tension, brûlure, piqûre, décharge électrique, etc.).
- Intensité : au mieux évaluée sur l'échelle visuelle analogique (EVA) ou sur une échelle sémantique.
- Évolution : caractère aigu ou chronique, rythme, fréquence.
- Signes d'accompagnement : œdème, rougeur, larmoiement, rhinorrhée, vertiges, etc.
- Retentissement de la douleur sur la vie courante (alimentation, mastication, sommeil, vie sociale).

2. Antécédents

- Soins dentaires récents : avulsion dentaire, traitement orthodontique, etc.
- Traumatisme dentaire ou facial.
- Antécédents généraux, notamment éthylotabagique.
- Traitement en cours ou anciens (anxiolytique, radiothérapie, etc.).

B. Examen clinique

L'examen clinique est stéréotypé, méthodique et associe un examen exobuccal et cervicofacial à un examen endobuccal. Il comprend une inspection puis une palpation et nécessite d'être assis au niveau du patient, sous un éclairage adapté, avec des gants, des abaisse-langue, éventuellement des miroirs dentaires et une bombe de froid.

1. Examen exobuccal

L'examen exobuccal comporte :

- appareil manducateur :
  - mesure de l'ouverture buccale ;
  - recherche de douleurs spontanées ou à la palpation des articulations temporomandibulaires, des muscles masticateurs ;
- un examen neurologique : sensitif (V) et moteur (VII) ;
- un examen des téguments : intégrité, couleur, chaleur (plaie, érythème, ecchymose, etc.) ;
- une palpation des glandes salivaires (loges parotidiennes, submandibulaires) et de l'appareil manducateur (articulations temporomandibulaires et muscles masticateurs) ;
- une recherche d'adénopathie faciale et cervicale

2. Examen endobuccal

L'examen endobuccal comprend l'examen des structures susceptibles d'engendrer des douleurs buccales : dents (et gencives), muqueuses, mâchoires, glandes salivaires, nerfs et vaisseaux.

Inspection

L'inspection doit être réalisée sous bon éclairage, en s'aidant d'abaisse langue pour voir l'intégralité des structures buccales après avoir déplissé les muqueuses (plancher buccal, sillons, vestibules) :

- dents et gencives : caries, état dentaire, occlusion (trouble de l'articulé dentaire) ;
- muqueuses, notamment le bord libre de la langue, région la plus sujette aux cancers buccaux ; la langue peut être inspectée au repos et en protraction (une déviation signera une lésion des muscles du côté de la déviation) ;
- mâchoires : tuméfaction, modification de l'occlusion (fracture) ;
- glandes salivaires : inflammation ostiale, salive purulente ;
- appareil manducateur : recherche d'une limitation d'ouverture buccale.

Palpation

Elle est menée protégé par des gants :

- dents : douleurs à la percussion, au froid, test de vitalité, mobilité ;
- muqueuses : induration, comblement d'un vestibule, tendance au saignement de la muqueuse au contact ;
- mâchoires : recherche d'une mobilité, d'une tuméfaction ;
- glandes salivaires : recherche d'un calcul (palpation bidigitale) ;
- nerfs et vaisseaux : recherche d'une hypoesthésie (territoires du V) ;

C. Examens complémentaires

1. Choisir l'examen radiologique le plus adapté en première intention

Différents examens d'imagerie peuvent être proposés en fonction des données de l'examen clinique et de l'origine suspectée de la douleur :

- un orthopantomogramme (+++) permet d'apporter des renseignements sur les dents, leurs racines, l'os adjacent, les gros calculs salivaires et, enfin, les articulations temporomandibulaires ;
- une tomodensitométrie (TDM) ou une tomographie volumique à faisceau conique (« *Cone Beam* ») permet une analyse plus précise des structures osseuses ; en cas d'injection d'iode, il faut contrôler la créatininémie et l'absence d'allergie ;
- une échographie, voire une IRM, sera demandée pour l'analyse des parties molles en fonction des hypothèses diagnostiques évoquées.

2. Prélèvements

Des prélèvements, bien que rarement utiles au diagnostic, pourront être proposés :

- prélèvements à visée infectieuse : bactériologique, virologique, mycologique, sérologique ;
- prélèvements cytologique et surtout histologique (+++).

La biopsie est indispensable pour confirmer le diagnostic d'un cancer ou rechercher une maladie bulleuse en cas d'ulcérations buccales étendues (dans ce dernier cas, le prélèvement sera placé dans un liquide spécial, le liquide de Mitchell).

III. Orientation diagnostique devant une douleur buccale

Il est d'usage de classer les douleurs buccales en fonction d'une part de la zone ou de l'organe douloureux pour les douleurs localisées et, d'autre part, des grands syndromes pour les douleurs diffuses :

- les douleurs dentaires et gingivales ;
- les douleurs muqueuses ;
- les douleurs salivaires ;
- les douleurs osseuses (maxillaires et mandibulaires) ;
- les douleurs neurologiques et vasculaires ;
- les douleurs manducatrices ;
- et, enfin, les douleurs inexpliquées et les douleurs fonctionnelles.

Plusieurs causes de douleurs buccales font l'objet d'un chapitre spécifique : seuls sont repris ici les principaux éléments.

A. Causes dentaires et gingivales

Ce sont les causes de douleurs buccales les plus fréquentes (cf. chapitre 10). Le plus souvent d'origine infectieuse ou inflammatoire, elles peuvent prendre origine au niveau de la pulpe dentaire ou du parodonte et diffuser secondairement. La douleur provoquée au départ devient progressivement permanente.

Une forme fréquente mérite d'être citée : l'accident d'évolution de la dent de sagesse mandibulaire, qui associe des douleurs locorégionales avec des signes locaux inflammatoires.

B. Douleurs d'origine muqueuse

La plupart des altérations de la muqueuse buccale sont source de douleurs. Le diagnostic est en règle générale aisé lorsque la lésion survient sur une surface muqueuse accessible à un examen clinique simple.

1. Causes tumorales

Les tumeurs malignes de la cavité buccale sont le plus souvent des carcinomes épidermoïdes (cf. chapitre 6). Elles peuvent être responsables de douleurs spontanées, mais surtout provoquée par la mastication, limitant les possibilités d'alimentation.

L'examen retrouve habituellement une ulcération à bords surélevés et indurés à la palpation, saignant au contact.

Toute lésion de ce type doit impérativement faire pratiquer une biopsie à visée diagnostique.

Les tumeurs malignes telles que les lymphomes se manifestent sous forme d'une tumeur douloureuse, congestive, inflammatoire ; elles doivent, elles aussi, faire l'objet d'une biopsie à visée diagnostique.

2. Causes inflammatoires et immunologiques (cf. chapitre 11)

Ulcérations traumatiques

Les ulcérations traumatiques peuvent être dues à :

- un traumatisme dentaire (dent cassée, délabrée) ;
- une prothèse dentaire inadaptée ;
- une morsure muqueuse (muqueuse jugale ou linguale) ;
- une brûlure par ingestion trop chaude ;
- ou à tout autre agent traumatisant (chute sur un objet endobuccal chez les enfants).

Dans ce cas, si la douleur est vive, l'examen retrouve la plupart du temps une lésion aux bords réguliers, discrètement érythémateuse. Il y a peu ou pas d'induration. En général, la suppression de l'agent causal doit entraîner la guérison de la lésion en quelques jours.

Toute ulcération muqueuse qui ne disparaît pas au-delà de deux semaines doit être biopsiée pour éliminer un cancer.

Aphte buccal

C'est une cause très fréquente de douleurs. Celle-ci est continue, parfois insomniante, exacerbée par l'ingestion de certains aliments. Il s'agit d'une ulcération la plupart du temps unique, bien arrondie, aux bords réguliers, au fond plat et fibrineux, entourée d'un halo un peu rouge. À la palpation, la base est souple.

Des grandes aphtoses buccales retrouvées au cours de certains traitements immunosuppresseurs ou après chimiothérapie imposent une hospitalisation et une alimentation parentérale ou par sonde gastrique en raison de l'impossibilité d'alimentation orale.

Lichen plan

Le lichen plan représente l'affection de la muqueuse buccale la plus fréquente, touchant 1 % à 2 % de la population. Son origine reste mal définie, pour certains auteurs d'origine auto-immune pour d'autres inflammatoire. Ces lésions blanchâtres évoluent sur de nombreuses années. Elles peuvent parfois devenir inflammatoires et douloureuses et prendre un aspect scléro-atrophique susceptible de transformation maligne.

Il est important de noter que ces lésions peuvent évoluer vers une transformation maligne.

Maladies bulleuses

Les bulles buccales peuvent être d'origine auto-immune, notamment au cours du pemphigus vulgaire, mais également d'origine non immunologique, comme dans le syndrome de Stevens-Johnson, l'érythème polymorphe et le syndrome de Lyell.

D'une grande fragilité, les bulles laissent des érosions douloureuses en se rompant.

3. Causes infectieuses

C'est dans la plupart des cas l'ulcération muqueuse que les maladies infectieuses provoquent qui donne le caractère algique à la lésion (cf. chapitre 11).

Stomatite localisée

La *tuberculose buccale* se manifeste par une ulcération irrégulière, non indurée, à fond jaunâtre, à base ferme, sans halo périphérique, mais très douloureuse.

Les *autres ulcérations* sont plus ou moins douloureuses, qu'elles soient dues à une lymphoréticulose bénigne d'inoculation (maladie des griffes du chat) ou à une infection par le CMV.

À noter que le chancre d'inoculation d'une syphilis primaire est en général indolore.

Stomatite diffuse

L'*herpès buccal* (HSV de type 1) se manifeste par des vésicules qui laissent place à des ulcérations disséminées, dans un contexte fébrile. Elles sont cause d'odynophagie sévère et s'accompagnent d'adénopathies satellites également douloureuses.

Toutes les autres infections, qu'elles soient à VZV, à coxsackie virus, HSV de type 8, infections à staphylocoque ou streptocoque, peuvent entraîner des gingivites ou des mucites sévères et donc très douloureuses. La gingivite ulcéro-nécrotique des immunodéprimés est elle-même extrêmement douloureuse.

Les *mycoses*, essentiellement par candidoses, occasionnent des douleurs à type de « cuisson » prédominant sur la langue. Ces candidoses peuvent se manifester soit par une stomatite érythémateuse (langue rouge et vernissée), soit par un muguet buccal (lésion blanche se laissant bien détacher par l'abaisse-langue).

4. Autres douleurs muqueuses

Toute pathologie générale peut se manifester au niveau de la muqueuse buccale par des lésions douloureuses.

Les *toxidermies d'origine médicamenteuse* se manifestent habituellement par un érythème polymorphe.

Le *pemphigus* est également douloureux.

La *mucite induite par radiothérapie* est quasi constante. La douleur diffuse de toute la cavité buccale est augmentée par l'absence de salive et rend parfois l'alimentation extrêmement difficile.

C. Causes sinusiennes

Les douleurs des sinusites maxillaires par leurs irradiations dentaires ou gingivales méritent d'être évoquées.

D. Causes salivaires

Si les douleurs salivaires sont dominées par les lithiases et leurs complications infectieuses locales puis locorégionales (cf. chapitre 5), il ne faut pas oublier les sialadénites virales ou bactériennes.

Il est également important de noter que les tumeurs des glandes salivaires sont en général indolores lorsqu'elles sont bénignes.

La survenue d'une douleur chez un patient porteur d'une tumeur de glande salivaire doit faire considérer celle-ci comme maligne jusqu'à preuve du contraire.

E. Causes osseuses

1. Traumatique

Toute fracture des os de la face est douloureuse par mobilisation du foyer fracturaire (cf. chapitre 4).

2. Infectieuse

Qu'elles soient d'origine dentaire ou par évolution du voisinage, les *ostéites* se traduisent par une douleur lancinante, fluctuante, non rythmée. Deux formes particulières d'ostéites doivent être connues :

- *ostéite post-radique* (ostéoradionécrose) : elle survient quelques années après une radiothérapie pour tumeur de la tête et du cou. La cause le plus souvent rencontrée est dentaire. L'aspect osseux sur la radiographie est caractéristique, avec une ostéolyse progressive toujours très difficile à traiter. Il faudra néanmoins craindre une poursuite évolutive ou une récidive tumorale ;
- *ostéochimionécrose induite par les bisphosphonates* (++) : cette forme particulière décrite depuis 2003 se manifeste par un retard de cicatrisation après un traumatisme de la muqueuse buccale chez un patient traité ou ayant été traité par bisphosphonates. La douleur est inconstante ; il existe souvent une sensation d'engourdissement, de lourdeur de la mâchoire. L'examen clinique retrouve une mobilité dentaire, une perte de substance muqueuse avec exposition osseuse. Les signes radiologiques sont absents au début, puis apparaît une image ostéolytique mal limitée avec, parfois, apparition d'un séquestre osseux.

3. Tumeurs

Les tumeurs osseuses bénignes ne sont pas douloureuses en dehors d'une poussée inflammatoire ou infectieuse (cf. chapitre 7). Les tumeurs osseuses malignes peuvent devenir douloureuses par envahissement des trajets nerveux (nerf alvéolaire inférieur pour les tumeurs mandibulaires). Habituellement, cette douleur s'accompagne de dysesthésies dans le territoire considéré. Les tumeurs maxillaires entraînent des troubles dans le territoire du V2.

F. Causes neurologiques et vasculaires

1. Névralgie du trijumeau (V)

La névralgie du trijumeau se manifeste par des douleurs paroxystiques dans le territoire sensitif du nerf trijumeau. La douleur est paroxystique, fulgurante, en éclair à type de décharge électrique. Elle dure quelques secondes et se répète en salves espacées d'intervalles indolores. Elle peut survenir spontanément ou après stimulation d'une zone dite « zone gâchette » (*trigger zone*). La névralgie du trijumeau peut être idiopathique ou secondaire.

2. Névralgie du glossopharyngien (IX)

Bien moins fréquente que la névralgie du trijumeau, la névralgie du glossopharyngien se manifeste par une douleur unilatérale de la langue, en coup de couteau ou à type de piqûres ressenties au niveau de la base de langue. C'est une douleur qui irradie vers l'oreille et le pharynx. Elle est parfois déclenchée par la toux, le bâillement ou la déglutition. Il existe une « zone gâchette » à rechercher sous la base de langue.

Le diagnostic en est parfois difficile et doit toujours faire éliminer un carcinome de la base de langue ou de la tonsille.

3. Algie vasculaire de la face

Il s'agit d'une douleur latéralisée, fronto-orbitaire, irradiant vers le cuir chevelu, la mandibule et la région cervicale.

Elle est *pulsatile* et précède l'apparition de *troubles vasomoteurs* et sympathiques (larmoiement, rhinorrhée, rougeur de la face, œdème).

Cette douleur est décrite comme une sensation de broiement, de brûlure. Elle est d'apparition brutale, dure environ une heure, est quotidienne pendant un ou deux mois, puis disparaît pour réapparaître quelques mois plus tard (double périodicité).

4. Maladie de Horton

Outre l'altération de l'état général, cette panartérite peut se manifester par une claudication de la mâchoire, le patient ne pouvant mâcher très longtemps sans ressentir une douleur l'obligeant à faire des pauses. Il s'y associe souvent des céphalées avec hypersensibilité du cuir chevelu.

G. Causes manducatrices

1. Traumatique

Les *fractures de l'articulation temporomandibulaire* (ATM) entraînent une limitation douloureuse de l'ouverture buccale, essentiellement par la réaction de contracture musculaire des ptérygoïdiens, notamment du ptérygoïdien latéral (cf. chapitre 4).

La *luxation bilatérale de l'ATM* laisse la bouche ouverte, impossible à fermer, et une glène vide à la palpation. Elle impose une réduction rapide par la manœuvre de Nélaton.

2. Infectieuse et inflammatoire

L'*arthrite aiguë de l'ATM* est rare; elle se traduit par des signes inflammatoires locaux, une limitation d'ouverture buccale. On peut retrouver des antécédents de traumatisme, d'infiltration locale, voire d'infection du voisinage.

3. Dysfonctionnements de l'appareil manducateur

Ils sont également dénommés SADAM, pour *syndrome algique et dysfonctionnel de l'appareil manducateur*.

Ce sont des douleurs chroniques fréquentes; elles signent le dysfonctionnement et sont déclenchées à la mastication.

Cette pathologie touche préférentiellement la femme jeune, les douleurs masticatrices peuvent s'accompagner de bruit articulaire.

Les douleurs sont péri-articulaires, latérofaciales, pré-auriculaires et rétro-orbitaires. Elles peuvent s'accompagner de myalgies temporales et massétérines irradiant volontiers vers les secteurs molaires supérieurs et inférieurs.

L'examen clinique confirme le trismus, étudie les mouvements mandibulaires qui peuvent être normaux ou diminués. La palpation des articulations temporomandibulaires et/ou des muscles masticateurs peut être douloureuse.

L'origine de ces dysfonctionnements est le plus souvent dentaire, par anomalie de l'articulé.

H. Douleurs buccales idiopathiques

Ces douleurs, également dénommées glossodynies, stomatodynies, odontalgies atypiques, rassemblent toutes les douleurs buccodentaires pour lesquelles aucune cause organique n'est retrouvée. Il s'agit donc d'un diagnostic d'élimination chez des patients en souffrance qui présentent habituellement un profil psychologique particulier, dont la demande de traitement et l'impossibilité par le médecin d'y répondre compliquent la situation. Ces glossodynies ou « stomatodynies » surviennent volontiers chez les femmes. Elles se manifestent par des douleurs buccales diffuses, souvent bilatérales, à type de brûlure, de picotement. Elles siègent préférentiellement à la langue mais concernent aussi volontiers le palais, les gencives, notamment les crêtes maxillaires édentées.

À l'inverse, il faut retenir que la prudence s'impose lorsqu'aucune cause n'est retrouvée à la douleur, d'autant que celle-ci est atypique, unilatérale, insomniante, survenant chez l'homme âgé. Dans ce dernier cas, il faut prescrire un scanner du massif facial, à la recherche d'un carcinome profond (nasopharyngé, carcinome sinusien, salivaire, etc.) (+++).

Points clés

- Si la douleur buccale est un motif très fréquent de consultation, elle peut être un élément clinique de très nombreuses étiologies. Toute douleur d'origine buccale impose un examen clinique stéréotypé tant exo- qu'endobuccal qui orientera au mieux un bilan paraclinique adapté. Toute lésion suspecte de la muqueuse buccale doit être biopsiée, l'obsession du clinicien étant d'éliminer une tumeur maligne.
- Les algies de la face d'origine neurologique sont caractérisées par le territoire atteint et, dans la névralgie trigéminale, par une « zone gâchette » déclenchante.

Pour en savoir plus

Baraoun, V., Descroix, V., 2012. Médicaments antalgiques de la douleur aiguë en médecine buccale. Médecine buccale, 28-865-H-10. Encycl. Méd. Chir., Elsevier, Paris.

Douleur chronique : reconnaître le syndrome douloureux chronique, l'évaluer et orienter le patient. Recommandations de bonne pratique. HAS, décembre 2009.

CHAPITRE

13

Item 133 – UE 5 – Anesthésie locale, régionale et générale dans le cadre de la chirurgie maxillofaciale

Objectifs pédagogiques

- Argumenter les indications, les modalités, les contre-indications et les risques d'une anesthésie locale, locorégionale ou générale.
- Préciser les obligations réglementaires à respecter avant une anesthésie.

Item 7. Les droits individuels et collectifs du patient.

Item 133. Anesthésie locale, locorégionale et générale.

Item 319. La décision thérapeutique personnalisée : bon usage dans des situations à risque.

Item 326. Prescription et surveillance des classes de médicaments les plus courantes chez l'adulte et chez l'enfant.

L'anesthésie a pour objectif de permettre et de faciliter les gestes chirurgicaux (le plus souvent douloureux) sans préjudice pour le patient. L'anesthésie va bien au-delà du simple contrôle de la douleur — qui est l'origine étymologique du mot *ana-esthésie*, c'est-à-dire « sans douleur » ou même « paralysie des sens ». Les techniques d'anesthésie peuvent être locale, locorégionale et générale. Seules ces dernières entraînent une perte de conscience réversible, les anesthésies locales et locorégionales ne provoquant qu'une interruption transitoire de la transmission de l'influx douloureux ; on parle alors d'analgésie.

Dans le cadre d'un ouvrage dédié à la chirurgie maxillofaciale, seuls sont discutés les éléments concernant cette région, mais ces différents éléments s'appliquent à d'autres régions, bien évidemment !

La face est innervée essentiellement par le trijumeau. Cinq blocs tronculaires, de réalisation assez simple, comportant un pourcentage d'échecs faible et de complications le plus souvent bénignes, permettent de l'anesthésier pratiquement en totalité.

En chirurgie maxillofaciale, les blocs tronculaires sont utilisés pour l'analgésie mais c'est en odontostomatologie qu'ils demeurent l'indication princeps. La chirurgie tégumentaire bénéficie également de ces techniques anesthésiques.

I. Anesthésie locale

A. Indications

manque de courage

L'indication est très variable, dépendant du type d'acte à effectuer (durée, caractère douloureux) mais également du courage et de l'état de santé du patient. En effet, il n'y a quasi aucune contre-indication à l'anesthésie locale, en dehors de la pusillanimité; c'est pourquoi l'anesthésie locale reste toujours possible. Beaucoup d'actes de chirurgie maxillofaciale peuvent être effectués sous anesthésie locale et/ou anesthésie locorégionale, à la condition qu'ils ne durent pas plus d'une heure et qu'ils ne concernent qu'un secteur de petite taille, voire au maximum un ou deux territoires du trijumeau.

B. Modalités

1. Mécanisme d'action

Les anesthésiques locaux agissent en modifiant le potentiel d'action et sa conduction le long de la fibre nerveuse. Le produit est le plus souvent injecté au niveau de la zone à anesthésier, en allant 1 cm au-delà de cette zone. Le produit peut également être appliqué par contact (anesthésie topique), notamment au niveau des muqueuses (buccale, pharyngée) ou la cornée. Il convient d'attendre au moins deux minutes pour laisser le produit agir — cette durée peut être allongée pour les anesthésies dentaires.

2. Produits

Deux classes de solutions anesthésiques ont été créées : les esters et les amides. Actuellement, seuls les amides (lidocaïne, mépivacaïne, bupivacaïne, étidocaïne, ropivacaïne) sont employés car les esters (dérivés de l'acide para-amino-benzoïque, comme la procaïne) sont trop allergisants; ces derniers existent toutefois encore sous forme de topiques (tétracaïne). Selon le produit utilisé, ses modalités d'administration et l'adjonction d'adrénaline, la durée de période d'anesthésie locale variera de huit minutes (lidocaïne simple) à cinquante minutes (articaïne adrénalinée, par exemple) (tableau 13.1). La concentration de l'anesthésique ne doit pas dépasser 4 %. La dose maximale injectable est de 3 mg/kg sans adrénaline ou 7 mg/kg avec. Pour l'adrénaline, la concentration recommandée est de 1/200 000 et la dose maximale à ne pas dépasser est 0,3 à 1 mg.

Produits injectables

L'injection du produit se fera au niveau du site opératoire, ce qui peut également limiter le saignement peropératoire si de l'adrénaline est rajoutée à la solution anesthésique. Si l'acte concerne un territoire étendu ou qu'il est particulièrement douloureux, une association anesthésie locale-anesthésie locorégionale, voire un complément général (sédation, par exemple) pourra être nécessaire.

Topique

L'application d'un anesthésique de contact avant l'injection permet de limiter le traumatisme douloureux. Au niveau de la sphère maxillofaciale, elle est recommandée chez l'enfant, les sujets pusillanimes et au niveau palatin (car cette région est particulièrement sensible). La tétracaïne comme la lidocaïne peuvent être utilisées au niveau des muqueuses; la cocaïne est d'usage habituel en ORL (tympan, fosses nasales). Au niveau cutané, la pommade EMLA® (prilocaïne + lidocaïne) est intéressante, notamment chez l'enfant.

Tableau 13.1. Délais d'action, durée d'action, dose maximale des principaux anesthésiques locaux

Anesthésiques locaux	Délai d'action (min.)	Durée d'action (min.)	Max. : dose (mg/kg)	Max. : mg (patient de 70 kg)
Lidocaïne (1 % ou 2 %) (Xylocaïne®)	2	15–60	3 mg/kg	220 mg (11 ml 2 % ; 22 ml 1 %)
Lidocaïne + adrénaline (1 % ou 2 %)	2	120–360	7 mg/kg	500 mg (25 ml 2 % ; 50 ml 1 %)
Bupivacaïne (0,25 %) (Marcain®)	5	120–240	2,5 mg/kg	175 mg (50 ml)
Bupivacaïne + adrénaline	5	180–420	3 mg/kg	225 mg
Primacaïne (0,5 % ou 1 %) (Citanest®)	2	30–90	7 mg/kg	500 mg (< 70 kg ; 50 ml 1 %)
Ropivacaïne (0,25 %) (Naropeine®)	5	120–360	5 mg/kg	200 mg
Mépivacaïne (1 %) (Polocaïne®)	3–5	45–90	4 mg/kg	280 mg (28 ml 1 %)
Mépivacaïne (1 %) + adrénaline	3–5	120–360	7 mg/kg	400 mg

3. Évaluation de l'efficacité anesthésique

Il convient au départ d'attendre au moins deux ou trois minutes pour laisser agir le produit. Il faut procéder à un interrogatoire régulier du patient — celui ci doit être cru : s'il dit qu'il a mal, c'est que l'anesthésie n'est pas efficace ! — et apprécier les signes associés : froncement des sourcils, agitation, HTA, tachycardie, etc.

4. Antalgie pré- et postopératoire

Elle peut associer des antalgiques non opiacés (paracétamol, anti-inflammatoires non stéroïdiens), opiacés (morphiniques) et des benzodiazépines (en peropératoire). Une prémédication est intéressante chez les sujets pusillanimes ; en limitant le stress, elle potentialise l'effet de l'anesthésie locale.

C. Contre-indications

1. Contre-indications relatives

Troubles de l'hémostase (antiagrégants : aspirine, clopridogel), troubles de la coagulation (antivitamine K).

Les recommandations actuelles évoluent concernant les antiagrégants et il est désormais possible d'opérer un patient sous aspirine. Pour les patients sous clopridogel, ce dernier doit habituellement être arrêté ou, sinon, être relayé cinq jours avant par de l'aspirine. Pour les antivitamine K, la règle est de les arrêter ; si le risque thromboembolique est important (score CHA2DS2-VASc > 1, homophilie, valve mécanique), un relais par HBPM (enoxaparine à dose hypocoagulante, arrêtée 24 heures avant la chirurgie) est effectué. Il faut savoir que des contre-indications aux HBPM existent.

Contre-indications des HBPM
Hypersensibilité à la substance active ou à l'un des excipients, antécédents de thrombopénie induite par l'héparine, clairance de la créatinine < 30 ml/min, saignement évolutif cliniquement actif, endocardite infectieuse sauf en cas de valve mécanique.
Une thrombopénie induite par l'héparine doit être recherchée par un dosage des plaquettes avant administration puis deux fois par semaine pendant trois semaines si le traitement est prolongé.

Ces précautions concernant les antiagrégants plaquettaires et les antivitamine K sont similaires pour les anesthésies générales; elles seront modulées selon le patient et l'acte à effectuer.

2. Allergies aux anesthésiques locaux

Il n'y a pas d'allergie croisée amides-esters. Souvent, il s'agit d'une allergie au conservateur (paraben) plus qu'au produit. Des tests préopératoires peuvent être effectués si nécessaire (en milieu spécialisé avec la substance qu'on souhaite utiliser). Il existe un risque exceptionnel mais grave de choc anaphylactique (érythème et urticaire puis hypotension et tachycardie avec toux et difficultés ventilatoires, puis risque d'évolution vers le collapsus avec bronchospasme) (cf. encadré 13.1); le test permet de retrouver une augmentation de la tryptase sérique et de l'histamine plasmatique.

D. Risques

1. Locaux

- Injection intravasculaire, surtout si adrénaline ou troubles de l'hémostase ou de la coagulation.

Encadré 13.1

Réactions allergiques

On distingue quatre grades de gravité croissante :

- grade I : signes cutanéomuqueux généralisés;
- grade II : atteinte multiviscérale modérée avec signes cutanéomuqueux, hypotension, tachycardie, hyperréactivité bronchique;
- grade III : atteinte multiviscérale sévère avec mise en jeu du pronostic vital;
- grade IV : arrêt circulatoire/respiratoire.

Prise en charge du choc anaphylactique

Devant un collapsus vasculaire s'accompagnant de signes des grades I à III, le traitement est une **urgence**. Il repose sur :

- arrêt immédiat de l'administration du produit suspecté;
- administration d'O_2;
- remplissage aux cristalloïdes;
- contrôles des voies aériennes supérieures avec intubation et ventilation mécanique si nécessaire;
- administration d'adrénaline IV en titration jusqu'à restauration d'une PAM > 65 mm Hg :
  - stade II : bolus de 10–20 μg;
  - stade III : bolus de 100–200 μg;
  - stade IV : bolus de 1 mg toutes les 2 minutes et MCE;
- si le bronchospasme n'est pas amélioré par l'adrénaline : salbutamol 10 bouffées dans la sonde d'intubation ou perfusion IVSE 5–25 μg/min.

Les corticoïdes (hydrocortisone 200 mg IV) sont à administrer toutes les 6 heures mais ils ne constituent pas le traitement d'urgence (adrénaline et mesures ci-dessus).

Mesures associées

- Confirmation du diagnostic et identification de l'agent causal par :
  - dosage de l'histamine sérique sur tube EDTA;
  - dosage de la tryptase sérique;
  - dosage des IgE spécifiques.
- Déclaration de l'événement indésirable à la pharmacovigilance.
- Information du patient.
- Consigner l'événement dans le dossier anesthésique.

Encadré 13.2

Toxicité aiguë des anesthésiques locaux

Cardiovasculaire

- Troubles de la conduction atrioventriculaire : les anesthésiques locaux (tout particulièrement la bupivacaïne) diminuent la vitesse de conduction ventriculaire sans augmenter parallèlement la période réfractaire, ce qui favorise les phénomènes de réentrée.
- Troubles du rythme, surtout ventriculaire : tachycardie ventriculaire, fibrillation ventriculaire voire arrêt cardiaque en asystolie.
- Hypotension artérielle, collapsus : le tableau clinique classique associe bradycardie parfois extrême avec élargissement du QRS. Des arythmies à type de tachycardie ventriculaire, torsades de pointes surviennent fréquemment. Ces troubles du rythme sont souvent suivis de fibrillation ventriculaire ou d'asystolie. L'effet sur la conduction ventriculaire peut s'accompagner parfois d'une dépression de la contractilité myocardique qui favorise le collapsus. La réanimation de l'arrêt cardiocirculatoire survenant à la suite d'une injection intravasculaire (ou d'une absorption très rapide) fait appel aux techniques universellement recommandées. La séquence préconisée est donc la suivante : 1) intubation et massage cardiaque prolongé et de qualité ; 2) maintien d'une hémodynamique minimale par utilisation de petites doses d'adrénaline, de noradrénaline, de dopamine selon les circonstances ; 3) cardioversion en cas de fibrillation ventriculaire. *Une réanimation prolongée peut être nécessaire*. Contrairement aux recommandations habituelles en cas d'arrêt cardiaque de cause indéterminée, les bolus d'adrénaline doivent être limités à 5–10 μg/kg pour éviter la tachycardie ventriculaire ou la fibrillation. Enfin, aucun des médicaments préconisés dans l'arrêt cardiaque de cause indéterminée ne doit être utilisé, tout au moins en première intention, car la plupart d'entre eux ont des effets qui risquent de se surajouter à ceux de l'anesthésique local en cause.

Neurologique

- Signes subjectifs : picotements péribuccaux, céphalées, distorsions visuelles ou auditives.
- Endormissement, crise d'épilepsie.

- Traumatisme du nerf lui-même en cas d'injection intranerveuse — l'hypoesthésie est réversible, mais parfois avec un délai allant jusqu'à plusieurs mois, en particulier si de l'adrénaline est associée à l'anesthésique.
- Autres, rares : nécrose muqueuse, abcès, hématome, bris d'aiguille.

2. Généraux

- Surdosage et passage sanguin avec endormissement, crise d'épilepsie sur le plan neurologique, et troubles cardiaques (cf. encadré 13.2). La marge entre la dose efficace et la dose toxique est étroite.
- Les accidents toxiques liés à la cocaïne intéressent le système nerveux central (excitation, logorrhée, suivis de dépression et de coma). L'euphorie représente souvent le premier signe de toxicité et apparaît rapidement (en deux à cinq minutes).
- Les effets cardiovasculaires sont secondaires à la stimulation sympathique (tachycardie, hypercontractilité du myocarde, vasoconstriction, etc.). Plusieurs cas d'infarctus myocardique ont été relatés chez de jeunes patients après cocaïne 4 % seule ou associée à l'adrénaline à 0,25 % au cours de septoplastie, par exemple.

II. Anesthésie locorégionale

L'anesthésie locorégionale de la face est une alternative à l'anesthésie générale dans le cadre de l'urgence (plaies faciales, par exemple) chez un patient à l'estomac plein ou ayant un terrain fragilisé (sujet âgé, insuffisance respiratoire). Elle est adaptée à la chirurgie ambulatoire maxillofaciale et stomatologique, en offrant une anesthésie et une analgésie péri-opératoire.

L'intérêt majeur de l'anesthésie locorégionale est la préservation de l'état de conscience : le contrôle des voies aériennes supérieures n'est pas obligatoire ni la surveillance ou l'assistance respiratoire.

Chez certains patients en mauvais état pour lesquels une anesthésie générale est contre-indiquée ou peu recommandé, une anesthésie locorégionale peut suffire ; parfois, cette anesthésie sera complétée par une perfusion d'antalgiques et/ou d'anxiolytiques, sans véritable anesthésie générale : on parle d'anesthésie locorégionale potentialisée ou combinée.

Parmi les techniques d'anesthésie locorégionale, blocs centraux et blocs périphériques, seuls ces derniers sont utilisés en chirurgie maxillofaciale.

A. Anatomie

Au niveau maxillofacial, il faut retenir que la majorité des territoires concernés sont sous l'innervation sensitive du nerf trijumeau (figure 13.1) par une de ses trois branches, soit, de haut en bas : le nerf sus-orbitaire (V1), le nerf infraorbitaire (V2), le nerf mandibulaire (V3). Nous insisterons plus particulièrement sur le V2 et le V3 qui sont le plus souvent concernés dans les interventions maxillofaciales (le V1 est plutôt concerné dans les interventions ophtalmologiques et cutanées).

Le choix des blocs est fonction du type d'intervention, mais aussi de la compétence de l'opérateur à les réaliser.

Il faut connaître l'anatomie de la région, notamment les points d'émergence du nerf trijumeau (figure 13.2).

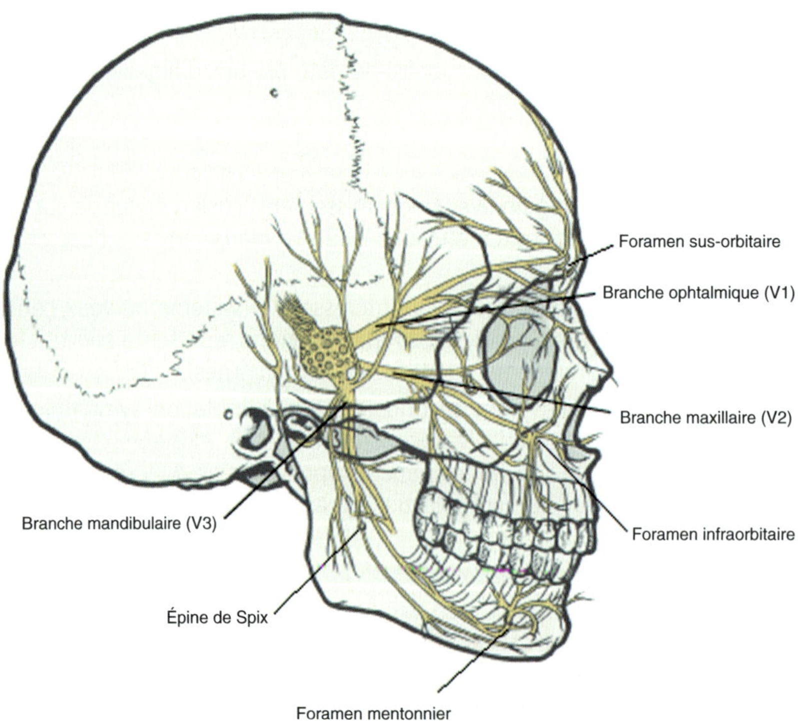

Fig. 13.1. Les trois branches sensitives du nerf trijumeau (V) : branche ophtalmique (V1), branche maxillaire (V2), branche mandibulaire (V3).

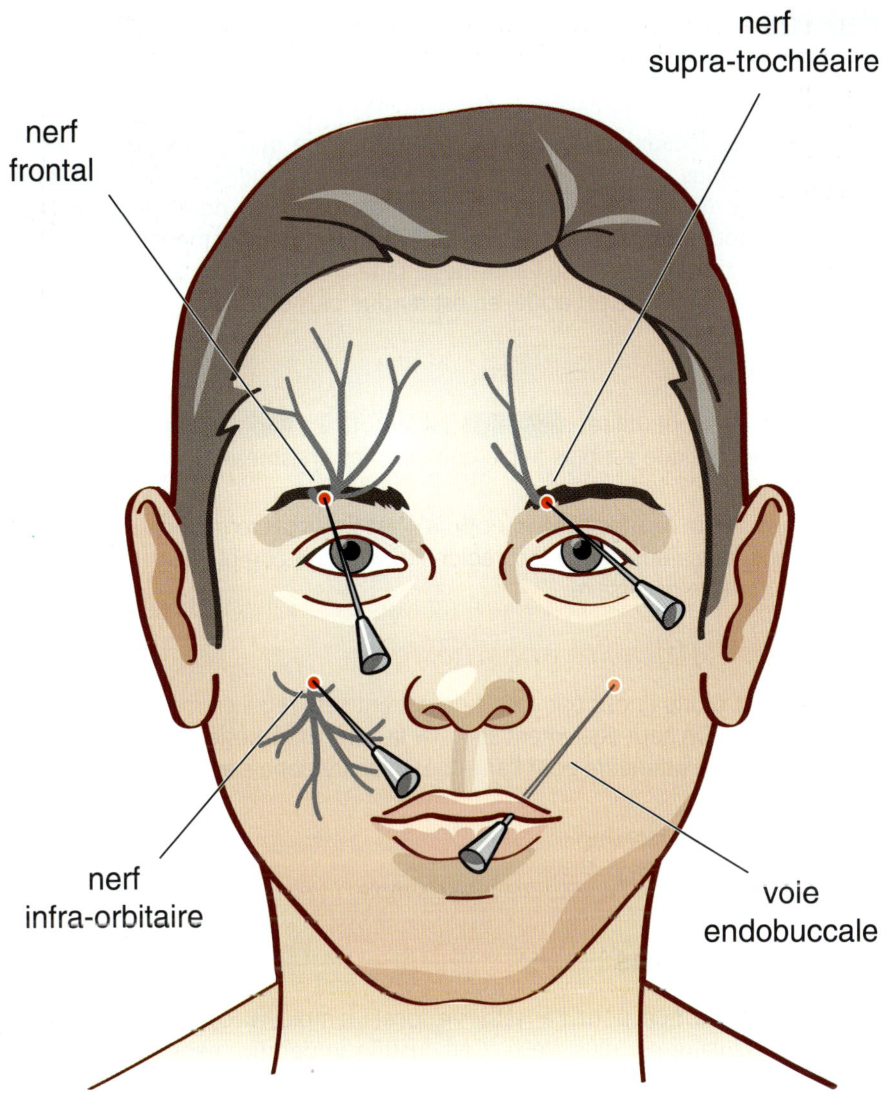

Fig. 13.2. Sites d'injection de l'anesthésique pour le V1 et le V2.

Troncs nerveux du trijumeau concernés

- Branche V1, ou nerf sus-orbitaire, avec ses branches frontale et supratrochléaire (bloc sus-orbitaire).
- Branche V2 :
  - nerf infraorbitaire (bloc infraorbitaire) ;
  - nerf interincisif (bloc nasopalatin) ;
  - nerf palatin descendant (bloc palatin).
- Branche V3 :
  - nerf mandibulaire : accessible en haut au trou ovale et plus bas à l'orifice d'entrée dans la mandibule (lingula ou épine de Spix) ;
  - nerf lingual (accessible à hauteur de la lingula) ;
  - orifice de sortie au foramen mentonnier ;
  - nerf incisif.

B. Modalités

1. Mécanisme d'action

Les anesthésiques locaux agissent de la même manière qu'au cours de l'anesthésie locale. Le produit est le plus souvent injecté à proximité du tronc nerveux concerné, sans aller dans le nerf lui-même (éviter de pénétrer dans les foramens). La dose de produit est limitée à 3 mg/kg. Le produit met plus de temps à agir que pour les anesthésies locales simples : ici, il faut attendre cinq minutes. Ainsi, l'anesthésie faite à distance de plaies souillées ou de zones inflammatoires, qui sont de pH acide, en est rendue plus efficace.

2. Produits

Ici, seuls les amides sont utilisés : lidocaïne (tableau 13.2), bupivacaïne, ropivacaïne. La concentration de l'anesthésique est plus faible que pour les anesthésies locales simples; elle ne doit pas dépasser 0,25 à 1 %.

Si l'acte concerne un territoire étendu ou qu'il est particulièrement douloureux, une association anesthésie locale-anesthésie locorégionale, voire un complément général (sédation, par exemple) pourra être nécessaire.

3. Évaluation de l'efficacité anesthésique

Tout comme lors d'une anesthésie locale, le patient sera régulièrement interrogé et les signes associés observés. On peut également stimuler la zone anesthésiée pour vérifier si elle est bien endormie (hémilèvre inférieure pour l'anesthésie locorégionale à l'épine de Spix, par exemple).

4. Antalgie postopératoire

Elle est similaire à celle de l'anesthésie locale simple.

C. Contre-indications

Ce sont les mêmes que pour l'anesthésie locale simple, si ce n'est qu'ici le risque d'injection intravasculaire est plus élevé. Ceci justifie impérativement l'aspiration préalable à toute injection, pour vérifier qu'on n'est pas dans un vaisseau, et contre-indique, pour certains, l'adjonction d'adrénaline dans la solution anesthésique de l'anesthésie locorégionale. En raison du risque de spasme artériel, l'adrénaline doit également être évitée au niveau intra-orbitaire.

Contre-indications relatives : troubles de l'hémostase (antiagrégants : aspirine, clopridogel), de la coagulation (antivitamine K) (cf. *supra*, Anesthésie locale).

Tableau 13.2. Lidocaïne : posologies recommandées chez l'adulte

<table>
<tr><th colspan="2" rowspan="2">Technique</th><th colspan="3">Chlorhydrate de lidocaïne</th></tr>
<tr><th>Concentration (mg/ml)</th><th>Vol. (ml)</th><th>Dose totale (mg) recommandée*</th></tr>
<tr><td colspan="2">Anesthésie par infiltration</td><td>10
20</td><td>0,5–20
0,25–10</td><td>5–200
5–200</td></tr>
<tr><td rowspan="3">Anesthésie par blocs nerveux périphériques(par exemple)</td><td>Anesthésie paracervicale</td><td>10</td><td>10</td><td>100</td></tr>
<tr><td>– de chaque côté</td><td>20</td><td>5</td><td>100</td></tr>
<tr><td>Bloc cervical</td><td>10
20</td><td>20–40
10–20</td><td>200–400
200–400</td></tr>
</table>

* La dose totale ne doit pas dépasser 500 mg.

Prescription d'examens préopératoires (SFAR, 2012)
« Il est recommandé de ne pas prescrire de façon systématique un bilan d'hémostase chez les patients dont l'anamnèse et l'examen clinique ne font pas suspecter un trouble de l'hémostase, quel que soit le type d'anesthésie choisi (anesthésie générale, anesthésie neuraxiale, blocs périphériques ou techniques combinées), y compris en obstétrique, à l'exception des enfants n'ayant pas acquis la marche (dans ce cas, la réalisation d'un bilan d'hémostase préopératoire est indispensable). »

D. Risques

- Injection intravasculaire, surtout si adrénaline ou troubles de l'hémostase ou de la coagulation.
- Traumatisme du nerf lui-même en cas d'injection intranerveuse — l'hypoesthésie est le plus souvent réversible, mais parfois avec un délai allant jusqu'à plusieurs mois.
- Hématome, abcès sont également possibles, justifiant une aspiration préalable à toute injection et une asepsie stricte. Lors d'une anesthésie locorégionale à proximité des muscles masticateurs, un trismus peut apparaître si un hématome ou un abcès se produisent.
- Des bris d'aiguille ont également été décrits.
- Surdosage et passage sanguin avec endormissement, crise d'épilepsie sur le plan neurologique, et troubles cardiaques (cf. *supra*, Anesthésie locale).

III. Notions d'anesthésie générale, particularités de la chirurgie maxillofaciale

Elle sous-entend une diminution réversible, induite pharmacologiquement, de la fonction du système nerveux central avec abolition sensorielle complète, permettant la réalisation de gestes chirurgicaux, diagnostiques ou interventionnels. Elle s'accompagne toujours d'une diminution ou d'une abolition de la conscience. Cette perte de conscience aboutit à une amnésie antérograde.

Au niveau maxillofacial, elle implique habituellement une suppression des réflexes de déglutition et donc une anesthésie suffisamment profonde et une intubation avec ventilation assistée pour éviter les risques d'inhalation.

Les particularités sont :

- la possibilité du retentissement de certaines pathologies sur l'ouverture buccale (entraînant un trismus ou une constriction permanente des mâchoires) qui peut compliquer l'intubation du patient;
- l'interaction au niveau du même site (les voies aérodigestives supérieures) entre l'anesthésiste (sonde d'intubation) et le chirurgien (intervention au niveau de la cavité buccale, de l'oropharynx, des os de la face, etc.).

A. Indications

La modification de l'état de conscience est indiquée pour des gestes prolongés et/ou particulièrement douloureux. Il n'y a pas de règle précise; citons par exemple une réduction avec contention d'une fracture de la mandibule, la cancérologie buccale, la chirurgie des malformations et dysmorphoses, etc.

B. Modalités

L'anesthésie générale comprend des agents inhalatoires (voie pulmonaire) et des agents injectables (voie veineuse) qui agissent sur le système nerveux central. Ces deux types d'anesthésie peuvent être combinés.

Elle mixe des hypnotiques pour la narcose (perte de conscience), des opiacés pour l'analgésie (abolition de la douleur) et éventuellement des curares pour la myorelaxation.

1. Hypnotiques

Anesthésiques inhalatoires

Le protoxyde d'azote (gaz hilarant) possède une bonne action analgésique. Les autres substances volatiles, comportant des molécules de fluor, sont dites « halogénées ». Ce sont l'halothane (Fluothane®), l'isoflurane (Forène®), le desflurane (Suprane®) et le sevoflurane (Sevorane®) ; ils ont de bonnes qualités hypnotiques mais sont moins analgésiants que le protoxyde d'azote. L'anesthésie inhalatoire peut être utilisée au début de l'anesthésie (induction) mais surtout pour son entretien, en faisant respirer au patient un gaz anesthésique mélangé à de l'oxygène.

Anesthésiques injectables

Ce sont des hypnotiques : barbituriques d'action rapide, thiopental (Penthotal®), méthohexital (Briétal®), étomidate (Hypnomidate®) et propofol (Diprivan®).

D'autres agents administrés par voie veineuse produisent un état de sédation plus ou moins prononcé et sont des adjuvants des précédents ; il s'agit des benzodiazépines (diazépam (Valium®), flunitrazepam (Rohypnol®)) et, auparavant, des neuroleptiques.

2. Opiacés

La morphine, encore utilisée pour la période postopératoire, a été remplacée par des opioïdes de synthèse, comme le fentanyl (Fentanyl®), l'alfentanyl (Rapifen®), le sufentanil (Sufenta®) ou le rémifentanyl (Ultiva®).

3. Curares

Ce ne sont pas des agents anesthésiques au sens propre du terme. Ils ont pour effet de provoquer une paralysie musculaire, rendue nécessaire dans certaines circonstances : intubation orotrachéale ou nasotrachéale, nécessité d'avoir une ouverture buccale suffisante (chirurgie de la région postérieure de la cavité buccale).

La succinylcholine (Célocurine®) agit rapidement. D'autres curares de durée d'action variable sont également utilisés : pancuronium (Pavulon®) d'action longue, alors que le vécuronium (Norcuron®) et l'atracurium (Tracrium®) sont d'action rapide.

L'action des curares peut être antagonisée en fin d'intervention par de la néostigmine (Prostigmine®).

4. Déroulement d'une anesthésie générale

L'anesthésie générale comporte trois phases : l'induction, l'entretien et le réveil.

Induction

Elle est effectuée le plus souvent par voie veineuse, notamment chez l'enfant. Elle implique rapidement une intubation qui peut nécessiter des curares. Une fois les curares administrés, un contrôle des voies aériennes devient nécessaire (avec intubation ou masque laryngé en cas d'anesthésie générale profonde). Lors des anesthésies générales plus légères, la respiration spontanée peut être maintenue.

L'induction par voie inhalatoire chez l'enfant est souvent plus aisée : la perte de conscience est plus rapide que chez l'adulte. De plus, la mise en place de la voie veineuse est plus aisée une fois l'enfant endormi et également grâce aux effets veinodilatateurs des halogénés.

Entretien

La phase d'entretien est conduite sous halogénés et/ou agents intraveineux, administrés de façon permanente ou continue. Les hypnotiques, opiacés et gaz sont administrés de façon combinée. Ils sont renouvelés en fonction du déroulement du geste chirurgical. La stabilité du pouls et de la fréquence cardiaque, les chiffres de tension artérielle (TA) sont de bons indicateurs de la profondeur de l'anesthésie. Le malade doit être réchauffé durant et après l'intervention. Il sera habituellement réveillé un peu après la fin de l'acte chirurgical.

Réveil

Les produits seront arrêtés de manière à ce que le réveil se produise au moment choisi. L'extubation suivra la reprise des réflexes de déglutition et nécessite des constantes (pouls, TA, saturation en oxygène) compatibles. Le patient doit être surveillé deux heures en salle de surveillance post-interventionnelle (SSPI) avant d'être renvoyé dans sa chambre. L'antalgie postopératoire sera démarrée ou poursuivie durant cette surveillance.

Score d'ALDRETE

Il existe un score pour la sortie de SSPI, le score d'Aldrete :

- Motricité : immobile (0) ; deux membres mobiles (1) ; quatre membres mobiles (2).
- Respiration : apnée (0) ; ventilation superficielle, dyspnée (1) ; ventilation profonde, toux efficace (2).
- Variation de la PA systolique : > 50 % (0) ; entre 20 et 50 % (1) ; < 20 % (2).
- Conscience : aréactif (0) ; réactif à la demande (1) ; réveillé (2).
- Coloration : cyanosé (0) ; pâle (1) ; normale (2).
- SpO_2 : 90 % sous O_2 (1) ; > 92 % en air ambiant (2).

La sortie est possible dès que le score d'Aldrete est égal à 12 points. Dans certains cas, un retour à domicile est possible le jour même de l'intervention : on parle de chirurgie ambulatoire[2].

Durant ces trois phases, plusieurs éléments seront monitorés : le pouls, la TA, l'ECG, la saturation en oxygène du patient, la mesure du CO_2 expiré[3], la concentration en oxygène du gaz administré, l'état de conscience et le tonus musculaire en cas d'administration de curares.

En plus de ces trois phases, le médecin anesthésiste-réanimateur doit assurer la consultation de pré-anesthésie qui a lieu au moins 48 heures avant l'intervention (cf. *infra*) — sauf urgence —, prescrire une prémédication qui sera administrée la veille et/ou le matin de l'intervention (benzodiazépine sublinguale ou avec un peu d'eau, le plus souvent) mais également le post-interventionnel durant les 24 premières heures.

Une antalgie doit être administrée durant les jours qui suivent l'intervention. La douleur est évaluée par une EVA afin d'adapter cette antalgie aux douleurs du patient. Elle sera poursuivie autant que nécessaire, en général durant trois à huit jours après l'intervention.

C. Contre-indications de l'anesthésie générale

On devrait parler « des » anesthésies générales, tant il y a de techniques possibles. Les contre-indications de ces anesthésies générales restent relatives et sont fonction du patient, des techniques nécessaires et de la pathologie présentée. En pratique, un patient est toujours « endormable » lorsque cela est nécessaire ; le problème viendra des suites, notamment chez des patients en très mauvais état général et nécessitant des interventions lourdes et prolongées. Lorsqu'un patient est en très mauvais état, on essayera de

---

2 Critères pour la chirurgie ambulatoire : http://www.sfar.org/article/12/recommandations-concernant-l-anesthesie-du-patient-ambulatoire-sfar-1994.

3 Le capnogramme (obligatoire depuis 1994 pour toute anesthésie générale) est la mesure du CO_2 expiré ($EtCO_2$: CO_2 de fin d'expiration). Ce paramètre permet une estimation de la $PaCO_2$ (il existe un gradient alvéolocapillaire $PaCO_2$ – $EtCO_2$ de 5 à 8 mm Hg chez le sujet sain, jusqu'à 20 mm Hg chez les patients avec une atteinte du parenchyme pulmonaire) et permet entre autres de détecter une intubation œsophagienne ($EtCO_2$ = 0), une hypoventilation (valeurs élevées d'$EtCO_2$), un arrêt cardiaque qui se traduira par une chute de l'$EtCO_2$.

trouver l'anesthésie la moins risquée et la plus adaptée en fonction de cet état ! Avec l'allongement de la durée de la vie, l'âge est de moins en moins une contre-indication à une anesthésie générale.

- Il est convenu d'attendre six heures après un repas solide et deux heures après un repas liquide pour envisager une anesthésie générale, ceci afin d'éviter les risques d'inhalation.
- Le tabac sera également arrêté depuis au moins huit heures.
- En raison du risque de récidive, les patients ayant fait un infarctus du myocarde dans les trois mois doivent, en principe, éviter d'être opérés.

D. Risques

Le risque anesthésique ne doit pas être confondu avec le risque opératoire. La mortalité liée à l'anesthésie elle-même est de 1 pour 25000 à 1 pour 100000, ce qui est peu lorsqu'on sait que les patients de plus de soixante-quinze ans ont une chance sur trois d'être opérés dans l'année.

Le risque opératoire est fonction du patient (score ASA), de l'acte chirurgical et de l'anesthésie.

1. Score ASA

Ce score, établi par l'*American Society of Anaesthesiologists*, classe les patients de 1 à 6, de l'état normal au patient en mort cérébrale (tableau 13.3).

Le risque cardiaque est augmenté lorsque la chirurgie est majeure, en cas de cardiopathie ischémique, d'insuffisance cardiaque, de diabète insulinodépendant et d'insuffisance rénale.

2. Facteurs liés à l'acte

Ils nécessitent une parfaite communication entre le chirurgien et le médecin anesthésiste-réanimateur (check-list OMS du bloc opératoire), afin de les limiter le plus possible en prenant les précautions nécessaires.

Tableau 13.3. Critères du score ASA

Score	Description
Score 1	Patient sain, en bonne santé, c'est-à-dire sans atteinte organique, physiologique, biochimique ou psychique
Score 2	Maladie systémique légère, patient présentant une atteinte modérée d'une grande fonction, par exemple : légère hypertension, anémie, bronchite chronique légère
Score 3	Maladie systémique sévère ou invalidante, patient présentant une atteinte sévère d'une grande fonction qui n'entraîne pas d'incapacité, par exemple : angine de poitrine modérée, diabète, hypertension grave, décompensation cardiaque débutante
Score 4	Patient présentant une atteinte sévère d'une grande fonction, invalidante, et qui met en jeu le pronostic vital, par exemple : angine de poitrine au repos, insuffisance systémique prononcée (pulmonaire, rénale, hépatique, cardiaque…)
Score 5	Patient moribond dont l'espérance de vie ne dépasse pas 24 heures, sans intervention chirurgicale (« Patient moribond dont la survie est improbable sans l'intervention » : source SFAR)
Score 6	Patient en état de mort cérébrale, candidat potentiel au don d'organes (selon critères spécifiques)

L'accident d'anesthésie est un événement rare mais potentiellement gravissime. L'utilisation des produits de l'anesthésie expose à la survenue d'une hypoxie, source de mortalité et de séquelles cérébrales; c'est le premier facteur impliqué dans les complications anesthésiques graves.

IV. Obligations réglementaires et dispositions avant une anesthésie

Seule la consultation par un médecin anesthésiste-réanimateur est nécessaire. Tout le reste est optionnel!

A. Consultation de pré-anesthésie

La consultation de pré-anesthésie ne nécessite que ce dont le patient a besoin. Les éléments nécessaires à cette consultation sont donc dépendants du patient lui-même et de son état, mais également des habitudes de l'équipe anesthésiste.

Après avoir noté les antécédents, le traitement habituel, le poids, la taille et l'âge du patient, l'interrogatoire puis l'examen physique s'attachent plus particulièrement aux grandes fonctions : pulmonaires, cardiocirculatoires, neurologiques, endocriniennes, etc. Les éléments correspondants (auscultation, pouls, TA, etc.) seront reportés sur la fiche de consultation. L'état de stress du patient, l'état dentaire et l'étude du score de Mallampati (tableau 13.4) seront effectués pour apprécier les possibilités et risque d'une intubation.

Les allergies éventuelles seront détectées : allergie au latex (croisée avec allergie au kiwi ou à la banane), allergie à certains médicaments (curares, colloïdes, antibiotiques, hypnotiques, morphiniques notamment). Les éventuelles intoxications (tabac, alcool, drogue) seront également appréciées, car elles ont des conséquences non négligeables sur le choix de l'anesthésie et sur son risque : problèmes respiratoires aggravés par l'anesthésie générale chez les fumeurs, faible métabolisation des substances à élimination hépatique chez les alcooliques, nécessité d'augmentation des doses hypnotiques chez les patients toxicomanes.

Tableau 13.4. Score de Mallampati

Mallampati 1	Le voile est entièrement visualisé	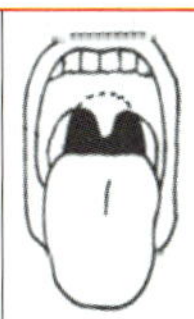
Mallampati 2	La luette est vue entièrement	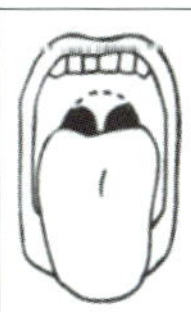
Mallampati 3	Seule l'implantation de la luette est visualisée	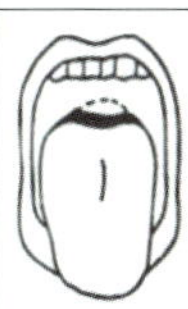
Mallampati 4	Le voile n'est absolument pas visualisé	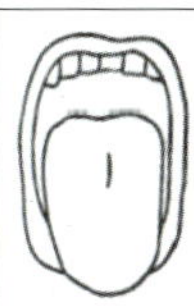

Cette consultation qui vise à faire la meilleure anesthésie possible, sur le plan du confort et de la sécurité, engage la responsabilité du médecin anesthésiste-réanimateur. Si ce dernier le souhaite, des consultations spécialisées (pneumologique, cardiologique, etc.) pourront être demandées avant l'intervention.

Ainsi, un ECG, une radiographie des poumons et un bilan de coagulation (TP, TCA, TS) peuvent être suffisants pour certains[4]. D'autres y adjoindront un hémogramme et un ionogramme. Cette liste n'est bien sûr pas limitative et sera adaptée à l'état de santé du patient, au type d'anesthésie et d'intervention envisagés. Il n'est pas possible d'énumérer tous les examens possibles. Un patient fumeur bénéficiera d'un bilan pulmonaire (épreuves fonctionnelles respiratoires, Doppler des vaisseaux du cou), un patient diabétique bénéficiera au minimum d'un bilan glycémique. Si une transfusion est envisagée, un groupage sanguin avec recherche d'anticorps irréguliers sera nécessaire.

Pour l'ECN, pensez au dosage des β-HCG chez les patientes en âge de procréer.

B. Obligations réglementaires

Il faut expliquer les risques liés au type d'anesthésie choisi : feuille préétablie mentionnant le principe de l'anesthésie, ses risques, ses conséquences (consentement éclairé).

Cette information doit avoir été clairement comprise et une signature du patient doit être apposée à la feuille préétablie (un exemplaire sera mis dans le dossier, l'autre sera donné au patient).

La personne de confiance désignée par le patient et enregistrée dans le dossier pourra également être informée et aider dans les situations délicates. De toute façon, la sécurité anesthésique prime sur le choix du patient !

Hors urgence vitale, la signature des responsables légaux s'il s'agit d'un mineur est indispensable. À partir d'un certain âge, l'acceptation des soins par l'enfant est également nécessaire.

Un délai supérieur à 48 heures entre consultation et intervention doit être respecté, sauf urgence (tableau 13.5). La consultation de pré-anesthésie doit être effectuée par un médecin anesthésiste-réanimateur, si possible le même que celui qui endormira le patient. En dehors d'interventions urgentes, aucune dérogation n'est possible. Elle ne se substitue pas à la visite pré-anesthésique qui est effectuée le jour de l'intervention, quelques minutes ou heures avant l'intervention. La date de la consultation de pré-anesthésie peut être adaptée au degré d'urgence du geste à effectuer.

Tableau 13.5. Intervalles entre consultation de pré-anesthésie et geste chirurgical

Degré d'urgence	
1	Intervention réglée différable (aucune urgence)
2	Intervention programmée (urgence relative)
3	Urgence différée (pronostic d'organe)
4	Urgence absolue (pronostic vital immédiat)

4 Se référer aux recommandations formalisées d'experts de la SFAR de 2012 : la prescription d'examens complémentaires ne doit pas être systématique, elle est motivée par les éléments de l'interrogatoire (diathèse hémorragique, antécédents cardiovasculaires, pneumologiques, etc.) et dépend également de la chirurgie programmée : pour des chirurgies mineures chez des patients sans antécédents aucun bilan complémentaire n'est nécessaire ! http://www.sfar.org/_docs/articles/v24-05-2012RFEExamenprinterventionnelstextecourt.pdf

Points clés

- La face, richement innervée sur le plan sensitif, est un site favorable à la réalisation d'anesthésies locale ou locorégionale. L'action des amides, fréquemment utilisés, est prolongée par l'administration concomitante d'un vasoconstricteur, l'adrénaline. Ces formes d'anesthésie peuvent être potentialisées par une sédation.
- L'anesthésie générale en chirurgie maxillofaciale implique habituellement une suppression des réflexes de déglutition et donc une anesthésie profonde et une intubation avec ventilation assistée pour éviter les risques d'inhalation.
- Les particularités de l'anesthésie générale sont : la possibilité du retentissement de certaines pathologies sur l'ouverture buccale, pouvant compliquer l'intubation du patient ; l'interaction au niveau du même site entre l'anesthésiste et le chirurgien.
- Comme pour toute anesthésie générale, une consultation de pré-anesthésie est obligatoire (sauf en cas d'urgence) : elle permet d'évaluer l'état général du patient et de l'informer sur les risques encourus lors de l'anesthésie.

Pour en savoir plus

Site Internet de la SFAR (Société Française d'Anesthésie-Réanimation) : www.sfar.org.

CHAPITRE

14

Item 198 – UE 11 – Allotransplantation de tissu composite : greffe de visage

Item 198. Biothérapie et thérapies ciblées.

Item 329. Prise en charge immédiate pré-hospitalière et à l'arrivée à l'hôpital, évaluation des complications chez : (...) un patient ayant une plaie des parties molles.

Item 330. Orientation diagnostique et conduite à tenir devant un traumatisme craniofacial.

Évoquée dans la presse scientifique anglaise dès l'année 1993, étudiée expérimentalement chez le rat aux États-Unis à la fin du siècle dernier, l'allotransplantation de tissu composite (ATC) au niveau de l'extrémité céphalique relève en France du domaine de l'expérimentation clinique. Réalisée pour la première fois en 2005 chez l'homme, elle a été répétée vingt-cinq fois dans le monde à la fin de l'année 2012. Ces transplantations qui n'ont jamais fait l'objet d'une évaluation rétrospective, demeurent donc autant de cas particuliers dont il est difficile de tirer enseignement, davantage encore d'en faire enseignement.

I. Principes de réalisation

Le concept de visage organe ramène d'emblée le principe de réalisation de greffe de visage à celui de n'importe quelle autre transplantation : explanter d'un sujet en état de mort cérébrale, donc voué à la mort certaine d'un corps, maintenu en fonction artificiellement, telle ou telle partie qui, partie d'un tout, indépendante sur le plan vasculaire et fonctionnel, peut, revascularisée et réimplantée, retrouver vie chez un autre sujet. Ce qui se conçoit pour un rein, un cœur, un foie, un poumon à l'indépendance fonctionnelle, se conçoit plus difficilement pour une partie du corps dont la fonction, non plus « végétative », dépend d'une réinnervation sensitive et motrice. Ou, plus exactement, le concept, identique, est lié à la capacité de restaurer une innervation, ce que personne n'est aujourd'hui capable de faire. Cette dimension fonctionnelle échappe à la seule dimension mécanique de l'anastomose.

Greffer tout ou partie du visage, réserve faite de l'inconnu de sa réhabilitation fonctionnelle, est donc techniquement commode pour qui maîtrise la dimension mésoscopique[5] de son opération.

[5] Caractère mésoscopique : de dimension intermédiaire entre ce qui relève de la macroscopie et de l'authentiquement microscopique. La microchirurgie (chirurgie sous microscope) relève de cette dimension intermédiaire.

II. Technique

A. Préparation

La greffe de visage ne peut se concevoir en France que dans un cadre d'un PHRC (protocole hospitalier de recherche clinique) — deux ont été attribués pour l'allotransplantation faciale en 2006 en France. L'information au patient est essentielle ; elle constitue avec le consentement la confirmation définitive de l'ATC.

La préparation est faite :

- sur le plan immunologique : bilan pré-allotransplantation classique comme pour toute greffe d'organe ;
- sur le plan psychologique ;
- sur le plan technique :
  - conception « sur mesure » au cas par cas ;
  - dissection ;
  - modélisation (bilan d'imagerie) ;
  - travail sur le masque du donneur.

Il faudra fédérer l'équipe par :

- l'information (réunion d'explication, de présentation...) ;
- la préparation des tableaux d'astreinte (infirmier(e)s anesthésistes, infirmier(e)s de bloc opératoire, anesthésistes, chirurgiens) ;
- l'organisation de la logistique/coordination : préparation du matériel, du transport, lien avec l'institution.

Il faudra rédiger le protocole, notamment une « fiche donneur » et une « fiche receveur » ; le protocole contiendra également le consentement et l'information au patient.

Enfin sera demandée l'inscription sur la liste d'attente (Agence de la Biomédecine), qui permettra d'obtenir les accords administratifs, de préparer l'organisation de l'équipe, de s'assurer à chaque instant de la préparation et de la validité du matériel.

Ces différentes étapes constituent tout le travail en amont lorsque décision a été prise de réaliser une allotransplantation du visage.

B. Période d'attente

Cette période est caractérisée par les éléments suivants :

- rester motivé et assurer la mobilisation de l'équipe ;
- assurer le suivi du patient :
  - sur le plan psychologique ;
  - accompagnement au niveau kinésithérapeute ;
  - explications constantes : la décision appartient toujours au patient ;
- sur le plan logistique et technique :
  - assurer la continuité des astreintes, la validité technique du matériel (disponibilité, date de stérilisation, etc.) ;
  - organiser le déclenchement le jour « J ».

C. Chaîne décisionnelle au jour « J »

- Le signal est donné par la coordination :
  - un patient en état de mort cérébrale, correspondant à la fiche du donneur, est en cours de bilan pour prélèvements multi-organes : l'équipe de coordination alerte de l'exis-

tence de celui-ci, correspondant à la fiche donneur du protocole, et envoie une photo à l'équipe du receveur;
  - il y a eu au préalable accord de la famille pour un prélèvement multi-organes.
- Décision de l'équipe receveuse :
  - si accord il y a sur cette photographie envoyée à l'équipe, une deuxième demande spécifique est faite à la famille pour un prélèvement au niveau facial;
  - si l'entourage et la famille sont d'accord, il y a déclenchement du processus pour la greffe faciale.
- Déclenchement du processus :
  - appel des acteurs (liste d'astreinte) et du patient receveur qui devra signer le formulaire de consentement et d'information;
  - le traitement d'immunosuppression initial est prêt; il sera administré selon le protocole dans la période pré-anesthésie;
  - on établira alors le timing précis pour chacun des acteurs;
  - organisation de l'« équipe donneur » et de l'« équipe receveur », ainsi que de la logistique (matériel, transport) avec un contrôle ultime du matériel; cette organisation se fera en lien étroit avec la coordination de l'Agence de Biomédecine en relais dans chacune des villes où existe un centre de prélèvement.

1. Organisation auprès du donneur

Le prélèvement facial est réalisé en premier, avant le prélèvement multi-organes. Les tissus doivent rester vascularisés pour une dissection précise.

La technique de prélèvement « sur mesure » décrite maintenant n'est pas univoque : certaines équipes prélèvent toute la face systématiquement et réadaptent auprès du donneur.

Protocole opératoire

- Champage et trachéotomie.
- Premier temps : prise d'empreintes afin de réaliser le masque du donneur. Travail des prothésistes sur masque pendant toute la dissection et le prélèvement multi-organes. Le masque sera appliqué en fin de prélèvement, avant de rendre le corps à la famille.
- Technique chirurgicale selon la topographie et selon les dissections préopératoires adaptée au mieux au cas particulier :
  - réalisation du dessin des marges cutanées;
  - incision cutanée, dissection et repérage vasculaire cervical;
    la dissection se fait de haut en bas, vers les vaisseaux et d'arrière en avant pour contrôler les vaisseaux et les structures nobles (nerfs, muscles, vaisseaux qui seront marqués);
  - chaque temps sera noté, décrit, photographié; à noter également, le temps du sevrage vasculaire correspondant au début du temps d'ischémie;
  - le transplant est préparé et transporté dans un liquide de conservation;
  - le greffon est alors transféré vers le receveur.
- Fermeture par rapprochement des berges sur la face du donneur.
- Le prélèvement multi-organes peut être réalisé.
- Mise en place du masque préparé et fixation; enfin, coiffage et habillage.

2. Organisation auprès du receveur

Préparation anesthésiologique

Prémédication et premier traitement immunosuppresseur, mise en place d'une voie centrale; les derniers contrôles biologiques sont effectués.

Protocole opératoire

- Trachéotomie si elle n'a pas été faite auparavant.
- Technique chirurgicale :
  - dissection des axes vasculaires receveurs;
  - exérèse du tissu cicatriciel rétracté;
  - mise en évidence de tous les éléments anatomiques nécessaires à la fonction du transplant;
  - préparation des vaisseaux et nerfs (sensitifs V2, V3, nerf moteur facial et ses branches);
  - préparation des structures osseuses (structure mandibulaire, condyle, branche horizontale, maxillaire, orbitaire ou frontale en fonction de la topographie de la greffe);
  - préparation des sites d'insertion;
  - mise en place d'un blocage intermaxillaire si nécessaire; utilisation d'une plaque d'intercuspidation pour une correspondance éventuelle inter-arcades différente.
- Préparation du site périphérique, notamment des vaisseaux thoracodorsaux, au niveau axillaire ou des vaisseaux inguinaux pour l'anastomose du lambeau antibrachial, dit lambeau sentinelle, qui permettra de faire les biopsies cutanées au cours du suivi du patient.

4. La greffe

Le greffon est préparé, disséqué, rincé, puis installé.

Protocole opératoire

- Fixation minimale initiale (osseuse ou musculaire), puis anastomose vasculaire (unilatérale : artère et veine). Noter alors la fin du temps d'ischémie.
- Puis, sutures, ostéosynthèses depuis la profondeur vers la superficie, prenant garde à la symétrie et au respect de l'occlusion.
- Anastomose des nerfs au fur et à mesure : tout d'abord des nerfs enfouis (V3 au niveau mandibulaire et VII en profondeur, en mastoïdien, ou de ses branches).
- Suspensions et connexions musculaires.
- Préparation des voies lacrymales et autres éléments anatomiques si nécessaire.
- Suture muqueuse attentive.
- Mise en place de drains au niveau des fosses nasales.
- Enfin, suture et anastomose systématisées bilatérales musculaires.
- Le drainage se fait *a minima*.
- On termine par la suture cutanée et sous-cutanée très minutieuse, chaque temps étant bien entendu illustré, photographié et chronométré.

5. Suivi

Immédiat

- Surveillance et monitoring de la vascularisation (critère clinique de coloration et d'aspect clinique).
- Suivi immunologique : contrôle biologique et administration du traitement immunosuppresseur quotidien, puis hebdomadaire, puis mensuel, avec contrôle des taux sanguins des immunosuppresseurs principaux.
- Suivi psychologique : information du patient, de son entourage; le suivi sera très attentif les premiers mois et poursuivi plusieurs années.

- Suivi kinésithérapique : mise en place initial de drainages lymphatiques, de massages et de petits mouvements afin de retrouver peu à peu la sensibilité, puis la motricité.
- Documentation photographique et radiographique essentielle.

À long terme

- Suivi clinique (qualité de la cicatrisation, récupération fonctionnelle, mastication, motricité, sensibilité).
- Suivi psychologique : le vécu de la transplantation, l'adhésion et la résilience au traitement.
- Suivi immunologique : bilans biologiques, sanguins et rénaux ; taux résiduel de Rapamune® ; surveillance des signes de rejet (biopsie, bilan immunologique précis chaque trois mois dans les deux premières années, puis chaque six mois, enfin tous les ans).
- Suivi kinésithérapique quotidien progressif, en relais avec la kinésithérapie auprès du domicile (étapes, explication, exercices, maîtrise des syncinésies et des mouvements parasites) ; rééducation de la phonation et la mastication.
- Sur le plan de la recherche : nécessité de continuer le suivi avec biopsies et organisation très précise en fonction des différentes spécialités concernées de manière à rechercher les signes précoces de rejet chronique ; également : IRM fonctionnelle cérébrale qui a fait la preuve de la plasticité corticale du greffon après quatre mois de transplantation.
- Chaque six mois, bilan immunologique complet pour écarter les signes d'effets secondaires thérapeutiques et rechercher les signes de rejet chronique.

III. Indications

Entre 2005 et 2012, vingt-cinq ATC au niveau facial ont été réalisées dans six pays différents : dix en France, trois en Espagne, une en Chine, trois en Turquie, une en Belgique, sept aux États-Unis. Les indications sont rares et choisies car le traitement immunosuppresseur est essentiel et continu avec des effets secondairement potentiellement sévères (lymphome, cancer).

L'adhésion du patient au projet et son contexte psychologique sont essentiels pour poser l'indication, hors de toute considération technique.

Sur le plan étiologique :

- essentiellement les indications traumatiques, en réparation primaire ou secondaire (séquelles des reconstitutions après traumatisme balistique), et les brûlures ;
- les malformations : congénitales (neurofibromatoses) ou vasculaires (malformations vasculaires sévères) ;
- les séquelles, qu'il s'agisse de séquelles d'infections (nécrose tissulaire extensive) ou de radiothérapie (ostéoradionécrose destructrice de stade III).

Le but de la transplantation est la restauration morphologique et fonctionnelle. Il n'existe généralement pas de réparation conventionnelle acceptable de la fonction. L'indication initiale était le triangle nez-menton-lèvre.

A. Traumatismes

Toute perte de substance avec impact fonctionnel important :

- sangle péribuccale : triangle nez-menton-lèvre avec atteinte mandibulaire et/ou maxillaire avec atteinte linguale ;
- sangle péri-orbitaire concernant également la pyramide nasale, la zone frontale ou latérale ;
- atteinte latérale avec reconstitution de la motricité faciale (nerf facial, muscles de la mimique et structures profondes).

Indications :

- traumatisme primaire : l'ATC constitue la première solution si les conditions sont réunies, l'allotransplantation permettant ainsi une reconstitution complète en un temps opératoire ;
- traumatisme secondaire : les patients ont bénéficié de reconstructions jusqu'en 2005 (avant la première greffe) mais dont les résultats sont décevants et non fonctionnels ;
- brûlures : se pose le problème de la superficie de la brûlure, de l'atteinte de structures profondes, de la couverture oculaire, des rétractions cicatricielles ; on considère la nécessité de l'évolution pendant un an en post-brûlure avant de poser l'indication d'un resurfaçage par allotransplantation.

B. Tumeurs bénignes et malformatives

Il s'agit des cas de déformation majeure congénitale et évolutive.

1. Neurofibromatose

Il se pose la question de l'âge, de la topographie lésionnelle, donc de la topographie de l'exérèse, de la limite avec les tissus sains et de l'attitude à tenir quant au nerf facial et aux structures nerveuses dans leur ensemble qui sont atteintes par la maladie.

2. Malformations vasculaires

Lorsqu'elles sont défigurantes, évolutives avec risque hémorragique majeur correspondant aux malformations artérioveineuses à haut débit. Se pose la question du stade évolutif auquel proposer une exérèse, quand elle est possible, puis la reconstruction par la transplantation. Il faut s'assurer que la résection est possible et se poser la question également de l'intervention en un ou deux temps — première temps : résection de la malformation ; deuxième temps : greffe faciale.

3. Lymphangiomes extensifs évolutifs

Lorsque le pronostic vital est engagé sur le plan des atteintes des voies respiratoires, par exemple, ou des atteintes vasculaires ; à considérer également : les tumeurs très déformantes avec un handicap fonctionnel majeur. Se pose la question du problème de l'extirpabilité en un temps ou deux temps, comme pour les malformations vasculaires.

C. Infections

1. Séquelles de radiothérapie

Pathologie iatrogène, survenant après la radiothérapie, la radionécrose correspond à la fois à une infection du tissu osseux et à une ischémie. Dans les tableaux de radionécrose défigurante (présence de lyse osseuse et tissulaire majeure), les patients sont souvent multi-opérés et gardent les séquelles des multiples tentatives de réparations chirurgicales. Les indications d'ATC concernent des patients avec des séquelles fonctionnelles sévères, concernant le plus souvent la partie inférieure du visage, mais également le tiers moyen avec des troubles majeurs dus à des communications (cavité orale-fosses nasales-sinus maxillaire, orostomes), porteurs d'une sonde gastrique ou de gastrostomie et d'une trachéotomie avec un handicap d'intégration social majeur. Le délai d'évolution par rapport à la maladie cancéreuse considérée doit être suffisant (au moins cinq ans de rémission).

2. Nécroses tissulaires extensives

Par exemple, les staphylococcies malignes de la face avec nécrose tissulaire extensive.

Jusqu'à ce jour, les tumeurs malignes sont des contre-indications absolues, car les patients seront sous traitement immunosuppresseur et cela provoquera inéluctablement une évolution tumorale.

IV. Perspectives

Si l'allotransplantation de tissu composite au niveau de la face a constitué et constitue une sortie d'impasse élégante, mais non sans risque, à la reconstruction de défigurations complexes, elle n'en est en termes de perspective qu'une étape, obligée certes, utile sans doute, mais digne d'intérêt non pas tant par les solutions qu'elle porte en elle que par les questions qu'elle suscite. Il convient en préalable qu'une évaluation objective puisse être entreprise. Le registre international créé à cet effet s'en charge. Il est difficile de dire quand (à partir de quel nombre de transplantations) cette estimation pourra être faite.

Elle se doit, cependant, d'être continuée dans un cadre réglementaire lié à la souveraineté des pays en la matière — avec les risques que l'on sait —, car elle est génératrice de progrès dans le domaine de l'immunotolérance. Elle donne également la mesure de la difficulté que chacun éprouve à restaurer un déficit fonctionnel. À ce niveau, les interrogations sont multiples : la face est le lieu de concentration de la sensorialité (la transplantation n'a pas la prétention de restaurer le sens détruit), mais aussi le lieu où sensibilité et motricité se conjuguent avec le plus de finesse. Et les résultats jusqu'à présent obtenus sont loin d'atteindre les objectifs de normativité qu'on est en droit d'en attendre. Les marges de progrès sont donc importantes. Et les efforts pour le futur doivent moins tendre à poursuivre dans la voie de la transplantation qu'à lui trouver un substitut (ingénierie d'organe).

Points clés

- **L'allotransplantation de tissu composite au niveau de la face, la greffe de visage, ne peut guère être enseignée du dehors quand du dedans elle a tant à nous apprendre encore.**
- **Elle demeure dans le registre de l'expérimentation et a beaucoup à nous dire.**
- **C'est une leçon d'humilité qu'elle peut nous transmettre et une leçon de rigueur. Elle nous donne la mesure que tout progrès à venir, né d'une illumination, d'un impensé, ne peut prendre corps que si nous avons la capacité (le charisme) de réunir les meilleures compétences pour mettre en œuvre ce progrès.**

Pour en savoir plus

Comité national d'éthique, février 2004. L'allotransplantation de tissus composites au niveau de la face, Avis n° 82, pp. 4 .

De Marco, G., Devauchelle, B., Berquin, P., 2009. Brain functional modeling, what do we measure with fMRI data ? Neurosci. Res 64, 12–19.

Devauchelle, B., mai 2012. Le visage organe. Colloques de Cerisy-la-Salle « À propos de transplantation ».

Devauchelle, B., Badet, L., Lengelé, B., Morelon, E., Testelin, S., Michallet, M., D'Hauthuille, C., Dubernard, J.-M., 2006. First human face allograft : early report. Lancet 368, 203–209.

Meningaud, J.-P., Benjoar, M.D., Hivelin, M., Hermeziu, O., Toure, G., Lantieri, L., 2010. Procurement of total human face graft for allotransplantation : a preclinical study and the first clinical case. Plast. Reconstr. Surg 126, 1181–1190.

Petruzzo, P., Dubernard, J.-M., 2011. The International Registry on hand and composite tissue allotransplantation. Clin. Transpl, 247–253.

Pomahac, B., Bueno, E.M., Sisk, G.C., Pribaz, J.J., 2013. Current principles of facial allotransplantation : The Brigham and Women's Hospital Experience. Plast. Reconstr. Surg. 131, 1069–1076.

Siemionow, M., Agaoglu, G., 2006. Controversies following the report on transplantation of cephalocervical skin flap. Plast. Reconstr. Surg. 118, 268–270.

Siemionow, M., Ozturk, C., 2011. An update on facial transplantation cases performed between 2005 and 2010. Plast. Reconstr. Surg 128 (6).

Ulusal, B.G., Ulusal, A.E., Ozmen, S., Zins, J.E., Siemionow, M.Z., 2003. A new composite facial and scalp transplantation model in rats. Plast. Reconstr. Surg. 112, 1302–1311.

II

Entraînement

CHAPITRE

15

Dossiers cliniques QCM et QROC

Énoncés et questions

Dossier clinique 1

Vous êtes amené à voir en consultation un nouveau-né dont la lèvre et le palais se présentent ainsi.

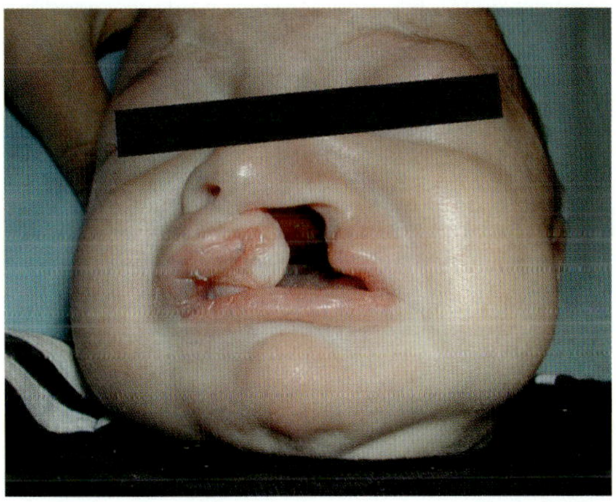

Il s'agit du premier enfant d'un couple sans antécédents particuliers. La grossesse s'est bien déroulée, de même que l'accouchement à terme par voie naturelle. Sa maman est inquiète car elle n'arrive pas à allaiter l'enfant ni à le nourrir au biberon.

Question 1

Quel(s) diagnostic(s) portez-vous ?

A Fente labiale gauche.

B Fente du palais primaire.

C Fente du palais secondaire.

D Fente bilatérale.

E Fente médiane.

Question 2

Concernant l'épidémiologie des fentes labiales, palatines et labiopalatines, quelle(s) est (sont) la (les) propositions(s) correcte(s) ?

A Elles représentent en fréquence la quatrième malformation congénitale.

B Elles ont une fréquence de 1/750.

C Elles sont plus fréquentes chez les Africains que chez les Asiatiques.

D Les fentes unilatérales du palais primaire sont prédominantes.

E Pour cette famille, le risque de fente chez le deuxième enfant est de 4 %.

Question 3

Concernant les facteurs de risque de cette malformation, quelle(s) est (sont) la (les) propositions(s) correcte(s) ?

A Ils sont multiples.

B Ils sont environnementaux.

C Ils sont parfois familiaux.

D Ils sont bien identifiés pour chaque cas.

E Ils sont liés à une infection bactérienne en fin de grossesse.

Question 4

Quelle en est la pathogénie ?

A Défaut de formation du cartilage de Merkel.

B Défaut de fusion des processus palatins des bourgeons maxillaires.

C Défaut de fusion du bourgeon nasal interne et des bourgeons nasal externe/maxillaire.

D Défaut de formation de la lame dentaire.

E Hypertrophie des bourgeons faciaux.

Question 5

Quelles sont les conséquences fonctionnelles classiques de la malformation ?

A Troubles de l'audition.

B Troubles de la phonation.

C Troubles de la ventilation.

D Troubles de la déglutition.

E Troubles du goût.

Question 6

Quels conseils concernant l'alimentation donnez-vous à la maman ?

A Tétée au sein difficile et fatigante, à éviter.

B Lait maternel utilisable après récupération par tire-lait.

C Alimentation au biberon, tétine 2e âge largement ouverte.

D Purées directes, alimentation liquide impossible.

E Alimenter l'enfant en position assise.

Question 7

Même avec une prise en charge optimale, quelles sont les conséquences possibles de la malformation ?

A Trouble de l'articulé dentaire.

B Asymétrie nasale.
C Rhinolalie.
D Otites moyennes.
E Déficit intellectuel.

Dossier clinique 2

Une enfant de 7 ans vous est amenée à la consultation car elle présente une lésion sous-cutanée cervicale médiane. À l'interrogatoire, on retrouve une notion de rhinopharyngite récente. L'examen clinique retrouve une tuméfaction médiane, en regard de l'os hyoïde, ascensionnelle à la déglutition.

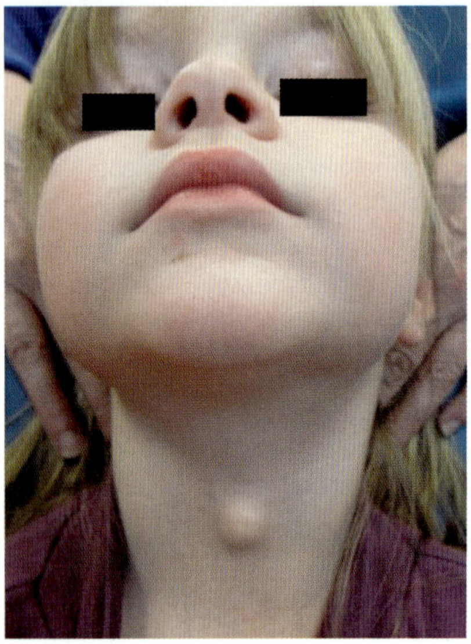

Question 1
Quelle(s) est (sont) la (les) question(s) que vous jugez pertinente(s) ?
A La lésion est-elle présente depuis la naissance ?
B L'enfant a-t-il été piqué par une tique ?
C Y a-t-il des cas semblables dans la famille ?
D Les vaccins sont-ils à jour ?
E L'enfant a-t-il présenté une éruption dentaire récente ?

Question 2
Quel diagnostic évoquez-vous ?

Question 3
Quelle est l'origine embryologique de cette lésion ?

Question 4
Quels examens complémentaires demandez-vous ?
A Une échographie cervicale.
B Une tomodensitométrie cervicale.
C Une scintigraphie thyroïdienne.
D Un bilan préopératoire.
E Une consultation d'anesthésie.

Question 5
Quel traitement proposez-vous ?
A Lévothyroxine sodique à doses adaptées.
B Corticoïdes.
C Exérèse chirurgicale complète de la lésion.
D Antibiothérapie de type pénicilline A + acide clavulanique.
E Amygdalectomie.

Question 6
En l'absence de traitement, quelle en est l'évolution ?
A Fistulisation.
B Persistance de la lésion.
C Disparition spontanée de la lésion.
D Surinfection.
E Cancérisation à long terme.

Dossier clinique 3

Mme X, 28 ans, cadre d'entreprise, se présente à votre consultation. Elle vous dit avoir très mal au niveau de la joue droite. Cette douleur à type de brûlure et de compression irradie dans les dents du maxillaire. Elle se plaint également de maux de tête qu'elle n'a d'ailleurs jamais en vacances. Elle avait reçu un coup de sabot de cheval au niveau de l'hémiface droite, il y a un an, avec une fracture du zygoma droit qui avait nécessité une réduction-ostéosynthèse sous anesthésie générale ; elle garde d'ailleurs depuis une hypoesthésie dans le territoire du V2. Elle a eu des soins dentaires mandibulaires il y a 6 mois qui, selon elle, sont responsables de tous ses problèmes car elle avait dû rester longtemps la bouche ouverte et que le soin avait été laborieux.

Question 1
Quels diagnostics évoquez-vous ?
A Une sinusite maxillaire sur dépassement de pâte.
B Une sinusite maxillaire sur séquestre osseux.
C Un SADAM.
D Une migraine.
E Une douleur neuropathique post-fracture du zygoma.

Question 2
L'examen clinique met en évidence une hypoesthésie dans le territoire du V2 droit : où est retrouvé ce trouble de la sensibilité ?
A Au niveau du front.
B Au niveau de la lèvre supérieure.
C Au niveau de l'aile du nez.
D Au niveau de la lèvre inférieure.
E Au niveau de la dent n° 25.

Question 3
Votre examen vous oriente vers une sinusite maxillaire chronique car vous avez trouvé :
A une majoration des douleurs lors de la flexion en avant.
B des sécrétions purulentes au niveau du méat moyen.
C une rougeur cutanée de la pommette.
D un jetage postérieur.
E une limitation de l'ouverture buccale.

Question 4
Votre examen clinique vous oriente vers un syndrome algodyfonctionnel des articulations temporomandibulaires car ;

A il existe un antécédent de position bouche ouverte prolongée.
B il existe un claquement articulaire à l'ouverture.
C les douleurs disparaissent pendant les vacances.
D la mastication prolongée augmente les douleurs.
E il existe un bruxisme.

Question 5
Quels examens complémentaires proposez-vous ?
A Panoramique dentaire pour voir l'état dentaire et les dents traitées.
B TDM du massif facial avec coupes axiales, coronales, sagittales.
C Électromyographie des muscles manducateurs.
D Test de Lancaster.
E Pas d'examen complémentaire car le diagnostic est clinique.

Question 6
Le diagnostic de SADAM est retenu. Quel traitement proposez-vous ?
A Traitement antalgique par gabapentine.
B Kinésithérapie et massages faciaux.
C Gouttière de surocclusion.
D Rééducation des parafonctions.
E Réhabilitation prothétique et orthodontie en cas de troubles majeurs de l'occlusion.
F Ablation du matériel d'ostéosynthèse.

Question 7
Le diagnostic de sinusite maxillaire chronique sur séquestre osseux est retenu. Quel traitement proposez-vous ?
A Aérosols.
B Avulsion des dents sinusiennes.
C Antibiothérapie.
D Retrait du séquestre osseux.
E Drainage du sinus.
F Traitement antalgique par gabapentine.

Dossier clinique 4

Monsieur M., 35 ans, présente dans les suites d'un accident de la voie publique, un traumatisme facial. Il a présenté une PCI et a repris connaissance au cours de son transport vers l'hôpital.

- Antécédents : il n'y a aucun antécédent craniofacial.
- Examen clinique général : pas d'état de choc, conscience normale, abdomen souple, pas de signe d'atteinte rachidienne ou thoracique.
- Examen clinique facial :
  - œdème péri-orbitaire droit ;
  - traces d'épistaxis droite spontanément tarie ;
  - hémorragie sous-conjonctivale externe droite ;
  - effacement de la pommette droite ;
  - plaie de la lèvre inférieure transfixiante ;
  - douleur à la palpation de l'angle mandibulaire droit, qui est tuméfié ;
  - anesthésie dans le territoire du V3 droit.
- Examen endobuccal :
  - plaie contuse en arrière de la deuxième molaire inférieure droite, la dent de sagesse inférieure droite étant absente ;
  - contact prématuré molaire gauche.
- Examen de l'appareil locomoteur : douleur et impotence au niveau du membre inférieur droit ; la cuisse droite est raccourcie ; sa partie basse est augmentée de volume, indurée, bleutée et douloureuse à la palpation ; une plaie punctiforme est notée à la partie basse et antérieure de la cuisse.

Question 1
Quelles sont les lésions osseuses faciales que présente ce patient ?
A Fracture de l'os zygomatique droit.
B Fracture de l'angle mandibulaire droit.
C Fracture des os propres du nez.
D Fracture mandibulaire parasymphysaire droite.
E Fracture du condyle mandibulaire gauche.

Question 2
Quels éléments se situent dans le territoire du V3 droit ?
A Lèvre supérieure droite.
B Aile droite du nez.
C Dent n° 45.
D Dent n° 35.
E Lèvre inférieure droite.

Question 3
Qu'évoque l'anesthésie de ce territoire ?

Question 4
Quelles incidences radiologiques pouvez-vous demander pour confirmer ce diagnostic (en sachant que le patient n'est pas verticalisable compte tenu de la PCI) ?
A Panoramique dentaire.
B Incidence de Blondeau.
C Tomodensitométrie faciale avec reconstructions tridimensionnelles.
D IRM des articulations temporomandibulaires.
E Défilés mandibulaires.

Question 5
Comment interprétez-vous l'épistaxis droite ?

Question 6
Quel est l'intérêt d'un bilan ophtalmologique ?
A Il n'y en a pas.
B Il permet d'objectiver une diplopie.
C Il permet de dépister une lésion du globe oculaire.
D Il a un intérêt médico-légal.
E Il met en évidence une lésion du V2.

Question 7
Quelle conduite à tenir chirurgicale préconisez-vous pour la plaie de lèvre ?
A La suture se fera sous anesthésie générale.
B La plaie doit être désinfectée.
C Après désinfection, la prévention antitétanique est inutile.
D La suture se fait en un plan.
E Le parage doit être large.

Question 8
Quel type de lésion suspectez-vous au niveau du membre inférieur droit ?

Question 9
Quelles sont les complications à dépister sur le plan clinique ?
- **A** Évaluation du degré d'ouverture cutanée.
- **B** Vérification de la sensibilité de la face externe de la cuisse.
- **C** Ischémie du membre inférieur.
- **D** Étude de la motricité distale du membre.
- **E** Présence de corps étrangers dans la plaie.

Question 10
Quel examen complémentaire demandez-vous pour affirmer votre diagnostic ?

Question 11
Quel est le mécanisme le plus probable de la plaie de la cuisse ?

Question 12
Quelle conduite à tenir en urgence proposez-vous pour la lésion du membre inférieur ?
- **A** Immobilisation antalgique.
- **B** Bilan biologique avec NFS, bilan de coagulation, groupe, Rh, RAI.
- **C** Vérification de la sérovaccination antitétanique.
- **D** Antibiothérapie préventive.
- **E** Mettre le patient au fauteuil et mobilisation précoce.

Dossier clinique 5

Une jeune femme de 26 ans est victime lors d'un match de handball d'un traumatisme latérofacial gauche entraînant une épistaxis immédiate de faible abondance. Elle est alors rapidement conduite au service des urgences où l'examen clinique met en évidence :
- une ecchymose péri-orbitaire gauche avec hémorragie sous-conjonctivale ;
- un effacement de la pommette gauche ;
- une limitation de l'ouverture buccale ;
- une hypoesthésie dans le territoire du nerf infraorbitaire gauche.

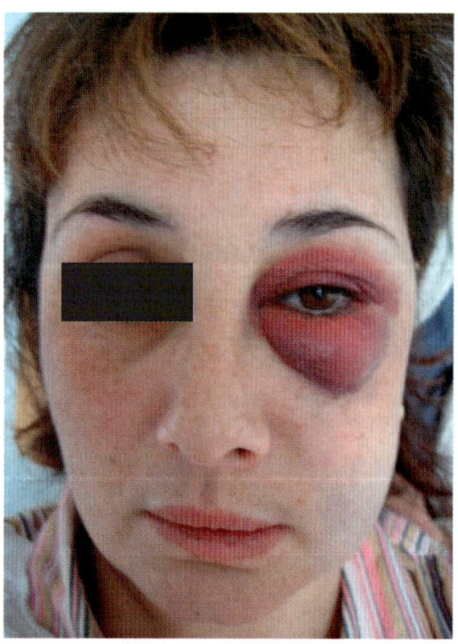

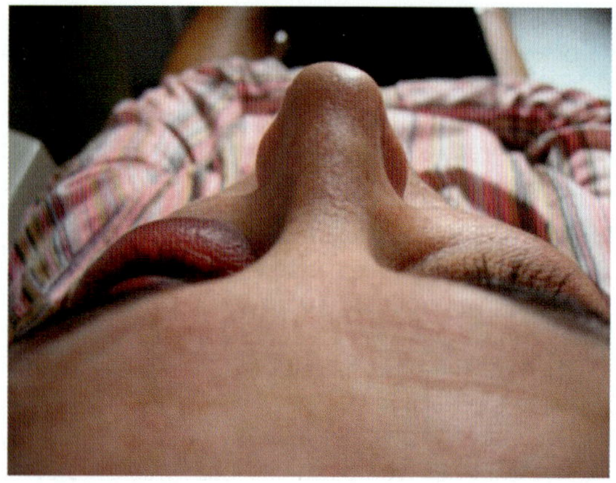

Question 1
Quels sont les diagnostics les plus probables ?
- **A** Une fracture du nez.
- **B** Une fracture maxillozygomatique.
- **C** Une fracture du plancher de l'orbite.
- **D** Une fracture des parois du sinus maxillaire.
- **E** Une fracture du cornet inférieur gauche.

Question 2
Quels sont les mécanismes de la limitation de l'ouverture buccale ?
- **A** Un obstacle mécanique lié à la position du zygoma.
- **B** Une fracture condylienne associée.
- **C** Un trismus réflexe du muscle ptérygoïdien médial.
- **D** Un trismus réflexe du masséter.
- **E** Un hématome du plancher buccal postérieur.

Question 3
Concernant l'hypoesthésie dans le territoire du V2 gauche, quelle(s) est (sont) la (les) propositions(s) correcte(s) ?
- **A** Elle est fréquente dans ce type de traumatisme.
- **B** Elle intéresse la lèvre supérieure, l'aile du nez, le secteur prémolaire.
- **C** Elle est liée à une contusion dans le canal infraorbitaire.
- **D** Elle récupère dès lors que la fracture est réduite.
- **E** Elle est associé à un trouble de la mobilité de la lèvre supérieure.

Question 4
Que comprend votre bilan radiologique ?
- **A** Un panoramique dentaire.
- **B** Un Blondeau ou un Waters de débrouillage.
- **C** Une incidence « face basse ».
- **D** Une tomodensitométrie craniofaciale avec reconstructions bi- et tridimensionnelles.
- **E** Une incidence du crâne de profil.

Question 5
Sur l'incidence de Blondeau (Waters), qu'allez-vous retrouver du côté gauche ?
- **A** Trait de fracture nasomaxillaire.
- **B** Trait de fracture frontozygomatique.
- **C** Rupture du cintre maxillozygomatique.
- **D** Opacité du sinus maxillaire.
- **E** Opacité des cellules ethmoïdales.

Question 6
Quel trouble oculomoteur doit-on rechercher et comment ?

Question 7
Ce trouble oculomoteur existe. Quel(s) examen(s) complémentaire(s) prescrivez-vous ?
A Test de perméabilité des voies lacrymales.
B Examen ophtalmologique avec fond d'œil.
C Test de Lancaster.
D Test de Schirmer.
E Angiographie rétinienne.

Question 8
Quelles sont les complications susceptibles d'être observées dans ce type de fracture ?
A Énophtalmie.
B Anesthésie douloureuse définitive territoire du V2.
C Asymétrie faciale.
D Limitation définitive de l'ouverture buccale.
E Trouble de l'articulé dentaire.

Dossier clinique 6

Un patient est admis à la suite d'un AVP ayant entraîné un traumatisme facial. Au niveau de la face, il existe des ecchymoses et une plaie du front latérale droite. À gauche, l'hémiface est tuméfiée, spontanément légèrement douloureuse.
L'examen endobuccal montre une limitation douloureuse de l'ouverture buccale, un décalage entre 46 et 47 (le reste des arcades dentaires étant normal), un contact prématuré gauche lors des tentatives d'occlusion associé à une béance droite.
Il n'y a pas de plaie endobuccale (mais un liseré hématique en regard de 46), l'arcade dentaire supérieure est fixe et indolore à la mobilisation. À la palpation, il existe une vive douleur prétragienne gauche, une zone sensible en regard de 46, une hypoesthésie labiale inférieure droite.

Question 1
Le bilan initial de tout traumatisme facial nécessite l'élimination d'éléments cliniques majeurs. Quels sont-ils ?
A Entorse de la colonne lombaire.
B Choc hémorragique.
C Détresse respiratoire.
D Perte des prothèses amovibles.
E Troubles de la conscience.

Question 2
Vous évoquez la possibilité d'un traumatisme mandibulaire. Situez la (les) fracture(s).
A Condyle gauche.
B Condyle droit.
C Angle mandibulaire droit.
D Parasymphyse droite.
E Angle mandibulaire gauche.

Question 3
Concernant les fractures déplacées isolées du condyle, quelle(s) est (sont) la (les) propositions(s) correcte(s) ?
A Elles entraînent un trouble de l'articulé dentaire.
B Elles n'entraînent pas de trouble de l'articulé dentaire.
C Elles provoquent une béance controlatérale.
D Elles provoquent un contact prématuré controlatéral.
E Bilatérales, elles entraînent une béance postérieure.

Question 4
Concernant les fractures déplacées du secteur denté, quelle(s) est (sont) la (les) propositions(s) correcte(s) ?
A Elles sont considérées comme des fractures ouvertes.
B Elles n'entraînent pas de trouble de l'articulé dentaire.
C Le déplacement horizontal peut provoquer un diastème.
D Le décalage entraîne béance et contact prématuré.
E Elles peuvent être associée à des fractures des racines dentaires.

Question 5
Quel examen complémentaire demandez-vous pour confirmer votre diagnostic, le patient étant verticalisable ?

Question 6
L'examen précédemment demandé ne peut être réalisé. De quelles autres solutions disposez-vous ?
A Défilés mandibulaires.
B Tomodensitométrie mandibulaire.
C IRM mandibulaire.
D Incidence face basse.
E Incidence de Gosserez.

Question 7
Que pourrait-on trouver à l'examen ORL de ce patient en dehors des signes précédemment décrits ?
A Paralysie faciale droite.
B Hypoacousie gauche.
C Hémotympan gauche.
D Parésie laryngée.
E Plaie du conduit auditif externe gauche.

Question 8
Quel est, dans ce contexte, le mécanisme de la plaie du conduit auditif externe ?

Question 9
Quelle est votre attitude diagnostique vis-à-vis de la plaie du front ?
A Recherche de corps étrangers.
B Recherche d'un déficit dans le territoire du VII.
C Recherche d'un déficit dans le territoire du V2.
D Recherche d'une fracture sous-jacente.
E Recherche d'une ischémie cutanée frontale droite.

Question 10
Quelle est votre attitude thérapeutique vis-à-vis de la plaie du front ?
A Suture lâche, visant simplement à rapprocher les berges.
B Sérothérapie antitétanique.
C Antibiothérapie pour 20 jours.
D Hémostase soigneuse.
E Parage large pour éviter la nécrose.

Question 11

Quelles sont les grandes lignes de la prise en charge des fractures de la portion dentée de la mandibule ?

A Hospitalisation.
B Programmation au bloc dès que possible.
C Restauration de l'articulé dentaire.
D Alimentation parentérale.
E Contention des foyers de fracture.

Dossier clinique 7

Le service des urgences vous appelle pour prendre en charge une patiente de 50 ans qui a chuté du 2e étage par accident. Le SAMU l'a prise en charge il y a deux heures maintenant : la patiente était consciente, après une perte de connaissance brève, ses réponses aux questions sont adaptées. Il n'y a pas de déficit moteur périphérique. Elle a eu un « *body scanner* » avant votre arrivée qui ne retrouve pas de lésion associée orthopédique ou viscérale. Le scanner crânien est normal. Sur le plan maxillofacial, elle présente (photo 1) :

- une vaste plaie faciale, sous le bord libre des paupières inférieures, de canthus interne à canthus interne, très ouverte avec de très nombreux fragments osseux extériorisés ;
- un œdème pan-facial.

Ci-joint la reconstruction tridimensionnelle de son TDM du massif facial (photo 2).

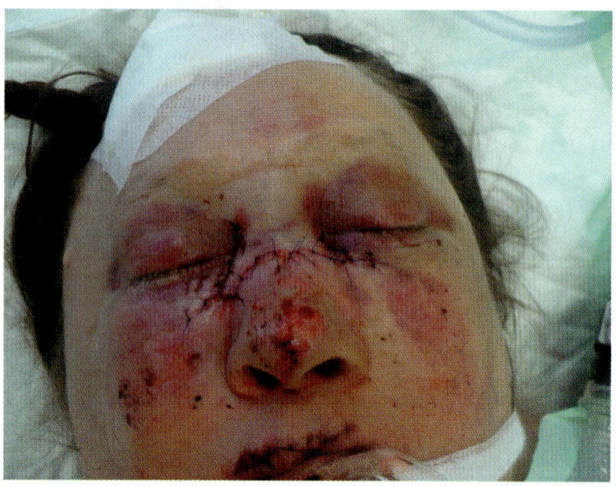

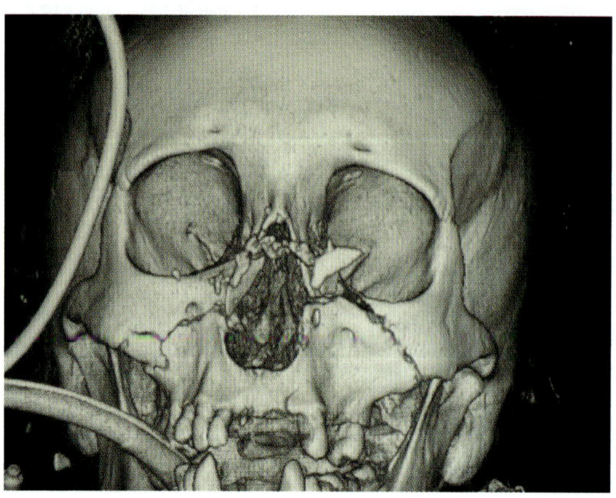

Question 1

Quelles lésions observez-vous sur la photo 2 ?

A Fracture des sinus frontaux.
B Fracture des os propres du nez.
C Fracture du plancher de l'orbite droite.
D Fracture alvéolaire en regard de 22.
E Fracture des apophyses ptérygoïdes.
F Fracture de la corniche zygomatomaxillaire.

Question 2

La patiente se plaint de ne pas sentir sa joue droite.

A Ce déficit sensitif est lié au passage du trait de fracture par l'émergence du V2.
B Ce déficit sensitif est lié à un choc direct et un écrasement du V2.
C Ce déficit sensitif est lié à une contusion du nerf avéolaire inférieur dans le foyer de fracture.
D Ce déficit sensitif s'étend à la lèvre inférieure.
E Ce déficit sensitif est définitif.

Question 3

Quel type de fracture présente cette patiente ?

Question 4

Quelle position relative du maxillaire par rapport à la mandibule observez-vous ?

A En avant et impacté.
B En arrière et impacté.
C En arrière et abaissé.
D En avant et abaissé.
E En rotation vers la droite.

Question 5

Quel en est le mécanisme ?

Question 6

Quel risque infectieux majeur court cette patiente ?

A Cellulite génienne.
B Ostéite des os propres.
C Méningite.
D Abcès orbitaire.
E Sinusite maxillaire.

Question 7

Quels éléments anatomiques risquent d'être lésés lors d'une plaie du canthus interne ?

A Glande lacrymale.
B Sac lacrymal.
C Canalicules lacrymaux.
D Nerf infraorbitaire.
E Artère angulaire.

Dossier clinique 8

Un patient de 35 ans présente au cours des repas une tuméfaction de la partie latérale haute et droite du cou. Ce phénomène est isolé, indolore, le patient ne se plaignant que d'une sensation de tension dans la région. La tuméfaction disparaît spontanément, plutôt à la fin du repas. Cette résolution s'accompagne d'une sensation d'afflux salivaire dans la bouche. De prime abord, l'aspect du patient est sans particularité.

Question 1
Quel diagnostic évoquez-vous ?

Question 2
Concernant les glandes salivaires, quelle(s) est (sont) la (les) propositions(s) correcte(s) ?
A Elles sont classées en glandes salivaires principales et accessoires.
B La glande sublinguale est une glande salivaire accessoire.
C Le conduit excréteur de la parotide s'ouvre dans le plancher buccal.
D La salivation entre les repas est le fait des glandes salivaires accessoires.
E La salive sécrétée par la glande submandibulaire est séreuse.

Question 3
Comment complétez-vous votre examen clinique pour étayer votre diagnostic ?
A Inspection de la face interne des joues.
B Inspection du plancher buccal.
C Palpation bidigitale des joues.
D Palpation bidigitale du plancher buccal.
E Recherche de calculs urinaires.

Question 4
Quels examens complémentaires envisagez-vous ?
A Radiographie du crâne de face et de profil.
B Échographie cervicale.
C Sialographie.
D Analyse biochimique de la salive (teneur en minéraux).
E Cliché mordu (occlusal).
F Scintigraphie salivaire.

Question 5
En cas de lithiase avérée, que proposez-vous comme traitement médical ?
A Une alimentation mixée.
B Des boissons abondantes.
C Des médicaments antispasmodiques.
D Des anti-inflammatoires.
E Des sialagogues.

Question 6
En cas de lithiase avérée, que pouvez-vous proposer comme traitement chirurgical ?
A Une lithotripsie.
B Une taille du canal salivaire.
C Une sialendoscopie.
D Une submandibulectomie.
E Une ligature du canal salivaire.

Question 7
En l'absence de thérapeutique adaptée, quelle peut être l'évolution ?
A Élimination du calcul.
B Colique salivaire.
C Apparition de lithiases urinaires.
D Manifestations articulaires de goutte.
E Abcès du plancher buccal.

Dossier clinique 9

Madame F., 46 ans, est adressée à votre consultation pour une tuméfaction en avant et en dessous de l'oreille droite évoluant depuis 3 ans de façon très lente. Elle ne se plaint que de la déformation esthétique engendrée. Cette tuméfaction est de consistance assez dure, indolore à la palpation. Elle n'a pas d'antécédents notables.

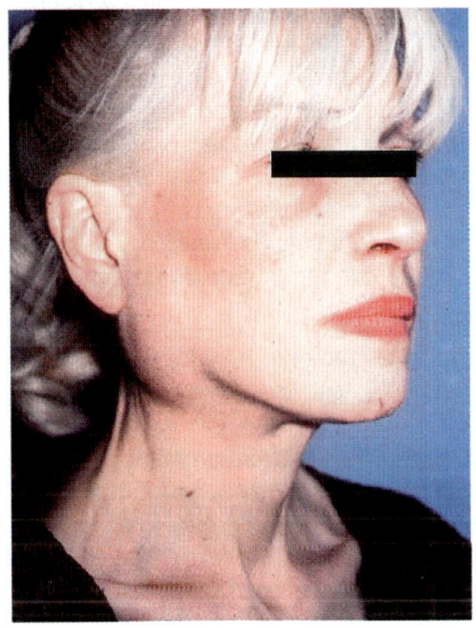

Question 1
Que peut présenter cette patiente ?
A Une cellulite d'origine dentaire.
B Une adénopathie cervicale haute.
C Une tumeur de la loge parotidienne.
D Une tumeur de la glande submandibulaire.
E Un lymphangiome kystique.

Question 2
Concernant la glande parotide, quelle(s) est (sont) la (les) propositions(s) correcte(s) ?
A Elle est située en arrière de la branche montant de la mandibule.
B Elle est traversée par le nerf facial.
C Elle est traversée par la carotide interne.
D Elle possède un prolongement pharyngé.
E Elle est au contact du nerf lingual.

Question 3
Quels sont les signes qui peuvent accompagner une tumeur de la glande parotide ?
A Une baisse de la sécrétion salivaire.
B Des douleurs auriculaires profondes.
C Une paralysie faciale.

D Une rougeur et une intumescence du canal de Wharton.
E Une infiltration du plan cutané.

Question 4
Que comprend le bilan standard d'une tumeur parotidienne ?
A Une échographie comparative des glandes salivaires.
B Une scintigraphie salivaire.
C Une incidence face basse.
D Une imagerie par résonance magnétique.
E Une artériographie des troncs artériels supra-aortiques.

Question 5
De quelles complications et séquelles de la parotidectomie la patiente doit-elle être informée ?
A Baisse de la sécrétion salivaire.
B Limitation de l'ouverture buccale.
C Dépression rétro-auriculaire.
D Sécrétion sudorale au niveau de la loge parotidienne au moment des repas.
E Anesthésie du lobule de l'oreille.
F Paralysie faciale temporaire ou définitive.

Question 6
Concernant les tumeurs bénignes des glandes salivaires, quelle(s) est (sont) la (les) propositions(s) correcte(s) ?
A Elles touchent plus fréquemment la glande submandibulaire que la glande parotide.
B Elles surviennent de préférence chez l'enfant.
C L'adénome pléiomorphe et le cystadénolymphome sont les plus fréquentes.
D Un des facteurs de risque du cystadénolymphome est le tabac.
E Le risque principal de l'adénome pléiomorphe est la surinfection.
F Elles nécessitent une exérèse chirurgicale de principe.

Question 7
Concernant la surveillance après exérèse d'un adénome pléiomorphe, quelle(s) est (sont) la (les) propositions(s) correcte(s) ?
A Elle comprend inspection et palpation de la loge parotidienne et des aires ganglionnaires cervicales.
B Elle est essentiellement radiologique.
C Elle permet de surveiller l'apparition d'un syndrome de Frey.
D Elle permet de surveiller l'apparition d'une récidive.
E Elle n'est pas indispensable.

Dossier clinique 10

Une patiente de 65 ans se présente à votre consultation. Elle se plaint de douleurs buccales à type de brûlure et de sécheresse. Ces sensations s'accompagnent de picotements au niveau de la pointe de langue. Cette symptomatologie évolue depuis maintenant plus d'un an et s'aggrave insensiblement. Il existe des antécédents d'HTA et de troubles du sommeil. L'inspection retrouve une langue rouge un peu dépapillée, le film salivaire est pauvre. La palpation est sans particularité.

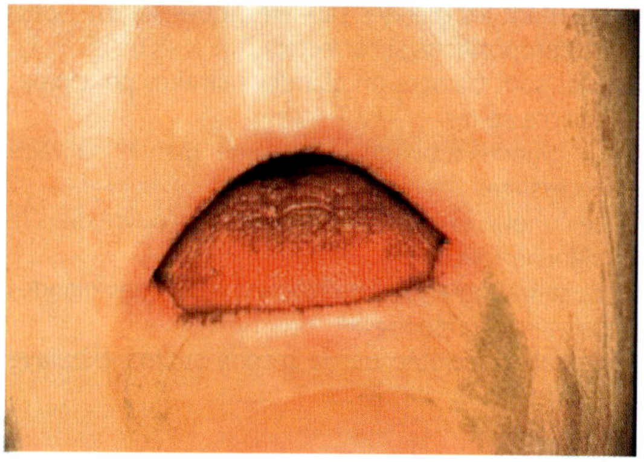

Question 1
Que recherchez-vous par l'interrogatoire ?
A Des prises médicamenteuses.
B Un antécédent de radiothérapie médiastinale.
C Une sécheresse oculaire associée.
D Une restriction hydrique.
E Un diabète.

Question 2
Quels examens complémentaires pouvez-vous proposer ?
A Test de Schirmer.
B Mesure de la quantité de salive produite quotidiennement.
C Test au sucre.
D Ponction-biopsie hépatique.
E Prélèvement mycologique.

Question 3
Quel examen complémentaire vous permettrait d'objectiver l'atteinte auto-immune du parenchyme salivaire ?

Question 4
En cas de sarcoïdose, que retrouve la biopsie des glandes salivaires accessoires ?
A Une infiltration lymphocytaire.
B Une hyperplasie vasculaire.
C Une atrophie glandulaire.
D Une atrophie canalaire.
E Des engainements péri-nerveux.

Question 5
Que conseillez-vous en cas d'absence de substratum organique et de bilan normal ?
A Arrêt des médicaments hypnotiques.
B Prise de boissons sucrées.
C Prise de boissons acides.
D Bains de bouche alcoolisés.
E Garder les noyaux des petits fruits pour les sucer.

Dossier clinique 11

Monsieur C., âgé de 56 ans, se présente à votre consultation car il souffre d'une mobilité et de douleurs dentaires maxillaires gauches. Le patient est consommateur de tabac (50 paquets-années) et occasionnellement d'alcool. L'interrogatoire révèle qu'il existe un antécédent d'insuffisance coronarienne qui a nécessité la mise en place de trois prothèses endocoronaires il y a trois ans et la mise en route d'un traitement associant de l'atenolol, de l'acide acétylsalicylique et du clopidogrel. Le patient présente une mobilité dentaire anormale dans le secteur prémolo-molaire supérieur gauche, une lésion bourgeonnante et indurée intéressant le palais et la gencive latérale gauche, en regard des dents 25, 26 et 27. Il dit moucher des filets de sang régulièrement.
La palpation cervicale est sans anomalie.

Question 1
Quel diagnostic évoquez-vous ?
A Néoplasie du maxillaire supérieur gauche.
B Parodontopathie.
C Tuberculose maxillaire.
D Cellulite chronique développée à partir de la dent n° 26 ou 25 ou 27.
E Aspergillose sinusienne.

Question 2
Pourquoi le patient mouche-t-il des filets de sang ?
A Le clopidrogel favorise les saignements muqueux.
B Il existe un envahissement des fosses nasales.
C Il existe un envahissement du sinus maxillaire.
D Il existe une propagation ethmoïdale.
E La muqueuse des fosses nasales est irritée par le tabac.

Question 3
Comment classez-vous cette maladie buccale (TNM UICC 2003) ?

Question 4
Quel bilan d'extension de cette lésion buccale programmez-vous ?
A Biopsie à la micropince.
B TDM du massif facial supérieur en coupes axiales et coronales et du cou.
C Panoramique dentaire.
D Bilan allergologique sinusien.
E Panendoscopie des voies aérodigestives supérieures.

Question 5
Quelle est la nature histologique probable de la lésion ?
A Adénocarcinome des glandes salivaires accessoires.
B Sarcome.
C Carcinome épidermoïde.
D Lichen érosif.
E Lymphome.

Question 6
Vous envisagez d'opérer le patient qui n'a pas revu son cardiologue depuis 1 an. Quels sont les examens complémentaires qui vous semblent pertinents ?
A Électrocardiogramme.
B Échographie cardiaque transthoracique.
C Écho-Doppler artériel des troncs artériels supra-aortiques.
D Épreuve d'effort et/ou scintigraphie myocardique.
E Écho-Doppler veineux des membres inférieurs.

Question 7
La prise en charge thérapeutique implique une irradiation de la cavité buccale postopératoire. La dose prévue est de 60 grays. Quelles sont les manifestations aiguës de l'irradiation dont le patient doit être prévenu ?
A Mucite.
B Troubles dyspeptiques.
C Dysgueusie.
D Trismus.
E Vertiges.

Question 8
Quelles sont les précautions particulières à prendre au niveau dentaire ?
A Avulsions des dents délabrées.
B Sauvetage coûte que coûte des dents délabrées.
C Prise d'empreintes en vue de la réalisation de gouttières porte fluor pour le temps de l'irradiation.
D Prise d'empreintes en vue de la réalisation de gouttières porte fluor à porter à vie.
E Mise en place d'implants sur les zones édentées.

Question 9
À long terme, quelles sont les conséquences au niveau des différents tissus de la moitié inférieure du visage de cette irradiation ?
A Hypersialorrhée.
B Dysgueusie.
C Hypoesthésie dans le territoire du V3.
D Fragilité cutanée et muqueuse.
E Constriction permanente des mâchoires.

Question 10
Ce patient est demandeur d'une aide au sevrage tabagique. Quels conseils lui donnez-vous et quelle prescription lui délivrez-vous, alors qu'il vous dit consommer 20 cigarettes par jour ?
A Renforcer la consommation d'alcool pour se détendre.
B Renforcer ou recommencer la pratique sportive.
C Prendre un rendez-vous chez un psychiatre.
D Mettre en place des patchs de nicotine.
E Prescrire ponctuellement des anxiolytiques légers.

Dossier clinique 12

De garde aux urgences, vous recevez un homme de 53 ans, gérant d'un bar-tabac, pour violente douleur en regard de la dent 46. Celle-ci était présente depuis déjà plusieurs semaines mais de faible intensité. Il a donc consulté son dentiste qui a réalisé l'avulsion de la 47 très délabrée et lui a prescrit du kétoprofène 50 et des bains de bouche. Le patient a alors ressenti un craquement en bouche le soir même de son avulsion au cours du repas et la douleur s'est fortement majorée. Le patient a donc pris 2 cp. de kétoprofène 50 3 fois par jour depuis 3 jours avant de venir aux urgences, ne supportant plus la douleur. Dans ces antécédents, vous notez une hypertension artérielle, une arythmie cardiaque par fibrillation auriculaire, une intoxication éthylotabagique non sevrée, une néoplasie du voile du palais droit traitée par radiothérapie exclusive en 2006, une allergie aux pénicillines, un poids à 56 kg pour 1,76 m. Son traitement comporte du furosémide 20, fluidione 20 ½ cp. le matin, oxazépam 50 1 cp. 2 fois par jour. Son bilan des urgences retrouve : Hb 12,3 g/dl, VGM à 105 μm^3, plaquettes à 405 Giga/l, TP 38 %, INR 3,3, ASAT 36, ALAT 28, γGT 105, Na^+ 141, K^+ 3,2, CRP 88, albuminémie à 23.

Question 1
À quelles dents correspondent les dents 46 et 47 ?

Question 2
Cliniquement, vous retrouvez une ouverture buccale discrètement limitée à 30 mm aux points interincisifs, un très mauvais état buccodentaire avec de nombreuses caries mais aucune lésion visible. La protraction linguale est normale. Vous ne palpez aucune induration en bouche ni aucun ganglion. Le patient vous avoue ne pas avoir suivi les consignes de surveillance régulière en consultation et n'a jamais revu ni son ORL ni son radiothérapeute depuis 2009. À la palpation de la branche horizontale de la mandibule droite, vous déclenchez une douleur exquise. Quel examen demandez-vous de première intention pour poser votre diagnostic ?

Question 3
Celui-ci vous montre une solution de continuité du rebord basilaire avec une importante plaque d'ostéolyse aux limites floues sous les racines de 46 et 47. Quel(s) diagnostic(s) de première intention évoquez-vous ?
- A Fracture de la branche horizontale mandibulaire droite.
- B Métastase osseuse.
- C Kyste apical développé aux dépens de 46 ou 17.
- D Ostéoradionécrose mandibulaire.
- E Sarcome radio-induit.

Question 4
Les chirurgiens maxillo-faciaux proposent une prise en charge chirurgicale sans urgence de votre patient. Quelles prescriptions faites-vous pour le service ?
- A Alimentation parentérale.
- B Alimentation par sonde nasogastrique.
- C Antibiothérapie type pénicilline A + acide clavulanique.
- D Antalgiques de niveau II.
- E Vitamines B1, B6, B12.

Question 5
Chez ce patient, quelles mesures auraient dû être mises en place dès 2006 pour prévenir cette complication ?
- A Chirurgie interruptrice mandibulaire.
- B Suivi dentaire régulier.
- C Sevrage éthylotabagique.
- D Antibiothérapie au long cours.
- E Éviction de tous les aliments durs.

Question 6
Interne en chirurgie, vous retrouvez quelques mois plus tard ce patient à la consultation de chirurgie maxillo-faciale. Il vous montre une lésion bourgeonnante du bord latéral de langue mobile gauche de 2,5 cm de diamètre, avec un ganglion sous-maxillaire homolatéral de 2 cm. Quel diagnostic anatomopathologique suspectez-vous :

Question 7
Quelle est la classification TNM (CS) ?
- A T1N1M0.
- B T2N1M0.
- C T1N2aMx.
- D T2N1Mx.
- E T2N2aM0.

Question 8
Que faites-vous lors de cette consultation ?
- A Panoramique dentaire.
- B Nasofibroscopie.
- C Biopsie lésionnelle.
- D Cytologie ganglionnaire.
- E Annonce du diagnostic de cancer épidermoïde.

Question 9
Le diagnostic est confirmé. Que comprend le bilan d'extension ?
- A Endoscopie des voies aérodigestives supérieures.
- B Cystoscopie.
- C Scanner cérébral.
- D Échographie hépatique.
- E Colonoscopie.

Dossier clinique 13

Monsieur M., 50 ans, éthylotabagique, présente depuis quelques mois une ulcération du plancher buccal. L'examen découvre une lésion ulcérée, irrégulière, du plancher paramédian gauche, débordant sur la gencive et atteignant presque 4 cm dans sa plus grande dimension. Cette lésion est indurée et saigne au contact.

Question 1
Que manque-t-il à votre examen clinique ?
- A Examen des paires crâniennes.
- B Examen des aires ganglionnaires cervicales.
- C Recherche d'un trismus.
- D Recherche d'une limitation de la protraction linguale.
- E Recherche d'un jetage postérieur.

Question 2
Quel diagnostic évoquez-vous ?

Question 3
Quelles sont les caractéristiques cliniques des carcinomes épidermoïdes de la cavité buccales ?
- A Les lésions sont souples.
- B Les lésions saignent au contact.
- C Les lésions infiltrent au-delà des limites visibles.

D La taille des lésions est fluctuante.
E La vitesse de croissance est variable.

Question 4
Quels éléments suivants du bilan complémentaire retenez-vous ?
A Bilan biologique sanguin.
B Panoramique dentaire.
C TDM cérébrale.
D Panendoscopie des voies aérodigestives supérieures.
E Colonoscopie.
F TDM cervicofaciale.

Question 5
Quelle préparation buccodentaire proposez-vous d'entreprendre avant le protocole thérapeutique ?
A Avulser toutes les dents.
B Avulser les dents délabrées situées dans le champ d'irradiation.
C Préparer des gouttières pour protéger les dents pendant l'irradiation.
D Préparer des gouttières pour protéger les dents après l'irradiation.
E Ces gouttières seront remplies de gel antibiotique.

Question 6
Quels sont les principes de la surveillance ?
A Elle débute 6 mois après la fin de la phase thérapeutique active.
B Elle est trimestrielle et clinique.
C Elle est trimestrielle, clinique et tomodensitométrique.
D Elle comprend un interrogatoire.
E Elle dépiste les rechutes et les complications thérapeutiques.
F Elle est interrompue au bout de 2 ans.

Dossier clinique 14

Une patiente de 38 ans vous consulte car elle a noté l'apparition d'une voussure au niveau de son angle mandibulaire droit depuis quelques mois. Elle n'a ressenti aucun autre symptôme en particulier de douleur. Son médecin traitant lui a fait faire l'orthopantomogramme suivant.

Question 1
Sur le plan radiologique, comment qualifiez-vous la lésion de l'angle mandibulaire droit ?
A Radioclaire.
B Hétérogène.
C Bien limitée.
D Située plutôt vers la branche montante.
E Entourant la couronne de la 48.

Question 2
Concernant la lésion de l'angle mandibulaire droit, quelle(s) est (sont) la (les) propositions(s) correcte(s) ?
A Elle touche les apex de la dent n° 47.
B L'origine peut être la dent n° 47.
C L'origine peut être la dent n° 48.
D Elle évoque une lésion maligne.
E Il s'agit d'une lésion kystique.

Question 3
Sur le plan clinique, qu'allez-vous rechercher ?
A Une hypoesthésie ou une anesthésie dans le territoire du V3.
B Une fistule vestibulaire inférieure.
C Une mobilité de la dent n° 48.
D Une limitation de la protraction de la langue.
E Un trismus.

Question 4
Quel examen complémentaire demandez-vous ?

Question 5
Quels renseignements attendez-vous du scanner ?
A Densité Hounsfield du contenu du kyste.
B Position du canal alvéolaire inférieur.
C Position du nerf lingual.
D Quantité d'os cortical restante.
E Rapports entre la dent n° 48 et le V2.

Question 6
Quels sont les diagnostics possibles ?
A Kyste radiculodentaire.
B Kyste solitaire osseux.
C Ostéome.
D Histicytose X.
E Kyste coronodentaire.

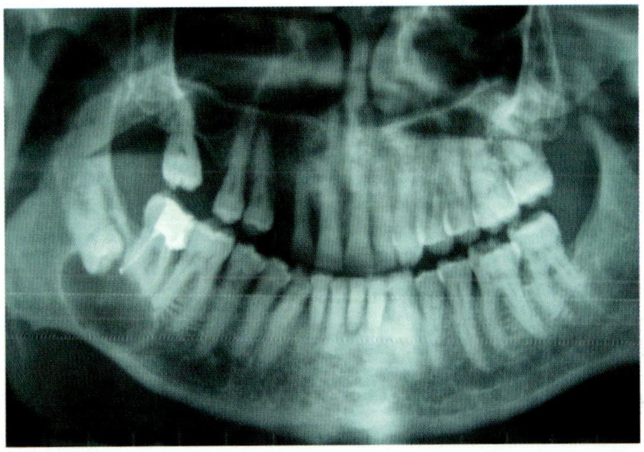

Question 7
Pourquoi le diagnostic de kyste coronodentaire développé à partir de la dent n° 48 est-il le plus probable ?

Question 8
Vous indiquez à la patiente qu'il existe une indication chirurgicale d'avulsion dentaire et de curetage du kyste. Quelles sont les deux complications majeures que vous mentionnez ?

Question 9
Un mois après votre intervention, la patiente revient en urgence car elle a ressenti une douleur vive latérofaciale droite lors de l'alimentation. Quelle(s) est (sont) la (les) propositions(s) correcte(s) ?
A Vous évoquez un abcès postopératoire.
B Vous évoquez une fracture de mandibule.
C Vous évoquez une luxation du ménisque articulaire.
D Vous recherchez un trouble de l'articulé dentaire.
E Vous demandez en urgence un panoramique dentaire.

Dossier clinique 15

Un patient de 50 ans vous est adressé en consultation par son dentiste traitant. Il ne présente aucune plainte mais lors d'une consultation de contrôle, une radiographie a été réalisée.

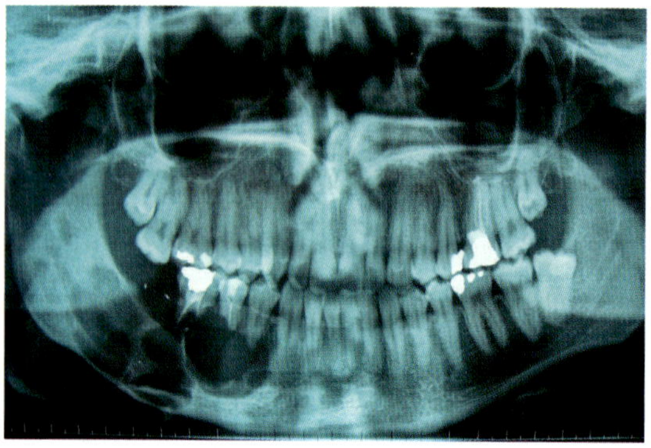

Question 1
Quel est le nom de la radiographie que le patient vous a amenée ?

Question 2
Concernant la lésion, quelle(s) est (sont) la (les) propositions(s) correcte(s) ?
A Elle est radioclaire.
B Elle est polygéodique.
C Elle permet de déterminer la position du canal alvéolaire inférieur.
D Elle entraîne une rhizalyse.
E Elle intéresse les apex des dents 34, 35 et 36.

Question 3
À l'examen clinique, que vous attendez-vous à retrouver en accord avec cette radiographie ?
A Une anesthésie dans le territoire du V3 droit.
B Une mobilité des dents 45 et 46.
C Un comblement vestibulaire inférieur gauche.
D Des adénopathies.
E Un trismus.

Question 4
Quels sont les éléments en faveur du diagnostic d'améloblastome ?
A Image polygéodique radioclaire.
B Rhizalyse.
C Silence clinique.
D Présence d'un trismus.
E Présence d'une anesthésie du V3 homolatéral.

Question 5
Concernant l'améloblastome, quelle(s) est (sont) la (les) propositions(s) correcte(s) ?
A C'est une tumeur maligne.
B C'est une tumeur d'origine dentaire.
C Il augmente régulièrement de volume.
D Il présente un potentiel récidivant.
E Une fois correctement traitée, il ne nécessite pas de surveillance particulière.

Question 6
Concernant les tumeurs bénignes des maxillaires, quelle(s) est (sont) la (les) propositions(s) correcte(s) ?
A Elles sont souvent longtemps asymptomatiques.
B Le kyste radiculodentaire est la plus fréquente.
C Le kyste épidermoïde peut être isolé ou intégré dans un syndrome de Gorlin.
D Elles peuvent être découvertes sur une fracture pathologique.
E De petite taille, elles peuvent bénéficier d'une simple surveillance.

Dossier clinique 16

Une patiente de 70 ans est adressée en consultation car elle présente une lésion du bord libre de la paupière qui évolue depuis plusieurs mois, à croissance lente. La patiente est une ancienne viticultrice. Elle ne présente pas d'antécédents médicaux ou chirurgicaux. Elle ne prend aucun traitement.

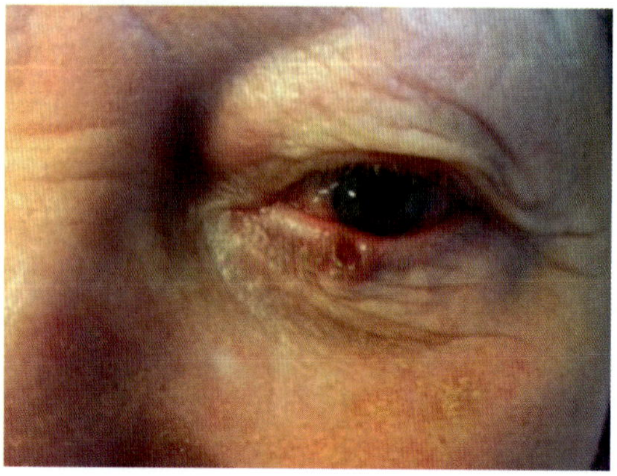

Question 1
Quel diagnostic évoquez-vous ?

Question 2
Que caractérise cette lésion ?
A Une extension locale.
B Une bordure perlée.
C Une disposition métastatique.
D Une évolution rapide.
E L'absence de métastases.

Question 3
Quel examen d'imagerie organisez-vous pour vous assurer de l'absence d'extension à distance ?

Question 4
Quel est le traitement de référence de ce type de lésion ?

Question 5
Concernant le pronostic de cette lésion, quel est le principal risque ?

Dossier clinique 17

Monsieur X., patient de 52 ans, sans antécédent particulier, est adressé car il présente une lésion pigmentée de la tempe droite. Il s'agit d'un nævus congénital qui se serait modifié récemment et rapidement avec une augmentation de la taille et une pigmentation qui paraît moins homogène. Vous évoquez le diagnostic de mélanome.

Question 1
Concernant les nævus, quelle(s) est (sont) la (les) propositions(s) correcte(s) ?
A Le risque de transformation en mélanome est fréquent.
B Ils sont favorisés par l'exposition solaire.
C L'exérèse systématique de tous les nævus communs est indiquée.
D Le risque de transformation en mélanome est plus élevé pour les nævus géants congénitaux.
E L'examen histologique n'est pas indispensable après leur exérèse.

Question 2
Quels critères cliniques doivent faire suspecter la malignité d'une lésion pigmentée ?
A Sa pigmentation très foncée.
B Une augmentation de taille récente.
C Un diamètre supérieur à 3 mm.
D Des bords irréguliers.
E L'aspect nodulaire.

Question 3
Afin de confirmer le diagnostic de mélanome, vous souhaitez obtenir une analyse anatomopathologique. Concernant cet examen, quelle(s) est (sont) la (les) propositions(s) correcte(s) ?
A On doit réaliser si possible une exérèse complète de la lésion pour l'examen anatomopathologique.
B L'élément histologique pronostique essentiel est l'indice de Clark.
C L'ulcération histologique est un des facteurs pronostiques importants.
D Le diamètre de la lésion va guider la taille des marges de reprises chirurgicale.
E Une simple biopsie peut être réalisée si la lésion est de grande taille.

Question 4
Quel élément pronostique essentiel guide la stratégie thérapeutique ?

Question 5
Il s'agit d'un mélanome nodulaire de Breslow 1,4 mm. Concernant la stratégie thérapeutique, quelle(s) est (sont) la (les) propositions(s) correcte(s) ?
A Vous effectuez un examen clinique complet pour éliminer une extension régionale ou à distance.
B Vous effectuez une reprise chirurgicale avec des marges de 3 cm.
C Vous effectuez un évidement ganglionnaire cervical homolatéral systématique.
D Une radiothérapie complémentaire est indispensable après la chirurgie.
E Après le traitement, vous surveillez le patient cliniquement à vie.

Dossier clinique 18

Un homme de 33 ans est adressé au service des urgences pour « œdème de la face » : la tuméfaction s'est installée au cours des trois derniers jours ; elle siège au niveau de la région jugale gauche, masque le relief de l'angle mandibulaire, comblant la région sous-mandibulaire et remonte jusqu'à la région malaire gauche en laissant libre la paupière inférieure.
L'interrogatoire vous apprend que le patient n'a pas dormi à cause de la douleur la nuit précédente et que le fait de déglutir sa salive devient de plus en plus douloureux depuis ce matin. Il vous raconte également que la semaine dernière il s'est « cassé » une molaire inférieure gauche au cours d'un repas ; depuis 4 ou 5 jours, cette dent lui fait de plus en plus mal quand il appuie dessus, si bien qu'il ne s'alimente pratiquement plus. Il a tellement mal qu'il vient de terminer un reste de boîte de paracétamol associé à de la codéine et les derniers comprimés d'ampicilline qui restaient dans son armoire à pharmacie.
L'examen est difficile : le patient est très douloureux, agité et fatigué, son teint est pâle, la tuméfaction jugale est tendue, rouge ; sa palpation est douloureuse ; quand vous déprimez légèrement la peau, vos doigts perçoivent une sorte de « crépitation neigeuse ».
Malgré le trismus, l'examen endobuccal vous permet de constater que la langue est refoulée vers le haut et la droite par une tuméfaction œdémateuse du plancher buccal gauche.
Le médecin des urgences a fait pratiquer la radiographie de débrouillage ci-jointe.

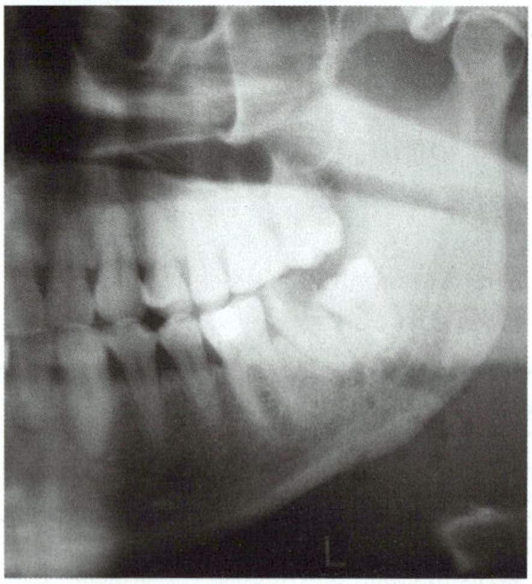

Question 1
Quel est votre diagnostic ?
A Adénophlegmon de l'amygdale.
B Parotidite aiguë.
C Submandibulite chronique.
D Érysipèle de la face.
E Cellulite d'origine dentaire.

Question 2
Comment interprétez-vous cette radiographie ?
A La dent n° 38 est incluse.
B La dent n° 48 est incluse.
C L'articulé est de classe I molaire.
D Il existe une lésion à l'apex de la deuxième molaire.
E Il existe une carie de la deuxième prémolaire mandibulaire.

Question 3
Dans ce dossier, quels éléments vous indiquent qu'il s'agit d'une urgence ?
A Prise de paracétamol associé à de la codéine.
B Fracture dentaire datant de 8 jours.
C Difficulté à la déglutition.
D Signes généraux.
E Crépitation neigeuse.

Question 4
Que risque ce patient dans l'immédiat ?
A Choc septique.
B Extension médiastinale des phénomènes infectieux.
C Entérocolite nécrosante.
E Endocardite.
F Abcès intraorbitaire.

Question 5
Y a-t-il d'autres examens paracliniques à demander ?
A NFS.
B Consultation de pré-anesthésie.
C Bilan d'hémostase.
D Scanner cervicofacial.
E Sérologie VIH.

Question 6
Que prescrivez-vous à ce patient ?
A Hospitalisation.
B Antibiothérapie *per os* associant pénicilline A et acide clavulanique.
C Antibiothérapie intraveineuse associant pénicilline A et acide clavulanique.
D Antibiothérapie intraveineuse par ceftriaxone.
E Un bolus de corticoïdes.
F Glace sur la joue.

Question 7
Quelle prise en charge ultérieure proposez-vous ?
A Drainage en urgence de la collection.
B Drainage différé de la collection, une fois l'infection refroidie par les antibiotiques.
C Avulsion différée de la dent responsable.
D Avulsion en urgence de la dent responsable.
E Pose immédiate d'un implant afin de préserver le potentiel masticatoire.

Question 8
Quel risque l'infiltration du plancher buccal comporte-t-elle ?
A Détresse respiratoire.
B Difficultés à la déglutition.
C Paralysie faciale.
D Anesthésie de la lèvre supérieure.
E Limitation de la protraction de la langue.

Dossier clinique 19

Une patiente de 25 ans, enceinte de 4 mois, se présente à votre consultation. Depuis 6 jours, elle présente des douleurs mandibulaires gauches postérieures, intenses. Un simple traitement antalgique (paracétamol) a été prescrit : il est peu efficace. L'examen clinique retrouve une ouverture buccale légèrement limitée, une troisième molaire inférieure à peine visible entourée d'une gencive hyperhémiée.

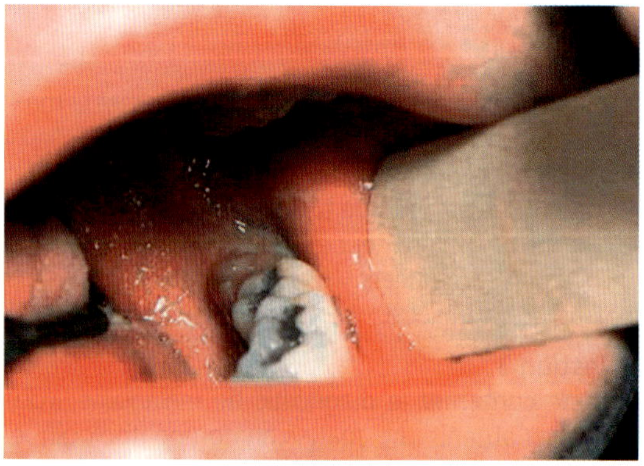

Question 1
Quel(s) diagnostic(s) évoquez-vous ?
A Gingivite de la grossesse.
B Phlegmon de l'amygdale.

C Submandibulite.
D Parotidite.
E Accident d'éruption de la dent de sagesse.

Question 2
Concernant les éruptions dentaires, quelle(s) est (sont) la (les) propositions(s) correcte(s) ?
A La première molaire définitive apparaît sur l'arcade vers l'âge de 6 ans.
B Les éruptions dentaires peuvent s'accompagner de signes généraux en particulier chez les petits enfants.
C Les dents de lait apparaissent de manière rapprochée, en 6 mois environ.
D Les canines sont les dents le plus fréquemment incluses.
E Les accidents d'éruption de la dent de sagesse sont le fait d'adultes jeunes.

Question 3
Quels examens complémentaires envisagez-vous ?
A Panoramique dentaire avec protection plombée.
B Formule-numération sanguine.
C IRM centrée sur la mandibule.
D Échographie cervicale.
E Dosage de la CRP.

Question 4
Que proposez-vous au niveau thérapeutique ?
A Prescription d'anti-inflammatoires.
B Poursuite des antalgiques de type paracétamol.
C Prescription de vessie de glace.
D Prescription de pénicilline A + acide clavulanique.
E Prescription de morphiniques en patch.

Question 5
En l'absence de thérapeutique adaptée, quelle peut être l'évolution des accidents d'éruption d'une troisième molaire inférieure ?
A La dent se met en place sur l'arcade, les signes disparaissent.
B Les phénomènes infectieux s'aggravent avec apparition d'une cellulite sous-mentale.
C Les phénomènes infectieux s'aggravent avec apparition d'une cellulite ptérygoïdienne.
D La dent reste enclavée, avec quelques poussées de réchauffement.
E La dent se ré-inclut avec disparition des signes cliniques.

Réponses

Dossier clinique 1

Question 1
Réponses : A, B, C.

Question 2
Réponses : A, B, D, E.

Question 3
Réponses : A, B, C.

Question 4
Réponses : B, C.

Question 5
Réponses : A, B, C, D.

Question 6
Réponses : A, B, C, E.

Question 7
Réponses : A, B, C, D.

Dossier clinique 2

Question 1
Réponse : A.

Question 2
Kyste du tractus thyréoglosse.

Question 3
L'absence de disparition complète du tractus thyréoglosse, invagination embryologique de la thyroïde à partir du foramen cæcum (base de langue).

Question 4
Réponses : A, E.

Question 5
Réponses : C, D.

Question 6
Réponses : A, B, D, E.

Dossier clinique 3

Question 1
Réponses : B, C, E.

Question 2
Réponses : B, C.

Question 3
Réponses : A, B, D.

Question 4
Réponses : A, B, C, D, E.

Question 5
Réponses : A, B.

Question 6
Réponses : B, C, D, E.

Question 7
Réponses : A, C, D, E.

Dossier clinique 4

Question 1
Réponses : A, B.

Question 2
Réponses : C, E.

Question 3
Cette anesthésie signe une atteinte du nerf lors du traumatisme : la constitution de la fracture mandibulaire droite a provoqué un étirement ou une section.

Question 4
Réponses : B, C, E.

Question 5
Lors de la constitution de la fracture de l'os zygomatique, la muqueuse sinusienne a été déchirée : il y a eu saignement dans le sinus maxillaire qui s'est ensuite vidé dans les fosses nasales par le méat moyen et extériorisé. Ce saignement est en général de faible abondance et se tarit spontanément rapidement.

Question 6
Réponses : B, C, E.

Question 7
Réponse : B.

Question 8
Fracture métaphyso-épiphysaire ou de l'extrémité inférieure du fémur droit.

Question 9
Réponses : A, B, D, E.

Question 10
Radiographie du fémur de face et de profil, prenant les articulations sus- et sous-jacentes.

Question 11
Il s'agit la plupart du temps d'une ouverture de dedans en dehors provoquée par une partie du fémur qui peut être extériorisé.

Question 12
Réponses : A, B, C, D.

Dossier clinique 5

Question 1
Réponses : B, C, D.

Question 2
Réponses : A, D.

Question 3
Réponses : A, B, C.

Question 4
Réponses : B, D.

Question 5
Réponses : B, C, D.

Question 6
Un déficit d'élévation du globe oculaire dans le regard vers le haut, par incarcération de la graisse périorbitaire ou du droit inférieur dans le foyer de fracture, se traduisant par une diplopie.

Question 7
Réponses : B, C.

Question 8
Réponses : A, B, C, D.

Dossier clinique 6

Question 1
Réponses : B, C, E.

Question 2
Réponses : A, C.

Question 3
Réponses : A, C, E.

Question 4
Réponses : A, C, D, E.

Question 5
Un orthopantomogramme qui va localiser les foyers de fracture, caractériser le trait (biseau, « ailes de papillon »), quantifier les déplacements et permettre d'évaluer l'état de la denture.

Question 6
Réponses : A, B, D.

Question 7
Réponses : B, C, E.

Question 8
Fracture associée et déplacée de l'os tympanal, lors du choc avec le condyle.

Question 9
Réponses : A, B, D.

Question 10
Réponse : D.

Question 11
Réponses : A, B, C, E.

Dossier clinique 7

Question 1
Réponses : B, D, F.

Question 2
Réponse : A.

Question 3
Disjonction craniofaciale type Lefort II.

Question 4
Réponse : B.

Question 5
Glissement le long du plan de la base du crâne.

Question 6
Réponse : C.

Question 7
Réponses : B, C, E.

Dossier clinique 8

Question 1
Hernie salivaire (complication mécanique d'une lithiase de la glande submandibulaire ou du canal de Wharton droit).

Question 2
Réponses : A, D.

Question 3
Réponses : B, D.

Question 4
Réponses : B, E.

Question 5
Réponses : B, C, E.

Question 6
Réponses : A, B, C, D.

Question 7
Réponses : A, B, E.

Dossier clinique 9

Question 1
Réponses : B, C.

Question 2
Réponses : A, B, D.

Question 3
Réponses : B, C, E.

Question 4
Réponses : A, D.

Question 5
Réponses : C, D, E, F.

Question 6
Réponses : C, D, F.

Question 7
Réponses : A, C, D.

Dossier clinique 10

Question 1
Réponses : A, C, D, E.

Question 2
Réponses : A, C, E.

Question 3
Biopsie des glandes salivaires accessoires.

Question 4
Réponses : A, C, D.

Question 5
Réponses : A, C, E.

Dossier clinique 11

Question 1
Réponses : A.

Question 2
Réponses : A, C.

Question 3
T4N0Mx.

Question 4
Réponses : A, B, C, E.

Question 5
Réponse : C.

Question 6
Réponses : A, B, C, D.

Question 7
Réponses : A, C.

Question 8
Réponses : A, D.

Question 9
Réponses : D, E.

Question 10
Réponses : B, D, E.

Dossier clinique 12

Question 1
Première et deuxième molaires mandibulaires droites.

Question 2
Panoramique dentaire.

Question 3
Réponses : A, D.

Question 4
Réponses : B, C, D, E.

Question 5
Réponses : B, C.

Question 6
Carcinome épidermoïde du bord latéral de la langue mobile.

Question 7
Réponse : D.

Question 8
Réponses : A, B, C.

Question 9
Réponses : A, D.

Dossier clinique 13

Question 1
Réponses : B, C, D.

Question 2
Tumeur maligne (carcinome épidermoïde) de la cavité buccale.

Question 3
Réponses : B, C, E.

Question 4
Réponses : A, B, D, F.

Question 5
Réponses : B, D.

Question 6
Réponses : B, D, E.

Dossier clinique 14

Question 1
Réponses : A, C, E.

Question 2
Réponses : A, B, C, E.

Question 3
Réponses : A, B, E.

Question 4
Scanner mandibulaire ou *Cone Beam* centré sur l'angle droit.

Question 5
Réponses : B, D.

Question 6
Réponses : A, E.

Question 7
Car la dent n° 48 est refoulée vers le haut, dans la branche montante, par la poussée progressive du kyste.

Question 8
Hypoesthésie dans le territoire du V3. Risque de fracture mandibulaire.

Question 9
Réponses : B, D, E.

Dossier clinique 15

Question 1
Panoramique dentaire.

Question 2
Réponses : A, B, D.

Question 3
Réponses : B, C.

Question 4
Réponses : A, B, C.

Question 5
Réponses : B, C, D.

Question 6
Réponses : A, B, C, D.

Dossier clinique 16

Question 1
Carcinome basocellulaire nodulaire.

Question 2
Réponses : A, B, E.

Question 3
Aucun.

Question 4
Exérèse chirurgicale.

Question 5
La récidive locale.

Dossier clinique 17

Question 1
Réponses : B, D.

Question 2
Réponses : B, D.

Question 3
Réponses : A, C, E.

Question 4
L'indice de Breslow.

Question 5
Réponses : A, E.

Dossier clinique 18

Question 1
Réponse : E.

Question 2
Réponses : A, C, D.

Question 3
Réponses : C, D, E.

Question 4
Réponses : A, B.

Question 5
Réponses : A, B, C, D.

Question 6
Réponses : A, C, F.

Question 7
Réponses : A, D.

Question 8
Réponses : A, B, E.

Dossier clinique 19

Question 1
Réponses : B, E.

Question 2
Réponses : A, B, E.

Question 3
Réponses : A, B, E.

Question 4
Réponses : B, C, D.

Question 5
Réponses : A, C, D.

CHAPITRE 16

QRM

Questions

QRM 1

Dans une fracture isolée du plancher de l'orbite (« *blow-out* » pur), quels signes cliniques peut-on observer ?

A Une diplopie verticale.
B Une « marche d'escalier » à la palpation du rebord orbitaire inférieur.
C Une énophtalmie.
D Une épistaxis homolatérale.
E Une hypoesthésie infraorbitaire homolatérale.

QRM 2

Un patient se présente après un traumatisme de la face avec un trouble de l'articulé dentaire à type de prématurité molaire bilatérale. Quelle(s) est (sont) la (les) propositions(s) correcte(s) ?

A Le corollaire de prématurité molaire bilatérale dans ce contexte est la béance antérieure.
B L'une des deux hypothèses principales est une fracture occlusofaciale de Le Fort.
C L'une des deux hypothèses principales est la fracture bicondylienne de la mandibule.
D L'une des deux hypothèses principales est la fracture symphysaire de mandibule.
E L'examen paraclinique le plus sensible pour le bilan d'un tel traumatisme est l'IRM.

QRM 3

Parmi les signes cliniques suivants, lesquels vous feront évoquer une fracture occlusofaciale de Le Fort I ?

A Un trouble de l'articulé dentaire.
B Une diplopie.
C Une hypoesthésie dans le territoire des nerfs infraorbitaires (V2).
D Une épistaxis bilatérale.
E Une otorragie.

QRM 4

Concernant l'examen d'un traumatisé facial, quelle(s) est (sont) la (les) propositions(s) correcte(s) ?

A Une perte de la sensibilité en regard de la peau du menton peut s'expliquer par une fracture de la symphyse mandibulaire.
B Une paralysie frontale peut s'expliquer par une fracture du toit de l'orbite.
C Un emphysème sous-cutané jugal peut s'expliquer par une fracture de la paroi antérieure du sinus maxillaire.
D Une rhinorrhée aqueuse peut s'expliquer par une fracture occlusofaciale de Le Fort I.
E Une otorragie isolée peut être un point d'appel pour une fracture du condyle mandibulaire.

QRM 5

Concernant les fractures de la mandibule, quelle(s) est (sont) la (les) propositions(s) correcte(s) ?

A Elles s'accompagnent constamment d'un trouble de l'occlusion dentaire.
B L'examen radiologique de première intention est l'orthopantomogramme.
C Elles sont plurifocales dans moins de 5 % des cas.
D Elles sont plus fréquemment déplacées chez l'enfant.
E Le traitement orthopédique (blocage maxillomandibulaire) est le traitement de choix en cas de fracture déplacée du corps mandibulaire survenant chez l'adulte.

QRM 6

Concernant une plaie de la joue, quelle(s) est (sont) la (les) propositions(s) correcte(s) ?

A Elle peut se compliquer d'une fistule salivaire secondaire.
B Elle nécessite toujours un examen de la motricité faciale.
C Elle se traite par une suture en un plan.
D Elle laisse une cicatrice d'autant plus visible que la plaie est orientée selon les lignes de moindre tension cutanée.

Chirurgie maxillo-faciale et stomatologie

E Elle nécessitera une éviction solaire pendant toute la phase active de la cicatrice.

QRM 7

Concernant les luxations alvéolodentaires complètes, quelle(s) est (sont) la (les) propositions(s) correcte(s) ?

A Les chances de succès de la réimplantation sont d'autant plus importantes que l'édification radiculaire est achevée.
B Les dents luxées doivent idéalement être conservées au sec, dans une compresse stérile.
C Avant réimplantation, les fragments du ligament alvéolodentaire adhérents à l'apex des dents luxées doivent être retirés sous peine nécrose.
D Le caillot sanguin formé dans l'alvéole dentaire vacante doit être retiré avant la réimplantation.
E L'une des complications classiques des réimplantations dentaires est l'ankylose dentaire.

QRM 8

Concernant les fractures de la région du condyle mandibulaire, quelle(s) est (sont) la (les) propositions(s) correcte(s) ?

A Ce sont les fractures mandibulaires les plus fréquentes.
B Ce sont des fractures habituellement fermées.
C Elles peuvent s'accompagner d'une fracture de l'os tympanal.
D Elles s'accompagnent souvent d'une plaie sous-mentonnière.
E Elles peuvent se traduire cliniquement par une latérodéviation homolatérale à la fracture lors de l'ouverture buccale en cas de fracture unilatérale déplacée.

QRM 9

Concernant les fractures-disjonctions du zygoma, quelle(s) est (sont) la (les) propositions(s) correcte(s) ?

A Elles comportent toujours une fracture du plancher de l'orbite.
B Elles peuvent se manifester cliniquement par une rhinorrhée aqueuse.
C Elles peuvent se manifester par une limitation de l'ouverture buccale.
D Elles n'imposent un examen ophtalmologique qu'en cas de diplopie.
E Elles peuvent se compliquer d'une énophtalmie séquellaire.

QRM 10

Concernant une fracture déplacée des os propres du nez, quelle(s) est (sont) la (les) propositions(s) correcte(s) ?

A Elle doit être réduite sous anesthésie générale dans les heures qui suivent le traumatisme.
B Elle nécessite toujours un examen de la cloison nasale.
C Elle doit toujours être considérée comme une fracture ouverte.
D Elle nécessite toujours la réalisation d'un scanner.
E Elle peut se manifester par un trouble de l'occlusion dentaire.

QRM 11

Concernant la fracture occlusofaciale de Le Fort II, quelle(s) est (sont) la (les) propositions(s) correcte(s) ?

A Elle peut se compliquer d'une brèche durale.
B Elle détache, de manière solidaire, l'arcade dentaire supérieure, le plateau palatin et les zygomas du reste du massif facial.
C Elle passe, en avant, au niveau de la base de l'orifice piriforme.
D Elle peut comporter une hypoesthésie dans le territoire des nerfs infraorbitaires.
E Elle peut se compliquer d'une anosmie définitive.

QRM 12

Concernant l'épistaxis, quelle(s) est (sont) la (les) propositions(s) correcte(s) ?

A Elle peut traduire une fracture occlusofaciale de Le Fort III.
B Elle peut, à elle seule, engager le pronostic vital.
C Elle peut être, en partie, déglutie.
D Elle se traite, en première intention, par un tamponnement postérieur isolé.
E Elle impose, en cas de persistance après tamponnement antérieur, une ligature de la carotide interne.

QRM 13

Parmi les affections suivantes, laquelle (ou lesquelles) affecte(nt) fréquemment les glandes salivaires ?

A Grippe.
B Infection par le virus VIH.
C Lithiases.
D Syndrome de Gougerot-Sjögren.
E Oreillons.

QRM 14

Une sialadénite est une inflammation d'une glande salivaire. Quelle peut être son origine ?

A Virale.
B Bactérienne.
C Mycotique.
D Aucune des propositions ci-dessus.

QRM 15

Quelles sont les complications classiques de la sialadénite ourlienne ?

A Hépatite.
B Pneumopathie.
C Pancréatite.

D Néphrite.
E Orchite.
F Méningite.
G Surdité.

QRM 16

Concernant les sialadénites bactériennes de l'adulte, quelle(s) est (sont) la (les) propositions(s) correcte(s) ?

A Elle survient plus volontiers chez l'enfant.
B Elles sont volontiers bilatérales.
C Elles sont plus fréquentes chez le patient déshydraté.
D Elles sont plus fréquentes chez le patient de réanimation.
E Du pus sort à l'ostium.
F La réhydratation est une thérapeutique nécessaire.
G Elles surviennent surtout à la glande parotide.
H Le prélèvement du pus à l'ostium n'est pas utile.

QRM 17

Concernant les parotidites récurrentes juvéniles, quelle(s) est (sont) la (les) propositions(s) correcte(s) ?

A Elles surviennent volontiers chez l'adulte.
B Elles peuvent être bilatérales.
C Le premier diagnostic évoqué est celui des oreillons.
D Elles s'améliorent souvent à l'adolescence.
E La recherche de calculs est souvent positive.
F Toutes ces assertions sont vraies.

QRM 18

Concernant les lithiases salivaires, quelle(s) est (sont) la (les) propositions(s) correcte(s) ?

A Elles sont nettement plus fréquentes à la glande submandibulaire.
B Elles sont associées à un gonflement entre les repas.
C La palpation du calcul aide au choix thérapeutique.
D Il faut examiner la glande, la salive, le canal, l'ostium.
E Elles peuvent survenir à tout âge.

QRM 19

Concernant les lithiases salivaires, quelle(s) est (sont) la (les) propositions(s) correcte(s) ?

A L'infection canalaire est nommée sialodochite.
B L'infection de la glande est nommée sialadénite.
C L'infection autour du canal est nommée périsialodochite.
D Les clichés sans préparation suffisent dans la plupart des cas.
E La sialographie est particulièrement intéressante.

QRM 20

Concernant les périsialodochites submandibulaires, quelle(s) est (sont) la (les) propositions(s) correcte(s) ?

A Elles peuvent se compliquer de troubles de la déglutition.
B Elles peuvent se compliquer de dyspnée.
C Elles peuvent se compliquer de médiastinite.
D Un drainage déclive cervical peut être indiqué.
E L'exérèse du calcul causal suffit dans la majorité des cas.

QRM 21

Lors de la surveillance d'une dent contuse, quels signes font craindre une mortification pulpaire ?

A Coloration grisâtre de la couronne.
B Gingivorragies.
C Insensibilité au froid.
D Hypoesthésie dans le territoire trigéminal correspondant.
E Image lacunaire radioclaire, appendue à l'apex de la dent.

QRM 22

Un patient se plaint de la sensation d'une dent « trop longue », avec douleurs pulsatiles exacerbées par le chaud et le contact avec la dent antagoniste ; la dent causale est mortifiée. Quels diagnostics évoquer ?

A Poussée de réchauffement d'un granulome péri-apical.
B Dentinite aiguë.
C Desmodontite aiguë.
D Parodontolyse.
E Pulpite aiguë séreuse.

QRM 23

En présence d'une cellulite aiguë périmandibulaire d'origine dentaire, quel signe parmi les suivants est un facteur de particulière gravité ?

A Douleur continue.
B Trismus.
C Fistulisation spontanée.
D Crépitation neigeuse sous-cutanée.
E Température supérieure à 38 °C.

QRM 24

Parmi les signes suivants, lesquels témoignent d'une alvéolyse dans l'évolution d'une parodontopathie ?

A Disparition du septum interdentaire.
B Augmentation de hauteur des alvéoles.
C Apparition de poches parodontales.
D Mobilité dentaire.
E Gingivite marginale.

QRM 25

Le parodonte, ou tissu de soutien de la dent, comprend un ou plusieurs des éléments suivants : lequel ou lesquels ?

A La pulpe.
B Le desmodonte, ou ligament alvéolaire.
C L'os alvéolaire.
D La fibromuqueuse gingivale.
E L'os basilaire.

QRM 26

Un patient présente depuis 48 heures une tuméfaction chaude, douloureuse, faisant corps avec le rebord mandibulaire gauche. Le patient présente des caries dentaires sur 33, 34, 25. De quel diagnostic les caractères de cette tuméfaction sont-ils en faveur ?

A Cancer de la glande submandibulaire gauche.
B Cellulite sous-mylohyoïdienne gauche.
C Adénopathie infectieuse d'origine dentaire.
D Sous-maxillite aiguë gauche.
E Kyste apicodentaire.

QRM 27

Une patiente présente une sinusite maxillaire aiguë gauche : quelles peuvent être les dents en cause ?

A 15.
B 23.
C 26.
D 44.
E 25.

QRM 28

Concernant les cancers de la cavité buccale, quelle(s) est (sont) la (les) propositions(s) correcte(s) ?

A Ils surviennent préférentiellement chez les patients éthylotabagiques.
B Ils sont en règle de diagnostic précoce.
C Ils peuvent être précédés d'une adénopathie cervicale.
D Ils entraînent parfois une otalgie réflexe.
E Ils sont diagnostiqués par la biopsie.

QRM 29

Concernant les cellulites faciales d'origine dentaire, quelle(s) est (sont) la (les) propositions(s) correcte(s) ?

A Elles surviennent sur dent mortifiée.
B Elles entraînent une contraction permanente des mâchoires.
C Elles se traitent en urgence exclusivement par antibiothérapie et anti-inflammatoires.
D Elles doivent faire l'objet d'un bilan par un orthopantomogramme.
E Elles ne présentent pas de risque évolutif grave.

QRM 30

Concernant les tumeurs parotidiennes, quelle(s) est (sont) la (les) propositions(s) correcte(s) ?

A Elles sont longtemps asymptomatiques.
B Associées à une paralysie faciale, elles évoquent avant tout une histologie néoplasique.
C L'adénome pléiomorphe est le type histologique le plus fréquent.
D L'IRM permet de déterminer la localisation tumorale par rapport au nerf facial.
E La ponction à l'aiguille fine est systématique.

QRM 31

Concernant les lésions précancéreuses de la cavité buccale, quelle(s) est (sont) la (les) propositions(s) correcte(s) ?

A Elles surviennent surtout sur terrain tabagique.
B Elles peuvent être blanches ou rouges.
C Infiltrées, elles doivent faire évoquer une transformation carcinomateuse.
D Toutes les lésions blanches chroniques sont précancéreuses.
E Une fois diagnostiquées, elles ne nécessitent pas de surveillance.

QRM 32

Concernant les fractures de la mandibule en région dentée, quelle(s) est (sont) la (les) propositions(s) correcte(s) ?

A Ce sont des fractures ouvertes.
B Elles comportent un risque de nécrose des dents adjacentes.
C Elles nécessitent le plus souvent une prise en charge chirurgicale.
D Elles ne surviennent que par mécanisme direct.
E Elles s'accompagnent de troubles de l'articulé dentaire.

QRM 33

Concernant les fractures de l'angle mandibulaire, quelle(s) est (sont) la (les) propositions(s) correcte(s) ?

A Elles sont fréquemment associées à un autre trait de fracture mandibulaire.
B Elles sont favorisées par la présence d'une dent de sagesse incluse.
C Elles peuvent être très déplacées.
D Elles se consolident spontanément.
E Elles ne s'accompagnent pas de signes sensitifs.

QRM 34

Concernant le trismus, quelle(s) est (sont) la (les) propositions(s) correcte(s) ?

A C'est une contracture réflexe et douloureuse des muscles manducateurs.

B C'est une fibrose indolore des muscles manducateurs.
C Il peut être liée à un processus tumoral.
D Il peut être séquellaire d'un traumatisme.
E Il peut rentrer dans le cadre d'un tétanos.

QRM 35

Concernant les fractures de la région condylienne mandibulaire, quelle(s) est (sont) la (les) propositions(s) correcte(s) ?
A Elles entraînent une limitation de l'ouverture buccale.
B Elles entraînent une latérodéviation du côté sain à l'ouverture buccale.
C Elles entraînent parfois une anesthésie dans le territoire du V3.
D Une anesthésie dans le territoire du V3 controlatéral doit faire rechercher une fracture de l'angle mandibulaire.
E Elles comportent un risque d'ankylose temporo-mandibulaire.

QRM 36

Concernant les fractures orbitozygomatiques, quelle(s) est (sont) la (les) propositions(s) correcte(s) ?
A Elles surviennent par choc direct.
B Elles s'accompagnent d'hypo- ou d'anesthésie dans le territoire du V3.
C Elles nécessitent un bilan ophtalmologique systématique.
D Elles comportent un risque de sinusite aiguë.
E Elles sont marquées par un hématome en lunettes.

QRM 37

Concernant l'occlusion dentaire normale, quelle(s) est (sont) la (les) propositions(s) correcte(s) ?
A Les points interincisifs sont alignés.
B Les pointes de cuspide des canines maxillaires se situent dans l'espace entre canine mandibulaire et première prémolaire.
C L'arcade mandibulaire est plus grande que l'arcade maxillaire.
D Le recouvrement par les incisives supérieures se fait sur un tiers de la hauteur des couronnes des incisives inférieures.
E Il existe un contact molaire unilatéral.

Réponses

QRM 1

Réponses : A, C, D, E.

QRM 2

Réponses : A, B, C.

QRM 3

Réponses : A, D.

QRM 4

Réponses : C, E.

QRM 5

Réponse : B.

QRM 6

Réponses : A, B, E.

QRM 7

Réponse : E.

QRM 8

Réponses : A, B, C, D, E.

QRM 9

Réponses : A, C, E.

QRM 10

Réponses : B, C.

QRM 11

Réponses : A, D, E.

QRM 12

Réponses : A, B, C.

QRM 13

Réponses : B, C, D, E.

QRM 14

Réponses : A, B, C.

QRM 15

Réponses : C, E, F, G.

QRM 16

Réponses : C, D, E, F, G.

QRM 17

Réponses : B, C, D.

QRM 18

Réponses : A, C, D, E.

QRM 19

Réponses : A, B, C.

QRM 20

Réponses : A, B, C, D.

QRM 21

Réponses : A, C, E.

QRM 22

Réponses : A, C.

QRM 23

Réponse : D.

QRM 24

Réponses : A, C, D.

QRM 25

Réponses : B, C, D.

QRM 26

Réponse : B.

QRM 27

Réponses : C, E.

QRM 28

Réponses : A, C, D, E.

QRM 29

Réponses : A, D.

QRM 30

Réponses : A, B, C.

QRM 31

Réponses : B, C.

QRM 32

Réponses : A, B, C, E.

QRM 33

Réponses : A, B, C.

QRM 34

Réponses : A, C, E.

QRM 35

Réponses : A, D, E.

QRM 36

Réponses : A, C, D.

QRM 37

Réponses : A, B, D.

Index

473463 – (I) – (4,5) – CSB90

Elsevier Masson S.A.S
62, rue Camille-Desmoulins,
92442 Issy-les-Moulineaux Cedex
Dépôt Légal : octobre 2014

Composition : SPI Publisher Services (Pondichéry)

Imprimé en Italie par Printer Trento